Atención sanitaria

Evangelina Pérez de La Plaza
Ana M.ª Fernández Espinosa
Juan Carlos Sánchez Chapado

McGraw Hill Education

MADRID - BARCELONA - BOGOTÁ - BUENOS AIRES - CARACAS - GUATEMALA
MÉXICO - NUEVA YORK - PANAMÁ - SAN JUAN - SANTIAGO - SÃO PAULO
AUCKLAND - HAMBURGO - LONDRES - MILÁN - MONTREAL - NUEVA DELHI - PARÍS
SAN FRANCISCO - SIDNEY - SINGAPUR - ST. LOUIS - TOKIO - TORONTO

Todas las actividades de este libro deben realizarse en un cuaderno aparte.

Dedicatoria
A todas aquellas personas que encuentren en este libro una ayuda para dar un paso adelante en el desempeño de esta profesión, poniendo en ello el conocimiento, las destrezas, el buen hacer..., y el corazón.

Atención sanitaria • Ciclo Formativo de Grado Medio

McGraw-Hill/Interamericana de España, S.L.
Edificio Valrealty, 1.ª planta
Basauri, 17
28023 Aravaca (Madrid)

ISBN: 978-84-481-7139-1
Depósito legal: M-41186-2012

Equipo editorial: Patricia Rayón y Paula Santamariña
Diseño de cubierta: RLoad
Diseño interior: RLoad
Fotografías: M.ª del Carmen Carpente, Francico Teijido, Dr. Bernardo López, Age Fotostock, 123RF y archivo McGraw-Hill.
Ilustraciones: Noemí López, Juan Pablo Mora, Luis Castro y archivo McGraw-Hill.
Composición: Ediciones Gráficas Arial, S.L.
Impresión: RODONA Industria Gráfica, S.L.

FSC MIXTO Papel procedente de fuentes responsables FSC® C136788

Sistema de Gestión ISO 9001:2015 ISO 14001:2015 TÜVRheinland CERTIFICADO www.tuv.com ID 9108639189

Agradecimientos: Sara Álvarez Rodríguez, Alba Freire Teijeiro, María Márquez Serantes, Cintia Rivas Suárez, Sonia Tembrás Tembrás, David Teijido Carpente, María Salas Aguilera, Montserrat Chao Millor, Sabela Fernández Vila, Virgilio Teijido Varela, IES Leixa (Ferrol), Residencia Sanitaria Arquitecto Marcide (Ferrol), Centro de Atención a Minusválidos Físicos (CAMF-Ferrol), Residencia de Mayores Abrente (Ferrol), Centro de Salud de Narón (A Coruña), Hospital Clínico Universitario de Santiago de Compostela (A Coruña), Hospital Lucus Augusti (Lugo).

1502346789-2726252423

IMPRESO EN ESPAÑA - PRINTED IN SPAIN

Presentación

El módulo de ***Atención sanitaria*** se incluye en el Ciclo Formativo de Técnico en Atención a Personas en Situación de Dependencia de la familia profesional de Servicios Socioculturales y a la Comunidad. Los contenidos recogidos atienden al título publicado por el Ministerio de Educación en el Real Decreto 1593/2011, de 4 de noviembre, posteriormente desarrollado en la Orden ECD/340/2012, de 15 de febrero, por la que se establece el currículo de este título.

Este módulo profesional contiene una parte de la formación necesaria para desempeñar la profesión de Técnico de Atención a Personas en Situación de Dependencia (TAPSD), tanto en el ámbito domiciliario como institucional, utilizando las ayudas técnicas necesarias, aplicando medidas y normas de prevención y seguridad, y derivando a los usuarios a otros servicios cuando sea necesario.

Hemos querido elaborar un texto eminentemente práctico, proponiendo actividades y prácticas que se puedan realizar en el aula. Para ello, en todas las unidades se recogen los contenidos teóricos que el alumnado debería aplicar en las distintas actividades propuestas.

Las doce unidades didácticas de que consta el libro están desarrolladas a partir de los criterios de evaluación y de los contenidos que señala la legislación para este módulo.

El bloque temático 1 trata sobre las características de los usuarios en situación de dependencia, además de otros conceptos básicos que permitan facilitar la comprensión de los contenidos siguientes descritos en el libro. En la unidad didáctica 1 hacemos una exposición introductoria de la organización de las actividades en la atención sociosanitaria y describimos las principales características y necesidades de la atención sanitaria, concebida desde un punto de vista integral y holístico.

En los siguientes bloques temáticos se van exponiendo las unidades, organizadas principalmente según los procedimientos que se pretende que los alumnos deben aprender y que son característicos de este módulo.

El bloque temático final recoge el control y el seguimiento de las actividades asistenciales, abordando los procedimientos de su planificación y registro, así como el concepto de calidad en la atención sociosanitaria.

Las unidades del libro tienen una **estructura** muy clara, se trabajan los contenidos mediante un desarrollo teórico que se complementa con una parte práctica, representada por las distintas **actividades** y los **casos prácticos,** así como unas secciones finales que ayudan al alumno a sintetizar, repasar y aplicar lo aprendido en la unidad desde un enfoque dinámico, con propuestas de trabajos para investigar, visionado y comentario de películas, juegos de roles, búsqueda activa en Internet, reflexión sobre los espacios utilizados por los usuarios, etc.

Para facilitar la labor al profesorado y dotar de dinamismo todas las unidades didácticas, hemos incluido una gran batería de **actividades prácticas** que serán ampliadas en el CD del profesor.

Con el propósito de reforzar los **contenidos actitudinales transversalmente** a lo largo de todas las unidades, hemos incluido cajas al margen en las que se sintetizan **Claves y consejos** de cómo ha de actuar un técnico en su ámbito profesional ante determinadas situaciones. Asimismo se incluyen cajas al margen en las que se analizan aspectos específicos del **Trato con el usuario** que el técnico ha de mantener. Y por otro lado, a lo largo del texto, está siempre implícita la consideración tanto del respeto que los usuarios merecen como de las habilidades actitudinales que los profesionales deben desarrollar y aplicar en la realidad profesional.

Queremos hacer llegar nuestro agradecimiento a los centros residenciales, fundaciones, organismos y entidades que han colaborado en la elaboración de este libro. También al equipo editorial que, junto a los autores, recorrieron un largo camino hasta ver culminado el trabajo.

Confiamos que sea un texto que proporcione una base de conocimiento sólida y que facilite la adquisición de las destrezas y habilidades profesionales que requiere este módulo. Agradeceremos cualquier sugerencia que recibamos para tenerla en cuenta en las futuras ediciones.

Los autores

Índice

Cómo se utiliza este libro

Presentación de la unidad

Aquí encontrarás los **criterios de evaluación** de la unidad.

Además te avanzamos los **contenidos** que se van a desarrollar.

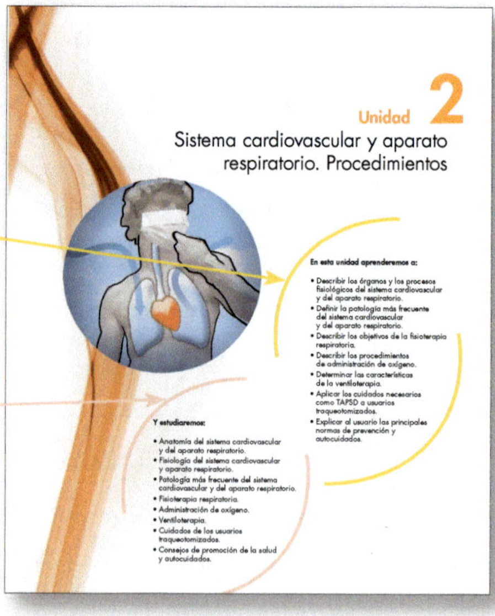

Desarrollo de los contenidos

CASOS PRÁCTICOS
Aplican los conocimientos aprendidos a problemas y situaciones reales del entorno profesional.

ACTIVIDADES/PRACTICA
Permiten trabajar los contenidos a medida que se van explicando, y aseguran un aprendizaje progresivo.

Una exposición clara y concisa de la teoría, acompañada de recuadros que ayudan a la comprensión de los aspectos más importantes:

- Trato con el usuario
- Toma nota
- Importante
- Web
- Vocabulario
- Claves y consejos

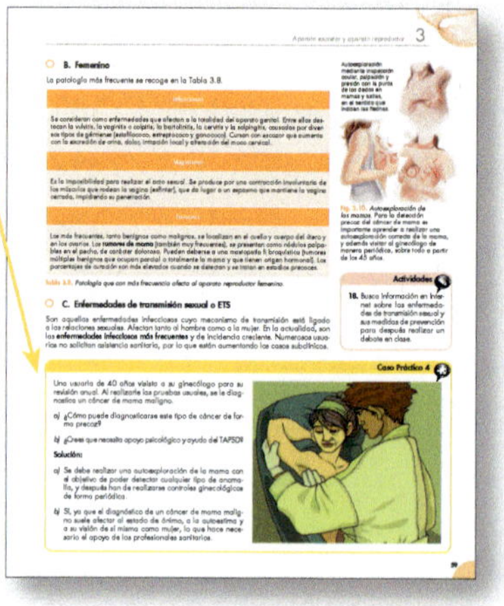

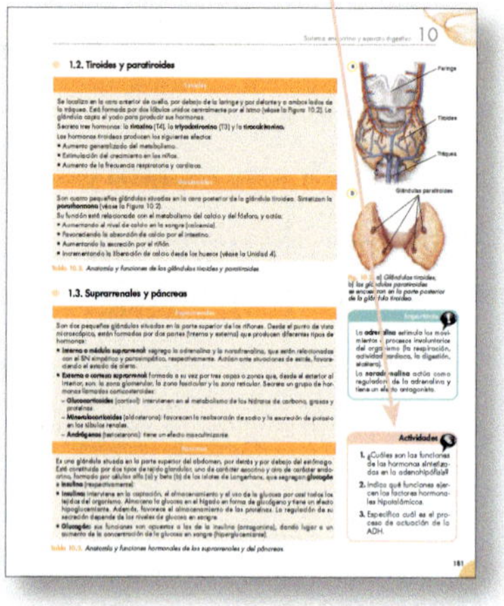

Cierre de la unidad

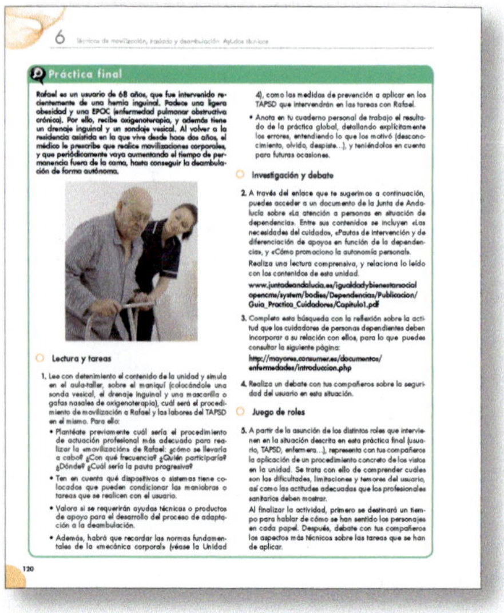

COMPRUEBA TU APRENDIZAJE
Actividades finales agrupadas por criterios de evaluación.

SÍNTESIS
Esquema resumen de los contenidos estudiados en el unidad.

PRÁCTICA FINAL
Ejercita de forma integrada las competencias adquiridas.

TEST
Ayuda a detectar cualquier laguna de conocimientos.

Unidad 1

Organización de las actividades en la atención sociosanitaria

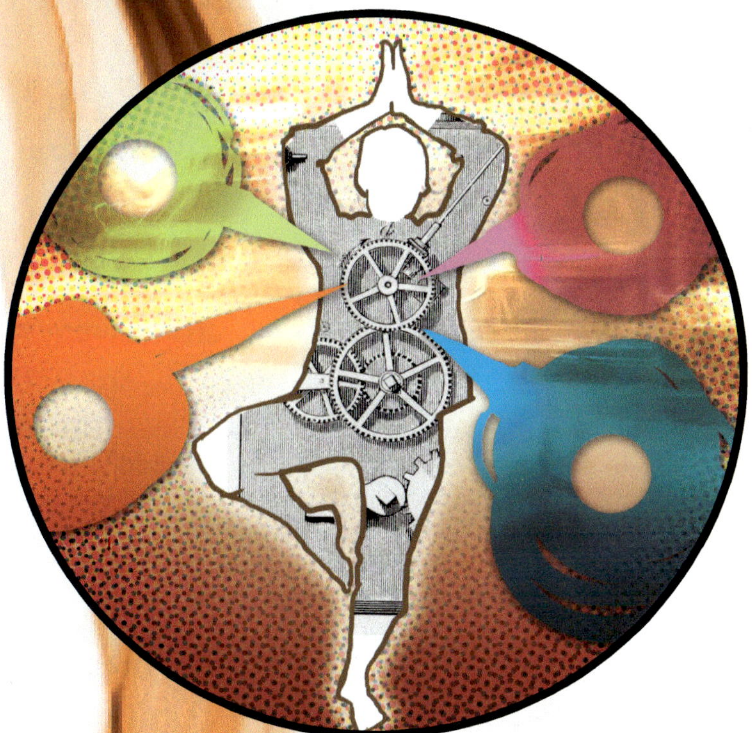

En esta unidad aprenderemos a:

- Describir las principales características y necesidades de atención física de las personas en situación de dependencia.
- Identificar los principales signos de deterioro físico y sanitario asociados a situaciones de dependencia.
- Analizar las características del entorno que favorecen o dificultan el estado físico y de salud de la persona usuaria.
- Definir las condiciones ambientales favorables para la atención sanitaria.
- Valorar la importancia de la participación del usuario en las actividades sociosanitarias.
- Identificar y aplicar actividades de promoción de autocuidados.

Y estudiaremos:

- Conceptos previos.
- Necesidades de atención sanitaria en las personas en situación de dependencia.
- Introducción al plan de cuidados en la organización y registro de las tareas asistenciales.
- Características de las condiciones ambientales en la atención de salud.
- Importancia y estrategias en la promoción del autocuidado.
- Evolución histórica de los cuidados del técnico de atención a personas en situación de dependencia (TAPSD).

Toma nota

Los procedimientos asistenciales sanitarios que el **técnico de atención a personas en situación de dependencia (TAPSD)** debe conocer son **comunes** en muchos objetivos a los de otros profesionales sanitarios, aunque cada profesión tenga sus propias características, que también la hacen diferente.

Entendemos que forman parte de los **«profesionales del cuidar»:** enfermeros, auxiliares de enfermería, TAPSD, médicos, terapeutas ocupacionales, fisioterapeutas, psicólogos, etc.

Claves y consejos

Según **Victoria Camps,** en su obra *La excelencia en las profesiones sanitarias,* las características personales que deben ejercitar los profesionales sanitarios, entre ellos los TAPSD, son: benevolencia, respeto, cuidado, sinceridad, amabilidad, justicia, compasión, integridad, olvido de uno mismo y prudencia.

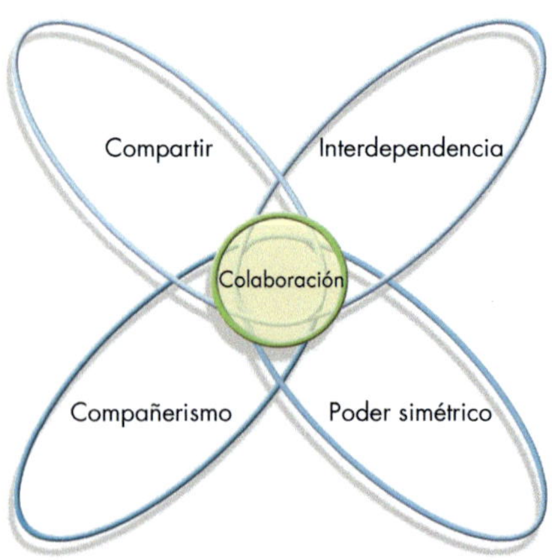

Fig. 1.2. *Conceptos implicados en la colaboración dentro del equipo de salud.* (Fuente: *San Martín, D'amour, Ferrada).*

1. Conceptos previos

La persona no es únicamente un cuerpo que podemos ver o palpar. Es un ser **multidimensional:** vive, se desarrolla y siente necesidades, no solo como organismo físico, sino como una totalidad de la que forma parte, con igual importancia, de las siguientes esferas:

Esferas del ser multidimensional

- **Biológica:** constituye la estructura básica.
- **Psíquica o psicológica:** incluye todos los factores que conforman el comportamiento humano, las funciones psíquicas y las emociones.
- **Social:** derivada del lugar que la persona ocupa en el mundo, por sus relaciones con los demás, y por los roles «desde y cómo» interactúa con los otros en diferentes ámbitos.

Fig. 1.1. *Esferas del ser multidimensional.*

Tiene, además, una cultura determinada, formada por las creencias espirituales, por su aprendizaje social, por los ritos y costumbres, etc.

Considerando al ser humano desde este enfoque, surge el concepto de cuidado integral como respuesta de los profesionales que prestan cuidados asistenciales, y que debe hacerse desde **criterios de calidad.**

A partir de esta definición genérica del usuario de los cuidados asistenciales, proponemos un trabajo riguroso desde el punto de vista técnico, organizado a través del esquema teórico-práctico del **proceso de atención en enfermería** (PAE, del que deriva el plan de cuidados), en el seno del **equipo asistencial sociosanitario,** en el que predomine el trabajo en equipo desde la colaboración y la complementariedad, según la cualificación profesional (véase la Figura 1.2), y en el que se debe cuidar especialmente la **relación de ayuda** con los usuarios. Todo esto a partir de una actitud personal impregnada de respeto, aceptación y comprensión del usuario como persona única, que tiene un entorno o universo personal determinado.

A partir de esta **actitud humanista** y de la consideración de la **dimensión holística** del usuario, se deben fundamentar los pilares de un concepto del cuidar desde el que enfocar el trabajo, empleando **criterios de calidad** actualizados.

1.1. Concepto de salud

El concepto de **salud** estuvo ligado tradicionalmente a la **ausencia de enfermedad.** En 1948 se fundó la **Organización Mundial de la Salud (OMS)** con la idea de unificar criterios y estrategias en materia de salud, y se propuso como concepto de salud «el estado completo de bienestar físico, psíquico y mental, y no solamente la ausencia de enfermedades».

La **salud,** en un sentido amplio, debería ser concebida como una situación relativa, variable, dinámica, producto de todos los factores de la vida social sobre la población y la persona. Según esto, el doctor **Hernán San Martín,** en su obra *Salud y Enfermedad,* la define como «un proceso social, en su origen, que tiene repercusiones ecológicas en el ambiente de vida de la comunidad y que, finalmente, produce en el individuo, según sean las circunstancias favorables o negativas, el estado ecológico de salud o el desequilibrio ecológico que llamamos enfermedad».

Esta definición aporta el **concepto ecológico de salud,** es decir, considera al ser humano como una parte de un ecosistema más amplio que es la naturaleza, y debe entenderse desde la triple dimensión: física, social y cultural. Además, hace referencia a una situación de equilibrio, que oscila entre dos extremos hipotéticos: en uno de ellos estaría el máximo grado de salud o el equilibrio perfecto, y en el otro estaría la enfermedad o el desequilibrio. Entre dichos extremos existiría una escala continua, variable y fluctuante.

Posteriormente, se conceptuó la **salud** como el conjunto del funcionamiento físico, psicológico, emocional, social y espiritual que hace posible que la persona lleve a cabo sus funciones y responsabilidades y se pueda dirigir hacia la realización personal en situaciones diversas; o bien como «proceso de desarrollo potenciador de la autorrealización de personas, grupos y comunidades», concepto en el que se menciona al individuo, grupo y comunidad como sistemas interdependientes, con influencia en la salud y, a la vez, como objetivo de la atención de los profesionales asistenciales.

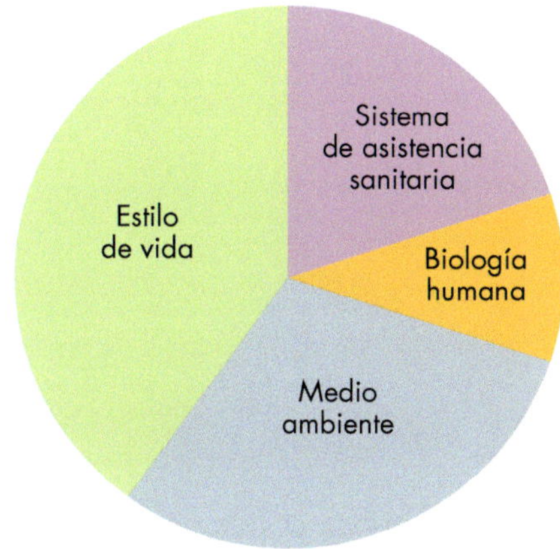

Fig. 1.3. *La salud y sus determinantes.* (Fuente: LaLonde, M.: *A new perspective on the health of Canadians).*

1.2. Salud y estilo de vida

Hoy en día no se discute la relación entre el grado de salud y el tipo de costumbres o **estilos de vida.** En los países desarrollados, destacan cada vez más procesos patológicos derivados del estilo de vida: el cáncer, los accidentes cardiovasculares, el sida, los accidentes de circulación, etc., estrechamente ligados a factores de riesgo relacionados con la forma de vida.

En este sentido, tiene gran influencia el **estrés** (en cierta medida es positivo y sirve de motor, pero en exceso se asocia a un gran número de alteraciones-enfermedades cardiovasculares, asma, cáncer, etc.).

Caso Práctico 1

Andrés, de 45 años, es agente comercial y tiene tres hijos en edad escolar. Convive con su mujer, sus hijos y su padre, enfermo de alzhéimer. Trabaja ocho horas al día (a veces hace horas extras para poder pagar la hipoteca de su casa), no hace ejercicio, fuma dos paquetes de tabaco diarios y presenta sobrepeso. No descansa bien, pues debe cuidar a su padre, y desde hace un tiempo presenta el «síndrome del cuidador de alzhéimer», con insensibilidad en las manos.

a) ¿Qué riesgos de salud sufre Andrés?

b) ¿Qué cambios podrían beneficiarle?

Solución:

a) Andrés sufre estrés. Las causas o estresores son los cuidados continuados del padre con alzéhimer, su trabajo, la atención a sus hijos en edad escolar, descansar poco, no hacer ejercicio y disponer de poco tiempo de ocio. Los problemas de salud inmediatos se derivan de que fuma en exceso y tiene sobrepeso, por lo que reúne dos factores de riesgo de sufrir una enfermedad cardiovascular. Su estilo de vida podría desencadenarle una patología relacionada con el estrés.

El «síndrome del cuidador de alzhéimer» es ya un «aviso», o una señal de su cuerpo, para que mejore sus propios cuidados personales.

b) Los cambios a introducir pasarían por reorganizar las tareas, buscar ayuda profesional para el padre, hacer ejercicio, no fumar, procurar descansar mejor, etcétera. Seguramente necesite ayuda médica y psicoterapéutica.

Toma nota

La **enfermedad** es un «desequilibrio físico, mental y social, con manifestaciones objetivas y subjetivas que disminuyen la capacidad de la persona para llevar a cabo las tareas habituales y su proyecto personal, obligándola a solicitar la ayuda de los servicios profesionales de salud». Sus etapas son:

- Estado de **salud:** se aprecia el equilibrio en la persona.
- Periodo **prepatogénico:** la enfermedad todavía no se manifiesta.
- Enfermedad **manifiesta:** es el periodo con claras manifestaciones que alteran la vida de la persona.

2. Necesidades de atención sanitaria de las personas en situación de dependencia

El tipo de usuarios a los que prestará cuidados el TAPSD son: **personas mayores** (colectivo que aumentará progresivamente por el incremento de la esperanza de vida); **personas que han superado enfermedades y/o accidentes** (que por los avances de la medicina actual han mejorado la supervivencia, pero a las que les puedan quedar secuelas incapacitantes); y **usuarios dependientes en general,** cuyas necesidades deben ser atendidas si se quiere garantizar su calidad de vida (**físicas, psíquicas** o **sensoriales,** etc.). Es decir, usuarios atendidos desde el sector de la intervención social (pública, pero también privada) que presta **atención sociosanitaria** a personas con necesidades especiales de atención física, psíquica y social, fuera de la red de atención sanitaria, gracias al avance social español, y con tendencia creciente en residencias (de mayores, discapacitados psíquicos, físicos o sensoriales), servicios de ayuda domiciliaria, centros de día, centros ocupacionales (de inserción ocupacional de discapacitados, de enfermos mentales, centros especiales de empleo, etc.), centros de ocio y tiempo libre, pisos tutelados (de mayores, de discapacitados, etc.) y otros dispositivos asistenciales, etc.

En la actualidad, la atención a las personas en situación de dependencia y la promoción de su autonomía es uno de los principales retos de la política social de los países desarrollados, entre ellos España.

La Ley 39/2006, de 14 de diciembre, de promoción de la autonomía personal y atención a las personas en situación de dependencia, responde a esa necesidad social. Según esta ley, **dependencia** es «la situación permanente en la que se encuentran las personas que precisan ayudas importantes de otra u otras personas para realizar actividades básicas de la vida diaria» (ABVD): cuidado personal, actividades domésticas básicas, movilidad esencial, reconocer personas y objetos, orientarse, etc. Un 9 % de la población española presenta alguna discapacidad que le ha causado o puede llegar a causar una dependencia así.

Para valorar las necesidades de las personas y/o usuarios se puede partir de diversos modelos. Lo común en ellos es considerar que hay unas necesidades básicas o elementales que se organizan según una jerarquía de prioridades (de más a menos imprescindibles).

Especialmente en el ámbito de los cuidados enfermeros (y aplicable a otras profesiones afines), ha ido ganando más seguidores el esquema de necesidades de **Virginia Henderson** (enfermera docente nacida en Arkansas en 1897).

En la página siguiente se incluye la Tabla 1.1, que recoge las categorías de necesidades y algunos cuidados relacionados con ellas.

Actividades

1. Observa a las personas de tu entorno y escribe sobre dos relaciones de conductas y situaciones, una positiva (conductas que promuevan salud), y otra negativa (conductas que favorezcan riesgos para la salud).
2. Revisa la Constitución española de 1978 y encuentra los artículos que tratan sobre la salud individual o pública. Puedes consultarla en Internet.
3. Realiza un esquema con algunas enfermedades que conozcas en tu entorno personal/social, y analiza si tienen relación con el estilo de vida.
4. Busca información en Internet sobre enfermedades que se relacionen con el estrés en la vida cotidiana, cuando este se mantiene de forma continuada.

Caso Práctico 2

Patricia es usuaria de una residencia asistida desde hace unos años. Días atrás ha tenido una grave caída por las escaleras que le ha causado múltiples contusiones. La noche anterior hizo sonar el timbre varias veces, con todo tipo de pretextos: pidió la cuña, pidió un zumo, se quejó de calor, se quejó de dolor, etc.

Según el patrón de las 14 necesidades descritas en la Tabla 1.1 de la página siguiente, ¿cuáles crees que tiene alteradas en su situación actual?

Solución:

Las principales necesidades que tendría alteradas son: la necesidad de mantener la piel limpia y protegida, la de descansar, la necesidad de evitar los peligros, la de comunicarse y la de dormir y descansar, principalmente.

Practica

5. Realiza un juego de roles para reflexionar sobre la relación entre el TAPSD y un usuario imaginario, como, por ejemplo, un anciano desorientado, un discapacitado enfadado, etcétera.

Necesidades	Categoría de necesidades	Cuidados necesarios
Respirar	El ser humano no puede sobrevivir sin oxígeno más de cuatro o cinco minutos sin que se produzca un daño cerebral irreparable. El oxígeno es vital para que todas las células lleven a cabo el metabolismo que produce energía.	Observar la respiración, procedimientos de oxigenoterapia, de educación respiratoria, de valoración de las constantes vitales, etc.
Comer y beber	El agua es secundaria a los requerimientos de oxígeno para la vida. Las personas sanas la obtienen bebiendo líquidos o tomando alimentos. Por ello, el deterioro en cualquiera de estas dos actividades puede afectar gravemente al aporte de esta sustancia. El agua es el disolvente básico para todas las reacciones químicas que tienen lugar en el organismo. La necesidad de comer no debe ser subestimada. Una buena nutrición es importante para un crecimiento y un desarrollo normales, que afectarán a la salud física y mental del individuo.	Procedimientos de ingreso de líquidos (control de la ingesta, sueroterapia), en la alimentación del usuario, en la realización del balance de líquidos y en su educación sanitaria. Además, también en los procedimientos de alimentación del usuario por vía oral, enteral y parenteral, en la recogida del peso, en la enseñanza de autocuidados, etc.
Eliminar	Los residuos de la alimentación y los gases deben ser eliminados del tracto digestivo. Los productos de desecho del metabolismo se detoxifican o excretan. Los órganos implicados en este proceso son los riñones, el intestino grueso, los pulmones y la piel.	Procedimientos de colocación de cuña y botella, de sondajes, de administración de enemas, enseñanza de autocuidados, etc.
Moverse y mantener una buena postura	Es fundamental para la conservación y promoción del estado de salud. Facilita una adecuada vida de relación.	Movilizaciones activas y pasivas, los cambios posturales, la ayuda en la deambulación y desplazamiento del usuario, etc.
Descansar y dormir	Una persona que duerme poco se vuelve irritable y su capacidad de afrontar el estrés psicológico es menor. Es muy importante alternar periodos de trabajo y descanso.	Adopción de medidas de apoyo tales como arreglar la cama, disminuir la ansiedad del usuario, promover otras medidas indirectas que induzcan el sueño, etc.
Vestir ropas adecuadas	El vestido permite mantener la temperatura corporal estable, adaptándose a las condiciones climáticas (en función de cómo se utilice), y a la vez permite identificarse con un grupo, definirse y aumentar el bienestar.	Observar si hay alteraciones psicológicas o emocionales, que se manifiestan también con alteraciones de esta necesidad.
Mantener la temperatura corporal	Dado que el calor es producido por el cuerpo de forma constante por medio del metabolismo, son también necesarios mecanismos que lo eliminen. La piel es el órgano responsable del mantenimiento de la temperatura en un nivel óptimo mediante la evaporación y la respiración.	Procedimientos físicos de regulación térmica (como desabrigar, colocar compresas frías, aplicar baños tibios, etc.), administración de antitérmicos, etc.
Mantener la piel limpia y protegida	La piel íntegra resiste a las alteraciones habituales en los centros asistenciales, como las úlceras por presión.	Procedimientos de higiene, aseo total o parcial, masajes, etc.
Evitar los peligros	Se relaciona con cualquier amenaza a la seguridad y protección de la persona en un amplio sentido: tanto físico (mecánico, térmico, químico, bacteriológico, como emocional (estrés, ansiedad, habilidades de afrontamiento).	Correcta aplicación de los procedimientos, evitando riesgos, estableciendo una relación de ayuda apropiada (que aumente la seguridad en el usuario), fomentando autocuidados apropiados, etc.
Comunicar emociones, ideas y opiniones	A través de la comunicación verbal como de la no verbal, en las relaciones personales o sociales en general. La comunicación interpersonal, en tanto que medio de promover salud y bienestar, se presenta como una orientación estratégica. El desarrollo de recursos humanos con habilidades de comunicación interpersonal debe ser una prioridad formativa.	Observar las conductas y actitudes del usuario para comprenderle. Adoptar hacia él una actitud afectuosa de reconocimiento, de respeto y aceptación, de escucha y de cercanía.
Vivir según sus creencias y valores	Cada uno tiene una cultura, creencias y valores específicos, fruto de la historia vital particular y de la elección personal.	Tener esto en cuenta, sobre todo en determinadas etapas o situaciones de la vida, como en la ancianidad ante la muerte.
Trabajar para realizarse	Se refiere a «sacar el mejor partido posible de las propias capacidades físicas, mentales, emocionales y sociales, para poder sentir que uno es el tipo de persona que querrías ser» (Kalish, 1983).	Promoción de la salud, la rehabilitación y recuperación funcional, y el aprendizaje de nuevas habilidades.
Recrearse	Comprende el tiempo y las actividades recreativas, lúdicas, de ocio, etcétera.	Actividades lúdicas y de ocio con los usuarios.
Aprender	Permite abrirse a conocimientos y habilidades nuevos y al desarrollo como persona.	Motivar el aprendizaje, enseñar autocuidados, etcétera.

Tabla 1.1. *Categorías de necesidades y cuidados a observar (Virginia Henderson).*

3. Introducción al plan de cuidados

Después de definir las necesidades del **usuario** como sistema bio-psico-social, en el que, cuando su equilibrio se rompe por la enfermedad, se ven comprometidas todas las áreas que constituyen dicho sistema, se hace necesario describir **«al otro»** (profesionales sanitarios y asistenciales) que le va a prestar cuidados asistenciales de salud.

También es importante esbozar de manera sintética los **modelos** en los que situar el rol profesional, así como el **método** de trabajo a aplicar.

Todo ello debe orientar la aplicación de procedimientos asistenciales para mejorar la calidad profesional, en busca de la **excelencia en los cuidados,** y acentuar el valor y la relevancia de la **humanización** en las relaciones con los usuarios.

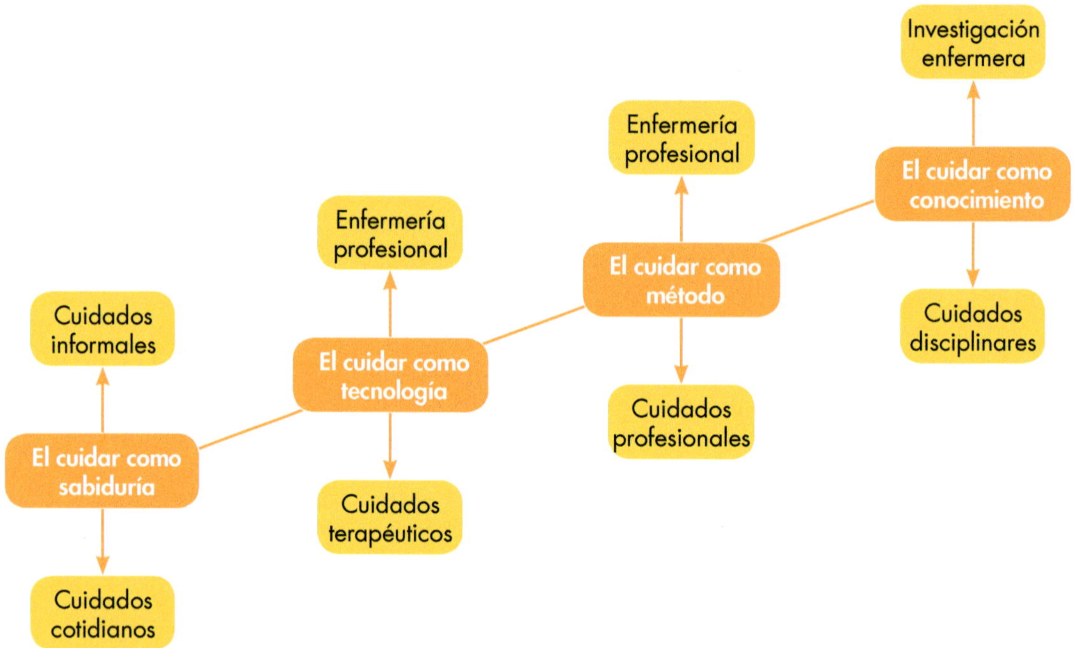

Fig. 1.4. *La historia del cuidar enfermero, válido para la atención a personas en situación de dependencia en su visión global.* (Marta Durán Escribano. *Rol,* mayo de 2000.)

Los **cuidados** que se prestarían dentro de un modelo, según su finalidad, pueden dividirse en:

Cuidados de estimulación	Centrados en despertar las capacidades en general, los sentidos, las capacidades motrices y el desarrollo psicomotor. Son especialmente importantes con los niños.
Cuidados de confirmación	Animan, mejoran la seguridad, favorecen el cambio y la integración de la experiencia, fortalecen la autoestima y el autoconcepto.
Cuidados de conservación y continuidad de la vida	Conservan y mantienen las capacidades adquiridas, para conservar la autonomía.
Cuidados de autoimagen	Son el soporte de la comunicación no verbal porque contribuyen a construir la imagen de uno mismo.
Cuidados de compensación	Suplen lo que no se tiene, porque no se adquirió o se perdió.
Cuidados de sosiego	Aportan tranquilidad, serenidad, liberación de tensiones. Contribuyen a calmar el dolor.

Tabla 1.2. *Clasificación de cuidados según su finalidad (Marie Françoise Colliere).*

Toma nota

En este epígrafe exponemos los conceptos básicos sobre la forma de organizar el trabajo diario del profesional sociosanitario a partir del plan de cuidados, basado en el proceso de atención de enfermería (PAE).

En la **Unidad 12** se desarrolla con más profundidad el procedimiento de su planificación y registro, que son aspectos fundamentales para trabajar con criterios de calidad, sin improvisaciones.

El **plan de cuidados** parte del clásico **proceso de atención de enfermería (PAE),** que es la planificación de cuidados que surge del conocimiento profundo de las necesidades de las personas, y es de gran utilidad en la práctica. Este proceso proporciona una base útil y sencilla a partir de la cual es posible establecer un completo plan de cuidados para los usuarios en distintos contextos.

Así pues, la enfermería como profesión del «cuidar» ha adoptado el **PAE (proceso de atención de enfermería),** que consiste en la aplicación del método científico y racional en la prestación de cuidados asitenciales, y del que queda constancia en el plan de cuidados del usuario.

El PAE, como método de trabajo, fue descrito por Lidia Hall en 1955.

De todo este proceso quedará constancia escrita en la **historia del usuario.**

Su utilización supone muchas **ventajas** tanto para el equipo de salud como para los usuarios (crea una base datos, identifica problemas, establece prioridades de actuación, promueve innovaciones, fomenta la consideración positiva, permite la investigación sobre las intervenciones, aumenta la calidad asistencial, etc.)

Claves y consejos

Dos de los aspectos fundamentales de la relación profesional son: el trabajar buscando la *eficiencia,* y el tener en cuenta la **actitud,** los **valores** y las **habilidades personales** del profesional asistencial en la prestación de cuidados (respeto, autenticidad, congruencia, aceptación incondicional del otro, solidaridad, capacidad de ponerse en el lugar del otro para comprenderlo, pensamiento positivo, etcétera).

Actividades

6. Comprueba en un anciano con el que tengas confianza si tiene cubiertas las necesidades expuestas en la Tabla 1.1.

7. Investiga y reflexiona sobre «la relación de ayuda», ¿crees que sí debe formar parte del trabajo del TAPSD? ¿En qué consiste? ¿Es exclusiva de los deberes profesionales del TAPSD o también de otros profesionales?

8. Busca en Internet ejemplos de hojas de valoración de distinto PAE.

Caso Práctico 3

Formas parte de un equipo de atención sociosanitaria de una residencia. En la reunión del equipo de hoy se plantea la situación de Jaime, que ingresó esta mañana. Tiene 72 años, está enfermo de párkinson desde hace seis años y sufre un elevado grado de aislamiento. Además de realizar con él los procedimientos habituales del servicio en que está ingresado, ¿es importante tener en cuenta un plan de organización de los cuidados? ¿De quién es responsabilidad hacerlo?

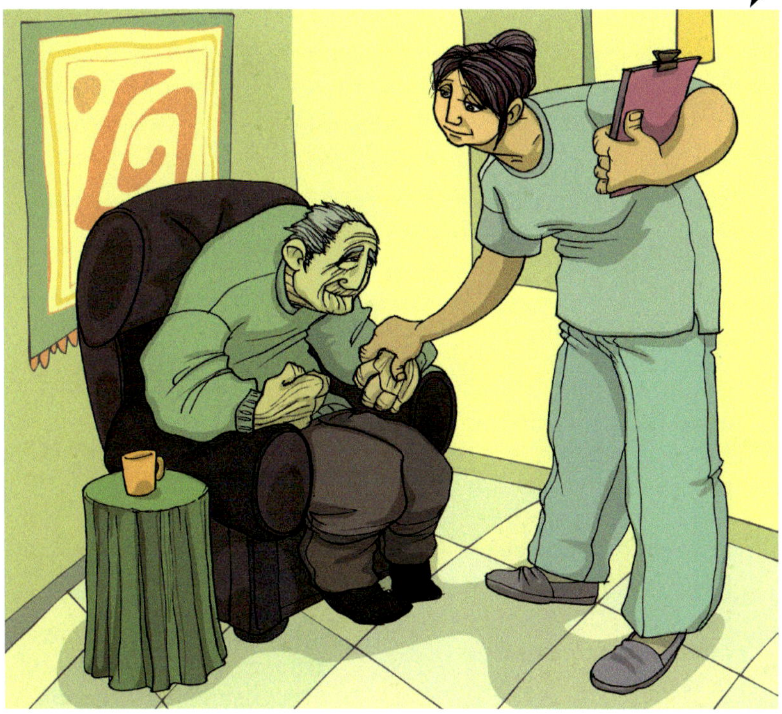

Solución:

Sí, es necesario realizar el plan de cuidados, que puede ser individual o estandarizado según un patrón general. Y es necesario escribir antes y después de realizar cada procedimiento, tanto para su registro como para su valoración. La responsabilidad es del profesional sanitario a cargo del usuario, con el que colaborarán los TAPSD.

En la Unidad 12 puedes ampliar información sobre el PAE y sus etapas, así como sobre los contenidos del plan de cuidados.

4. Características de las condiciones ambientales en la atención de salud

La **calidad de vida** se caracteriza por el mantenimiento de la **salud** y la sensación de **bienestar.** Está íntimamente relacionada con el entorno ambiental y afectivo, por lo que se hace necesario valorar el de los usuarios ancianos, discapacitados o con algún tipo de limitaciones físicas, psíquicas o sensoriales, para que puedan desarrollar sus actividades vitales de forma adecuada a sus necesidades específicas, sin barreras ni riesgos.

> El **entorno** tiene una influencia constatable sobre las personas, como señalan diferentes estudios (De Castro, 1991), originando, cuando no es adecuado, tensión, alteraciones de salud, insatisfacción, etc.

Web

www.who.int/es

En la página de la OMS encontrarás entre otras muchas informaciones interesantes, los requisitos mínimos que debe reunir una vivienda.

También la OMS trata la relación que existe entre la vivienda y la salud, y señala la protección que la vivienda proporciona a sus habitantes cuando es adecuada. Esta protección se refiere a enfermedades transmisibles, traumatismos, enfermedades crónicas, e incluso a la influencia en el bienestar personal (al reducir la tensión psicológica y social de sus ocupantes). En general se deben **cuidar** los siguientes aspectos en la **vivienda:**

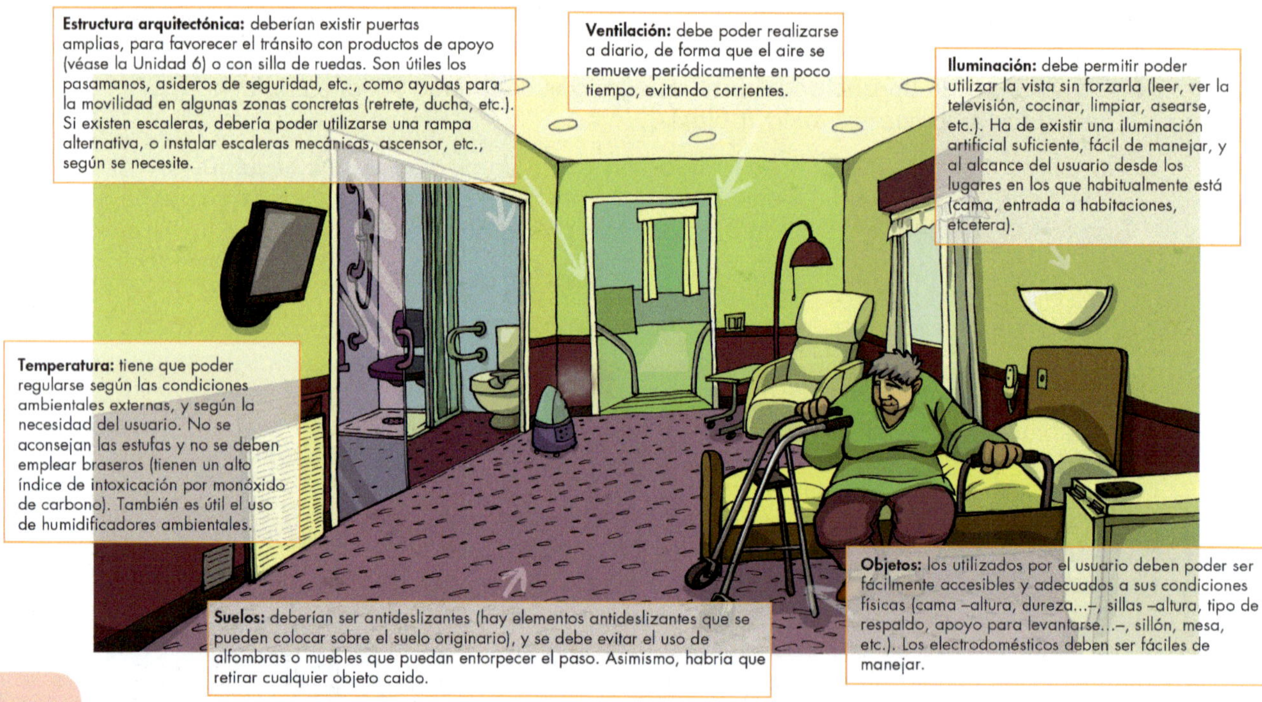

Fig. 1.5. *Aspectos que se deben cuidar en la vivienda de una persona en situación de dependencia.*

Actividades

9. Puedes consultar las características adecuadas de un entorno accesible en el *Manual para un entorno accesible,* editado por el Real Patronato sobre Discapacidad, disponible en este enlace:

http://sid.usal.es/idocs/F8/FDO17241/manualparaunentorno accesible.pdf

Caso Práctico 4

Antonia, usuaria que vive en su domicilio, te cuenta que se cayó el día anterior en el pasillo cuando iba al aseo, y ahora tiene miedo a caminar. ¿Qué puedes responder como TAPSD?

Solución:

Debes tranquilizarla y explicarle que hay medidas de prevención de riesgos, como retirar alfombras de pasillos, colocar dispositivos luminosos nocturnos, etc. Puedes valorar con ella las modificaciones a realizar, para que se sienta segura y disminuya así su temor a caminar por la posibilidad de una nueva caída.

5. Importancia y estrategias en la promoción del autocuidado

En 1977 la **OMS** adoptó la estrategia **«Salud para todos»,** con el objetivo principal de reducir las enfermedades que impiden mantener una vida social y económicamente productiva. España se sumó a esta estrategia en 1990, y en 1991 se publicó un dosier con el plan de salud, que abarcaba una serie de objetivos en materia de salud pública que se concretaban en áreas como: nutrición e higiene alimentaria, riesgos medioambientales, riesgos laborales, abuso del alcohol, drogas, accidentes, cáncer, salud mental, salud del anciano, VHI-sida, etc.

La Conferencia Internacional sobre Atención Primaria de Salud, celebrada en Alma-Alta (antigua URSS) en 1978, declaró que «el pueblo tiene el derecho y el deber de participar individual y colectivamente en la planificación y aplicación de su atención de salud». En su declaración final se dio especial importancia a la **educación** como elemento indispensable para promover la responsabilidad individual y comunitaria y desarrollar la capacidad de la población para participar plenamente en el fomento y promoción de la salud.

La **promoción de la salud** pone énfasis en mejorar la situación de bienestar, pero no exactamente para evitar una enfermedad (pues eso sería prevención, que se dirige a evitar una enfermedad en concreto); hace hincapié en desarrollar habilidades personales, en fortalecer la responsabilidad individual y comunitaria, en implantar políticas saludables y en mejorar las condiciones de vida.

El **autocuidado** (o cultivo de sí mismo), según Colliere, «es la actitud y las conductas (que desde su autonomía uno se da a sí mismo) que permiten mantener la vida y conseguir la satisfacción de un conjunto de necesidades indispensables para la vida».

Entre las **estrategias** para promover los autocuidados se señalan:

- Desarrollar en las personas la **autoestima,** favoreciendo el desarrollo de sus capacidades personales plenas como medio para estimular el control personal sobre los procesos individuales que revierten en mejorar la salud, entendida de forma integral.
- Favorecer la **exploración,** la **reflexión** y la **comprensión** sobre aquellas contradicciones entre los conocimientos y los comportamientos que tienen que ver con la salud y la enfermedad, de forma que se pueda traducir en conductas saludables.
- Convertirse en **agentes de salud** que muestren en ellos mismos aquellos comportamientos positivos, de forma que su enseñanza se pueda realizar desde su **propia vivencia.**
- Promover **espacios participativos** tanto de forma individual como grupal, de manera que se ponga en práctica la consecución de más control y compromiso en la salud.

Trato con el usuario

Una de las funciones del TAPSD es **orientar,** educar, y reforzar a los **usuarios** en la práctica de los autocuidados, estimulándolos para que consigan las habilidades necesarias en su realización.

La herramienta es la **educación para la salud.**

Actividades

10. Reflexiona sobre las instituciones asistenciales sanitarias y sus profesionales. ¿Todos están o deberían estar implicados en la educación sanitaria? ¿Todos tienen el mismo nivel de responsabilidad? ¿Cuál crees que es el papel del TAPSD?

11. Escribe una relación de actividades de educación sanitaria para la promoción de la salud en las que pueda participar el TAPSD.

Caso Práctico 5

Raquel es una usuaria de 84 años que acude a diario a un centro de mayores. Tiene poca fuerza, le cuesta desplazarse y no se relaciona apenas con el resto de usuarios del centro.

¿Qué autocuidados le podría recomendar el TAPSD que le atiende en el centro?

Solución:

Le recomendaría las orientaciones generales adaptadas a sus circunstancias (hacer ejercicio, mantener limpia y seca su piel, mantener su temperatura corporal, hidratarse y nutrirse bien, descansar lo suficiente, etc.), mantenerse activa utilizando ayudas técnicas si lo precisase, cultivar alguna afición y participar regularmente en actividades de ocio en grupo.

6. Evolución de la profesión de TAPSD

> **Toma nota**
>
> La competencia general del título de Técnico en Atención a Personas en Situación de Dependencia consiste en atender a las personas en situación de dependencia, en el ámbito domiciliario e institucional, a fin de mantener y mejorar su calidad de vida, realizando actividades asistenciales, no sanitarias, psicosociales y de apoyo a la gestión doméstica, aplicando medidas y normas de prevención y seguridad y derivándolas a otros servicios cuando sea necesario.

Existen muchas similitudes en cuanto a contenidos y al perfil profesional del TCAE y el del TAPSD. La creación de la titulación de **Técnico en Atención a Personas en Situación de Dependencia** ha sido reciente, pero comparte raíces con el de Técnico en Cuidados Auxiliares de Enfermería.

En los años cuarenta surgió la necesidad de una nueva figura en el ámbito sanitario que diese apoyo al enfermero. En noviembre de 1960, el Ministerio de Gobernación (homólogo al actual Ministerio de Sanidad) crea por decreto la figura del auxiliar de clínica. El art. 6 del decreto decía: «Todas las instituciones hospitalarias y sanatoriales públicas y privadas quedan autorizadas para utilizar personal femenino no titulado que, actuando exclusivamente dentro del régimen interno de las mismas, cumplan funciones de asistencia de carácter familiar, aseo, alimentación, recogida de datos clínicos y administración de medicamentos a los enfermos, con exclusión de la vía parenteral».

- El Ministerio de Trabajo, en la Orden de 26 de abril de 1973, publicó el estatuto del personal auxiliar de clínica. En él definía su labor, que debía desarrollarse bajo la supervisión del personal de enfermería y por delegación de este.
- En 1974, el Ministerio de Educación creó el título académico de Auxiliar de Clínica, como enseñanza de Formación Profesional de Primer Grado.
- En 1986, el Ministerio de Sanidad y Consumo introduce esta categoría con el nombre de Auxiliar de Enfermería (AE), que sustituye a la titulación de Auxiliar de Clínica; a partir de 1987, cursar la Formación Profesional de Primer Grado, en su rama sanitaria, será imprescindible para solicitar plaza como TAPSD en la sanidad pública (no así en la privada).
- La LOGSE (Ley de Ordenación General del Sistema Educativo), aprobada en 1990, reformó los estudios de Formación Profesional y con ellos los de AE, que constituyen el Ciclo Formativo de Grado Medio del título de **Técnico en Cuidados Auxiliares de Enfermería.**

Comenzó la formación de otros profesionales con certificación de **Auxiliar de Ayuda a Domicilio y Residencias Asistidas** (de la misma familia profesional), con formación académica obtenida en los programas de garantía social, y que realizaban cuidados personales en domicilios y en residencias asistidas.

Actualmente se imparte la formación del título de **Técnico en Atención a Personas en Situación de Dependencia** (familia profesional de Servicios Sociales a la Comunidad), profesional encuadrado dentro de la intervención social. Lo regula el R.D. del título 1593/2011, de 4 de noviembre, en el que se fijan sus enseñanzas mínimas, así como los aspectos básicos del currículo. Posteriormente, la Orden ECD/340/2012, de 15 de febrero, establece el currículo del ciclo formativo de Grado Medio correspondiente a este título.

Caso Práctico 6

Tienes una amiga que desea trabajar en un centro público de atención a discapacitados. Estudió hasta 4.° de ESO y te pregunta lo que debe hacer para formarse en una profesión afín a ese tipo de trabajo.

Solución:

El trabajo que desea realizar tiene que ver con los cuidados prestados a los usuarios; por tanto debe cursar la formación de Técnico en Atención a Personas en Situación de Dependencia o la de Cuidados Auxiliares de Enfermería.

Síntesis

Organización de las actividades de atención sanitaria

- **Conceptos previos**
  - Concepto de cuidado integral
    - Profesiones implicadas: enfermería, técnicos de atención a personas en situación de dependencia, médicos, psicólogos, etc.
  - Concepto de salud

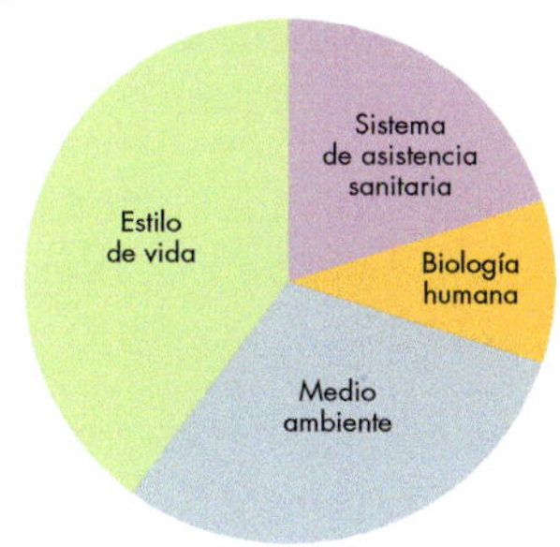

  - Salud y estilo de vida
    - Ideas clave: equilibrio, situación dinámica y cambiante, sistema, funcionamiento personal y proyecto vital
- **Necesidades de atención de las personas en situación de dependencia**
  - Virginia Henderson; **14 necesidades básicas:** comer y beber; eliminar; moverse y mantener una buena postura; descansar y dormir; vestir ropas adecuadas; mantener la temperatura corporal; mantener la piel limpia; evitar los peligros; comunicarse; vivir según sus creencias; trabajar para realizarse; recrearse; aprender
- **Introducción al plan de cuidados en la organización y registro de las tareas asistenciales**
  - Cuidados, según su finalidad
    - Cuidados de estimulación
    - Cuidados de confirmación
    - Cuidados de conservación y continuidad de la vida
    - Cuidados de autoimagen
    - Cuidados de compensación
    - Cuidados de sosiego
  - Proceso de atención de enfermería (PAE)
- **Características de las condiciones ambientales de salud**
  - Factores a considerar en la vivienda: estructura arquitectónica, suelos, temperatura, iluminación, ventilación, objetos usados, etc.

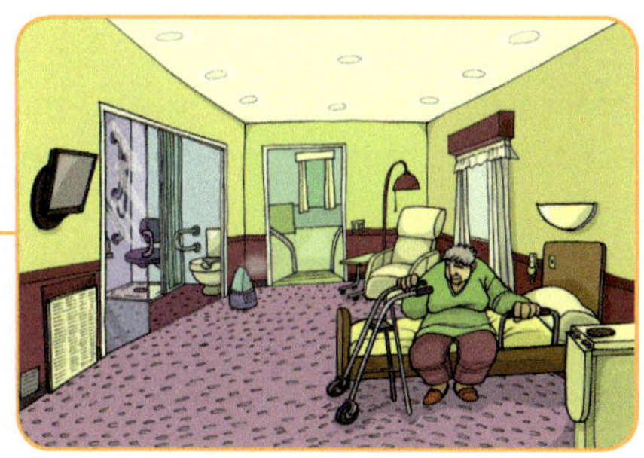

- **Importancia y estrategias en la promoción del autocuidado**
- **Evolución de la profesión de TAPSD**
  - Perfil de los usuarios con los que trabaja el TAPSD
    - Ancianos
    - Enfermos convalecientes
    - Discapacitados físicos
    - Discapacitados psíquicos
    - Discapacitados sensoriales
    - Personas dependientes

NOTA: *Todas las actividades de esta página deben hacerse en un cuaderno aparte.*

Comprueba tu aprendizaje

Describir las principales características y necesidades de atención física de las personas en situación de dependencia.

1. Escribe en tu cuaderno un concepto de salud propio en el que incluyas los aspectos más relevantes que debe contener para que sea completo. ¿El estilo de vida, los hábitos y las costumbres tienen que ver con la salud? Pon ejemplos de situaciones que favorezcan la salud y de otras que la perjudiquen.

2. Reflexiona sobre las situaciones de dependencia; escribe después una lista de posibles usuarios que estuvieran en esa situación.

3. Busca en Internet las necesidades descritas por otros autores como Maslow y Kalish, y compáralas con las de Virginia Henderson.

4. Infórmate del tipo de prestaciones que realizan el Imserso, las gerencias de servicios sociales, los CEAS, etcétera. Puedes utilizar Internet.

Identificar los principales signos de deterioro físico y sanitario asociados a situaciones de dependencia.

5. Define el concepto de enfermedad y enumera sus fases. Reflexiona sobre las diferencias entre signo y síntoma.

6. Recoge información y analiza la relación entre las enfermedades que padece el ser humano y el estrés y el estilo de vida que lleva. Comentadlo después en clase.

7. Investiga sobre métodos para disminuir o afrontar adecuadamente el estrés y evitar aquellas enfermedades que este pueda ocasionar.

8. Isidro es una persona de 78 años, ciega, que tiene una fractura de fémur que requiere inmovilidad. Expón qué necesidades habrá que atender de forma prioritaria en esta situación.

Analizar las características del entorno que favorecen o dificultan el estado físico y de salud de la persona usuaria.

9. En grupos, escribid una relación de factores del entorno (vivienda y medio ambiente) inadecuados, y otra de factores adecuados al mantenimiento y promoción de la salud.

10. Describe dispositivos asistenciales en los que pueda haber usuarios a los que atienda el TAPSD. Analiza sus características asistenciales (para qué se destinan, a quiénes atienden), identifica los factores del entorno positivos y señala los negativos y su posible solución.

11. Imagina una situación en la que a una anciana que padece esclerosis múltiple le comunican que el centro de día al que acudía lo cierran por problemas administrativos, pero que le enviarán a casa (vive en un cuarto piso, sin ascensor, en una zona periférica de la ciudad) un TAPSD.

    ¿Sería equivalente y suficiente la atención que va a recibir? ¿Qué cambios principales se producirían?

Definir las condiciones ambientales favorables para la atención sanitaria.

12. Infórmate sobre aquellas enfermedades o situaciones de alteraciones de la salud que tengan relación con las condiciones ambientales de los usuarios.

13. Describe la estructura, el equipamiento y los factores ambientales de una residencia de ancianos u otro dispositivo asistencial que conozcas.

14. Cuando hablamos del entorno de los usuarios y de las condiciones ambientales, ¿solo se tiene en cuenta el medio físico o hay algo más que se da por incluido?

Valorar la importancia de la participación del usuario en las actividades sociosanitarias.

15. ¿Por qué crees que es importante que el usuario participe en las intervenciones sociosanitarias? Arguméntalo.

16. Analiza y valora la trascendencia que, en términos de salud, puede tener el que en un centro asistencial los TAPSD no tuviesen en cuenta la importancia de que los usuarios participen en las actividades que les atañen.

Identificar y aplicar actividades de promoción de autocuidados.

17. Elaborad, en grupos, una relación de actividades con las que el TAPSD podría colaborar en educación para la salud en una residencia de ancianos; y otra para usuarios que son atendidos en su domicilio.

18. Realiza un juego de roles sobre situaciones imaginarias en las que el TAPSD pueda intervenir en actividades de promoción de salud con usuarios en los diferentes dispositivos asistenciales.

NOTA: *Todas las actividades de esta página deben hacerse en un cuaderno aparte.*

Test de repaso

1. El concepto correcto de salud es:

a) Una situación de equilibrio adaptativo.

b) Un proceso de desarrollo potenciador para la persona, el grupo o la comunidad.

c) Una situación de bienestar.

d) Todas son ciertas.

2. Es cierto, respecto de los factores que influyen sobre la salud, que:

a) Los factores biológicos pueden condicionarla.

b) El estilo de vida puede ser determinante.

c) El sistema sanitario puede condicionar la salud.

d) Todas las respuestas anteriores son ciertas.

3. No es cierto, sobre las necesidades del usuario, que:

a) Su valoración permite identificar situaciones de dependencia.

b) El esquema de necesidades se aplica a cualquier edad.

c) Es independiente su valoración de la aplicación de procedimientos asistenciales.

d) El esquema de necesidades proporciona un elemento de trabajo útil.

4. Es cierto, del esquema de Virginia Henderson, que:

a) Definió 14 necesidades.

b) La «necesidad de vivir según las creencias y valores» es una de ellas.

c) Son comunes a todas las personas.

d) Todas las anteriores son ciertas.

5. La necesidad que ha cobrado más importancia en estos tiempos, especialmente para los ancianos, y que permite crecer como persona es:

a) Necesidad de eliminar.

b) Necesidad de descansar y dormir.

c) Necesidad de trabajar para realizarse.

d) Necesidad de aprender.

6. No debería formar parte del concepto del «cuidar» actual:

a) Un trabajo con criterios de calidad.

b) Una actitud humanista.

c) Un cuidado exclusivamente del cuerpo.

d) Un modelo de cuidados centrado en necesidades.

7. No es una etapa del PAE (proceso de atención de enfermería):

a) La recogida de datos.

b) La ejecución.

c) La cuantificación estadística.

d) La valoración.

8. España se sumó a la estrategia «salud para todos», de la OMS, en:

a) 1977.

b) 1990.

c) 1986.

d) 1945.

9. Actualmente los TAPSD comparten ámbito profesional en algunas áreas asistenciales con:

a) Auxiliar de Enfermería.

b) Auxiliar de ayuda a domicilio y residencias asistidas.

c) Con las dos profesiones anteriores.

d) Con ninguna de las citadas.

10. No es un procedimiento que deba realizar el TAPSD:

a) Proporcionar asistencia a la enfermera u otros miembros del equipo de salud.

b) Administrar fármacos por vía parenteral.

c) Participar en los planes de cuidados.

d) Favorecer y mantener el bienestar del usuario.

11. Son usuarios frecuentes que reciben prestación de cuidados del TAPSD:

a) Ancianos y enfermos crónicos.

b) Niños.

c) Discapacitados físicos, psíquicos y sensoriales.

d) Las respuestas *a* y *c* son ciertas.

12. No es un recurso asistencial o departamento frecuente en el que vaya a desempeñar su profesión el TAPSD:

a) Centro de día.

b) Residencia de ancianos.

c) Centro ocupacional de empleo.

d) Servicio de urgencias.

Solución: 1 *d)*; 2 *c)*; 3 *c)*; 4 *d)*; 5 *d)*; 6 *c)*; 7 *c)*; 8 *d)*; 9 *c)*;10 *b)*; 11 *d)*; 12 *d)*.

Práctica final

Esteban es un hombre de 60 años que consume gran cantidad de alcohol, fuma 30 cigarrillos al día y come muy poco. Tiene un problema vascular, hipertensión arterial y dificultad para la movilización. Está viudo, vive solo, no tiene familia y no tiene relaciones sociales en el lugar en el que vive. Un vecino avisó a los servicios sociales de la zona sobre la situación de aislamiento de su vecino, y sobre la sospecha de que podía pasarle algo malo, al no saber nada de él ni haber oído ningún ruido en los últimos días.

Teniendo en cuenta los contenidos expuestos en el tema, realiza las actividades que te planteamos a continuación.

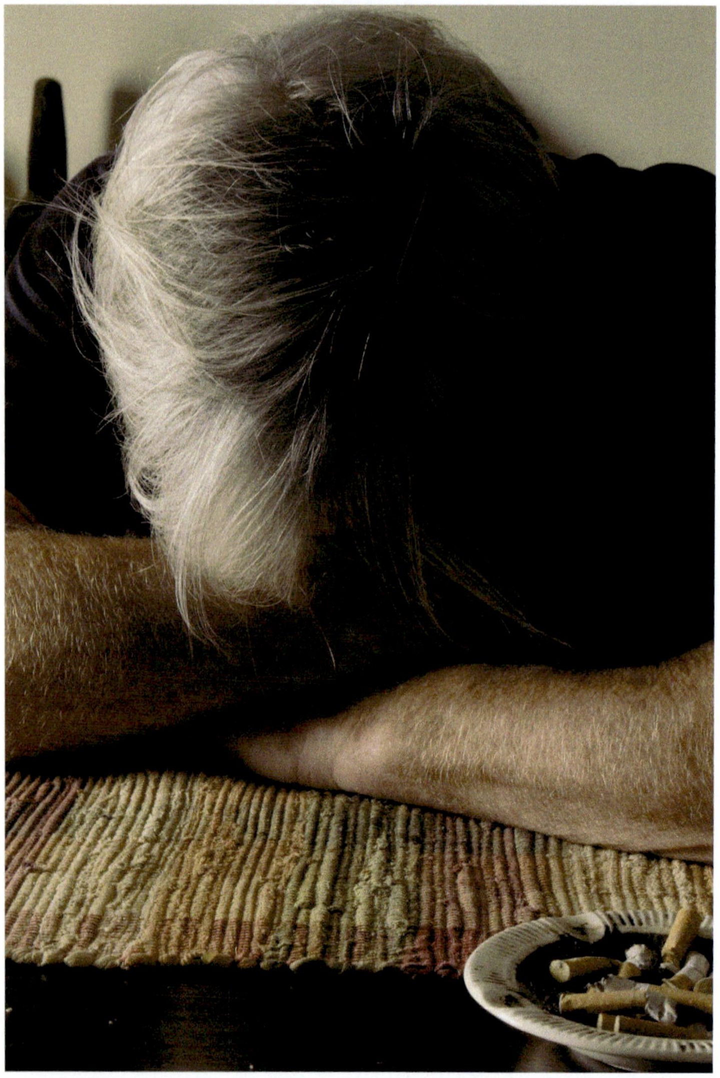

Lectura y tareas

Lee con detenimiento los contenidos de la unidad y responde a las siguientes cuestiones:

1. En grupo, reflexiona sobre la situación de Esteban y su contexto, y comenta con tus compañeros cuál crees que sería la situación idónea para su salud en este momento de su vida, y quién lo debería valorar y plantear.
    - ¿Crees que sus hábitos y su estilo de vida pueden mantener y/o empeorar su situación de salud?
    - ¿En qué tipo de centro asistencial se le podría atender?
    - ¿O sería mejor que permaneciera en su domicilio? ¿Quién crees que debe tomar esta decisión?
    - ¿Qué condiciones de su entorno se podrían tener en cuenta para valorar su idoneidad o no respecto a sus necesidades de salud?
2. Escribe una relación de las necesidades que tendría deficitarias, y de los procedimientos y cuidados asistenciales que consideras que se deben aplicar para cubrirlas.

Investigación y debate

3. Busca más información sobre las consecuencias que el tabaco y el alcohol tienen sobre la salud. ¿Con qué enfermedades se relaciona su consumo?
4. Realizad un debate o coloquio en el aula sobre cuáles son los hábitos nocivos en la salud de Esteban. Analiza de qué manera, sugiriendo medidas de promoción de la salud, podría mejorar su estilo de vida y qué intervenciones se podrían aplicar. Especifica también cuál sería el papel profesional del TAPSD en este caso.

Observación e identificación

5. Después de visualizar el siguiente vídeo

    www.youtube.com/watch?v=QqOR7bC04yQ&feature=related

    que trata sobre «cuidar y ser cuidado», responde a las siguientes preguntas:
    - ¿Crees que el vídeo consigue plasmar una experiencia real?
    - ¿Trataba adecuadamente el adulto al anciano?
6. En el enlace que te presentamos a continuación puedes identificar y observar la actitud de un profesional en su tarea comunicativa. Señala los aspectos positivos que aprecies en él.

    www.youtube.com/watch?v=zdNs-n-3DXM
7. ¿Sería un buen vídeo de referencia para tomar como ejemplo a la hora de explicar cómo intervenir en los cuidados de un familiar que está en situación de dependencia?

Unidad 2

Sistema cardiovascular y aparato respiratorio. Procedimientos

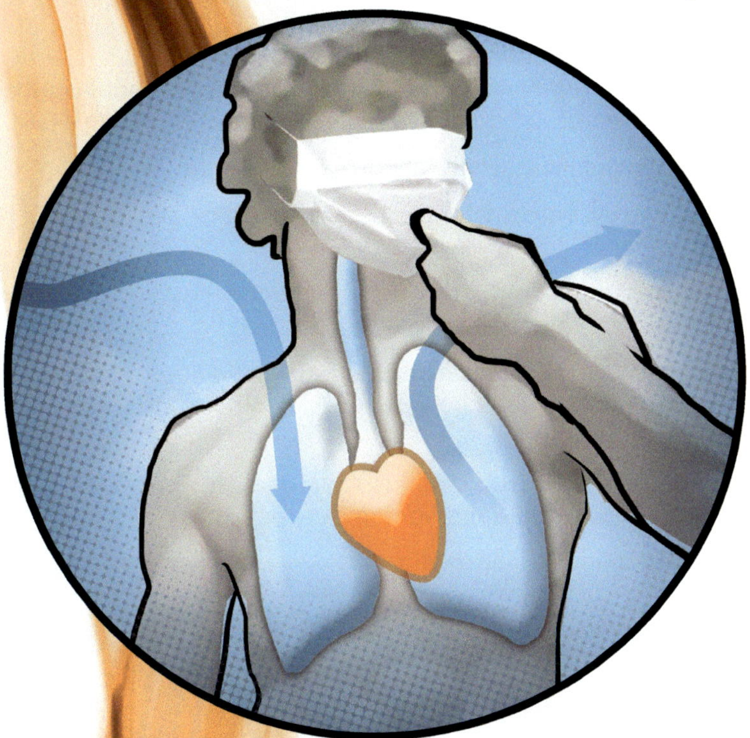

En esta unidad aprenderemos a:

- Describir los órganos y los procesos fisiológicos del sistema cardiovascular y del aparato respiratorio.
- Definir la patología más frecuente del sistema cardiovascular y del aparato respiratorio.
- Describir los objetivos de la fisioterapia respiratoria.
- Describir los procedimientos de administración de oxígeno.
- Determinar las características de la ventiloterapia.
- Aplicar los cuidados necesarios como TAPSD a usuarios traqueotomizados.
- Explicar al usuario las principales normas de prevención y autocuidados.

Y estudiaremos:

- Anatomía del sistema cardiovascular y del aparato respiratorio.
- Fisiología del sistema cardiovascular y aparato respiratorio.
- Patología más frecuente del sistema cardiovascular y del aparato respiratorio.
- Fisioterapia respiratoria.
- Administración de oxígeno.
- Ventiloterapia.
- Cuidados de los usuarios traqueotomizados.
- Consejos de promoción de la salud y autocuidados.

1. Anatomía del sistema cardiovascular

> **Web**
> **www.juntadeandalucia.es/averroes/~29701428/salud/circu.htm**
> En esta página encontrarás más información relacionada con el sistema cardiovascular.

El **sistema cardiovascular** está constituido por el corazón, que funciona como una bomba aspirante-impelente, y los vasos sanguíneos, que se caracterizan por formar un sistema o red de tubos que componen un circuito cerrado por el que la sangre se distribuye desde el corazón a todo el organismo.

1.1. Estructura del corazón

> El **corazón** es un órgano muscular hueco, compuesto por cuatro cavidades y encargado del bombeo de la sangre a través de los vasos sanguíneos.

Se localiza en el mediastino, inmediatamente detrás del cuerpo del esternón, por delante de la 5.ª y 7.ª vértebras dorsales. En un adulto sano pesa aproximadamente 300 g.

Desde el punto de vista de su anatomía externa, el corazón presenta:

- El **vértice o punta:** constituye el borde inferior, descansa sobre el diafragma y se dirige hacia el lado izquierdo del tórax.
- La **base:** situada inmediatamente por debajo de la segunda costilla, constituye el borde superior y está formada por las aurículas. Se dirige hacia atrás.
- **Tres caras:** *esternocostal*, formada principalmente por el ventrículo derecho; *diafragmática*, formada por los ventrículos derecho e izquierdo, y *pulmonar*, formada por el ventrículo izquierdo.

El corazón está constituido por la **pared cardiaca**, las **cavidades,** las **arterias,** las **venas** y los **nervios** que se encargan de su riego e inervación, respectivamente.

Está envuelto por una capa denominada **pericardio.**

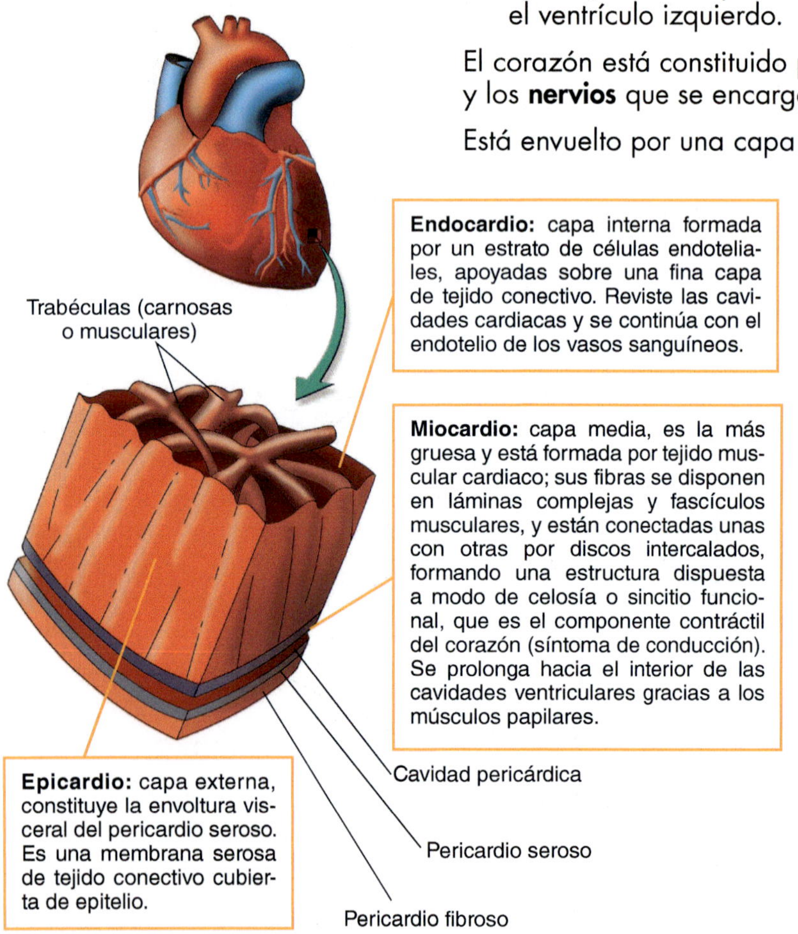

Fig. 2.1. *Estructura de la pared del corazón.*

A. Pared cardiaca

La pared cardiaca está constituida por tres capas: **endocardio, miocardio** y **epicardio** (véase la Figura 2.1).

B. El pericardio

El pericardio es una capa de carácter fibroseroso que envuelve el corazón y las raíces de los grandes vasos sanguíneos.

Su función primordial es protegerlo contra la fricción. Se estructura en dos capas:

- **Pericardio fibroso:** es la capa externa y se fija a los vasos sanguíneos de grueso calibre que salen del corazón.
- **Pericardio seroso:** compuesto, a su vez, por dos hojas: parietal, o revestimiento de la superficie interna del pericardio fibroso, y visceral (epicardio), adherida al exterior del corazón.

Entre las capas visceral y parietal hay un espacio virtual o **cavidad pericárdica** que contiene un líquido seroso (líquido pericárdico) secretado por la membrana serosa.

C. Cavidades y válvulas cardiacas

El corazón está dividido por un **tabique** *(septum)* longitudinal oblicuo en dos mitades, derecha e izquierda. Cada mitad se compone de una **aurícula** y un **ventrículo** (véase la Figura 2.2).

- Las **aurículas:** son las dos cavidades superiores del corazón y están separadas entre sí por el tabique interauricular.
- Los **ventrículos:** son las cavidades inferiores del corazón y están separadas entre sí por el tabique interventricular.

Aurícula derecha (AD): en ella desembocan las **venas cava superior e inferior** (véase la Figura 2.3); son los colectores de la sangre venosa de todo el cuerpo, y el seno coronario, que es el colector venoso del corazón. Comunica con el ventrículo derecho a través del orificio aurículo-ventricular, que está cerrado por la **válvula tricúspide** (formada por tres valvas).

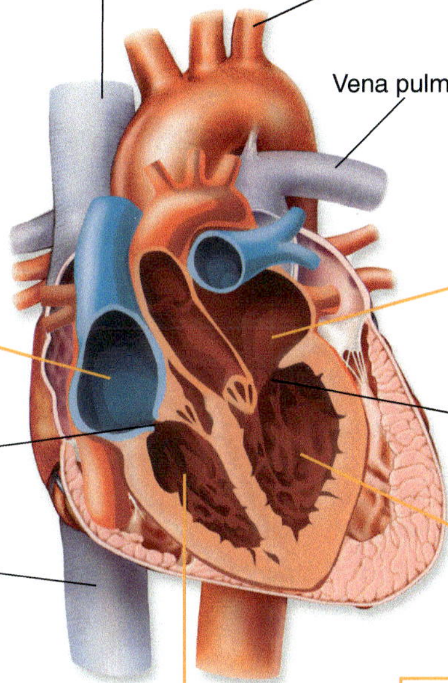

Aurícula izquierda (AI): en ella desembocan las cuatro **venas pulmonares,** que recogen la sangre arterial de los pulmones para llevarla al corazón y desde allí repartirla a todo el organismo. Comunica con el ventrículo izquierdo a través del orificio aurículo-ventricular, que está cerrado por la **válvula mitral** o **bicúspide** (formada por dos valvas).

Ventrículo derecho (VD): cavidad que comunica con la aurícula derecha (a través del orificio aurículo-ventricular), de la que recibe la sangre venosa, y con la **arteria pulmonar** por medio de un orificio que lo cierra, la **válvula semilunar** o **sigmoidea** pulmonar (formada por tres valvas). La arteria pulmonar se encarga de llevar la sangre venosa a los pulmones.

Ventrículo izquierdo (VI): tiene mayor capacidad que el ventrículo derecho y sus paredes son más gruesas. Se comunica con la aurícula izquierda (a través del orificio aurículo-ventricular) y con la **arteria aorta** por medio de un orificio que lo cierra, la válvula **semilunar** o **sigmoidea aórtica** (formada por tres valvas). La arteria aorta lleva la sangre arterial para distribuirla por todo el organismo.

Fig. 2.2. *Estructura de las cavidades cardiacas.*

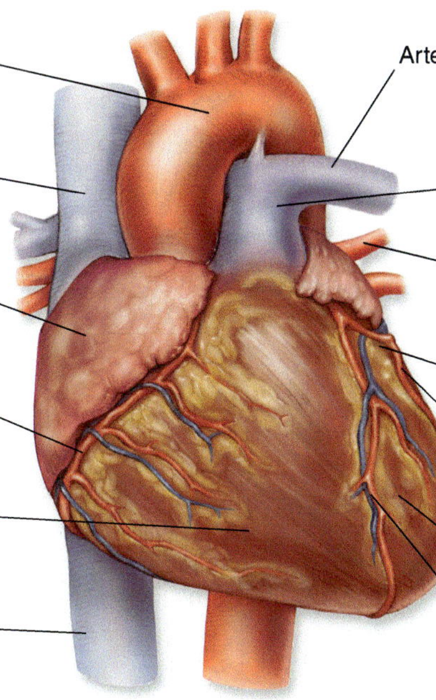

Fig. 2.3. *Principales arterias y venas que entran y salen del corazón.*

Importante

El corazón dispone de un **sistema de conducción** de las ondas cardiacas y contracción periódica de las aurículas y de los ventrículos. Está formado por:

- **Nódulo sino-auricular** (Keith Flack o SA), en la pared posterior de la AD, es el marcapasos del corazón.
- **Nódulo aurículo-ventricular** (Aschoff Tawara o AV), se localiza en el tabique interauricular.
- **Haz aurículo-ventricular** de Hiss. Se origina en el nódulo AV y se extiende hasta llegar a todas las porciones de los ventrículos, a través de las fibras de Purkinje.

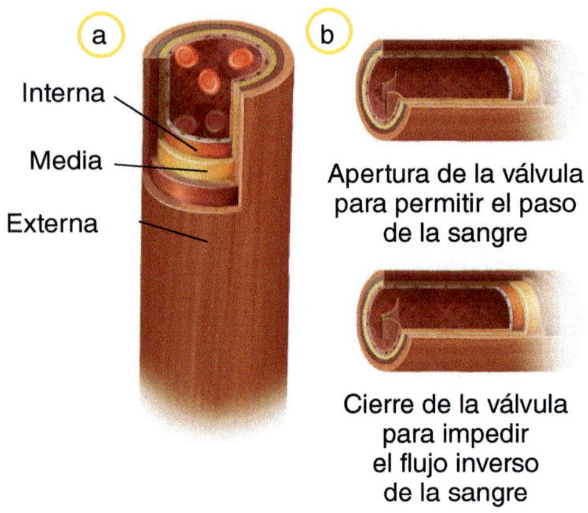

Fig. 2.4. a) *Estructura de la pared de una arteria;* b) *venas y válvulas venosas.*

1.2. Vasos sanguíneos

Teniendo en cuenta su función, su tamaño y constitución, se clasifican en:

Arterias

Son los vasos que transportan la sangre desde el corazón (ventrículos) a todos los tejidos del organismo. Se caracterizan por ser unos conductos membranosos contráctiles y elásticos. Cada arteria va acompañada por dos venas y un nervio, formando el paquete vasculonervioso que está envuelto en una vaina. Sus paredes se estructuran en tres capas:

- **Túnica externa (adventicia):** contiene fibras elásticas y colágenas.
- **Túnica media (muscular):** está constituida por un músculo que permite la contracción y relajación de la pared arterial.
- **Túnica interna (endotelial):** está formada por tejido endotelial que recubre la luz arterial.

Las **arteriolas** son las arterias de menor calibre. Su pared presenta una capa muscular más delgada. Desembocan en los capilares.

Todas las arterias tienen su origen en el sistema de la **arteria aorta** y/o sistema de la **arteria pulmonar.**

Capilares

Vasos que unen las **arteriolas** con las **vénulas.** Su pared presenta una capa de células endoteliales.

Venas

Son los vasos que nacen en los capilares de los distintos órganos. Sus paredes presentan las mismas características que las arterias, pero su capa muscular es más delgada. Presentan a intervalos regulares unas **válvulas** que impiden el retroceso de la sangre. Forman dos redes: el **sistema venoso periférico** y el **sistema venoso pulmonar.**

Las **vénulas** son las venas de menor calibre.

Tabla 2.1. *Descripción anatómica de los vasos sanguíneos.*

Practica

1. En una maqueta clástica del corazón, identifica las cavidades, las válvulas y los grandes vasos.

Actividades

2. Sobre una lámina muda del cuerpo humano, identifica las principales arterias y venas. Busca en Internet si lo consideras necesario.

3. ¿Dónde desembocan las venas cavas y las pulmonares?

4. Describe la estructura de la pared de las arterias.

5. Señala cuáles son las capas de la pared cardiaca.

6. Explica las características anatómicas de las aurículas.

Caso Práctico 1

A Juan, de 68 años, en su revisión cardiológica rutinaria, el cardiólogo le prescribe una serie de pruebas, cuyos resultados le confirman que padece una lesión que afecta a la válvula tricúspide.

a) ¿Cuáles son las consecuencias de esta lesión?

b) ¿Cómo debe actuar el TAPSD que le atiende en el caso de que el usuario presente una insuficiencia cardiaca?

Solución:

a) Las lesiones de la válvula tricúspide provocan un insuficiente e inadecuado vaciamiento de la aurícula derecha y del llenado del ventrículo derecho que puede derivar también en una insuficiencia cardiaca.

b) El TAPSD debe controlar diariamente el peso, la tensión arterial, la frecuencia cardiaca y la entrada y salida de líquidos (balance hídrico) del usuario. Debe también fomentar la realización de ejercicio físico de forma progresiva y asegurarse de que el usuario tome la medicación, y ha de reconocer los signos y síntomas de alarma (de riesgo para el usuario).

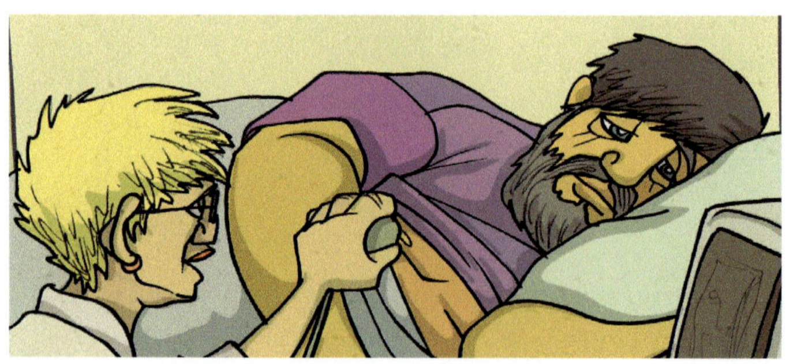

2. Anatomía del aparato respiratorio

Los órganos que forman parte de este aparato son: **fosas nasales** (nariz), **faringe, laringe, tráquea, bronquios** y **pulmones** (véase la Figura 2.5).

Trato con el usuario

Es importante que el TAPSD tenga en cuenta el **estado de ansiedad** que provoca en los usuarios las alteraciones que afectan a las cuerdas vocales, y por tanto a la producción de la voz.

2.1. Fosas nasales, faringe y laringe

Nariz (fosas nasales)
Comunica el aparato respiratorio con el exterior. Consta de dos partes: una externa o nariz; y otra interna, situada en el techo de la boca. El interior es hueco y está dividido por el tabique nasal (zona cartilaginosa) en dos mitades, o fosas nasales, tapizadas por tejido epitelial (mucosa), donde se localizan los cilios (protectores de la nariz), necesarios para filtrar las partículas grandes del aire inspirado. Comunican con el exterior mediante un ensanchamiento denominado vestíbulo. En la parte lateral de cada fosa hay tres cavidades (prolongaciones óseas del etmoides), que forman los cornetes (superior, medio e inferior). En el inferior se abre el conducto lacrimonasal. Los senos paranasales son unos espacios llenos de aire que drenan la nariz. Son cuatro pares: **frontales, maxilares, etmoidales** y **esfenoidales.** Sus funciones son: el acondicionamiento del aire inspirado, la eliminación del polvo y organismos infecciosos, gracias a los cilios y a la secreción de moco, la colaboración con el sentido del olfato (contienen los receptores sensoriales olfativos) y con el de la fonación.
Faringe
Conducto que comunica el aparato digestivo y el respiratorio; permite el paso del aire y de los alimentos; también interviene en el proceso de la fonación.
Laringe
Es el órgano que comunica la faringe con la tráquea. Se denomina «caja de la voz». Se localiza en la parte anterior del cuello, entre la 4.ª y 6.ª vértebras cervicales. Se divide en tres partes: **vestíbulo** (parte superior), **ventrículos** (zona glótica donde se localizan las cuerdas) y **cavidad infraglótica** (comunica la laringe con la tráquea). Está constituida básicamente por cartílagos y músculos. Los **músculos** colaboran en los procesos de la respiración, la producción de la voz y la deglución. Los **cartílagos** son nueve: tres pares (6) y tres impares (3) (véase la Figura 2.6). • **Pares: dos aritenoides, dos corniculados** y **dos uneiformes** (encargados de sostener las cuerdas vocales). • **Impares:** – **Epiglotis:** situado detrás de la raíz de la lengua y delante del orificio de entrada a la laringe. Cierra la laringe durante la deglución. – **Tiroides:** de forma triangular, en el varón sobresale y constituye la «manzana o bocado de Adán». Es el de mayor tamaño. – **Cricoides:** con forma de anillo de sello, su borde inferior señala el final de la faringe y la laringe y el principio del esófago y la tráquea.

Tabla 2.2. *Descripción de la nariz, la faringe y la laringe.*

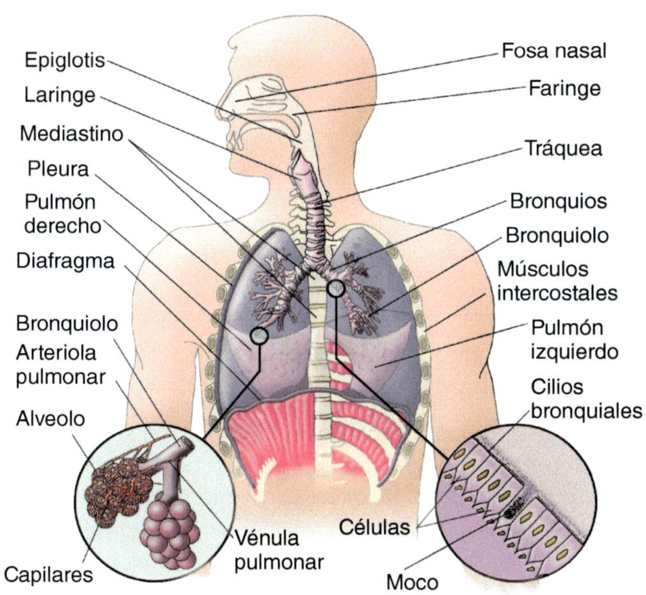

Fig. 2.5. *Estructura del aparato respiratorio. Órganos que lo componen.*

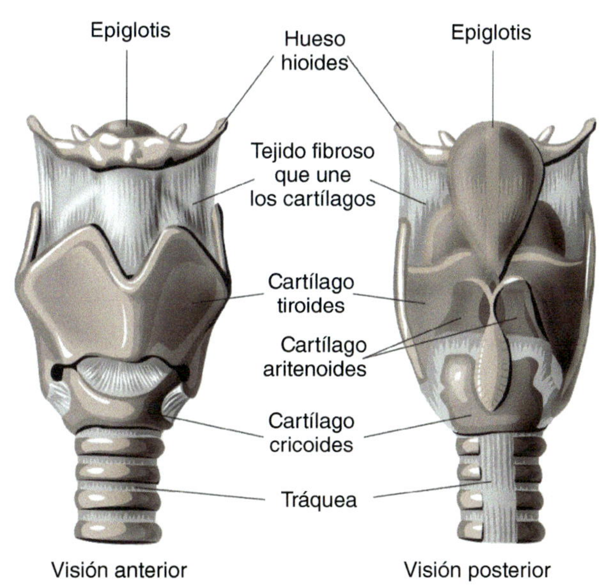

Fig. 2.6. *Cartílagos de la laringe.*

2.2. Tráquea, bronquios y pulmones

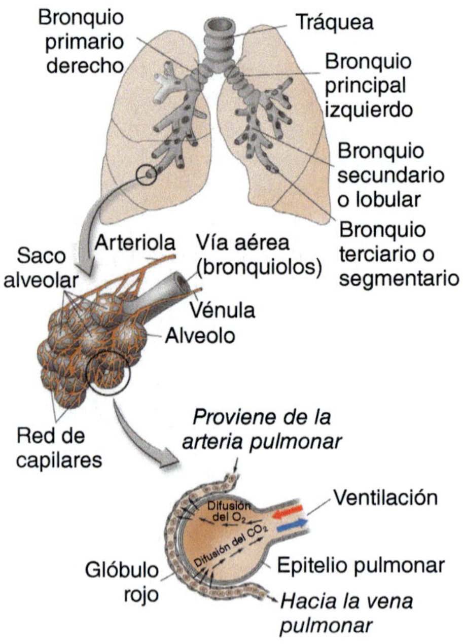

Fig. 2.7. *Estructura del árbol bronquial y de los alveolos pulmonares.*

Tráquea
Se extiende desde la laringe hasta los bronquios. Desciende por delante del esófago y penetra en el mediastino donde se divide en dos bronquios principales o primarios, derecho e izquierdo, respectivamente. Está formada por **15 anillos de cartílago** hialino, abiertos en su parte posterior (en forma de C) y recubiertos por una mucosa ciliada, que dan firmeza a la pared y evitan que se colapse. Entre los anillos hay fibras elásticas dispuestas longitudinalmente, para facilitar el **paso del aire** en su entrada y salida de los pulmones.
Bronquios
Se localizan en el extremo inferior de la tráquea, que se divide para formar los dos bronquios principales primarios: el derecho (corto, ancho y vertical) y el izquierdo (largo y estrecho). Su estructura es similar a la de la tráquea, pero los anillos se hacen completos dentro de ellos. Cada **bronquio principal,** al entrar en los pulmones (a través del **hilio**), se divide en ramas de menor calibre o bronquios lobulares **(secundarios),** que a su vez se dividen en otros más pequeños o bronquios segmentarios **(terciarios),** que continúan ramificándose, formando los bronquiolos, que van subdividiéndose en tubos de menor calibre o conductos alveolares, hasta terminar en los sacos alveolares, que están formados por un conjunto de alveolos de tamaño microscópico. La tráquea, junto con los bronquios y sus ramificaciones, se parece a un árbol invertido, por lo que se denomina «árbol bronquial». En los alveolos se realiza el intercambio de O_2 y CO_2 entre los capilares sanguíneos y el aire.
Pulmones
Son los órganos principales de la respiración. Están contenidos en la cavidad torácica y separados el uno del otro por el mediastino. Cada uno de los pulmones presenta **tres bordes** (anterior, posterior e inferior); **un vértice** o porción superior de forma cónica; **una base** o cara diafragmática, una **cara costal** y una **cara interna** o mediastínica, que es cóncava y deja espacio para las estructuras mediastínicas y el corazón. En esta última cara se localiza el **hilio,** lugar por donde los bronquios, los vasos pulmonares y las fibras nerviosas penetran en los pulmones. El **pulmón izquierdo** está dividido, por medio de **una cisura oblicua,** en dos lóbulos (superior e inferior) que contienen ocho segmentos. El **pulmón derecho** está dividido por **dos cisuras** en tres lóbulos (superior, medio e inferior, respectivamente) que contienen 10 segmentos. Están revestidos por una membrana serosa delgada y brillante denominada **pleura**, dividida en una capa externa, o **pleura parietal,** que reviste la pared torácica, el mediastino y el diafragma, y una capa interna o **pleura visceral,** unida a la superficie de los pulmones (véase la Figura 2.7). Entre ambas capas pleurales existe una pequeña cavidad o **cavidad pleural,** que contiene el líquido pleural que facilita el movimiento de los pulmones durante la respiración. Los pulmones intervienen en el proceso respiratorio facilitando la captación y distribución del aire y el intercambio de oxígeno (O_2) y dióxido de carbono (CO_2) en los capilares alveolares.

Tabla 2.3. *Estructura del aparato respiratorio: tráquea, bronquios y pulmones.*

Actividades

7. Utilizando un muñeco anatómico, observa el aparato respiratorio e identifica cada uno de los órganos que lo componen.
8. Localiza en tu cuello, en la zona anterior, los cartílagos tiroides y cricoides.

Caso Práctico 2

Andrés, usuario de 69 años, solicita ayuda domiciliaria porque presenta desde hace cinco años una insuficiencia respiratoria como consecuencia de una neumonía mal tratada que le ha llevado a un agravamiento de su estado físico y a encontrarse en una situación de dependencia.

a) ¿Qué órganos pueden estar afectados?

b) ¿Qué tipo de ejercicios debe enseñarle el TAPSD al usuario?

Solución:

a) Pueden estar afectados los bronquios, hasta llegar a los alveolos, y también los pulmones.

b) Ejercicios que ayuden a disminuir la disnea y aumentar el rendimiento respiratorio, utilizando correctamente el diafragma; para ello el usuario debe respirar con los labios fruncidos, inclinando el tronco hacia adelante, respirando de forma lenta y gradual. Si comprime el tórax, se favorece la respiración.

3. Fisiología del sistema cardiovascular y del aparato respiratorio

3.1. Ciclos fisiológicos

En el proceso de intercambio gaseoso **(hematosis)** intervienen: el ciclo cardiaco, la respiración y la circulación sanguínea.

3.2. Ciclo cardiaco

Se denomina **ciclo cardiaco** al conjunto de mecanismos (físicos y eléctricos) que se producen en el corazón desde el final de una contracción ventricular hasta el final de la contracción siguiente.

Incluye un periodo de relajación o **diástole,** seguido de un periodo de contracción o **sístole.** Los procesos de la contracción y la relajación aurículo-ventricular se realizan de forma **simultánea.**

Importante

El **ciclo cardiaco** supone que las aurículas y los ventrículos funcionan como bombas intermitentes que dejan de bombear (diástole) para llenarse, dejan de llenarse y se contraen (sístole) para finalmente vaciarse.

A **Contracción auricular:** cada ciclo se inicia de forma espontánea en el nódulo sino-auricular **(marcapasos cardiaco)** que propaga el impulso nervioso hacia las aurículas, lo que provoca su contracción **(sístole auricular),** por lo que aumenta la presión intraauricular y se abren las válvulas aurículo-ventriculares, pasando la sangre hacia los ventrículos.

C **Contracción ventricular:** se produce por la transmisión del impulso nervioso desde el nódulo aurículo-ventricular hasta el haz de Hiss y las fibras de Purkinje. Cuando los ventrículos se llenan, se inicia su contracción **(sístole ventricular),** y se produce la apertura de las válvulas semilunares (aórtica y pulmonar), para cerrarse las aurículo-ventriculares, lo que da lugar a la salida rápida de la sangre hacia las arterias (aorta y pulmonar). Cuando las presiones arteriales y ventriculares se igualan termina la fase de expulsión ventricular.

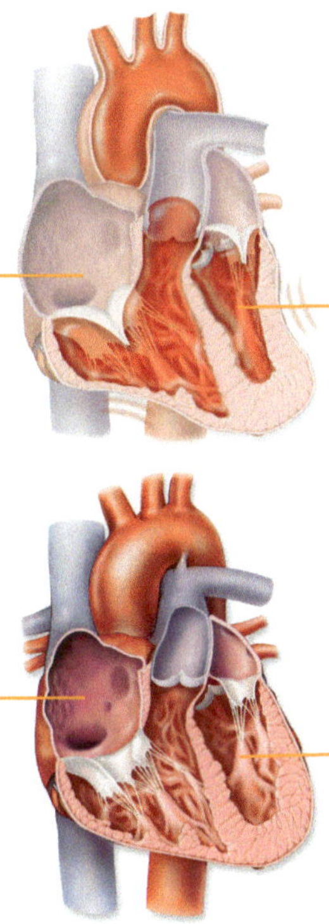

C **Relajación auricular:** se produce por la disminución de la presión en su interior cuando cesa la salida de sangre hacia los ventrículos, lo que da lugar a que se cierren las válvulas aurículo-ventriculares (tricúspide y mitral).

B **Relajación ventricular:** se produce por la disminución de la presión intraventricular. El flujo de expulsión sanguínea desde los ventrículos va disminuyendo hasta que la presión de las arterias produce el cierre de las válvulas semilunares (aórtica y pulmonar). Cuando la presión intraventricular desciende por debajo de la auricular, se abren las válvulas tricúspide y mitral y los ventrículos **comienzan a llenarse,** muy rápidamente al principio y de forma más lenta después.

Fig. 2.8. *Secuencia del ciclo cardiaco: A. Contracción auricular; B. Relajación ventricular; C. Contracción ventricular; C. Relajación auricular.*

Actividades

9. Describe las características de la pleura.

10. ¿Cuál es la principal función de la tráquea?

11. ¿Hay alguna diferencia entre cada uno de los pulmones?

12. ¿Dónde está localizado el hilio pulmonar?

13. Cita alguna de las funciones que se llevan a cabo en las fosas nasales.

Toma nota

Cuando la **presión intraventricular** es menor que la auricular, se abren las válvulas tricúspide y mitral y los ventrículos comienzan a llenarse.

A. Ciclo respiratorio

> **Importante**
>
> En los procesos de insuficiencia respiratoria, el TAPSD debe intentar tranquilizar al usuario para evitar que se agrave la sensación de ahogo.

La respiración supone la **entrada de aire** (O_2) desde la atmósfera hasta las células pulmonares y la **salida** (CO_2) desde los alveolos hacia el exterior.

Este proceso de la respiración consta de dos fases: **inspiración** y **espiración** (véase la Figura 2.9).

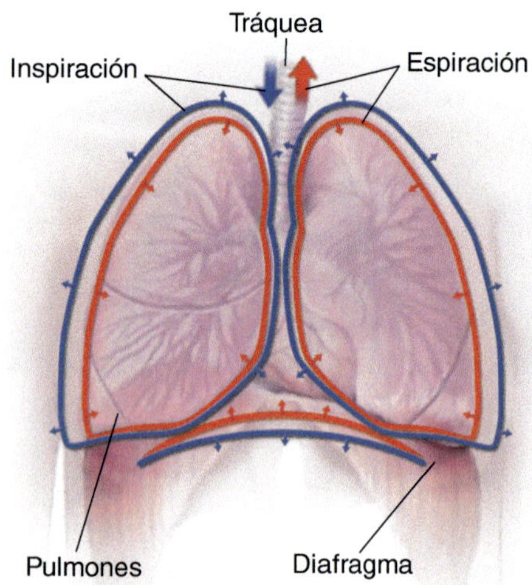

Inspiración

Es el proceso de entrada del aire hacia los pulmones cuando la presión pulmonar es menor que la presión atmosférica. Se produce por la contracción del músculo diafragma y los músculos intercostales. Cuando el diafragma se contrae desciende hacia la cavidad abdominal, alargando el tórax. La contracción de los músculos intercostales mueve las costillas, lo que da lugar a un aumento del diámetro anteroposterior y transversal del tórax. A medida que aumenta el tamaño del tórax, disminuye la presión intratorácica e intrapulmonar, produciéndose la inspiración del aire y la expansión del parénquima pulmonar.

Espiración

Es un proceso pasivo que se inicia cuando la presión pulmonar es mayor que la atmosférica, lo que da lugar a la expulsión del aire hacia el exterior. Conlleva, además, una relajación de los músculos del tórax y una disminución del tamaño de los pulmones.

Fig. 2.9. *En la fase de inspiración respiratoria el diafragma se contrae, mientras que en la expiración, se relaja.*

B. Circulación sanguínea e intercambio gaseoso

La circulación sanguínea es el **movimiento de la sangre,** a partir del corazón, para distribuirse por todo el organismo a través de los vasos sanguíneos y retornar de nuevo al corazón.

La sangre permite a todos los tejidos recibir los elementos nutritivos necesarios para realizar sus procesos metabólicos y eliminar las sustancias de desecho.

Existen dos circuitos claramente diferenciados, denominados: **circulación mayor** o **periférica** (sistémica) y **circulación menor** (pulmonar) (véase la Figura 2.10).

Circulación menor o pulmonar

Se inicia en el ventrículo derecho. Gracias a la contracción del mismo la sangre avanza, saliendo a través de la arteria pulmonar, que recorre un breve trayecto hasta llegar a los pulmones.
Una vez allí, la sangre se oxigena: cede el dióxido de carbono (CO_2) y toma el oxígeno (O_2), que los pulmones obtienen mediante la respiración; la sangre pasa de ser venosa a ser arterial (el proceso se realiza en el sistema capilar de los alveolos), y regresa a través de las venas pulmonares a la aurícula izquierda, donde termina el circuito, iniciándose el siguiente.

Circulación mayor o periférica

Se inicia en el ventrículo izquierdo. Al contraerse, el corazón expulsa un volumen determinado de sangre que pasa a la arteria aorta (se cierra la válvula aórtica) y se distribuye por todo el organismo. Como el corazón sigue latiendo, la sangre sigue avanzando gracias al impulso cardiaco hasta llegar a los capilares, donde se realiza el intercambio gaseoso: la sangre arterial aporta el O_2 (respiración interna) y los elementos nutritivos a los tejidos y estos eliminan, a la sangre, el dióxido de carbono (CO_2) y los elementos de desecho.
Inmediatamente, la sangre venosa inicia el retorno desde los capilares y a través de las venas hacia el corazón que, progresivamente, van aumentando de tamaño hasta llegar a los grandes colectores finales (vena cava superior e inferior) y al seno coronario, para terminar desembocando en la aurícula derecha.

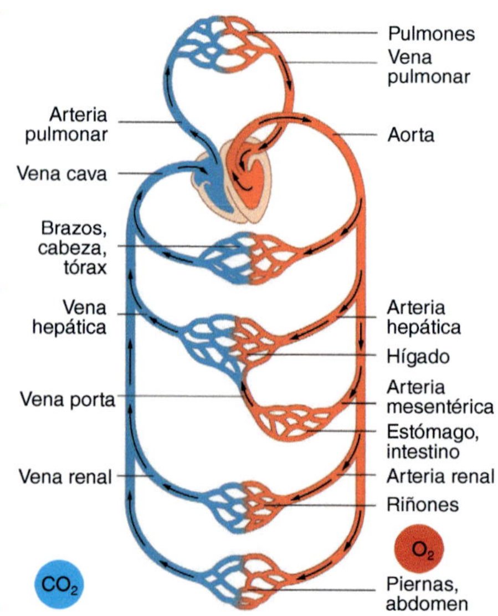

Fig. 2.10. *Circulación mayor y menor.*

3.3. Control de la circulación y la respiración

A. Circulación

En el control de la circulación intervienen el sistema nervioso simpático y parasimpático, el sistema de conducción eléctrica del corazón, la pared cardiaca, las necesidades de oxígeno de los tejidos, la presión arterial y el grado de resistencia al flujo sanguíneo.

Tiene como objetivo **mantener** la circulación, es decir, permitir que la sangre fluya de manera continua; **hacer** variar el volumen y la distribución de la sangre circulante en función de las necesidades del organismo y **controlar** la presión arterial.

B. Respiración

En condiciones normales está regulada por estímulos químicos, de tal forma que la ventilación se ve afectada por las variaciones en las concentraciones sanguíneas de CO_2, O_2 e iones H^+ (hidrogeniones).

El **centro respiratorio,** localizado en la **protuberancia cerebral,** controla las neuronas del bulbo raquídeo para que la ventilación se produzca de forma rítmica. Este centro se activa al aumentar la presión parcial de CO_2 en la sangre arterial. También colaboran en el proceso respiratorio las terminaciones nerviosas o receptores de los alveolos.

Claves y consejos

El TAPSD debe tener en cuenta y controlar en todo momento las posibles variaciones de la presión arterial del usuario.

La **presión arterial** puede variar en función de: el gasto cardiaco por minuto (volumen expulsado/t); la frecuencia cardiaca; el retorno venoso (cantidad de sangre que llega a la aurícula derecha) y la resistencia periférica de las venas.

Practica

14. Elabora una presentación que refleje el proceso de la circulación mayor y de la circulación menor, y otro que incluya el intercambio gaseoso entre los alveolos y los capilares pulmonares, y las células sanguíneas y los tejidos del organismo.

15. Busca en Internet vídeos sobre el proceso de la respiración. Selecciona el más interesante y comenta con tus compañeros los aspectos más importantes del proceso.

Caso Práctico 3

Octavio tiene 76 años y desde hace siete meses presenta un problema que le afecta al ventrículo izquierdo y que da lugar a una contracción incompleta. El cuadro clínico se le ha agravado porque se le suma una insuficiencia respiratoria que le provoca taquicardia, disnea de reposo, cansancio, oliguria y edemas.

La enfermedad ha aumentado su grado de dependencia, lo que hace necesaria la asistencia de un TAPSD en su domicilio.

a) ¿Qué consecuencia puede llevar asociada una contracción ventricular incompleta?

b) ¿Crees que el TAPSD debe obligar a Octavio a que colabore en su higiene personal?

Solución:

a) Al no contraerse al máximo las paredes del ventrículo, la sangre no sale con fuerza hacia las arterias (aorta y pulmonar), quedando siempre un volumen residual en el ventrículo. Además, repercute en la circulación periférica y por lo tanto en los intercambios gaseosos entre células sanguíneas y tejidos del organismo.

b) Debido a las características y síntomas que presenta Octavio, se le explicará la importancia de su higiene personal, pero dejando claro que debe colaborar en la medida en que sus fuerzas físicas se lo permitan. Hay que evitar situaciones de estrés y estados de ansiedad que pueden agravar su sintomatología.

Actividades

16. Explica la fase de la contracción auricular del ciclo cardiaco.

17. ¿Cómo se lleva a cabo la circulación menor?

18. ¿Qué diferencias hay entre la circulación mayor y la menor?

19. Cita los objetivos del control de la circulación.

20. Cita algunos de los factores que influyen en la presión arterial.

21. ¿Cómo influye la diferencia de presión en el proceso de la difusión del O_2 y del CO_2?

22. Explica el proceso de la inspiración respiratoria.

> **Vocabulario**
>
> **Ascitis:** acúmulo de líquidos en la cavidad abdominal.
>
> **Cianosis:** coloración azulada de la piel por falta de O_2.
>
> **Apnea:** ausencia o suspensión de la respiración durante al menos diez segundos.
>
> **Disnea:** dificultad para respirar.
>
> **Estasis:** detención de la sangre o enlentecimiento.
>
> **Meteorismo:** ruidos en el aparato digestivo producido por la presencia de gases.

> **Trato con el usuario**
>
> El TAPSD que tenga a su cargo usuarios que sufran patologías cardiacas, debe prestar especial atención a la **coloración de su piel,** presencia de **sudoración** y alteraciones del **pulso.**

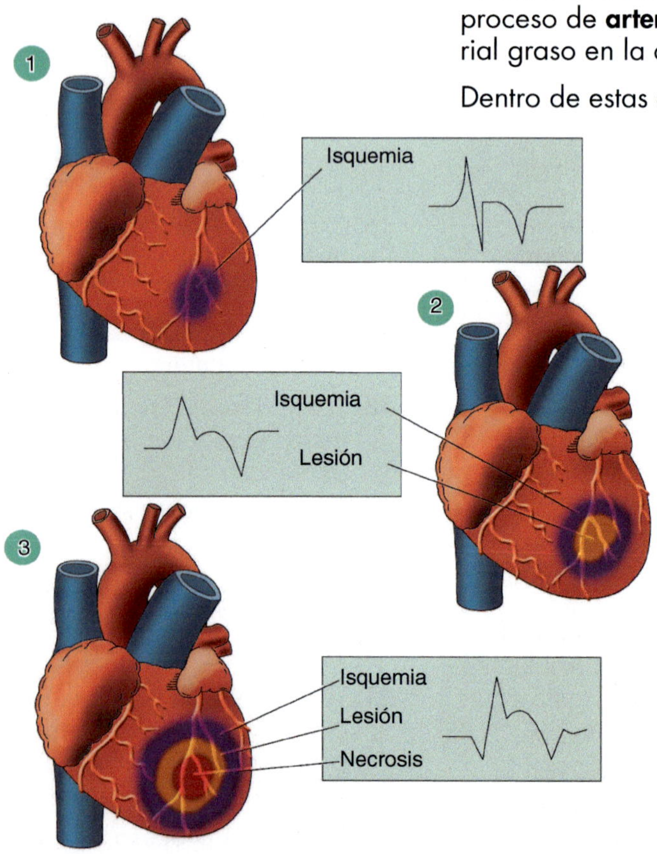

Fig. 2.11. *Corazón con infarto de miocardio.*

4. Patología más frecuente

4.1. Sistema cardiovascular

A. Insuficiencia cardiaca

> La **insuficiencia cardiaca** es la incapacidad del corazón para impulsar la sangre a través del sistema arterial y venoso, para cubrir las necesidades de la circulación periférica.

Esta disminución en el rendimiento cardiaco puede deberse a: insuficiencias valvulares, trastornos graves del ritmo cardiaco y/o insuficiencia del miocardio.

Clínicamente cursa con disminución de su capacidad de rendimiento general, de la utilización del oxígeno, fatiga muscular y cianosis periférica. La insuficiencia puede ser de dos tipos:

Izquierda	El usuario puede presentar edema pulmonar por el estasis venoso, asma cardiaca por estasis pulmonar, disnea, cianosis, respiración de Cheyne-Stokes, bronquitis y trasudado en la cavidad pleural.
Derecha	Estasis venoso visible (por aumento de presión venosa) que afecta al hígado, meteorismo, ascitis, riñón de estasis y edemas.

Tabla 2.4. *Tipos de insuficiencia cardiaca.*

B. Enfermedades de las arterias coronarias

Se caracterizan por la aparición de una oclusión arterial, parcial o total, debida a un proceso de **arteriosclerosis** (placas calcificadas o **ateromas**), por acumulación de material graso en la capa íntima arterial.

Dentro de estas enfermedades hay que destacar:

Angina de pecho
Es una insuficiencia coronaria aguda asociada a una **isquemia del miocardio.** Produce dolor torácico retro esternal, de carácter opresivo o constrictivo, suele irradiarse a hombros, brazos (izquierdo) e incluso mandíbula, cuello y epigastrio. El dolor suele comenzar con el ejercicio y cesar con el reposo. Dura aproximadamente 4 o 5 minutos, y desaparece cuando cesa el factor desencadenante. Produce una sensación de pesadez y asfixia que se alivia con nitritos. Cada uno de estos ataques puede dejar pequeñas necrosis que, con el transcurso del tiempo, pueden desencadenar un cuadro de infarto de miocardio.
Infarto de miocardio
Es una **necrosis del miocardio** debida a una ausencia del aporte sanguíneo (véase la Figura 2.11). Se produce por una estenosis coronaria ateromatosa con formación de trombos, o un aumento brusco de las necesidades de oxígeno del miocardio (hipooxigenación). Cursa con dolor torácico constante que no se alivia con el reposo ni con nitritos, dura unos 30 minutos y su localización es similar a la de la angina de pecho. Produce también náuseas, vómitos, disnea, palidez, sudor frío y húmedo, ansiedad, cianosis, debilidad y arritmias.

Tabla 2.5. *Principales enfermedades de las arterias coronarias.*

C. Hipertensión arterial

Es el **aumento** crónico de la **presión arterial** media por encima de los valores normales (mayor de 140/90 mmHg). Se clasifica en:

Primaria o idiopática (causa desconocida) — Es una de las enfermedades más frecuentes. En su aparición influyen factores como la herencia y la obesidad. Conlleva un aumento de la resistencia arterial que se asocia con una pérdida de elasticidad. Cursa con cefaleas, vértigos, nerviosismo, depresión, dolor precordial, palpitaciones, disnea de esfuerzo y después de reposo, angina y a veces epistaxis (sangrado por la nariz).

Secundaria — Generalmente va asociada a otro tipo de enfermedad o alteración orgánica. Cursa con los síntomas propios de la enfermedad desencadenante y con los específicos de la hipertensión arterial.

Fig. 2.12. *Clasificación de la hipertensión arterial.*

D. Arteriosclerosis

Se produce por el endurecimiento, pérdida de elasticidad y estrechamiento de la **luz arterial** (véase la Figura 2.13).

Cursa con signos de cansancio, somnolencia, vértigos, inseguridad y lentitud de movimientos. Afecta sobre todo a los miembros inferiores, produciendo: dolor, sensación de peso y frío, parestesias, fatiga del miembro y trastornos tróficos (fragilidad ungueal, caída de pelo, palidez, cianosis, heridas que curan mal e incluso necrosis y gangrena).

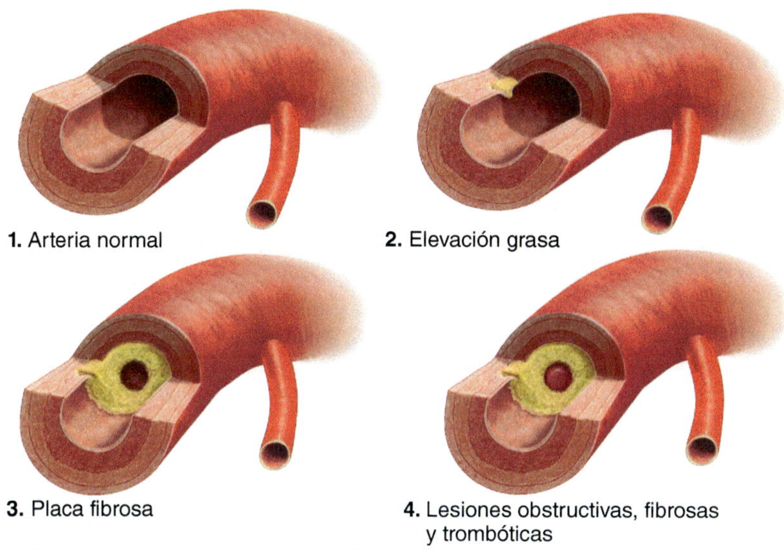

Fig. 2.13. *Evolución de la arteriosclerosis.*

E. Trombosis venosa

Es la **oclusión de la luz venosa** por la formación de coágulos, por lesiones de la pared vascular, flujo lento y/o alteraciones en la composición de la sangre. Afecta sobre todo a las extremidades inferiores y a la zona pélvica.

- **Venas superficiales:** produce dolor tras la presión, hipertermia local y engrosamiento en las venas, que puede provocar una embolia pulmonar.
- **Venas profundas:** produce muy pocos síntomas (a veces el único es la embolia pulmonar). Aparece con frecuencia en usuarios encamados.

F. Síndrome varicoso

Las varices son **dilataciones** de carácter circunscrito, permanente o difuso, que afectan a las venas superficiales.

Se localizan sobre todo en las extremidades inferiores, aunque también pueden afectar a la parte inferior del esófago y al plexo venoso o anorrectal (hemorroides). Cursa con sensación de fatiga y pesadez en las piernas, que se acusa cuando se permanece mucho tiempo de pie y mejora al elevar las extremidades. Se pueden llegar a producir edemas, cianosis, induración y úlceras.

G. Ictus

Es una enfermedad que afecta a los **vasos sanguíneos** que suministran sangre al cerebro. También se la conoce como **accidente cerebrovascular (ACV), embolia** o **trombosis.**

En función de la zona del cerebro que resulte afectada puede producir: problemas en la visión, pérdida de memoria, alteraciones del lenguaje, parálisis derecha o izquierda, alteraciones del comportamiento, etc., que dan lugar a que el usuario llegue a una situación de dependencia.

Importante

El **shock** es un trastorno circulatorio súbito producido por un desequilibrio entre el aporte y la demanda de O_2.

Cursa en general con hipotensión, taquicardia, taquipnea, piel fría, pálida y pegajosa, cianosis, sed, oliguria, disminución de la temperatura, irritabilidad, apatía y letargo.

4.2. Aparato respiratorio

La patología má frecuente por sus secuelas invalidantes y generadoras de dependencia las dividimos en dos grupos: la del **árbol bronquial** y la del **parénquima pulmonar.**

Patología del árbol bronquial	
Bronquitis (traqueobronquitis)	Es la inflamación de la mucosa bronquial y se acompaña de traqueítis. Las causas desencadenantes más comunes son los agentes infecciosos (neumococo, estafilococo, virus de la gripe, etc.), el hábito de fumar, el clima, la polución del aire y la exposición al polvo. Clínicamente cursa con tos seca, que evoluciona a tos productiva con expectoración, roncus y sibilancias. En periodos avanzados, los enfermos presentan cianosis y disnea. Generalmente es de carácter crónico, es decir, se presenta al menos durante tres meses al año y, por lo menos, dos años sucesivos.
Asma bronquial	Es una obstrucción generalizada, intermitente o reversible, que afecta a la parte baja de las vías respiratorias, debido a un estrechamiento de las vías aéreas, que ocasiona un cuadro de disnea. Cursa con dificultad respiratoria, sibilancias, tos con esputos, fiebre y taquipnea. El cuadro puede tener una duración variable, según la cual hablamos de: crisis asmática: es de escasa intensidad y corta duración (menos de una hora); ataque asmático: dura entre una hora y un día, y estado asmático: dura más de 24 horas.
Enfermedad obstructiva pulmonar crónica (EPOC)	Enfermedad crónica del pulmón que incluye la bronquitis crónica y el enfisema (destrucción irreversible de los sacos alveolares). En el 80 % de los casos por el consumo de tabaco. Cursa con tos leve y persistente que puede o no producir mucosidad, dificultad respiratoria (disnea) que se agrava con la actividad, fatiga y aparición de infecciones frecuentes que afectan al tracto respiratorio.
Patología del parénquima pulmonar	
Insuficiencia respiratoria aguda	Es la incapacidad aguda de los pulmones para mantener una oxigenación adecuada de la sangre, que puede conllevar un trastorno de la ventilación. Los síntomas más característicos son los asociados a la hipoxia (desorientación, confusión, impaciencia, taquipnea, taquicardia y disnea) y a la hipercapnia (cefalea, confusión, irritabilidad, pérdida del conocimiento, somnolencia y mareos).
Neumonía	Inflamación de carácter agudo o crónico de los pulmones, que afecta principalmente a la cavidad alveolar o a sus intersticios. Se desencadena por la acción de gérmenes como el neumococo (lo más frecuente), el estafilococo y el estreptococo. Cursa con tos productiva (con esputos), escalofríos, fiebre, dolor torácico, taquicardia, respiración difícil y ruidos respiratorios.
Carcinoma pulmonar	Es, junto con el cáncer de estómago, la neoplasia que con más frecuencia se da en los varones. Su causa principal es el consumo de tabaco. Hay una relación directa entre la mortalidad por cáncer de pulmón y el número de cigarrillos fumados diariamente. Generalmente no produce síntomas y puede permanecer durante años en estado silente, de modo que, cuando se diagnostica la enfermedad, es ya un proceso irreversible.

Tabla 2.6. *Principales enfermedades del aparato respiratorio que pueden provocar secuelas invalidantes.*

Claves y consejos

En la atención a los **usuarios** que presentan alguna de estas patologías que pueden dar lugar a diferentes grados de **dependencia** en el usuario, es importante que el TAPSD:

- Estimule su **participación** (así como el de las personas de su entorno) en las **actividades** sanitarias.
- Recoja toda la **información** en relación con el estado del usuario y posibles cambios (signos) que observe, así como sobre las actividades realizadas.
- **Registre** todos los **datos** para comunicárselo al responsable del plan de cuidados específicos de cada usuario.

Actividades

23. Lee el texto sobre prevención de varices de la siguiente página web y realiza los ejercicios que sugiere. **www.webconsultas.com/varices/prevencion-de-las-varices-749.**

24. ¿Qué signos y síntomas diferencia el infarto de la angina de pecho?

25. Con la ayuda de un diccionario y de Internet define los siguientes conceptos: pericarditis, aneurisma, gangrena, laringitis, endocarditis, apnea, enfisema, atelectasia, flebotrombosis, tromboflebitis y pleuritis.

26. Comenta los síntomas más característicos de la insuficiencia cardiaca.

27. En grupo, busca información en Internet y revistas o libros sobre otro tipo de patología leve que puede afectar al sistema cardiovascular y al aparato respiratorio.

28. Busca en Internet, revistas y libros información sobre otros consejos de promoción y autocuidados en usuarios con la patología descrita en la unidad.

5. Fisioterapia respiratoria

La fisioterapia respiratoria comprende un conjunto de procedimientos que tienen como objetivo ayudar al usuario a **eliminar las secreciones respiratorias,** pues su estancamiento podría comprometer la ventilación y provocar una insuficiencia respiratoria.

Generalmente, se prescribe a:

- Usuarios con **procesos** respiratorios **crónicos.**
- Usuarios **inmovilizados** (el drenaje espontáneo de secreciones está reducido).
- Usuarios **postoperados,** porque pueden tener disminuido el reflejo tusígeno (como consecuencia de los analgésicos), tienen menor movilidad y, en general, evitan la tos que les produce dolor.
- Usuarios **neurológicos,** porque algunas afecciones conllevan una pérdida de la fuerza muscular y una disminución del reflejo de la tos.

Algunos de los procedimientos que incluye la fisioterapia respiratoria son los **ejercicios respiratorios,** los **ejercicios de percusión-vibración,** y el **drenaje postural** (este último se refiere al conjunto de posiciones en las que se colocará al usuario con la ayuda de almohadas, cojines, etc., para movilizar las secreciones y favorecer su eliminación) (véase la Figura 2.14). Estos cuidados los realizan el fisioterapeuta, la enfermera o ambos. El TAPSD debe colaborar con ellos, si es necesario.

Toma nota

Los **ejercicios respiratorios** se realizan para conseguir una respiración profunda, movilizar las secreciones y mejorar la permeabilidad de las vías respiratorias.

Procedimiento 1. Ejercicios respiratorios

Recursos materiales

Almohada, pañuelos desechables o *gasas* y *guantes* (opcionales).

Protocolo de actuación

1. Lavarse las manos, preparar el material necesario y explicar al usuario lo que se va a hacer. Pedirle su colaboración.
2. Ayudar al usuario a sentarse en una silla o en la cama. Si está contraindicado se le deja acostado en decúbito supino con las rodillas flexionadas (de forma que esté cómodo y relajado). Si tiene dolores, se le administra algún analgésico antes de iniciar los ejercicios, si está indicado por el médico.
3. Pedir al usuario que incline el cuerpo ligeramente hacia delante.
4. Estimularle para que haga varias veces respiraciones lentas y profundas (inspirando por la nariz y espirando por la boca, de forma suave en 2 o 3 veces) para conseguir que se expandan totalmente los pulmones y se produzca una tos que tienda a desalojar de ellos el moco y las sustancias extrañas. De nuevo respirará profundamente y repetirá el ejercicio completo de 4 a 6 veces.
5. Los usuarios recién operados flexionarán las piernas, inmovilizarán la zona de incisión antes de toser (haciendo una suave presión con sus manos), con una mano por encima y otra por debajo de la incisión, o bien colocarán una almohada sobre ella.
6. Pedir al usuario que tosa, con el fin de limpiar el árbol bronquial de secreciones.
7. El ejercicio se debe repetir varias veces al día.
8. Acomodar al usuario.

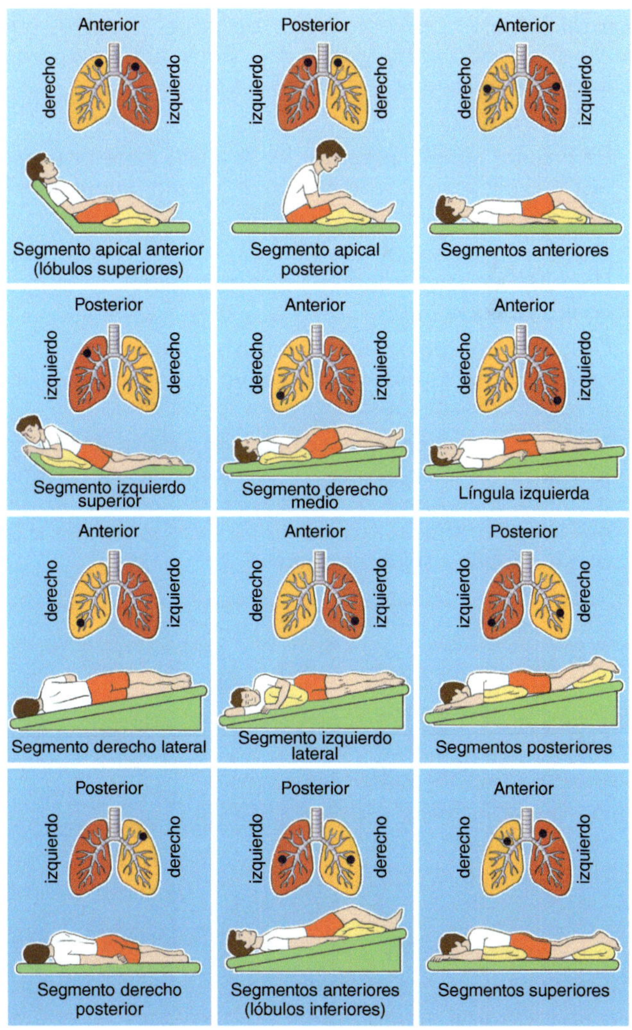

Fig. 2.14. *Algunas posturas empleadas en el drenaje postural.*

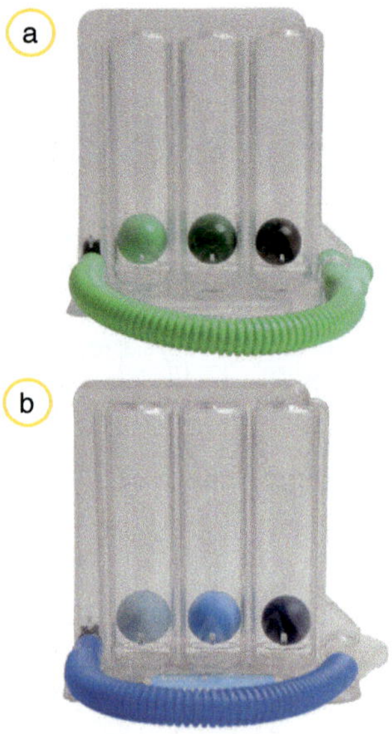

Fig. 2.15. a) *Inspirómetro y* b) *espirómetro de incentivo.*

5.1. Espirómetro/inspirómetro de incentivo

Se utiliza en aquellos casos en los que al usuario le resulta **difícil** o **doloroso respirar** profundamente, con el fin de evitar complicaciones pulmonares (atelectasias, neumonías) y para fortalecer los músculos abdominales. Tienen la ventaja de que retroalimentan visualmente al usuario mientras este respira de forma profunda.

Se llaman **inspirómetros** o **espirómetros de incentivo,** en función de la fase de la respiración que estimulan (veáse la Figura 2.15).

5.2. Percusión-vibración

Es un procedimiento de fisioterapia respiratoria cuya finalidad es **despegar** las **secreciones** más profundas. Puede realizarse con las manos (percusión) o aplicando un vibrador de ultrasonidos.

Procedimiento 2. Percusión-vibración *(clapping)*

Recursos materiales

Crema hidratante, toalla, pañuelos de papel o gasas, guantes desechables (opcionales) y vibrador. Debe estar preparado el *aspirador con la sonda.*

Protocolo de actuación

1. Lavarse las manos, preparar los recursos materiales necesarios y explicar el procedimiento al usuario, informándole de cómo debe respirar.
2. Colocar la cama en posición de Trendelenburg (véase la Unidad 7), con el usuario en decúbito lateral, salvo que esté contraindicado.
3. Descubrir la región torácica dorsal y aplicar la crema hidratante para proteger la piel en la zona que se vaya a percutir. Colocar sobre esta zona la toalla.
4. Realizar la percusión utilizando las manos colocadas en forma de ventosas, «huecas», con las muñecas flexionadas, golpeando de forma rítmica desde las bases de los pulmones hacia la tráquea. La percusión debe realizarse a la vez que el usuario espira lentamente.
5. Evitar golpear sobre la columna, la zona renal y sobre las fracturas u otras lesiones. Repetir durante unos minutos las veces que sea necesario.
6. Para la vibración, colocar el vibrador sobre la zona para producir la vibración a la vez que el usuario espira. Si el usuario moviliza las secreciones, facilitarle un pañuelo o gasas para retirarlas.
7. Acomodar al usuario y recoger el material.

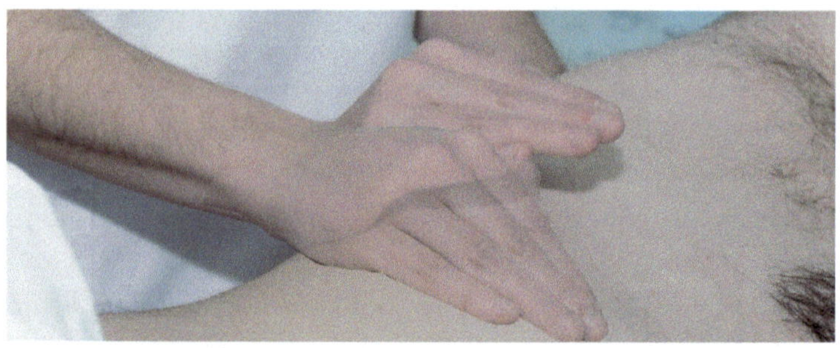

Fig. 2.16. *Posición de la mano en la maniobra de percusión.*

Actividades

29. Define para qué sirve y en qué consiste la fisioterapia respiratoria. ¿Quiénes participan en su realización?

30. Realiza los ejercicios respiratorios descritos en este apartado con el maniquí de prácticas.

Caso Práctico 4

Berta es una viuda que padece bronquiectasia y recibe ayuda domiciliaria. Además sufre antibioterapia por una infección respiratoria. El fisioterapeuta le prescribió ejercicios respiratorios periódicos para movilizar el diafragma, técnicas de limpieza bronquial (drenaje postural, *clapping*), hacer ejercicio físico regularmente, no estar en ambientes con humo y seguir una buena alimentación e hidratación. ¿Qué debería hacer el TAPSD en este supuesto?

Solución:

Debería ayudar a Berta a hacer los ejercicios respiratorios, realizar el *clapping* y ayudar en el drenaje (si así está pautado), observar su evolución, cumplimentar los registros y transmitir sus datos regularmente al equipo asistencial.

6. Oxigenoterapia

Consiste en la **administración de oxígeno gaseoso** a un usuario con el fin de restablecer la **tasa normal en sangre.** El aire atmosférico tiene aproximadamente un 21 % de oxígeno (además de un 78 % de nitrógeno y pequeños porcentajes de dióxido de carbono, argón, etc.), pero con esta terapéutica se administran cantidades superiores.

Está indicado en todas las enfermedades que producen dificultad respiratoria, cuyos síntomas consisten en disnea, ortopnea, cianosis y expectoración que puede ser indicativa de insuficiencia respiratoria.

Con la oxigenoterapia se pretende elevar la concentración de oxígeno en sangre y en los tejidos sin producir depresión respiratoria.

El TAPSD en su labor profesional, con frecuencia debe colaborar en los cuidados a usuarios a los que se aplica oxigenoterapia.

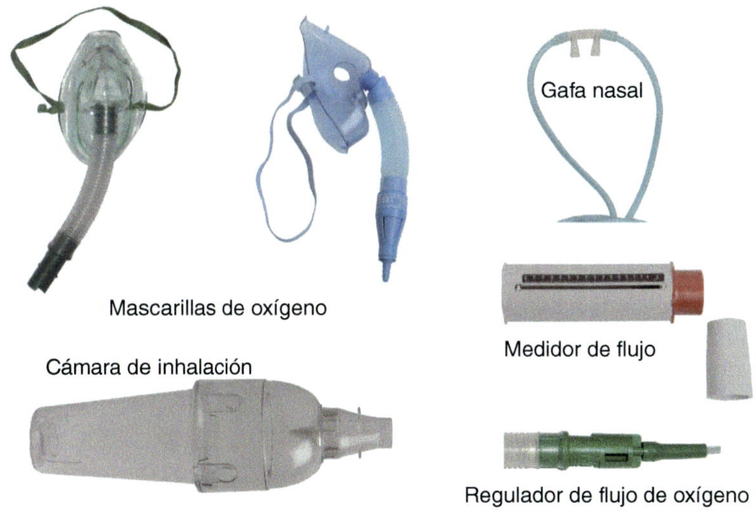

Fig. 2.17. *Material para oxigenoterapia.*

6.1. Determinación del oxígeno en sangre

Previamente a la indicación médica del tratamiento con oxígeno, en situaciones de hipoxemia, se hace una determinación de gases en sangre mediante la **gasometría arterial.** Esta prueba se puede repetir durante el tratamiento para verificar la eficacia de la ventilación. La prueba incluye:

- **Presión parcial de oxígeno (PO_2):** indica la presencia en sangre arterial de oxígeno disuelto. Se considera normal un valor de más de 80 mmHg. Por debajo de esta cifra se habla de **hipoxemia.**
- **Presión parcial de dióxido de carbono (PCO_2):** indica la presencia en sangre arterial de dióxido de carbono disuelto; su valor normal oscila entre 35 y 45 mmHg. Por encima de este valor se habla de **hipercapnia.**
- **Otros parámetros:** el pH, bicarbonato estándar, el exceso de bases y la saturación de oxígeno.

> **Importante**
>
> Con la **pulsioximetría** no se puede determinar la presión parcial de oxígeno y/o de dióxido de carbono en sangre ni el pH, por tanto, no sustituye a la gasometría arterial en la valoración completa de las enfermedades respiratorias.

La saturación de oxígeno y la frecuencia cardiaca son parámetros que se pueden medir y registrar de manera sencilla, y no traumática, mediante la **pulsioximetría.** Se trata de un método no invasivo de monitorización de la saturación de O_2 (SaO_2) de la hemoglobina.

Este procedimiento se realiza aplicando el dedil del pulsioxímetro en un **dedo de una mano** (o en el pie, oreja o nariz en niños) siguiendo las instrucciones del fabricante.

Puede emplearse durante varios días seguidos, con la precaución de observar sistemáticamente el estado de la piel del usuario en la zona en que se colocó la pinza, y cambiándolo periódicamente para evitar alteraciones cutáneas (isquémicas o alérgicas).

Este método permite obtener una información constante sobre la oxigenación del usuario, pues detecta la hipoxia incluso antes de que se perciba mediante la observación directa, es decir, antes de que sea clínicamente evidente.

Existen, además, otros sistemas medidores transcutáneos de la PO_2 y de la PCO_2 que se utilizan en unidades de vigilancia intensiva.

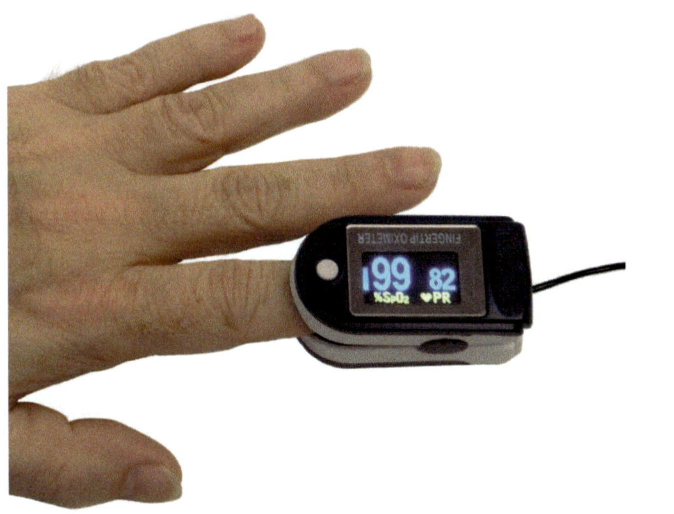

Fig. 2.18. *Pulsioxímetro aplicado en el dedo índice de la mano.*

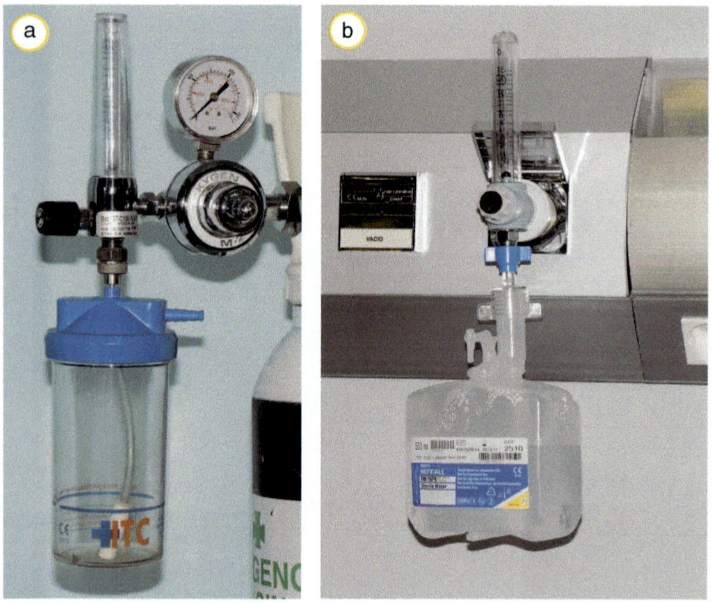

Fig. 2.19. a) *Caudalímetro con humidificador y manómetro de presión;* b) *caudalímetro y humidificador para conectar a oxígeno central (sin manómetro de presión).*

6.2. Sistemas generales de administración de oxígeno

Con ellos, además del oxígeno, deben emplearse también el manómetro, el humidificador y el caudalímetro. El oxígeno habitualmente se almacena, para su uso terapéutico, en una central hospitalaria de oxígeno o en bombonas.

La **central** es una fuente general desde la que salen tuberías hasta las unidades de los usuarios y otros departamentos hospitalarios. La toma de oxígeno se sitúa, en la unidad del usuario, junto a la de vacío, sobre la cabecera de la cama del usuario así como en otros departamentos.

Las **bombonas** o **«balas»** de oxígeno son recipientes cilíndricos, de capacidad variable, que almacenan el gas a una presión mayor que la atmosférica (puede comprobarse con el manómetro de presión), lo que permite que fluya cuando se va a administrar al usuario. Cuando la presión de la bala o bombona se iguala a la atmosférica, el oxígeno deja de fluir, por lo que hay que recargarla. Actualmente se usan sobre todo en atención domiciliaria. Existen también mochilas o bombonas portátiles, que facilitan la deambulación.

Otros elementos que se emplean en la oxigenoterapia son:

- **Manómetro de presión o manorreductor:** es el medidor de la presión a la que se administra el oxígeno desde la bombona. Es una esfera graduada en kg/cm^2. No se emplea cuando el oxígeno es central.
- **Caudalímetro o flujómetro:** es el dispositivo que permite la salida y el uso del oxígeno. Está graduado en litros/minuto, lo que permite medir el caudal de gas administrado. Contiene una pequeña bolita que flota en el interior del medidor, en relación con el mayor o menor nivel de gas que se administre.
- **Humidificador:** es el recipiente, que va unido al caudalímetro, por el que pasa el oxígeno. Se llena de agua destilada hasta el nivel que indica el recipiente. El objetivo es humedecer el gas antes de que llegue al usuario, para evitar que se resequen las mucosas e irrite las vías respiratorias.

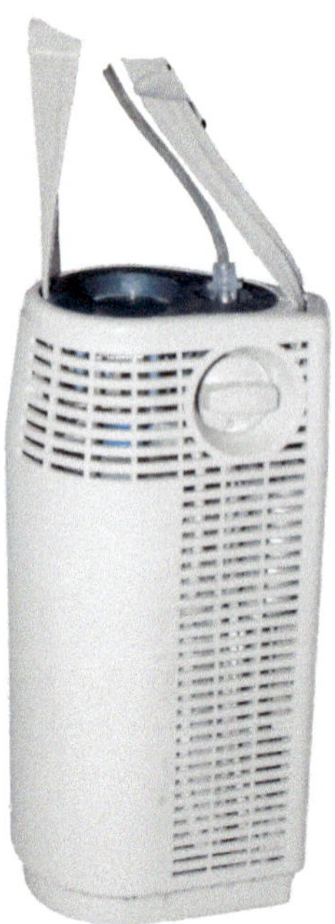

Fig. 2.20. *Mochila para la administración de oxígeno.*

6.3. Dispositivos para la administración de oxígeno

Incluyen aquellos recursos materiales que se emplean **cuando el usuario puede respirar por sí mismo,** como **mascarillas** (facial y para traqueotomía), **gafas nasales, sonda nasal** y **tienda de oxígeno.** Se utilizan con el resto de los sistemas generales ya citados.

A. Mascarilla

Se utiliza para administrar oxígeno de **forma rápida** y durante **cortos periodos** de tiempo. Con este método pueden administrarse concentraciones de oxígeno que oscilen entre el 24 y el 100 %. Las concentraciones más frecuentes son del 24 al 28 %.

La mascarilla consta de una parte que se adapta a la boca y la nariz del usuario (se sujeta a su cabeza mediante una goma), con orificios laterales para la circulación del aire; un dispositivo o adaptador, que permite ajustar la concentración de oxígeno en tanto por ciento, según los litros por minuto de caudal que deba recibir el usuario; y un tubo alargadera, que une la mascarilla a la toma central o a la bombona.

Existen también mascarillas adaptables al orificio de la traqueotomía que permiten graduar la concentración.

Claves y consejos

Cuando se utiliza la **mascarilla** hay que **proteger** los labios del usuario con vaselina y la nariz y las orejas con gasas, para evitar que se produzcan lesiones.

B. Gafa o cánula nasal

Se utilizan cuando el **usuario debe respirar por la nariz.** Es un tubo de plástico que se desdobla en un extremo, con dos orificios que se adaptan a la nariz. Se coloca sobre las mejillas, y por detrás de las orejas y de la cabeza del usuario. Se emplea para administrar oxígeno en concentraciones menores del 40 %. Hay que tener en cuenta las mismas precauciones que en la administración de oxígeno a través de mascarilla, procurando que el usuario respire por la nariz (véase la Figura 2.21b). Si el enfermo respira por la boca, el tratamiento no resultará eficaz. Hay que observar si hay irritación nasal (en cuyo caso se aplicará un lubricante), el estado de la piel, para evitar úlceras por presión. Este sistema facilita la utilización libre de la boca (para hablar, comer, etc.).

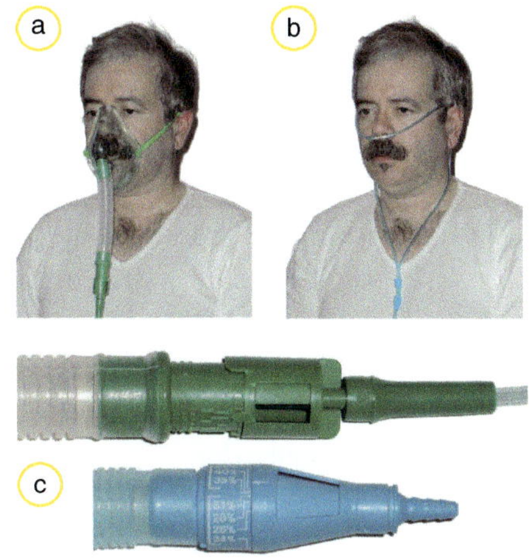

Fig. 2.21. a) *Mascarilla;* b) *cánula o gafa nasal;* c) *adaptadores de la concentración de oxígeno caudal.*

C. Sonda nasal

Se utiliza para administrar oxígeno a través de una **sonda nasofaríngea.** Es un tubo flexible, de unos 25 cm de longitud, con la punta redondeada y con varios orificios en el extremo que se introduce en el usuario (de 10 a 14 unidades French, para adultos). Es válida para administrar concentraciones de oxígeno menores del 40 %, pero tiene la desventaja de producir problemas de irritación (al intentar su inserción puede lesionar la nasofaringe) y de provocar distensión gástrica (por la entrada de oxígeno en el estómago), etc. Además, durante su empleo hay que cambiarla con mucha frecuencia (cada 8-12 horas, y alternar la fosa nasal).

D. Tienda de oxígeno

Hoy en día, el uso de las tiendas de oxígeno ha disminuido significativamente en los hospitales. En ocasiones se emplean para **usuarios muy inquietos,** en **niños** o en los que **no colaboran** al aplicar otros métodos de administración de oxígeno. Pueden cubrir parcial (tienda facial) o totalmente al usuario, y tras su colocación se debe ajustar el flujo de oxígeno, que es distribuido a través de un motor que lo hace circular en su interior. Se utiliza, sobre todo, en pediatría.

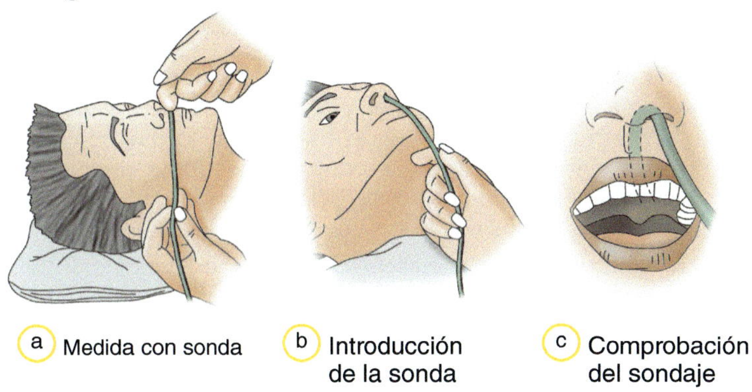

Fig. 2.22. *Procedimiento para sondaje nasal.*

6.4. Procedimientos de administración de oxígeno

Incluyen un conjunto de técnicas que permiten **trasladar el oxígeno** desde la fuente de almacenamiento hasta el aparato respiratorio del usuario. Precauciones a tener en cuenta en su administración:

- No utilizar en su proximidad **aparatos eléctricos en mal estado.**
- No fumar, ni utilizar productos inflamables para la **limpieza** del sistema.
- Humedecer la **boca** y vigilar el estado de las **fosas nasales** del usuario.
- Respetar siempre las **indicaciones** médicas.

En la aplicación de estos procedimientos colabora el TAPSD, teniendo en cuenta la prescripción médica reflejada en la orden de tratamiento, en la que se especifica el flujo (litros/minuto), la concentración de oxígeno (%) y el método que se debe emplear.

Toma nota

Las **Unidades French (Fr)** se utilizan como escala para designar el diámetro externo de un tubo (sonda, cánula, etc.).

Cada unidad equivale a 0,33 mm. Así, una sonda del número 12 tiene un diámetro aproximado de 4 mm (0,33 x 12 = 3,96).

Actividades

31. Observa si conoces a alguien en tu entorno personal que necesite oxigenoterapia, o que la hubiera necesitado. ¿Qué tipo de dispositivo, equipo o sistema emplea? ¿Qué precauciones debe tener? ¿Qué impacto o consecuencias le produce en su calidad de vida?

32. ¿Por qué crees que se recomienda entre los procedimientos de administración de oxígeno, «humedecer la boca y vigilar el estado de las fosas nasales del usuario»? Razona tu respuesta y después realiza un coloquio en clase sobre la actuación del TAPSD en la aplicación de esta técnica.

Procedimiento 3. Administración de oxígeno

Recursos materiales

- *Toma central de oxígeno o bombona con manómetro de presión. Caudalímetro y humidificador con agua destilada estéril.*
- Con mascarilla: *mascarilla con alargadera, vaselina* y *gasas.*
- Con gafas nasales: *gafas nasales, alargadera* y *gasas.*
- Con sonda nasal: *sonda, lubricante hidrosoluble, alargadera, esparadrapo, gasas* y *guantes desechables.*
- Con tienda: *tienda* y *sistema inductor de oxígeno.*

Protocolo de actuación

1. Preparar el equipo necesario, lavarse las manos, ponerse los guantes y explicar el procedimiento al usuario.
2. Colocarle en la posición de Fowler, o en decúbito supino (cuando se utiliza la tienda de oxígeno).
3. Comprobar el funcionamiento del sistema de oxígeno y llenar el humidificador.
4. Preparar el dispositivo de aplicación de oxígeno y adaptarlo al usuario. La mascarilla se coloca sobre la boca y la nariz; las gafas se introducen en los orificios nasales; la sonda la coloca la enfermera, después de lubricarla y comprobar la longitud que hay que introducir, desde un orificio nasal hasta detrás de la úvula o campanilla (lo que comprueba); después se sujeta con esparadrapo sobre la ventana nasal; la tienda se coloca sobre toda la cama o sobre la cabeza del usuario (véase la Figura 2.23).
5. Colocar unas gasas dobladas sobre las orejas del usuario, con la mascarilla y las gafas nasales, para protegerle del roce de la goma de sujeción.
6. Seleccionar el flujo apropiado en litros por minuto. Si se usa una mascarilla con dispositivo regulador de la concentración, hay que ajustar este también. Observar el funcionamiento del sistema y la tolerancia del usuario.
7. Acomodar al usuario y recoger el equipo. Lavarse las manos y registrar el procedimiento en la historia de enfermería.
8. Vigilar al usuario durante las primeras horas, observando si presenta cefalea, somnolencia, cianosis o disminución de la frecuencia cardiaca.

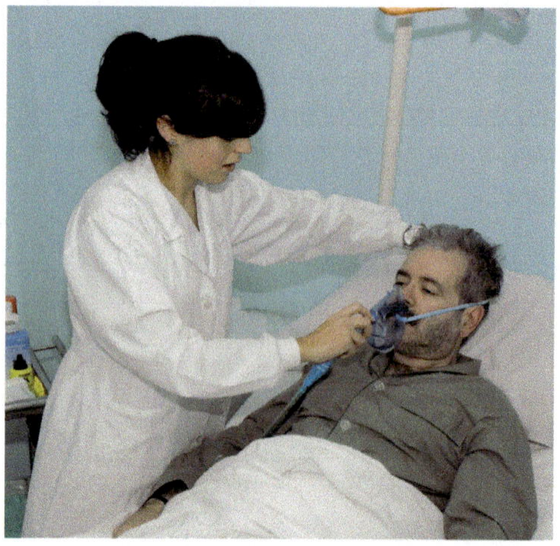

Fig. 2.23. *Procedimiento de aplicación de oxígeno con mascarilla en usuario encamado.*

Actividades

33. Si es posible, manipula un adaptador de la concentración de oxígeno para familiarizarte con su funcionamiento.

34. Observa los materiales necesarios para realizar oxigenoterapia. Simula su empleo en el maniquí de prácticas.

35. Busca a través de Internet imágenes de la mascarilla adaptable a la cánula de traqueotomía y de la tienda de oxígeno.

36. En las aplicaciones de oxígeno descritas, identifica las medidas que deben emplearse cuyo objetivo es evitar o minimizar algún riesgo característico de la aplicación.

Caso Práctico 5

En el centro de día en el que trabajas como TAPSD hay un usuario al que atiendes, Ernesto, que tiene prescrita oxigenoterapia con gafas nasales a una concentración menor del 40 %.

a) ¿Qué dispositivos o materiales debes preparar o comprobar que se están utilizando?

b) ¿Qué precauciones se deben tomar?

c) ¿Qué ventajas tienen las gafas nasales respecto a otros sistemas?

Solución:

a) Los dispositivos necesarios para la administración de oxígeno son: bombona de O_2 (que puede ser portátil), caudalímetro, humidificador, manómetro o manorreductor y gafas nasales.

b) Debes vigilar el correcto funcionamiento del sistema, observar que el usuario respire sobre todo por la nariz, y aplicar lubricante en la zona interior de la fosa nasal en la que se apoyan las gafas.

c) La principal ventaja es que, al dejar la boca libre, se puede hablar, y eso facilita la relación con su entorno en las actividades diarias.

7. Ventiloterapia

La **respiración artificial** consiste en la consecución de la ventilación del usuario por medio de métodos artificiales o mecánicos (respiradores), para conseguir una ventilación alveolar suficiente, que asegure el intercambio gaseoso en los alveolos pulmonares.

En estos casos, el respirador realizará la función que en condiciones normales llevan a cabo la caja torácica y el diafragma de forma mecánica y espontánea.

Puede estar indicada en usuarios con patología específicamente pulmonar (enfisema pulmonar, insuficiencia respiratoria grave, etc.) o cuando la función respiratoria se encuentra comprometida, como en una situación de parada cardiorrespiratoria, o en intervenciones quirúrgicas, durante la anestesia general.

La ventilación artificial puede ser:

- **Manual,** con ambú, se realiza aplicando la mascarilla del ambú sobre boca-nariz del usuario e insuflando aire al apretar el balón con una mano. Se utiliza para cortos espacios de tiempo, generalmente en situaciones de urgencias.
- **Automática,** se realiza con respiradores.

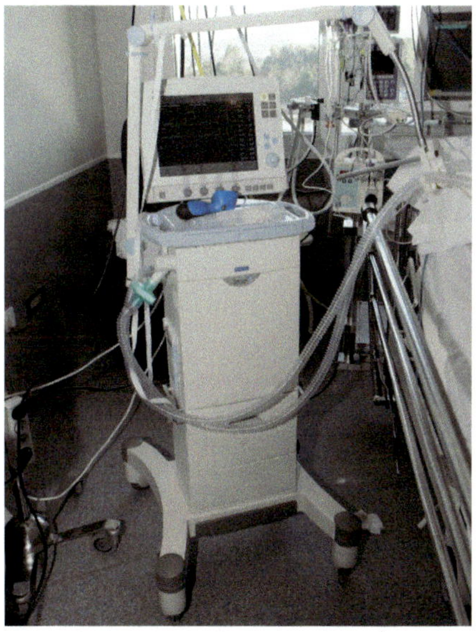

Fig. 2.24. *Modelo de respirador volumétrico.*

7.1. Tipos de respiradores o ventiladores

Son aparatos que suplen o auxilian la **función respiratoria** y, además, incorporan otras funciones, como reflejar variables respiratorias (curvas de presión, de flujo), consumo de oxígeno y de anhídrido carbónico y determinación del gasto energético. La mayoría poseen una serie de alarmas que permiten un manejo seguro. En general existen tres grupos de respiradores, que vemos a continuación:

A. Respiradores de volumen o volumétricos

En ellos se pueden **regular** la **frecuencia respiratoria** por minuto, el volumen corriente, el porcentaje de oxígeno, la relación inspiración/espiración y los controles espiratorios. Son, en general, aparatos más precisos y más utilizados. Se usan en tratamientos largos (véase la Fgura 2.24).

B. Respiradores de presión o manométricos

En ellos el único parámetro que se puede **regular** es la **presión de insuflación,** que se prefija en el aparato y que corresponde al volumen de aire insuflado. Una vez alcanzada la presión deseada, el tiempo de inspiración se interrumpe, lo que permite la espiración espontánea gracias a la elasticidad del pulmón.

Estos aparatos requieren una atenta vigilancia. Se utilizan sobre todo en aerosolterapia (no requiere intubación) y con fines reeducativos, o bien en postoperatorios durante cortos periodos de tiempo. Son muy manejables y cómodos de usar, pero tienen una potencia limitada y no disponen de alarmas.

C. Respiradores que actúan por ciclos de tiempo

Funcionan **regulando** todos los tiempos del **ciclo respiratorio:** *inspiración, pausa* y *espiración.* Son similares a los respiradores volumétricos.

Con cualquiera de los ventiladores puede establecerse una ventilación asistida, controlada, intermitente a demanda, etc.

Claves y consejos

En la **vigilancia** del respirador:

- Si se produce algún tipo de **anomalía,** el respirador automáticamente conectará sus sistemas de alarma (que previamente deben haber sido programados) y pondrá en estado de alerta al personal de enfermería.
- Deben evitarse las **maniobras bruscas** al mover al usuario; además, se verificarán sistemáticamente los parámetros fijados.
- Deben **cambiarse** a **diario** todos los tubos, los filtros y el humidificador del respirador, para evitar fallos en su funcionamiento.
- Se harán **controles periódicos** de los gases arteriales para comprobar que la oxigenación del usuario es la adecuada.

7.2. Cuidados del usuario conectado a un respirador

La conexión del usuario al respirador la efectúa el **médico,** ayudado por un equipo de enfermería experimentado. Este procedimiento suele requerir la intubación endotraqueal del usuario y, posteriormente, unos cuidados generales y especiales.

A. Cuidados generales

- **Higiene:** es importante realizar la higiene diaria del usuario, prestando especial atención a la limpieza de la boca y los ojos, que se lavarán con suero fisiológico y se protegerán con un colirio. Si el usuario está inconsciente, se mantendrán cerrados los párpados con esparadrapo hipoalérgico u otro sistema.
- Prevención de **úlceras por presión** (las estudiarás en el módulo de *Atención Higiénica*).
- Cuidados del **aparato respiratorio** (movilización, ejercicios respiratorios, aspiración de secreciones, etc.).

El TAPSD colaborará con la enfermera en todos estos procedimientos siempre que se requiera su ayuda.

Caso Práctico 6

Javier es un hombre de 68 años que padece una esclerosis lateral amiotrófica (ELA, enfermedad neurológica degenerativa en la que se va deteriorando y perdiendo el control muscular), y recibe ayuda a domicilio de un TAPSD. Entre otros cuidados, requiere la ayuda terapéutica de un ventilador durante las noches (es un aparato no demasiado grande, con una batería interna que le proporciona autonomía) para garantizar una respiración adecuada. Esto le permite disfrutar de mayor autonomía personal por la ventiloterapia domiciliaria. Hace una semana sufrió un empeoramiento, y le diagnosticaron una insuficiencia respiratoria, por lo que, dado que necesita cuidados de forma continuada las 24 horas, ingresó en una residencia asistida de su localidad.

Allí hay un TAPSD nuevo, Cándido, que duda sobre las tareas específicas que puede necesitar Javier al haberle sido prescrita ventilación asistida durante todo el día.

a) ¿Qué cuidados requiere una persona con ventilación asistida?

b) ¿Cuáles de ellos son de su competencia profesional?

Solución:

a) Los usuarios en esta situación requieren una serie de cuidados generales y otros específicos por el uso del ventilador.

Cuidados generales: los relacionados con la higiene (realización de la higiene diaria del usuario, prestando especial atención a la limpieza de la boca y los ojos —si el usuario estuviera inconsciente, se mantendrán cerrados los párpados con esparadrapo hipoalérgico u otro sistema—), con la prevención de úlceras por presión (procesos patológicos que tienen que ver con la inmovilidad y el mantenimiento de la presión en una misma zona corporal) y con los cuidados preventivos del aparato respiratorio (movilización, ejercicios respiratorios, aspiración de secreciones...).

Cuidados específicos: los relacionados con la precaución al manipular al usuario (cambios posturales, etc.), con el mantenimiento del aparato, etc.

b) El TAPSD colaborará con el personal de enfermería, o con otros profesionales del equipo sociosanitario, en todo lo que precise el usuario relacionado con los cuidados generales descritos (higiene, prevención de las úlceras por presión, cuidados del aparato respiratorio, ejercicios respiratorios, aspiración de secreciones, etc.), con los cuidados específicos (precauciones al manipular al usuario con sistemas de oxigenoterapia o ventilación, mantenimiento de los equipos, etc.) y con la adaptación del usuario a su situación de salud y al tratamiento prescrito.

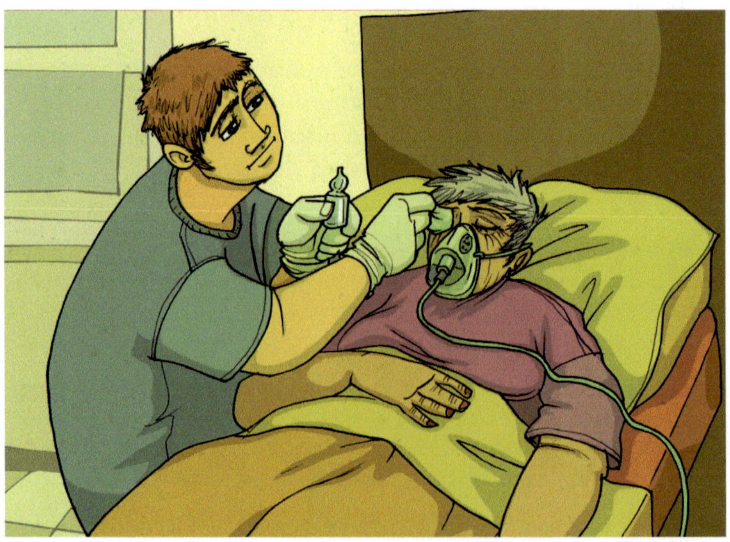

8. Cuidados de los usuarios con traqueotomía

Para lograr una ventilación adecuada en usuarios con graves problemas respiratorios, a veces es necesario recurrir a métodos artificiales o mecánicos. De esta forma, se suprime la respiración espontánea y se consigue una ventilación alveolar suficiente.

Los métodos usados hacen referencia a la canalización de la tráquea mediante:

- **Intubación** o introducción de un tubo por vía **bucal** o **nasal.**
- **Traqueotomía** o introducción de un tubo o cánula, después de realizar la abertura de la tráquea a la altura de la región cervical anterior.

Cuando un usuario ha sido traqueotomizado, es importante humedecer el aire que inspira, trabajar con las máximas condiciones de asepsia para evitar posibles infecciones, eliminar las secreciones mediante aspiración (con una sonda) y limpiar la cánula interna del tubo de la traqueotomía. Las **cánulas** más utilizadas son las de plástico, silicona de un solo uso, que pueden tener o no cánula interna, y balón. Los cuidados de la traqueotomía incluyen la aspiración de secreciones, si se precisa, y, a continuación, el cambio de cánula, la limpieza del estoma y la fijación de la nueva cánula. Todo ello se debe hacer sin olvidar en ningún momento el estado psicológico del usuario, ya que, al estar intubado, no puede comunicarse verbalmente. Este hecho, unido al aislamiento en la UVI, le crea una situación de angustia que debe paliarse, por lo que hay que facilitarle los medios necesarios para que pueda expresarse (bloc, cuaderno, lápiz, etc.).

Importante

El **tubo endotraqueal** y la **cánula traqueal** son vías aéreas artificiales que se utilizan para mantener permeable la vía aérea superior (véase la Figura 2.25).

El **tubo** se introduce a través de las fosas nasales o la boca y se usa en intubación a **corto plazo.**

La **cánula:**se introduce a través del orificio de traqueotomía y se usa en intubación a **largo plazo;** es un tubo más corto pero de mayor diámetro.

8.1. Procedimiento de aspiración de secreciones bucofaríngeas y traqueobronquiales

La **aspiración de las secreciones bucofaríngeas** se realiza para **mantener abierta** la vía respiratoria y **extraer el moco** y las secreciones de boca y garganta en personas con hipersecreción salivar. La aspiración traqueobronquial consiste en la evacuación de secreciones contenidas en todo el árbol bronquial mediante una **sonda** que se conecta a un **sistema de aspiración.** Debe realizarse con determinada frecuencia y siempre que:

- El usuario esté **intubado,** o tenga cánula de traqueotomía.
- El usuario **retenga las secreciones,** por evitar el dolor que le produce su eliminación, o porque no tenga fuerza suficiente para hacerlo. Esta aspiración debe realizarse siempre en las máximas condiciones de asepsia.

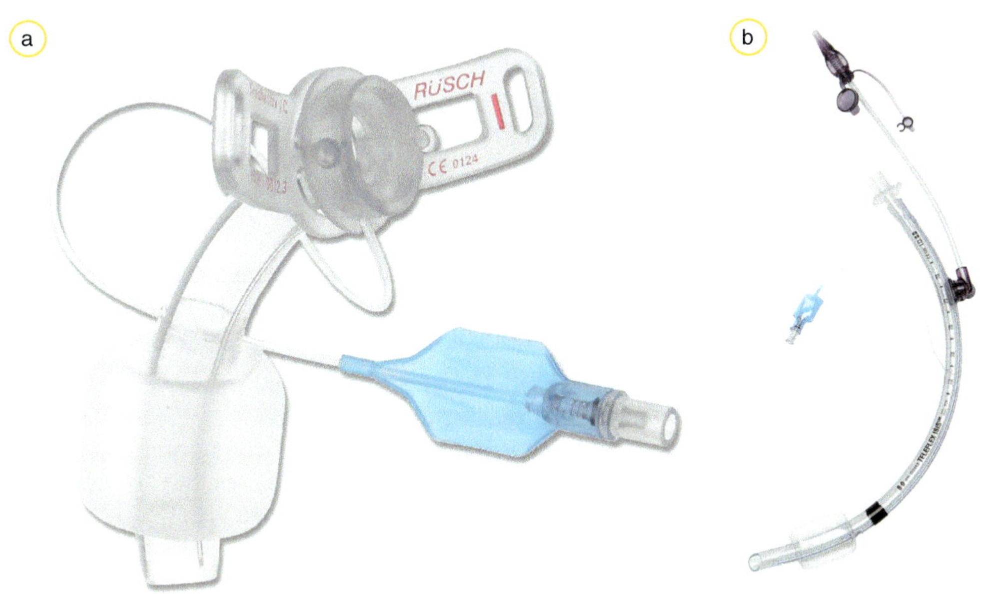

Fig. 2.25. a) *Cánula de traqueotomía;* b) *tubo endotraqueal.*

Actividades

37. Busca información en Internet sobre el cuidado del usuario traqueotomizado. Haz un trabajo y exponlo después en el aula.

38. ¿Crees que tiene alguna repercusión psicológica la traqueotomía?

39. Realiza un juego de roles con un compañero sobre la relación entre el TAPSD y un usuario con traqueotomía.

Procedimiento 4. Aspiración de secreciones bucofaríngeas y traqueobronquiales

Recursos materiales

Sondas de aspiración estériles, guantes estériles, conexiones en Y o en T, lubricante hidrosoluble, sistema de aspiración de vacío central o portátil, gomas y frasco o botella (incluido en el portátil), *suero fisiológico* (a veces con él se humedecen las vías respiratorias, introduciendo una pequeña cantidad con una jeringa), *batea, equipo de oxígeno preparado.*

Protocolo de actuación

1. Preparar el equipo (véase la Figura 2.26) y explicar el procedimiento al usuario, pidiéndole que esté tranquilo.
2. Colocar la cama en la posición de Fowler y comprobar el equipo de aspiración.
3. Pedir al usuario que respire profundamente varias veces (si está consciente). Lavarse las manos y ponerse los guantes.
4. Conectar la sonda y la conexión, si fuera necesario. En la aspiración endotraqueal la sonda deberá permanecer estéril, por lo que el TAPSD entregará la sonda abierta a la enfermera para que la conecte.
5. Ajustar la presión de vacío (80-120 mmHg) y lubricar la sonda e introducirla a través de la boca (bucofaríngea), de la nariz (nasofaríngea), de la traqueotomía o del tubo endotraqueal (traqueobronquial). Mantener la goma de aspiración pinzada o con el orificio de control de aspiración abierto.
6. Aspirar despinzando la goma o tapando el orificio de la sonda o de la conexión (en T o Y). Retirar la sonda despacio, pero de manera continua, girándola mientras se retira.
7. La aspiración no debe mantenerse más de 10-15 segundos.
8. En la respiración endotraqueal, si fuera necesario repetir la aspiración o limpiar la boca, a consecuencia del exceso de saliva, repetir con una sonda nueva. En la orofaríngea basta con succionar agua con antiséptico.
9. Enrollar la sonda en una mano enguantada y quitarse el guante con ella.
10. Apagar el vacío, recoger el material y acomodar al usuario y observar sus reacciones. Lavarse las manos y registrar el procedimiento en la hoja de enfermería.

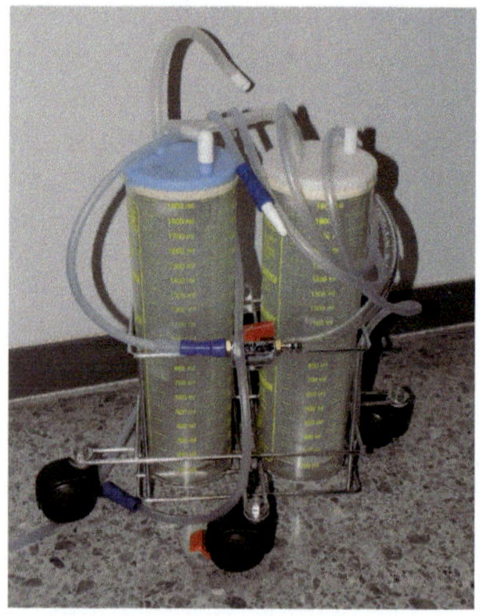

Fig. 2.26. *Aspirador de secreciones portátil.*

Caso Práctico 7

A Julián, de 55 años de edad, se le diagnostica un carcinoma de pulmón, y después de la extirpación quirúrgica del lóbulo inferior del pulmón izquierdo, el médico prescribe que se le administre oxígeno con mascarilla durante tres días, después la utilización de un inspirómetro de incentivo y, por último, ejercicios respiratorios. Como TAPSD que le atiende, contesta:

a) ¿Cómo debe colocarse la mascarilla al usuario para la administración del oxígeno?

b) ¿Qué concentración de oxígeno se puede administrar con este método?

c) ¿Qué objetivo tiene la utilización del inspirómetro de incentivo?

d) Explica las pautas a tener en cuenta en la realización de los ejercicios respiratorios.

Solución:

a) La mascarilla debe colocarse de tal forma que se adapte a la nariz y a la boca del usuario; para ello se sujeta a su cabeza con una goma. Hay que tener en cuenta que no se obstruyan los orificios laterales, pues son los que permiten la circulación del aire. Después hay que asegurarse de que está conectada al sistema o toma central de oxígeno y prefijada la concentración en tanto por ciento.

b) La concentración de oxígeno que puede administrarse con la mascarilla oscila entre el 24 % y el 100 %, aunque las más frecuentes oscilan entre el 24-28 %.

c) El objetivo de la utilización del inspirómetro de incentivo es evitar las complicaciones pulmonares (neumonías, atelectasia) y fortalecer la musculatura abdominal, haciendo que el usuario realice una inspiración profunda, tratando de mantener el aire y, por lo tanto, las bolas que lleva el aparato en suspensión.

d) Se debe ayudar al usuario a sentarse en la silla o la cama, salvo que esté contraindicado, y pedirle que incline el cuerpo ligeramente hacia adelante. Después, debe realizar varias respiraciones lentas y profundas, para que se expandan los pulmones y se produzca una tos que provoque la salida del moco y cualquier tipo de sustancia extraña.

8.2. Procedimiento de cambio de la cánula

Es importante realizar una **limpieza exhaustiva** de la cánula de traqueotomía a fin de mantenerla en perfectas condiciones de higiene y de seguridad para el usuario. También es necesario cambiar los apósitos colocados para proteger la zona alrededor de la cánula y sustituir las cintas de sujeción.

Procedimiento 5. Cambio de cánula

Recursos materiales

Cánula, pinzas, tijeras, cepillos de limpieza, jeringas, guantes, cinta de sujeción, gasas, batea, antiséptico y *agua estéril.*

Protocolo de actuación

1. Preparar el material necesario.
2. Lavarse las manos y ponerse los guantes.
3. Explicar al usuario lo que se va a hacer, pidiéndole su colaboración, y colocarle en la posición de Fowler.
4. Aspirar las secreciones, si las hubiera (véase la Figura 2.27a).
5. Verter el antiséptico en una de las bateas y el agua estéril o suero fisiológico en otra.
6. Aflojar la cánula interna, haciéndola girar en sentido contrario al de las agujas del reloj.
7. Limpiar la cánula con el antiséptico, utilizando el cepillo o escobilla; enjuagar con agua estéril o suero fisiológico. Si la cánula no queda limpia, ponerse otros guantes y sustituirla por una estéril.
8. Secar la cánula con gasas, evitando que queden partículas.
9. Insertar la cánula y fijarla, para lo cual se hará girar en el sentido de las agujas del reloj.
10. Cambiar de guantes.
11. Limpiar el traqueotoma con suero salino, secar y aplicar un antiséptico con gasas bien escurridas (véase la Figura 2.27b).
12. Sujetar la cánula con las cintas, anudándolas a un lado del cuello del usuario.
13. Colocar unas gasas alrededor y debajo de la cánula, para proteger la zona, evitando cortarlas (véase la Figura 2.27c).
14. Colocar la nueva cinta de sujeción (véase la Figura 2.27d).
15. Dejar al usuario cómodamente instalado.
16. Recoger todo el material y ordenar la habitación. Lavarse las manos.
17. Registrar el procedimiento y las observaciones.
18. Retirar las gasas que están debajo de la cánula externa.

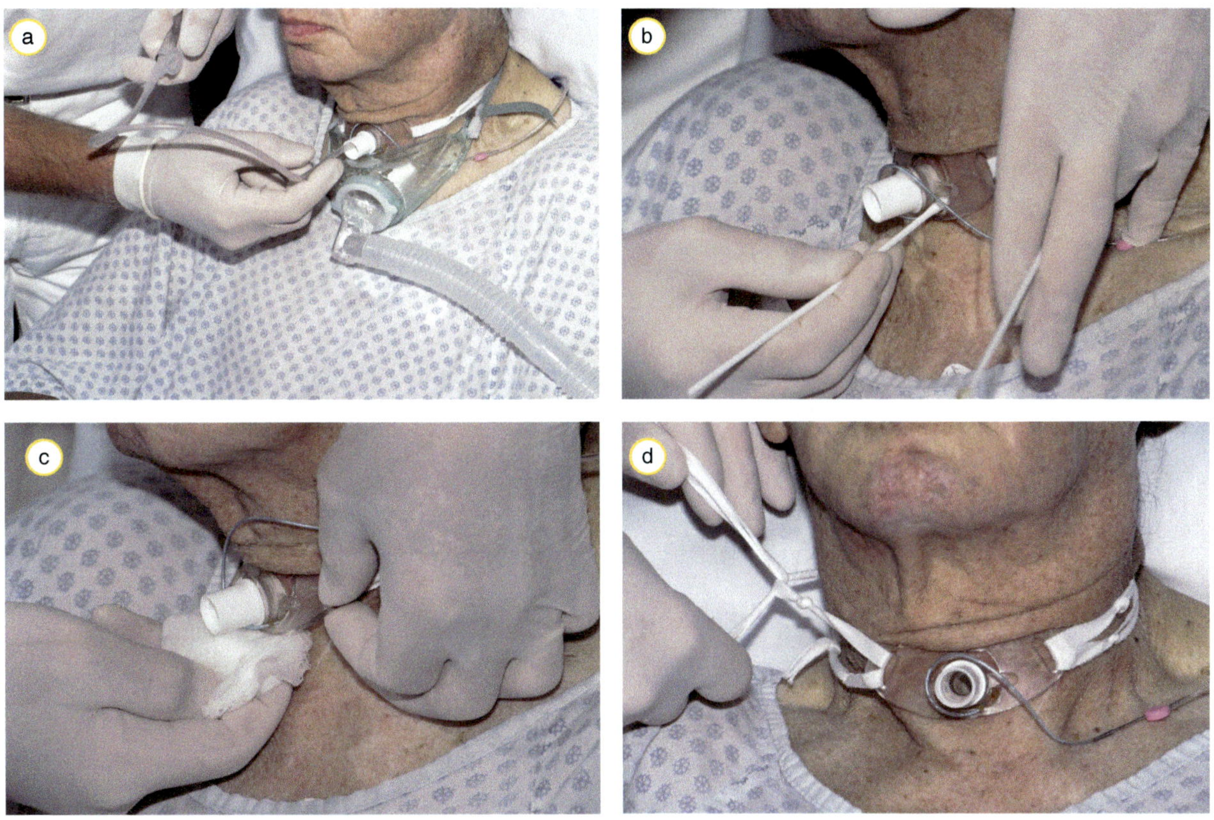

Fig. 2.27. *Diversos pasos a seguir en el cambio de cánula:* a) *aspiración de secreciones;* b) *limpieza de traqueotoma;* c) *colocación de gasa;* d) *colocación de la cinta de sujeción.*

9. Promoción de la salud

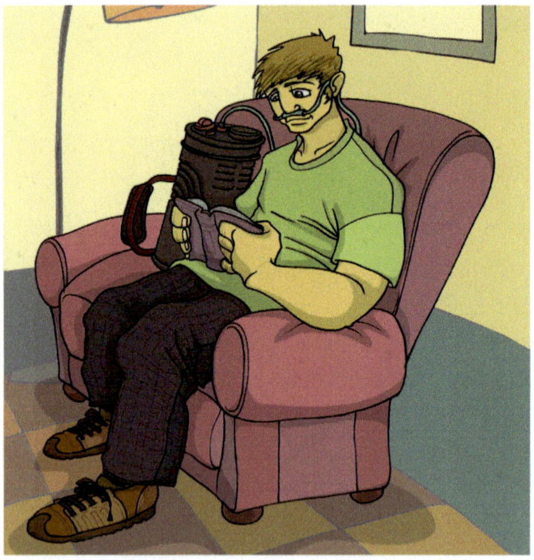

Fig. 2.28. *Usuario conectado a una bombona de oxígeno (mochila).*

Al aplicar planes de cuidados o realizar cualquier actividad con el usuario, el TAPSD debe intentar fomentar en él su **autocuidado.** Para ello, debe animarle, orientarle y enseñarle para que intervenga de forma activa, en la medida en que su limitación funcional se lo permita, en las actividades sanitarias de la vida diaria.

La incapacidad para llevar a cabo un autocuidado de forma autónoma produce en la persona dependiente sentimientos negativos y baja autoestima.

No hay que olvidar que la movilidad es necesaria para satisfacer las necesidades de autocuidados y para mantener una buena salud y autoestima.

9.1. Consejos de promoción de la salud de personas en situación de dependencia

- Hacer **ejercicio,** en la medida en que su limitación funcional se lo permita. El ejercicio mejora el estado del sistema cardiorrespiratorio, por lo que aumenta el riego sanguíneo en todos los órganos y la oxigenación de la sangre.
- Controlar la **dieta** para evitar patologías crónicas asociadas a la obesidad, como la diabetes, la hipertensión, la oclusión arterial, las varices, la arteriosclerosis, etc.
- Controlar la **higiene** y el **cuidado** de las **piernas,** lo que ayudará a prevenir la aparición de problemas vasculares (varices).
- **No fumar,** para disminuir el riesgo de padecer insuficiencia respiratoria, alteraciones vasculares, cáncer de pulmón, etc.
- Acudir al **especialista** cuando aparezca cualquier signo o síntoma que haga pensar en una insuficiencia respiratoria o en un problema cardiológico (infarto, angina de pecho), como medida de prevención.

Claves y consejos

El TAPSD ha de tener en cuenta el llamado **«decálogo para la prevención de las enfermedades coronarias»:**

1. No fumar.
2. Vigilar la tensión arterial.
3. Controlar los niveles de colesterol y triglicéridos.
4. Control médico a las personas diabéticas.
5. Realizar ejercicio aeróbico moderado.
6. Controlar el sobrepeso y obesidad.
7. Tomarse la vida con calma y evitar el estrés.
8. Vigilar los niveles de ácido úrico.
9. Aumentar la fracción de HDL (pescados azules, ejercicio, frutos secos...).
10. Consultar al médico si existe dolor precordial (pecho).

9.2. Autocuidados

- La **actividad física** debe seguir las pautas especificadas en el plan de cuidados, sobre todo en personas con insuficiencia respiratoria, oclusiones arteriales, varices, o que han sufrido un infarto.
- La **dieta** debe ser pobre en grasas, en alcohol y en sal, para evitar oclusiones arteriales, hipertensión y obesidad.
- **No** debe estar **de pie** durante un tiempo prolongado. No utilizar medias (con ligas) o calcetines que compriman. Hacer ejercicios de elevación de las piernas o realizar círculos con ambos pies. No cruzar las piernas y utilizar medias elásticas.
- Debe evitar el **consumo de tabaco** y el exponerse a ambientes sobrecargados de humo o de cualquier otro agente contaminante (ciudad).
- Realizar **ejercicios respiratorios** soplando en una botella de plástico o bien utilizando respiradores de incentivo.
- Si siente opresión y/o dolor en el pecho, sensación de mareo, no puede respirar, presenta alguna alteración en la coloración de la piel etc., debe acudir al **cardiólogo.**

Practica

40. Determina cuál es tu frecuencia respiratoria en estado de reposo y después de haber subido un tramo de escaleras corriendo. Podrás comprobar la influencia que el ejercicio físico tiene sobre esta constante vital.

Síntesis

- **Cavidades cardiacas**
  - Aurículas
    - Derecha (Tricúspide) ← Venas cavas ← De todo el organismo. Sangre venosa
    - Izquierda (Mitral) ← Venas pulmonares ← Sangre oxigenada/ Pulmones
  - Ventrículos
    - Derecho (Semilunar pulmonar) → Arteria pulmonar → Sangre NO oxigenada/ Pulmones
    - Izquierdo (Semilunar o aórtica) → Arteria aorta → Sangre oxigenada al organismo

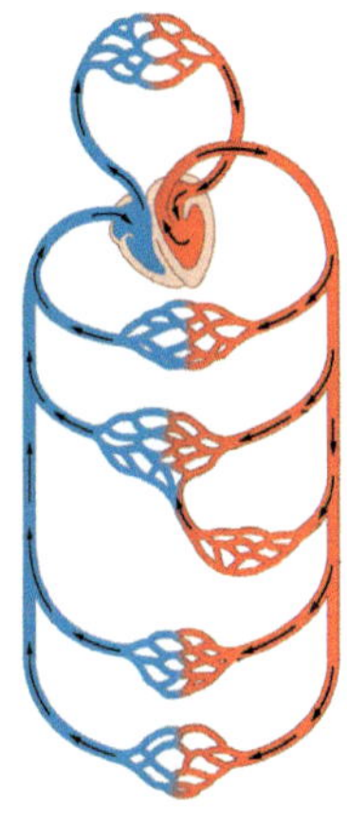

- **Aparato respiratorio**
  - Fosas nasales, Faringe, Laringe, Tráquea, Bronquios
    - Entrada del aire / Inspiración - O_2
    - Salida del aire / Espiración) - CO_2
  - Pulmones, Alveolos
    - Intercamio O_2/CO_2

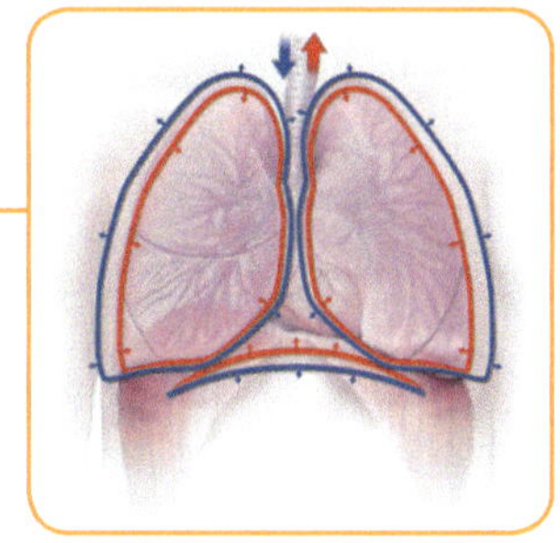

- **Patología**
  - Insuficiencia cardiaca
  - Shock
  - Angina
  - Infarto
  - Hipertensión arterial
  - Arteriosclerosis
  - Trombosis venosa
  - Síndrome varicoso
  - Bronquitis
  - Asma
  - EPOC
  - Insuficiencia respiratoria aguda
  - Neumonía
  - Cáncer pulmonar

- **Apoyo en la aplicación de Técnicas de Fisioterapia y Rehabilitación**
  - Fisioterapia respiratoria: movilización de secreciones
    - Ejercicios respiratorios
    - Espirómetro/inspirómetro de incentivo
    - Procedimientos de percusión/vibración
  - Dispositivos de oxigenoterapia
    - Mascarilla: O_2 al 24-100%
    - Gafas y sondas nasales: O_2 < 40%
    - Tienda de O_2
  - Ventiloterapia/respiración artificial
    - Respiradores de volumen, de presión o ciclos de tiempo
    - Cuidados del usuario conectado al respirador
  - Cuidados del usuario con traqueotomía
    - Procedimiento de aspiración de secreciones bucofaríngeas y traqueobronquiales
    - Procedimiento de cambio de cánula de traqueotomía

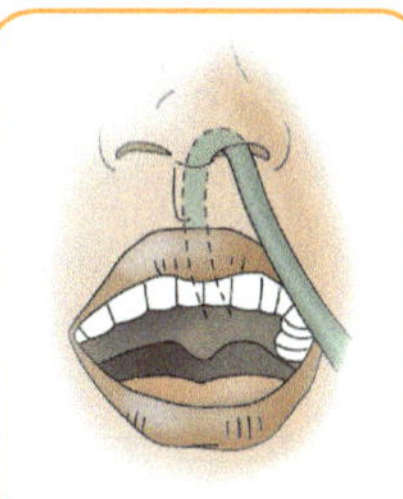

- **Promoción de la salud y autocuidados**
  - Educación sanitaria y prevención

NOTA: *Todas las actividades de esta página deben hacerse en un cuaderno aparte.*

Comprueba tu aprendizaje

Describir los órganos y los procesos fisiológicos del sistema cardiovascular del aparato respiratorio.

1. Sobre un dibujo anatómico mudo del corazón y de los vasos sanguíneos, identifica cada uno de sus componentes.
2. Indica cuál es la diferencia entre las paredes de las arterias y las de las venas.
3. Explica la diferencia que hay entre la sístole y la diástole ventricular.
4. ¿Qué es la laringe, dónde se sitúa, y qué son las cuerdas vocales?
5. Describe las características anatómicas de la nariz, la faringe, la laringe, la tráquea, los bronquios y los pulmones.
6. ¿Dónde se localizan los pulmones? ¿Cómo están divididos? Explica las características de la membrana que los recubre.
7. Describe el proceso de contracción ventricular del ciclo cardiaco.
8. Define en qué consiste el denominado «ciclo cardiaco».
9. Describe las fases de la inspiración y la espiración del proceso respiratorio. Especifica qué músculos intervienen en ellas.
10. Explica cómo se produce el transporte del O_2 y del CO_2.

Definir la patología más frecuente del sistema cardiovascular y del aparato.

11. Determina si existe alguna diferencia entre la hipertensión primaria y la secundaria.
12. Indica cuáles son los factores que pueden desencadenar la aparición de un infarto de miocardio.
13. Define el concepto de «varices» e indica cuáles son sus síntomas.

Describir los objetivos de la fisioterapia respiratoria.

14. Explica en qué consisten, quién los realiza y en qué circunstancias deben aplicarse los ejercicios respiratorios.
15. ¿Qué es un espirómetro de incentivo? ¿Y un inspirómetro de incentivo? Especifica las similitudes y las diferencias. ¿Cómo se colocan las manos para realizar la percusión en la eliminación de secreciones?

Describir los procedimientos de la administración de oxígeno.

16. ¿Qué diferencias de aplicación tienen los dispositivos de administración de oxígeno?
17. ¿Qué sistemas conoces que permitan almacenar y/o distribuir el oxígeno para la asistencia de la salud?
18. ¿Cuál sería el sistema más habitual en una residencia de ancianos, en un centro de día o en un domicilio?
19. ¿Qué documento o registro necesitaría el TAPSD para colaborar en la oxigenoterapia?
20. Explica cómo se lleva a cabo la colocación del pulsioxímetro.

Determinar las características de la ventiloterapia.

21. Describe en qué consiste la ventiloterapia y de qué formas puede realizarse (en cuanto al empleo de sistemas automáticos o no).
22. Nombra los tipos de respiradores que conozcas.
23. Describe los cuidados generales que requiere un usuario que esté conectado a un respirador.

Aplicar los cuidados necesarios como TAPSD a usuarios traqueotomizados.

24. Realiza sobre el maniquí de prácticas los cuidados de la cánula de traqueotomía.
25. Imagina la situación de un usuario al que recientemente se le practicó una traqueotomía y no puede hablar. ¿Cómo te sentirías tú en su lugar? ¿Qué necesidades serían más significativas? ¿Cómo debería actuar el TAPSD en el trato o relación profesional con él?

Explicar al usuario las principales normas de prevención y de autocuidados para la promoción de la salud.

26. Cita al menos cuatro medidas de promoción de la salud que tengan relación con la patología que afecta al sistema cardiorrespiratorio.
27. A una persona dependiente con problemas circulatorios, ¿qué actividades de autocuidado se recomiendan?
28. ¿Qué tipo de recomendaciones debe darle el TAPSD al usuario para la prevención de enfermedades coronarias?

NOTA: *Todas las actividades de esta página deben hacerse en un cuaderno aparte.*

Test de repaso

1. La pared más externa del corazón se denomina:
a) Pericardio.
b) Miocardio.
c) Epicardio.

2. Las venas cavas inferiores y superiores desembocan en el corazón por:
a) Aurícula derecha.
b) Ventrículo derecho.
c) Ventrículo izquierdo.

3. En el dolor del infarto de miocardio, ¿cuál de estas respuestas no es cierta?
a) Es torácico y constante.
b) Se alivia con el reposo.
c) Dura aproximadamente 30 minutos.

4. En relación con la inspiración es cierto que:
a) Se contraen solo los músculos intercostales.
b) Se contraen los músculos del diafragma y los abdominales.
c) Se contraen los músculos intercostales y el diafragma.

5. El acúmulo de lípidos en la capa íntima de las arterias produce:
a) Placa de ateroma.
b) Síndrome varicoso.
c) Tromboflebitis.

6. La enfermedad pulmonar obstructiva crónica (EPOC) incluye:
a) El carcinoma y la bronquitis.
b) El edema pulmonar y el asma.
c) El enfisema alveolar y la bronquitis crónica.

7. En su actividad laboral, el TAPSD no debe:
a) Estimular la participación del usuario en las actividades sanitarias.
b) Comunicar al responsable del plan de cuidados cualquier dato o alteración que observe en cada usuario.
c) Recoger toda la información en relación con el estado del usuario.

8. ¿Cuál de estas patologías puede acompañarse de una traqueítis?
a) El asma.
b) La bronquitis.
c) La neumonía.

9. Se debe realizar fisioterapia respiratoria:
a) En usuarios que padecen un proceso respiratorio crónico.
b) En usuarios inmovilizados.
c) Todas son ciertas.

10. El dispositivo medidor de la presión a la que se administra el oxígeno se llama:
a) Caudalímetro.
b) Manorreductor.
c) Humidificador

11. No es cierto que la mascarilla de oxígeno:
a) Se usa en cortos periodos de tiempo.
b) Consta de un dispositivo que permite ajustar la concentración.
c) Se usa en concentraciones menores del 10 %

12. El ambú:
a) Es un ventilador de presión.
b) Es un respirador automático.
c) Es un respirador manual.

13. Señala la respuesta correcta:
a) En la aspiración de secreciones endotraqueales la sonda debe ser estéril.
b) En los cambios de sonda endotraqueal se colocará al usuario en Trendelemburg.
c) Los respiradores de presión son siempre volumétricos.

14. Entre los cuidados del usuario conectado a un respirador no se encuentra:
a) No cuidar la cánula de traqueotomía.
b) Atender a la higiene diaria, especialmente de la boca y de los ojos.
c) Hacer prevención de ulceras por presión.

15. La cánula endotraqueal se introduce en el usuario a través de:
a) El orificio de traqueotomía.
b) Las fosas nasales.
c) La boca.

16. La finalidad de los ejercicios respiratorios es:
a) Mejorar la movilidad de las vías respiratorias.
b) Movilizar las secreciones.
c) Las dos respuestas son correctas.

Solución: 1 c); 2 a); 3 b); 4 c); 5 a); 6 c); 7 b); 8 b); 9 c); 10 b); 11 c); 12 c); 13 a); 14 a); 15 a); 16 b).

Práctica final

Lee con atención estos dos supuestos y realiza las actividades propuestas:

1. **A Julián, de 60 años de edad, usuario de una residencia asistida, se le diagnostica un carcinoma de pulmón y una arteriosclerosis coronaria. Después de la extirpación quirúrgica del lóbulo inferior del pulmón izquierdo, el médico prescribe que se le administre oxígeno con mascarilla durante tres días, después la utilización de un inspirómetro de incentivo y por último ejercicios respiratorios.**
2. **Charo es una mujer de 53 años que padece ELA (esclerosis lateral amiotrófica) desde hace cuatro meses. Recibe atención de un TAPSD en su domicilio. Esta enfermedad lleva consigo un proceso neurológico degenerativo motor, que avanza progresivamente. No tiene dolores. Vive con su familia, no puede realizar esfuerzos y sufre atrofias en manos y pies que a veces se extienden a todo el cuerpo. En ocasiones le cuesta respirar y se acomoda inclinando el cuerpo hacia delante para favorecer la inspiración. No tose.**

Lecturas y tareas

Lee con detenimiento los datos descritos en los casos clínicos y después revisa los contenidos descritos en la unidad para contestar a las siguientes preguntas.

1. ¿En qué medio se trata cada caso y cuáles son las necesidades de cada usuario?
2. ¿Con qué profesionales tiene que colaborar el TAPSD o puede pedir ayuda?
3. ¿Alguno de los casos tiene curación, o solo se puede aplicar un tratamiento paliativo?
4. ¿Debe cambiar la actitud del TAPSD dependiendo de la patología que presentan Julián y Charo? ¿Y si la enfermedad es irreversible?
5. Define el concepto de arteriosclerosis e indica cuáles son los síntomas de la enfermedad y los riesgos que lleva asociado para el usuario.
6. Identifica los órganos que componen el aparato respiratorio. Fíjate en la estructura y ramificaciones de los bronquios.
7. Utilizando un muñeco anatómico clástico, identifica los elementos de la estructura del corazón.
8. Realiza un esquema con las técnicas o procedimientos asistenciales que habría que aplicar a cada usuario, según su situación de salud y sus necesidades.
9. Los objetivos terapéuticos señalados por los fisioterapeutas para Charo, en su evolución previsible, incluyen las tres etapas o fases siguientes:
   a) Usuaria independiente, por lo que la finalidad de las intervenciones será mantener su funcionalidad y retrasar la atrofia. Se prescriben movilizaciones regulares.

   b) Incapacidad para andar y permanencia en silla de ruedas. En ella intentará retrasar la atrofia en lo posible, el encamamiento, y los problemas respiratorios (por alteraciones del ritmo, por acúmulo de secreciones, etc.).

   c) Usuaria encamada de forma permanente, con problemas de movilidad, para hablar, para tragar, para toser, etcétera.

Después de leerlas con atención, contesta: ¿cuáles son las intervenciones que deberían formar parte del plan de cuidados y en las que el TAPSD debe colaborar?

Investigación y debate

10. Divididos en pequeños grupos, buscad información para realizar un trabajo de investigación sobre las patologías que sufren Julián (carcinoma pulmonar y arteriosclerosis) y Charo (ELA). Teniendo en cuenta estos aspectos:
    - Causas desencadenantes.
    - Aspectos (estilos de vida, edades, sexo...) con que se relacionan cada una de ellas.
    - Principales signos y síntomas.
    - Evolución y tratamientos curativos o paliativos.
11. Realiza con tus compañeros un debate sobre las actuaciones profesionales a aplicar en cada caso. Se deben tener en cuenta las recomendaciones de promoción de la salud y prevención de la enfermedad, y también la atención a la situación psicoemocional de cada persona.

Juego de roles

Los alumnos y alumnas, divididos en pequeños grupos, plantearán una situación de un usuario que presente algún problema respiratorio o cardiaco.

Es importante que se reflejen, en el rol del usuario, el estado de ansiedad y de angustia que genera este tipo de patología y el grado de incapacidad y dependencia que puede suponer para estas personas; en el rol del TAPSD, la actitud en el trato personal con el usuario, así como sus conocimientos técnicos como profesional de la salud.

Unidad 3

Aparato excretor y aparato reproductor

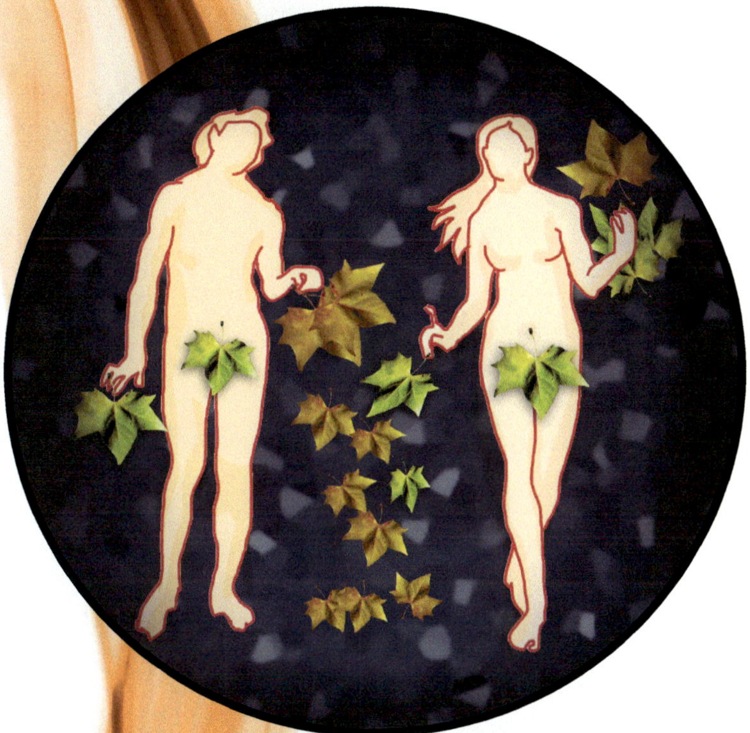

En esta unidad aprenderemos a:

- Describir las características anatómicas del riñón y de las vías urinarias e identificar cada uno de estos órganos.
- Identificar y describir los órganos que componen el aparato reproductor masculino y femenino.
- Explicar los procesos fisiológicos en los que intervienen el aparato excretor y el aparato reproductor.
- Describir los signos y síntomas de las enfermedades que con más frecuencia afectan al aparato excretor y al reproductor.
- Explicar los procedimientos relacionados con la incontinencia urinaria.
- Explicar al usuario las principales normas de promoción de la salud.

Y estudiaremos:

- Anatomía del aparato excretor.
- Anatomía del aparato reproductor.
- Fisiología del aparato excretor y del reproductor.
- Patología más frecuente del aparato excretor y del reproductor.
- Consejos de promoción de la salud y autocuidados.
- Procedimientos relacionados con la incontinencia urinaria.

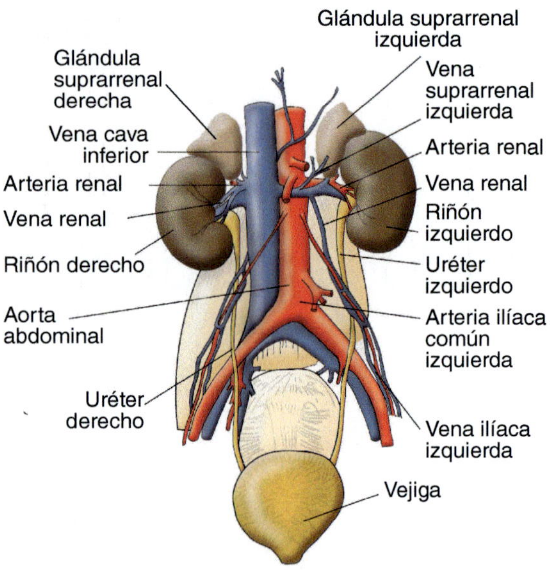

Fig. 3.1. *Disposición de los órganos del aparato urinario.*

1. Anatomía del aparato excretor

El **aparato urinario** se compone de los siguientes órganos: los dos riñones, los dos uréteres, la vejiga y la uretra (véase la Figura 3.1).

1.1. Riñones

Están situados uno a cada lado de la columna vertebral, entre la región dorsal y lumbar. El peritoneo los separa de la cavidad abdominal (por delante). Están recubiertos por tejido adiposo que les sirve de protección.

En el borde interno presentan una concavidad (seno renal), donde se encuentra el hilio, por donde entran los vasos sanguíneos, los vasos linfáticos y los nervios al riñón.

A. Estructura macroscópica

En la Figura 3.2 se muestra un corte frontal del riñón:

Corteza: es la parte exterior del riñón. Se localiza entre las bases de las pirámides (interior) y la cápsula (exterior), formando las columnas renales.

Médula: es la zona interior del riñón, donde se localizan las pirámides de Malpighi.

Pelvis renal: penetra en el interior del riñón mediante unas prolongaciones tubulares o cálices renales.

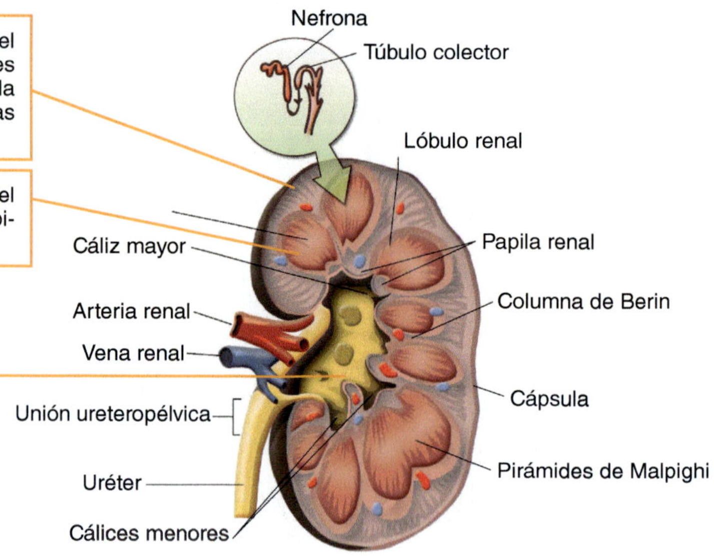

Fig. 3.2. *Corte frontal del riñón.*

> **Importante**
>
> La **cápsula de Bowman,** el túbulo contorneado proximal y el túbulo contorneado distal están situados en la corteza renal.
>
> El **asa de Henle** y los túbulos colectores están en la médula renal, y acaban en las papilas, que se abren a los cálices de la pelvis renal.

B. Estructura microscópica

El riñón está formado por multitud de nefronas (aproximadamente, un millón). La **nefrona** es la unidad estructural y funcional, y en la Figura 3.3 vemos sus componentes:

Corpúsculo renal o de Malpighi.
Compuesto por:
- **Glomérulo renal:** formado por una redecilla de capilares que reciben sangre a través de una arteriola aferente, y la eliminan por una arteriola eferente.
- **Cápsula de Bowman:** formada por una doble capa de tejido epitelial plano, que deja en su interior un espacio libre (espacio capsular) para recoger la orina filtrada en el glomérulo.

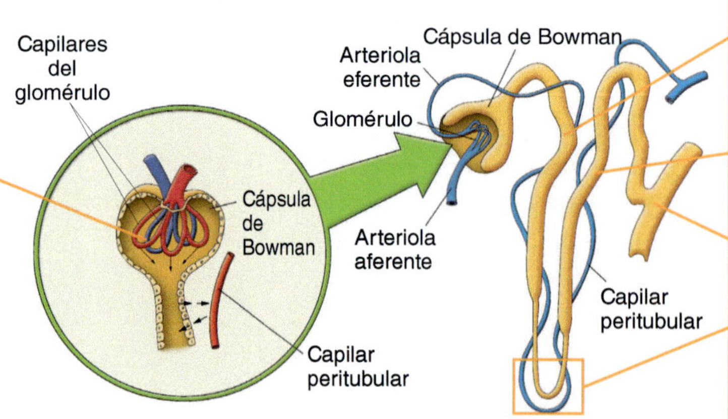

Fig. 3.3. *Componentes de la nefrona.*

Túbulos renales:
- **Túbulo contorneado proximal:** es la primera parte del sistema tubular. Parte del corpúsculo renal, tiene una trayectoria espiral y en su interior contiene millones de microvellosidades.
- **Túbulo contorneado distal:** tiene un aspecto similar al túbulo contorneado proximal, está situado próximo al glomérulo y termina en el túbulo colector.
- **Túbulo colector:** es un túbulo recto, donde confluyen los túbulos distales de varias nefronas.
- **Asa de Henle:** parte del túbulo proximal, tiene forma de «U» y consta de:
  - **Rama descendente:** porción delgada que llega hasta la médula renal.
  - **Rama ascendente:** de calibre más grueso, que continúa con el túbulo distal.

C. Vascularización del riñón

Se lleva a cabo por las **arterias renales** (ramas de la aorta abdominal), que se ramifican hasta llegar a las **arteriolas aferentes.** Estas continúan hacia los capilares glomerulares y después hacia las **arteriolas eferentes,** hasta llegar a las **venas renales,** para desembocar en la **vena cava inferior.**

1.2. Vías urinarias

Están formadas por los uréteres, la vejiga urinaria y la uretra (véase la Figura 3.4). La función de las vías urinarias es la de **almacenar la orina** formada en los riñones y conducirla desde estos hasta el exterior del organismo.

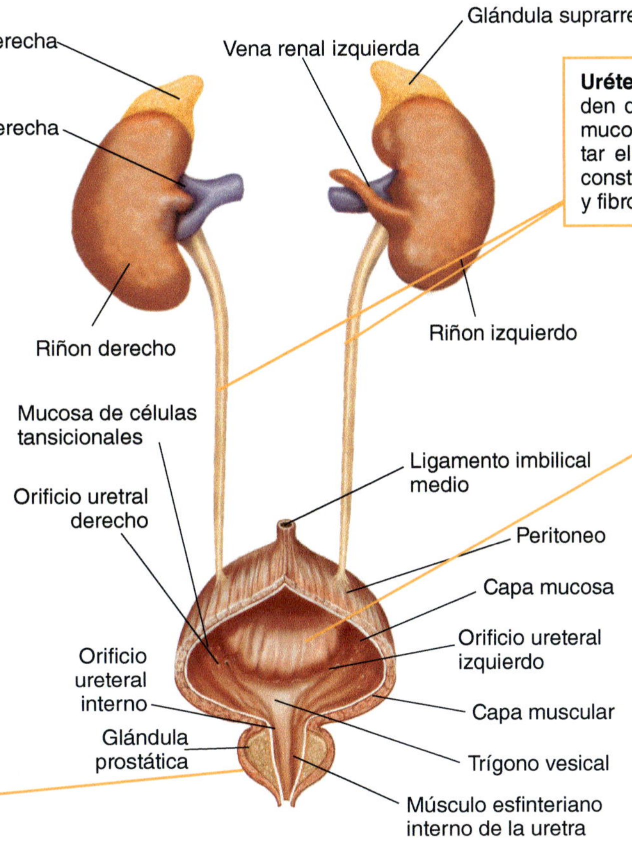

Uretra: es un tubo que comunica la vejiga con el exterior. Interiormente está recubierta por una membrana mucosa. El **meato urinario** es el orificio por el que la orina sale al exterior.
En la **mujer** mide aproximadamente de 3 a 5 cm. Se localiza por detrás de la sínfisis pubiana, a lo largo de la pared anterior de la vagina, y se abre al exterior por encima del orificio vaginal entre los labios menores. Debido a su tamaño, es frecuente la invasión bacteriana.
En el **hombre** mide aproximadamente 20 cm y presenta un trayecto en forma de «S». Al salir de la vejiga, por su cara inferior, atraviesa la próstata, después cruza el diafragma pelviano y continúa a través del pene hasta llegar al exterior. Recibe los nombres de prostática, membranosa y esponjosa, según las estructuras que atraviesa.

Uréteres: son dos conductos musculares (25 cm) que se extienden desde los riñones hasta la vejiga. En el lugar de unión, la mucosa se pliega, actuando como válvula protectora para evitar el reflujo vesicoureteral. Las paredes de los uréteres están constituidas por tres capas: mucosa (interna), muscular (media) y fibrosa (externa).

Vegija urinaria: se localiza detrás de la sínfisis del pubis. Tiene una longitud de unos 10 cm. Su pared está constituida por fibras musculares dispuestas en distintas direcciones, revestida en su cara interna por una capa de mucosa.
Consta de las siguientes partes: el **suelo,** que presenta tres orificios, que constituyen los vértices del **trígono vesical;** y el **cuerpo,** que puede contener unos 200-300 mm de orina, aunque su capacidad potencial es mucho mayor. En los orificios posteriores del trígono vesical desembocan los uréteres; el anterior es el de salida a la uretra y presenta dos esfínteres (interno y externo). El esfínter interno es de contracción involuntaria y el externo es de contracción voluntaria.

Fig. 3.4. *Componentes del aparato urinario.*

Claves y consejos

Recuerda que la **uretra** es una puerta de entrada directa de multitud de microorganismos causantes de infecciones urinarias. Por ello, es muy importante que el TAPSD aconseje siempre a los usuarios una **correcta higiene de los genitales,** sobre todo a aquellos usuarios portadores de sonda urinaria.

Practica

1. Sobre una lámina muda o sobre un muñeco clástico, identifica cada uno de los órganos que componen el aparato urinario.

Caso Práctico 1

Al acudir al domicilio de Francisco, este nos cuenta que el urólogo le ha diagnosticado una lesión en el glomérulo renal que puede dar lugar a una insuficiencia.

a) ¿En qué parte del riñón se localiza el glomérulo?

b) ¿Cómo está estructurado?

Solución:

a) Se localiza en el corpúsculo renal, situado en la corteza.

b) Está formado por una redecilla de capilares que reciben sangre a través de una arteriola aferente y la eliminan por una arteriola eferente. Está envuelto por la cápsula de Bowman.

Actividades

2. ¿Cuáles son los elementos que constituyen la nefrona? Busca información en Internet sobre esta unidad estructural.
3. Explica la diferencia que hay entre la uretra del hombre y la de la mujer.
4. ¿Qué es el trígono vesical?
5. Describe la anatomía de los uréteres.

A Vocabulario

Vesículas seminales: están situadas a ambos lados de la próstata y vierten su contenido en el conducto deferente.

Conductos eyaculadores: están formados por la unión del conducto deferente y del conducto de la vesícula seminal. Recorren un corto trayecto, a través de la próstata, para desembocar en la uretra.

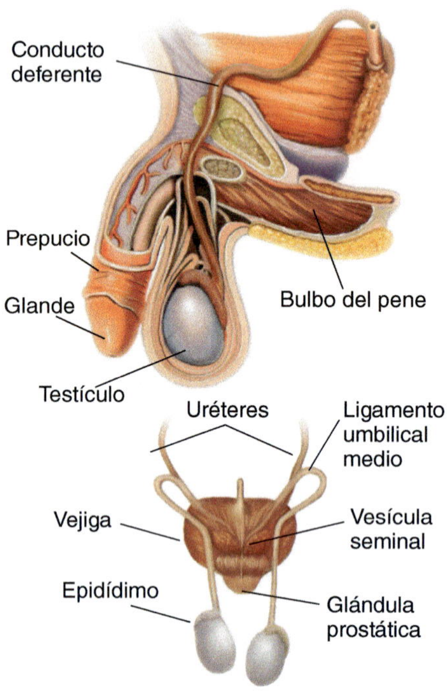

Fig. 3.5. *Aparato genital masculino.*

Toma nota

Es importante la relación que existe entre la **localización de la próstata,** rodeando la uretra, y la obstrucción al paso de la orina que sucede en la hipertrofia prostática benigna.

2. Anatomía del aparato reproductor

2.1. Masculino

El **aparato reproductor masculino** puede dividirse en tres partes: los testículos, las vías espermáticas y el pene, junto con las glándulas anejas (véase la Figura 3.5).

A. Testículos

Son dos órganos con forma ovoide que se alojan en las **bolsas escrotales.** En el periodo fetal, ambos testículos descienden hasta su posición definitiva, atravesando el conducto inguinal. Están envueltos por una membrana fibrosa o **albugínea,** que presenta un espesamiento (anterior) denominado **cuerpo de Highmore.** De él parten unos tabiques que dividen el testículo en **lóbulos** (200-300). Cada lóbulo contiene de uno a cuatro conductos seminíferos que se unen entre sí y con los de los otros lóbulos, para formar una red de la que parten los **conductos eferentes.**

B. Vías espermáticas

Las vías espermáticas presentan una estructura tubular compuesta por una serie de segmentos que forman un **conducto único y bilateral que se extiende desde cada testículo hasta la uretra** (véase la Figura 3.6). Constan de:

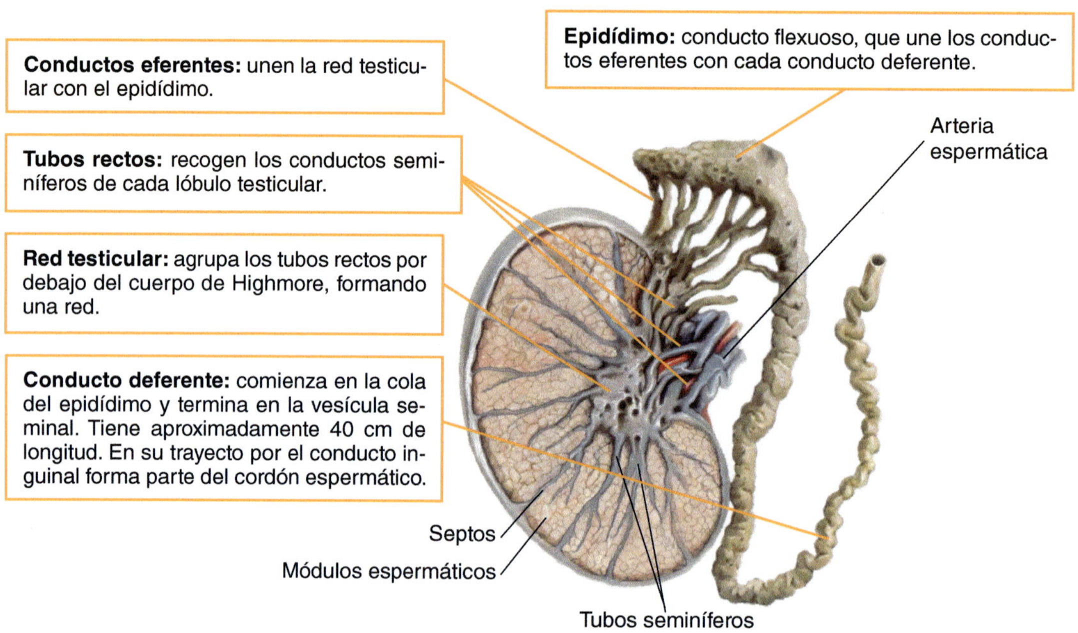

Fig. 3.6. *Corte transversal de un testículo en el que se muestran las partes de las vías espermáticas.*

C. Pene y glándulas anejas

Pene	Órgano cilíndrico que presenta una extremidad anterior llamada **glande,** que está abierto en el centro y corresponde con la parte final de la uretra. Es el orificio de salida para la orina y para el esperma. El glande, los cuerpos cavernosos y el cuerpo esponjoso constituyen los cuerpos eréctiles del pene. El exterior del glande está revestido por el **prepucio.**
Próstata	Órgano único glandular que abre sus conductos en la uretra. Presenta dos lóbulos laterales separados por un surco y un lóbulo medio posterior.
Glándulas de Cowper	Órganos pares que presentan un conducto excretor que vierte su secreción mucosa en la uretra.

Tabla 3.1. *Descripción del pene y glándulas anejas.*

2.2. Femenino

Está formado por los **ovarios,** las **trompas de Falopio,** el **útero,** la **vagina** y la **vulva** (véanse la Figura 3.7 y la Figura 3.8).

Las **mamas,** aunque no son órganos del aparato genital, en la mujer tienen importancia por su papel en las relaciones sexuales y por su intervención en la lactancia. Están formadas por tejido glandular, tejido conjuntivo y grasa. Presentan una serie de lóbulos que están constituidos por células secretoras que se unen y excretan en los conductos galactóforos, que confluyen en el pezón.

Ovarios: tienen forma de almendra, son de consistencia dura y se alojan en la cavidad peritoneal. Su borde anterior y sus extremos están unidos al ligamento ancho, a la trompa y al útero por ligamentos cubiertos de peritoneo. Miden de 2 a 3 cm de diámetro transversal y de 3 a 5 cm de diámetro longitudinal. Los ovarios son las gónadas femeninas, y sus funciones son producir el gameto femenino u óvulo y secretar hormonas sexuales.

Trompas de Falopio: son dos y se extienden desde los laterales del útero hasta la superficie de cada ovario (10-14 cm). Tienen una estructura tubular. Sus paredes están formadas por cuatro túnicas: serosa o peritoneal, conjuntiva, muscular (lisa) y mucosa (forma pliegues). Se dividen en cuatro segmentos: pabellón, ampolla, istmo y porción intersticial.

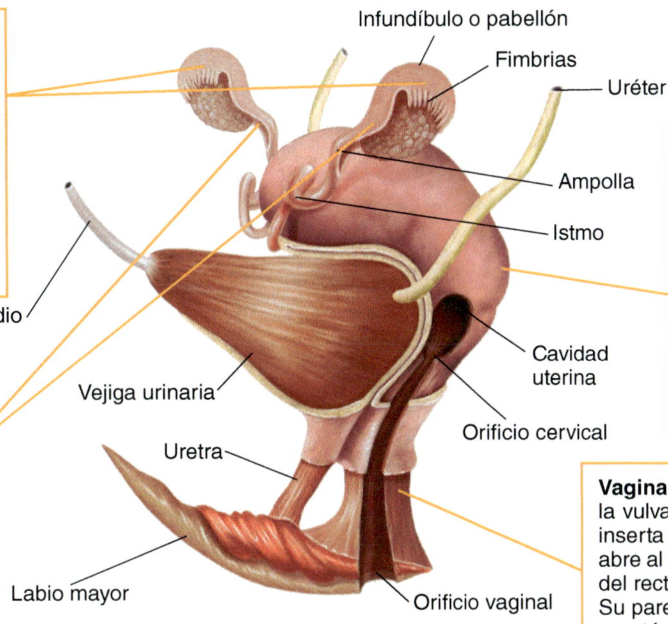

Útero o matriz: está situado en la línea media abdominal, entre la vejiga y el recto. Tiene forma de cono truncado con base superior y vértice inferior. Se divide en cuerpo, istmo y cuello.
Mide aproximadamente 7 cm de longitud y 4 cm de anchura. Su pared presenta tres capas: una serosa externa (peritoneal), la muscular **(miometrio)** de fibra lisa, y la mucosa interna **(endometrio).** Está fijado sobre el periné y unido por ligamentos a sus órganos vecinos.

Vagina: se extiende desde el cuello uterino hasta la vulva. Mide unos 8 cm. Por la parte superior se inserta en el cuello del útero, y por la inferior se abre al fondo vestibular de la vulva, situada delante del recto y detrás de la vejiga.
Su pared consta de una túnica externa conjuntiva, una túnica media muscular y una túnica interna o mucosa.

Fig. 3.7. *Corte transversal de los órganos del aparato reproductor femenino.*

Clítoris: es un órgano con capacidad eréctil situado en la parte anterior de los labios menores de la vulva. Es una de las zonas más erógenas de la mujer, debido a su rica inervación.

Labios mayores (externos): son de naturaleza cutánea y parten del monte de Venus o pubis.

Labios menores (internos): pliegues cutáneos, localizados dentro de los labios mayores, que confluyen en la parte anterior en el órgano eréctil femenino o clítoris. Están recubiertos por una mucosa.

Orificio vaginal: puerta de entrada a la vagina, por donde sale la sangre de la menstruación y penetra el pene en el coito. Las glándulas de Bartolino, situadas a los lados del orificio vaginal, producen una secreción lubricante que facilita el coito.

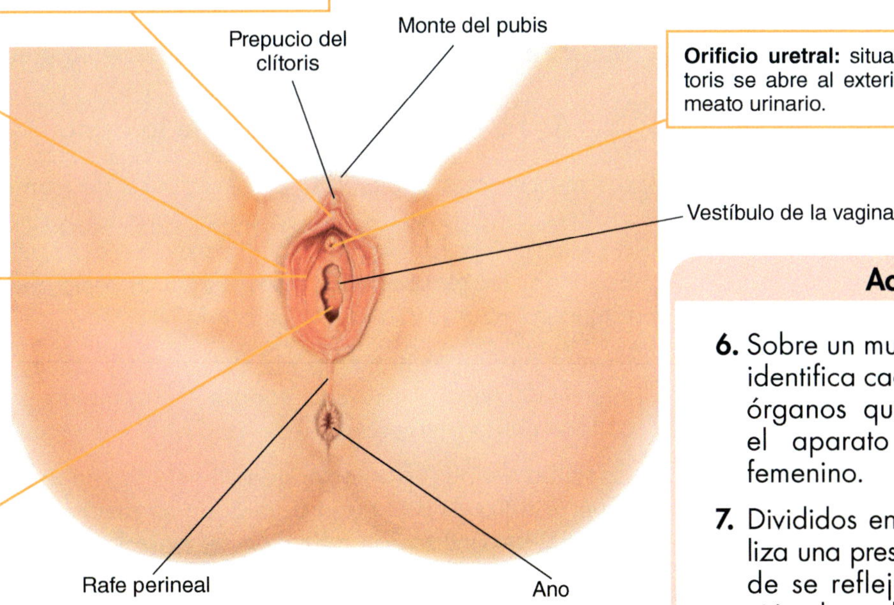

Orificio uretral: situado debajo del clítoris se abre al exterior la uretra, en el meato urinario.

Fig. 3.8. *Aparato genital femenino: vagina y vulva.* La vulva comprende el conjunto de los genitales externos. Presenta una depresión central o vestíbulo. En su parte posterior está el orificio de entrada a la vagina cubierto por una fina membrana o himen. Está limitada a cada lado por dos anchos pliegues: los labios mayores y menores.

Actividades

6. Sobre un muñeco clástico identifica cada uno de los órganos que conforman el aparato reproductor femenino.

7. Divididos en grupos, realiza una presentación donde se refleje la descripción de cada uno de los órganos del aparato reproductor masculino.

Actividades

8. ¿Entre qué órganos están situadas las trompas de Falopio?
9. Describe los labios mayores y menores de la vulva.
10. Describe las características anatómicas de los testículos.
11. Cita el nombre de cada una de las capas de la pared uterina.

Caso Práctico 2

Rosa, de 45 años de edad, ingresada en una residencia como consecuencia de un alzhéimer, presenta desde hace dos años desarreglos menstruales, por lo que no se produce una descamación del endometrio. En su visita rutinaria al ginecólogo le diagnostican una menopausia precoz.

a) ¿Sabrías anticipar qué tipo de alteraciones, signos y síntomas suelen ser característicos de la menopausia?

b) ¿Qué tipo de actividades y actitudes crees que debe fomentar el TAPSD en una usuaria con menopausia?

Solución:

a) Alteraciones del ciclo menstrual, aparición de sofocos que pueden acompañarse de enrojecimiento de la piel, sequedad y atrofia de la mucosa vaginal, alteraciones del sueño, dolores de cabeza, cansancio, alteraciones emocionales, etc.

b) El TAPSD debe fomentar que el usuario cuide la higiene de la piel, el pelo, las uñas y los dientes, realice ejercicio de forma regular para prevenir la osteoporosis, lleve una dieta equilibrada, realice autoexploración de mamas y acuda al ginecólogo. También ha de tratar de mantener una actitud positiva ante la vida.

3. Fisiología del aparato excretor y del aparato reproductor

3.1. Aparato excretor

La función principal del aparato urinario es **filtrar la sangre** para eliminar los productos inservibles para el organismo a través de la orina. Además, los riñones intervienen en la regulación del equilibrio de líquidos y electrólitos y del equilibrio ácido-básico, así como en el control de la presión arterial y en la formación de los glóbulos rojos, como consecuencia de la producción de la hormona eritropoyetina (función hematopoyética).

A. Formación y excreción de la orina

Los mecanismos implicados en el proceso de **formación** de la orina son la filtración, la reabsorción y la secreción. La orina, formada principalmente por agua (con electrolitos disueltos), y productos metabólicos de desecho, después de **filtrarse** en la cápsula de Bowman, es **reabsorbida** y **secretada** al resto del sistema tubular, pasando desde el túbulo colector hacia la pelvis renal.

La **reabsorción** es el transporte de solutos y agua, desde la luz tubular hacia el líquido intersticial para pasar a la sangre. Si el movimiento se realiza en sentido inverso, se conoce como **secreción.**

Continúa después por los uréteres hasta la vejiga, donde se acumula, para eliminarse al exterior a través de la uretra, cuando se produce la relajación del esfínter externo de la vejiga y la contracción refleja de su pared muscular (reflejo de la micción).

Trato con el usuario

En cualquier situación en la que el usuario tenga problemas en la emisión de la orina, el TAPSD debe aconsejarle que acuda al médico y, si es necesario, al urólogo.

B. Regulación de la presión arterial

La liberación de la enzima renina por los riñones, la secreción de aldosterona (glándula suprarrenal) y la disminución del filtrado renal actúan como reguladores de la presión arterial.

C. Regulación del volumen de líquidos y de electrólitos en el organismo

La cantidad de electrólitos y el volumen de agua (líquido) varían en función de sus ingresos en el organismo. La **ingestión** a través de los alimentos y de la bebida es el mecanismo normal de entrada. El volumen de líquidos en el organismo se mantiene en equilibrio, puesto que las pérdidas se compensan con los ingresos.

Este equilibrio se produce por la intervención de los siguientes factores:

- El **mecanismo de la sed** (en el ingreso de líquidos).
- La **acción de los riñones** y la **hormona antidiurética** (en la regulación de la eliminación).

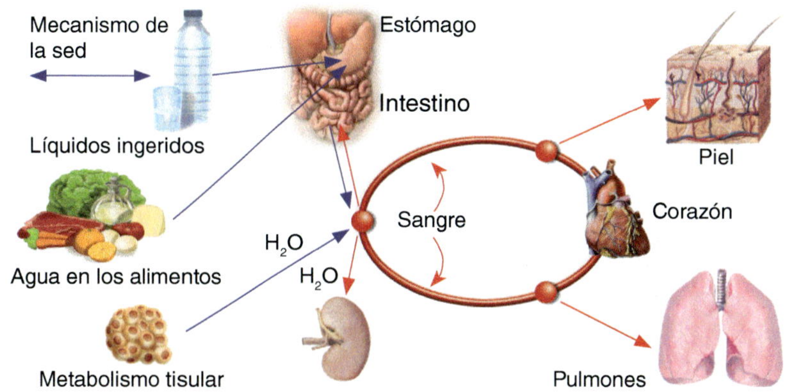

Fig. 3.9. *Esquema de las vías por las que ingresa el agua en el organismo y de las vías por las que se elimina al exterior.*

Si los ingresos son mayores que las pérdidas hablamos de **balance positivo** y a la inversa.

Ingresos: entradas de líquidos en el organismo
La ingesta: es el volumen de líquidos que una persona ingresa al día por vía oral (aproximadamente **1 500 ml).** • El mecanismo de la sed es el principal regulador de la ingestión de líquidos. Estímulos como la deshidratación celular, las alteraciones del gasto cardiaco y el aumento de angiotensina activan el centro de la sed (situado en el hipotálamo). • El agua que aporta la ingestión de alimentos sólidos que contienen un alto porcentaje en líquidos, como los vegetales (90 %), la fruta fresca (85 %), carnes (60 %), etc. En una dieta normal se ingresan alrededor de **700 ml.** de agua por día. • Agua endógena oxidativa: es el agua derivada del metabolismo, por oxidación de los principios inmediatos, y supone un volumen aproximado de **300 ml** al día. En general se calcula que por cada 100 calorías (de grasas, proteínas e hidratos de carbono), se producen **14 ml** de agua. • Estas entradas suponen un total aproximado de **2 500 ml** al día. **Otros ingresos:** pueden provenir de otras vías o sistemas: • Intubación gastrointestinal, en la que el usuario recibe los alimentos a través de una sonda. • Administración de sueros por vía parenteral. • Administración de sangre completa o plasma.
Pérdidas: salidas de líquidos del organismo a través de distintas vías de eliminación
Diuresis: es la secreción de la orina. Es el medio principal de excreción de líquidos. Supone alrededor de **1 500** ml por día (cantidad aproximada a la ingesta). **Sudor:** supone una pérdida sensible de líquidos y electrólitos. El volumen segregado puede variar, dependiendo de la temperatura ambiente, desde cero hasta más de **1 000 ml** por hora cuando la sudoración es intensa (diaforesis). **Heces:** solo se excretan alrededor de **200 ml.** Esta cantidad aumenta en caso de diarreas. **Pérdidas insensibles** • Respiraciones: por esta vía se pierden alrededor de **350-400 ml** por día, cantidad que se incrementa al aumentar la frecuencia respiratoria. • Piel: además del sudor, se produce una pérdida continua y no visible de agua, que supone, aproximadamente, de **350-400 ml** diarios. Pueden eliminarse por esta vía de **50 a 75 ml** al día. por la elevación de cada grado centígrado de la temperatura normal (fiebre). **Otras pérdidas:** vómitos, aspiración gástrica, drenajes y hemorragias. Todas ellas se estiman en cada caso: se valora el volumen eliminado y se suma a las pérdidas normales.

Resumen de los valores	
Ingresos	**Pérdidas**
Ingresos líquidos: **1 500 ml** Agua de los alimentos: **700 ml** Agua oxidativa: **300 ml**	Diuresis: **1 500 ml** Pérdidas insensibles: respiraciones: **400 ml;** piel: **400 ml;** heces: **200 ml**
Total: **2 500 ml**	Total: **2 500 ml**

Tabla 3.2. *Ingresos y pérdidas de líquidos en un adulto durante 24 horas.*

Toma nota

La orina se compone de un 95 % de agua, en la que están disueltas distintas sustancias:

- **Solutos inorgánicos:** Na, K, cloruro, bicarbonato, fosfato y sulfato.
- **Solutos orgánicos** o desechos nitrogenados del metabolismo proteico: urea, creatinina y ácido úrico.
- **Pigmentos y hormonas:** pueden aparecer componentes anormales, como glucosa, albúmina, lípidos, bacterias, pus, leucocitos o hematíes.

Actividades

12. Indica cuál es la diferencia entre secreción y excreción.

13. Busca en Internet vídeos sobre la formación y las características físicas y los componentes de la orina y elige los que te parezcan más interesantes. Coméntalos con tus compañeros.

3.2. Aparato reproductor

A. Masculino

Las funciones del aparato reproductor masculino pueden concretarse en la **espermatogénesis** y la **regulación hormonal.** En los conductos seminíferos testiculares, las células germinales van madurando y pasando por diferentes estadios hasta formar los espermatozoides (proceso denominado espermatogénesis). En el tejido intersticial, localizado entre los conductos seminíferos, se encuentran las células de Leydig, que producen las hormonas sexuales masculinas (andrógenos y testosterona). Estas hormonas intervienen en el proceso de la espermatogénesis y en el desarrollo y mantenimiento de los caracteres sexuales secundarios (distribución del vello, masa muscular, etc.).

B. Femenino

El **ciclo sexual femenino** comprende el conjunto de cambios fisiológicos que afectan al aparato reproductor y a todo el organismo. Tiene lugar en torno a la ovulación. Se extiende desde la pubertad hasta el climaterio y comprende el **ciclo ovárico** y el **ciclo uterino.** Las fases del ciclo sexual femenino son la fase folicular o proliferativa (aumentan en sangre las hormonas, la FSH y los estrógenos) y la fase secretora o progestacional (aumentan en sangre la LH, los estrógenos y la progesterona).

Ciclo ovárico

Fase folicular (proliferativa)	Los estrógenos y la FSH estimulan el proceso de maduración del óvulo. Los estrógenos producen un aumento de la LH, que hace que se rompa el folículo y se produzca la ovulación.
Fase secretora (progestacional)	Una vez roto el folículo, si hay fecundación se inicia el crecimiento de la célula fecundada; si no la hay, se produce una regresión que deja una cicatriz en el ovario.

Tabla 3.3. *Fases de la maduración del óvulo.*

Ciclo uterino

En el curso de cada ciclo sexual se producen en el útero una serie de cambios que afectan sobre todo a su capa mucosa o endometrio. Se distinguen tres fases: **menstrual, proliferativa** y **secretora.**

Menstrual	Su signo exterior es la menstruación o regla. Aparece aproximadamente cada 28 días. Los vasos del endometrio se necrosan y rompen, permitiendo la salida de sangre y de células de descamación, que se eliminan por contracción de la musculatura uterina (miometrio). La causa desencadenante es la disminución brusca de estrógenos y progesterona.
Proliferativa (estrogénica)	Comprende desde el fin de la menstruación hasta la ovulación. Se produce una proliferación de las células de los vasos sanguíneos, que aumentan el espesor del endometrio (coincide con la fase proliferativa del ovario). El moco cervical se hace abundante, pegajoso y alcalino, para favorecer la fertilidad del espermatozoide.
Secretora (progestacional)	Se extiende desde la ovulación hasta la menstruación y su duración es bastante fija. Coincide con la fase luteínica del ovario; en ella se secreta progesterona. El moco cervical se hace viscoso y denso.

Tabla 3.4. *Fases de la maduración del óvulo.*

Claves y consejos

El **climaterio** o **menopausia** es una etapa de grandes cambios en la vida de la mujer producida por la disminución de estrógenos asociada al envejecimiento ovárico.

Es un periodo de transición entre la vida reproductiva y la no reproductiva en el que se producen **cambios a nivel físico** (menstruaciones ausentes o irregulares, cefaleas, sofocos, sudoración, osteoporosis, sequedad vaginal, entre otros) y **psicológico** (disminución de la libido, cambios emocionales, etc.).

El TAPSD debe aconsejar a todas las usuarias que se encuentran en esta etapa lo siguiente:

- Llevar una dieta sana y equilibrada, rica en calcio.
- Realizar ejercicio suave con frecuencia.
- Aplicar técnicas de relajación para reducir el estrés y la ansiedad.
- Refrescarse durante los sofocos y sudoración (utilizar ropa ligera, uso del abanico, refrescarse la cara).
- Acudir a revisiones médicas preventivas.

Actividades

14. Define, consultando en Internet o un diccionario especializado, los siguientes términos: diuresis, anuria y hematuria.

15. Describe las vías de entrada de líquidos en el organismo.

16. ¿Qué hormonas se excretan en la fase folicular?

17. Describe el ciclo menstrual.

Caso Práctico 3

Un usuario ingresado en el servicio de nefrología, que posteriormente ha sido derivado a su domicilio, tiene fiebre de 38 °C, pierde a través del sudor 125 ml de líquidos; se acompaña de diarreas (4 deposiciones al día) que incrementan estas pérdidas en 350 ml. La diuresis supone 1 100 ml. Ingiere con los alimentos unos 300 ml y bebe unos 1 450 ml de agua.

Determina el balance de líquidos, especificando si es positivo o negativo.

Solución:

Primero, se suman los líquidos ingeridos: 300 + 1450 = = 1 750 ml.

A continuación, se suman los líquidos perdidos: 125 + 350 + 1 100= 1 575 ml. Se restan los líquidos perdidos a los líquidos ingeridos: 1 750 – 1 575 = 175 ml

El valor mayor es el de los líquidos ingeridos, por tanto, el balance es positivo.

4. Patología más frecuente

4.1. Aparato excretor

A. Riñón y vías urinarias

Vocabulario

Azotemia o **uremia:** aumento de los desechos nitrogenados (urea) en sangre debido a una disminución del flujo glomerular.

Las patologías que con mayor frecuencia afectan al riñón y a las vías urinarias son:

Insuficiencia renal

Es un trastorno de los riñones que afecta a sus funciones de eliminación y de regulación del equilibrio. Como consecuencia de estas alteraciones, el agua, los electrólitos y los productos de desecho se acumulan en los líquidos corporales, alterando las funciones endocrinas y metabólicas, así como el equilibrio hidroelectrolítico y ácido-base. Puede ser aguda y crónica:

- **Aguda:** es un fallo repentino y casi completo de la función de los riñones. Puede ser reversible. En la enfermedad se diferencian **dos periodos:**
  - **Oliguria:** se caracteriza por la disminución en la eliminación de la orina (50 a 400 ml/día), alteración de la concentración de orina, azotemia, hiperpotasemia e hiponatremia, de astenia, cefalea, somnolencia, trastornos digestivos inespecíficos (náuseas, vómitos, diarreas), hipertensión y edemas.
  - **Poliuria:** se caracteriza por el aumento de la diuresis y el restablecimiento de la función glomerular. La orina es abundante y poco densa.
- **Crónica:** es el deterioro progresivo e irreversible de la función renal. Conduce a una destrucción de las **nefronas.**
  Las manifestaciones clínicas comienzan lentamente, ya que las nefronas sanas continúan funcionando. Al avanzar el proceso, aparece hiperazotemia, que después da lugar a un estado de uremia. Progresivamente aparecen trastornos que afectan a diferentes aparatos y sistemas (cardiovascular, digestivo, hematológico, etc.). En casos de insuficiencia crónica no estable, si las medidas conservadoras no son suficientes, se realiza diálisis o trasplante renal.

Pielonefritis

Es una infección bacteriana del riñón, que se produce por la llegada de los microorganismos desde el torrente sanguíneo, por vía ascendente, a partir del meato uretral (reflujo vesicoureteral) o bien por la existencia de una obstrucción (por estenosis, cálculos, tumores o hipertrofia prostática). Los síntomas más frecuentes son fiebre, escalofríos, dolores lumbares, náuseas, vómitos, disuria y piuria.

Las crisis de repetición pueden evolucionar hacia una pielonefritis crónica que produce una pérdida progresiva de las nefronas.

Litiasis

Es la presencia de cálculos en el riñón **(nefrolitiasis)** y/o en las vías urinarias **(urolitiasis).** Los cálculos son concreciones de sustancias que cristalizan (oxalatos, fosfato de calcio, ácido úrico). Son de color y de tamaño variables, desde arenillas hasta piedras de varios centímetros.

El **cólico renal** se manifiesta con dolor muy intenso o intermitente que se irradia desde la zona lumbar, a lo largo del trayecto del uréter, hasta los genitales y la cara interna del muslo; náuseas, vómitos, polaquiuria, hematuria, disuria y tenesmo rectal.

Cistitis

Es la inflamación de la vejiga urinaria, debida generalmente a una infección ascendente por microorganismos provenientes de la uretra. Es más frecuente en las mujeres. Los síntomas y signos más habituales son escozor al orinar, urgencia urinaria, polaquiuria y tenesmo vesical. También puede aparecer hematuria, bacteriuria y piuria.

Incontinencia urinaria

Es la incapacidad para controlar voluntariamente la salida de la orina, lo que provoca en el usuario un problema higiénico y que en muchas ocasiones limita su relación social.

Tabla 3.5. *Patología más frecuente de riñón y vías urinarias.*

Importante

La **diálisis** es un procedimiento de depuración de la sangre, cuyo objetivo es eliminar los líquidos y productos de desecho, cuando los riñones no pueden hacerlo por una insuficiencia renal.

La **hemodiálisis** consiste en extraer la sangre del usuario, para hacerla pasar a un dializador (riñón artificial), donde se eliminan los desechos tóxicos. La sangre, ya depurada, reingresa de nuevo en la circulación sanguínea del usuario.

De las enfermedades vistas en la Tabla 3.5, la **incontinencia urinaria** es muy frecuente en usuarios ancianos dependientes. Las causas son múltiples: existencia de alguna alteración genética, incontinencia por rebosamiento (debido a un proceso obstructivo), por esfuerzo, por impactación fecal, por el aumento de la capacidad de contracción de la musculatura de la vejiga, hipertrofia de próstata, administración de fármacos que aumenta la diuresis, etc.

B. Trastornos del metabolismo del agua, sodio y potasio

Hiperhidratación
Es una **alteración** del **equilibrio** entre el **sodio** y el **agua,** que produce un aumento en el volumen de líquido extracelular (retención), desencadenado por enfermedades cardiacas, hepáticas o renales. Los síntomas más característicos son aparición de edemas, apatía, debilidad muscular que se acompaña de espasmos, cefaleas y aumento de la presión arterial.
Deshidratación
Es una **alteración del equilibrio** entre el **sodio** y el **agua,** que produce un descenso del volumen de líquido extracelular (déficit), desencadenada por enfermedades renales, alteraciones digestivas (vómitos, diarreas, fístulas) o alteraciones de la piel (aumento de la sudoración y quemaduras). La clínica se manifiesta por la aparición de sed, vómitos, apatía, calambres, sequedad de la piel y descenso de la tensión arterial.
Hiperpotasemia
Es el **aumento** de los niveles de **potasio** en sangre (balance positivo), debido a un trastorno de la excreción renal. Los síntomas son muy semejantes a los de la hipopotasemia
Hipopotasemia
Es la **disminución** de los niveles de **potasio** en sangre (balance negativo), por un aumento en la excreción renal o por alteraciones gastrointestinales (vómitos, diarrea, fístulas). Los síntomas más significativos son debilidad muscular en extremidades inferiores, apatía y somnolencia, que pueden llevar al coma y que se acompaña de alteraciones en el electrocardiograma.

Tabla 3.6. *Patología asociada al agua, el sodio y el potasio.*

Vocabulario

Piuria: presencia anormal de pues en la orina.

Disuria: micción difícil o dolorosa.

Tenesmo: deseo continuo, doloroso e ineficaz de orinar y defecar.

4.2. Aparato reproductor

A. Masculino

La patología más frecuente se recoge en la Tabla 3.7.

Orquitis	Inflamación testicular, generalmente secundaria a una enfermedad infecciosa (parotiditis), que cursa con dolor localizado, aumento del tamaño de los testículos y fiebre.
Hipertrofia de la próstata	Es el aumento del tamaño de la próstata, que se manifiesta por un aumento de la necesidad de orinar, fenómenos de excitación sexual y dificultad en la emisión de orina que lleva a su retención y, por tanto, a una distensión de la vejiga, lo que facilita la aparición de infecciones secundarias.
Disfunción eréctil	Se define como la incapacidad persistente o recurrente para conseguir o mantener la suficiente rigidez del pene que permita una relación sexual satisfactoria. En España un 24,6 % de los varones entre 40-70 años padece disfunción eréctil.
Tumores	Los más frecuentes, tanto benignos como malignos, se dan en los testículos y en la próstata. Producen un aumento del tamaño del órgano afectado que comprime las estructuras vecinas. El cáncer de próstata puede provocar retención urinaria por compresión de la uretra.

Tabla 3.7. *Patología que con más frecuencia afecta al aparato reproductor masculino.*

B. Femenino

La patología más frecuente se recoge en la Tabla 3.8.

Infecciones
Se consideran como enfermedades que afectan a la totalidad del aparato genital. Entre ellas destacan la vulvitis, la vaginitis o colpitis, la bartolinitis, la cervitis y la salpingitis, causadas por diversos tipos de gérmenes (estafilococo, estreptococo y gonococo). Cursan con escozor que aumenta con la excreción de orina, dolor, irritación local y alteración del moco cervical.
Vaginismo
Es la imposibilidad para realizar el acto sexual. Se produce por una contracción involuntaria de los músculos que rodean la vagina (esfínter), que da lugar a un espasmo que mantiene la vagina cerrada, impidiendo su penetración.
Tumores
Los más frecuentes, tanto benignos como malignos, se localizan en el cuello y cuerpo del útero y en los ovarios. Los **tumores de mama** (también muy frecuentes), se presentan como nódulos palpables en el pecho, de carácter doloroso. Pueden deberse a una mastopatía fi broquística (tumores múltiples benignos que ocupan parcial o totalmente la mama y que tienen origen hormonal). Los porcentajes de curación son más elevados cuando se detectan y se tratan en estadios precoces.

Tabla 3.8. *Patología que con más frecuencia afecta al aparato reproductor femenino.*

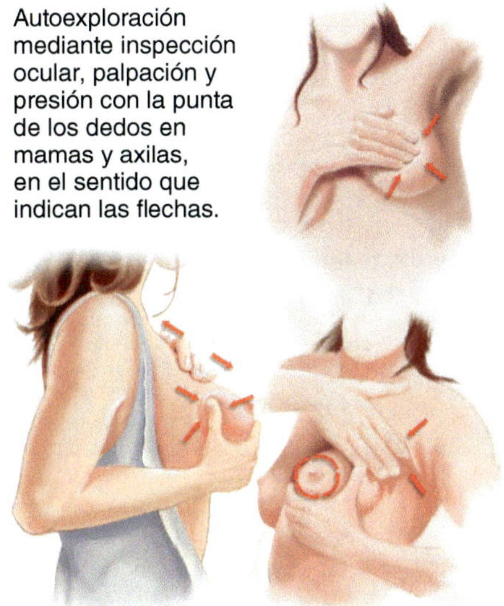

Fig. 3.10. *Autoexploración de las mamas.* Para la detección precoz del cáncer de mama es importante aprender a realizar una autoexploración correcta de la mama, y además visitar al ginecólogo de manera periódica, sobre todo a partir de los 45 años.

C. Enfermedades de transmisión sexual o ETS

Son aquellas enfermedades infecciosas cuyo mecanismo de transmisión está ligado a las relaciones sexuales. Afectan tanto al hombre como a la mujer. En la actualidad, son las **enfermedades infecciosas más frecuentes** y de incidencia creciente. Numerosos usuarios no solicitan asistencia sanitaria, por lo que están aumentando los casos subclínicos.

Actividades

18. Busca información en Internet sobre las enfermedades de transmisión sexual y sus medidas de prevención para después realizar un debate en clase.

Caso Práctico 4

Una usuaria de 40 años visista a su ginecólogo para su revisión anual. Al realizarle las pruebas usuales, se le diagnostica un cáncer de mama maligno.

a) ¿Cómo puede diagnosticarse este tipo de cáncer de forma precoz?

b) ¿Crees que necesita apoyo psicológico y ayuda del TAPSD?

Solución:

a) Se debe realizar una autoexploración de la mama con el objetivo de poder detectar cualquier tipo de anomalía, y después han de realizarse controles ginecológicos de forma periódica.

b) Sí, ya que el diagnóstico de un cáncer de mama maligno suele afectar al estado de ánimo, a la autoestima y a su visión de sí misma como mujer, lo que hace necesario el apoyo de los profesionales sanitarios.

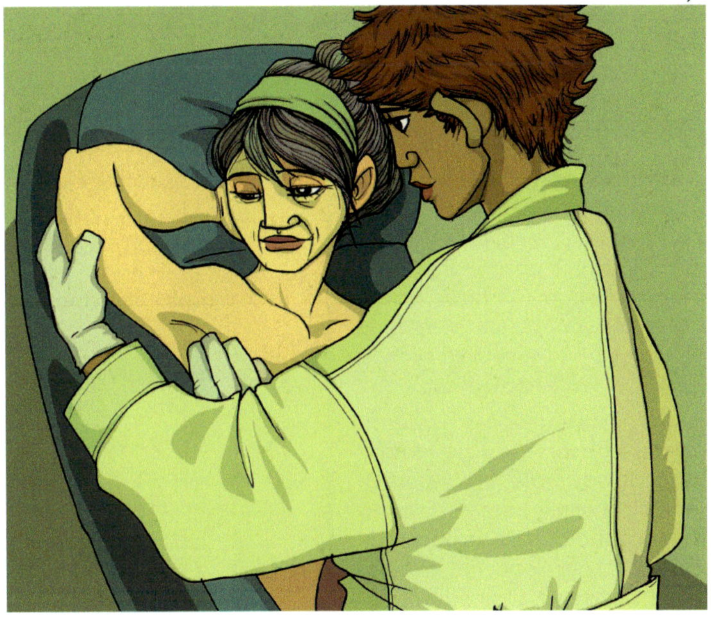

5. Procedimientos relacionados con la incontinencia urinaria

Web

www.fisterra.com/guias-clinicas/incontinencia-urinaria

En esta página encontrarás información relacionada con la incontinencia urinaria.

Los usuarios que padecen incontinencia urinaria pueden utilizar como medida de protección **absorbentes** (pañales), **colectores** de **orina** o estar **sondados.** A continuación explicaremos brevemente los procedimientos relacionados con estas medidas.

5.1. Cuidados del usuario sondado

Además del cuidado de la asepsia, en el usuario sondado deben aplicarse otras medidas para facilitar el drenaje y prevenir la infección.

Cuidados generales del usuario sondado

1. Sondar solo si es estrictamente necesario y durante el menor tiempo posible. Utilizar preferentemente otras medidas (colectores externos, por ejemplo) cuando se pueda.
2. Emplear un sistema cerrado (en sondajes de más de 48 horas), que no debe desconectarse durante su utilización. Este sistema estéril consta de una llave de vaciado en el extremo distal de la bolsa, una válvula antirreflujo en el extremo proximal de la bolsa y una zona para la extracción de la muestra de orina.
3. Lavarse las manos antes de manipular la sonda, el tubo o la bolsa de drenaje y usar guantes.
4. No elevar la bolsa por encima del nivel de la vejiga y pinzar el tubo en las movilizaciones.
5. Vaciar la bolsa periódicamente.
6. Evitar acodos u obstrucciones en el tubo de drenaje.
7. Lavar la zona perineal, genital y la zona de contacto de la sonda, al menos dos veces al día y utilizar después un antiséptico.
8. Revisar periódicamente la sonda para detectar posibles obstrucciones.
9. Estimular el consumo de líquidos para evitar la estasis de la orina residual y registrar la ingestión y la eliminación.
10. Fomentar, siempre que se pueda, la micción voluntaria, para evitar el riesgo de infección que conlleva el cateterismo y las pautas necesarias para el autocuidado de la sonda permanente en su domicilio.

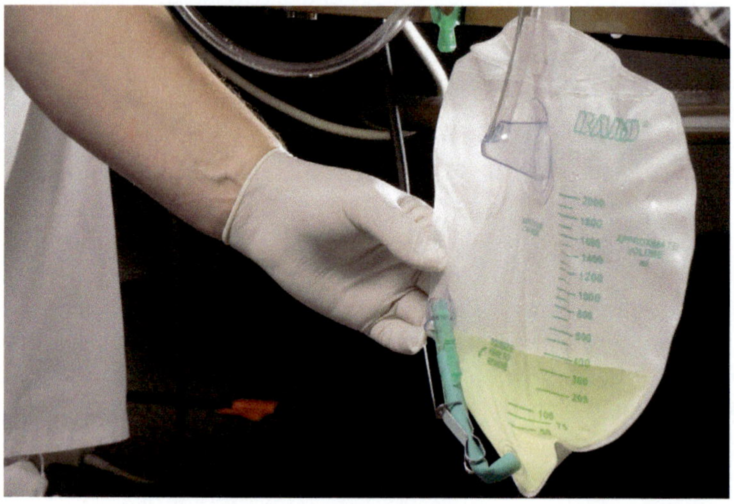

Fig. 3.11. *Es muy importante no elevar la bolsa de orina por encima del nivel de la vejiga y pinzar el tubo en las movilizaciones.*

Claves y consejos

La **irrigación vesical** se lleva a cabo para mantener permeable la sonda vesical, eliminar una obstrucción (restos posquirúrgicos) o irrigar la vejiga con medicación. La manipulación de los sistemas de drenaje urinario se realiza cuando es estrictamente necesaria.

En los sistemas de irrigación hay que observar la permeabilidad del drenaje, el volumen de líquido eliminado, el color, la transparencia, la presencia de coágulos y la reacción del paciente durante el procedimiento.

Procedimiento 1. Retirada de la sonda e higiene genital

Recursos materiales

Equipo para realizar la higiene genital y material para la retirada de la sonda: *guantes desechables, gasas estériles, antiséptico* y *jeringa de 10 ml.*

Protocolo de actuación

1. Lavarse las manos, ponerse los guantes, explicar el procedimiento al usuario y pedirle su colaboración.
2. Realizar el lavado y desinfección de los genitales y conectar la jeringa en la válvula de la sonda.
3. Aspirar y extraer el agua destilada, para desinflar el globo, y pedirle al paciente que respire lenta y profundamente, con el objeto de favorecer la relajación del esfínter uretral.
4. Extraer con suavidad la sonda hasta retirarla, y retirar la cuña y todo el material utilizado.
5. Lavarse las manos y anotar cualquier dato que nos llame la atención.

5.2. El colector de orina peneano

El **colector de orina peneano** es una funda elástica que se desliza sobre el pene. Su extremo distal presenta un orificio al que se le conecta una bolsa para la recogida de orina. Su extremo proximal queda fijado a la base del pene mediante un sistema adhesivo.

Procedimiento 2. Colocación de un colector de orina peneano

Recursos materiales

Equipo para realizar la higiene genital y *colector peneano.*

Protocolo de actuación

1. Lavarse las manos, colocarse los guantes y explicar el procedimiento al usuario.
2. Realizar el lavado genital, secando bien la zona.
3. Sujetar el pene con una mano; con la otra colocar la base del colector sobre el glande y deslizarlo con suavidad.
4. Fijar bien el colector y conectar la bosa de diuresis.
5. Lavarse las manos.

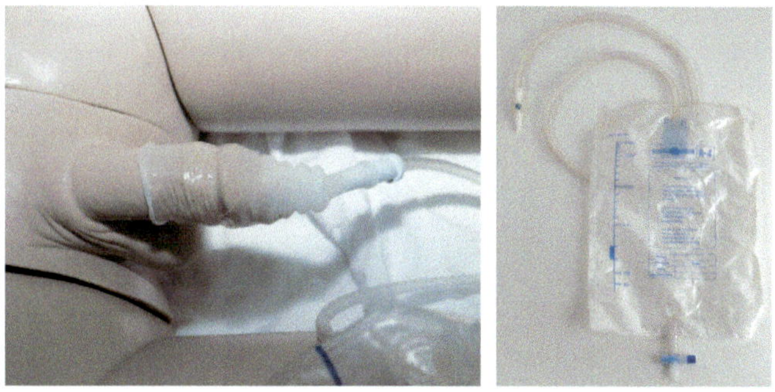

Fig. 3.12. a) *Colector de orina peneano colocado en un muñeco clástico* y b) *bolsa de diuresis.*

5.3. Absorbentes desechables

El absorbente más utilizado es el **pañal** abierto.

Procedimiento 3. Colocación de un pañal en un usuario encamado

Recursos materiales

Equipo para realizar la higiene genital y colocar el pañal.

Protocolo de actuación

1. El TAPSD debe ponerse los guantes y lavar al usuario.
2. Colocar al usuario de lado.
3. Colocar el pañal por debajo de la cadera, con la parte posterior a la altura de la cintura.
4. Girar el paciente y colocarlo boca a arriba.
5. Introducir el pañal entre las piernas y ajustar los elásticos a la entrepierna.
6. Despegar los adhesivos de la parte posterior y pegarlos sobre la parte anterior ajustándolos a la cintura.

Caso Práctico 5

Paula es una usuaria dependiente de 79 años que presenta un cuadro de incontinencia urinaria, por lo que tiene que llevar un sistema absorbente durante todo el día.

- Si no pudiese colocarse ella sola el absorbente y es necesario que lo haga el TAPSD, ¿cómo debe hacerlo?

Solución:

- Como no está encamada, se debe colocar el pañal con la parte de los adhesivos en la parte dorsal, a la altura de la cintura; pasar el pañal entre las piernas, ajustarlo de forma que los elásticos queden en la entrepierna, despegar los adhesivos y fijarlos sobre la parte anterior, ajuntando el pañal a la cintura.

Actividades

19. ¿Qué material prepararás para realizar una irrigación vesical?

20. ¿Cuál debe ser la actitud del TAPSD en el trato con el usuario cuando le aplica los cuidados de higiene?

21. Busca en Internet información sobre los diferentes tipos de absorbentes que existen y el procedimiento de colocación en el usuario. Realiza una presentación con la información recabada.

22. Elabora un pequeño trabajo sobre el sondaje vesical. Utiliza información de páginas de Internet, como por ejemplo esta:
www.gestionderesidencias.com/files/file/Libros/sondavesical.pdf

6. Promoción de la salud

El TAPSD, al aplicar cualquier plan de cuidados al usuario, debe **estimularle** para que participe en todas las actividades que pueda, para que sea capaz de adaptarse en su vida diaria a su limitación física y funcional.

6.1. Consejos de promoción de la salud

- Hacer **ejercicio** de forma periódica, porque mejora el funcionamiento del aparato excretor y de todo el organismo. El usuario se siente mejor consigo mismo y disminuye su nivel de ansiedad (siempre debe adaptarse a su nivel de autonomía).
- Llevar una **dieta equilibrada** y controlar la ingesta de líquidos, para evitar que las patologías puedan afectar al aparato excretor y genital (litiasis, infecciones, cambios hormonales, etcétera).
- La **higiene** y el **cuidado** de los **genitales** evitan la aparición de procesos infecciosos (vaginitis, colpitis, pielonefritis, etc.).
- **No fumar** y controlar o **evitar el consumo de alcohol** como prevención de la insuficiencia renal, el cáncer de próstata, mama, etc.
- Es importante asistir a **charlas** relacionadas sobre los cambios hormonales y sexuales y sus consecuencias a lo largo de las distintas etapas vitales.
- Acudir al **especialista,** cuando aparezcan signos o síntomas que haga pensar en una patología que puede afectar al aparato excretor o genital.

6.2. Autocuidados

- La **actividad física** debe seguir las pautas especificadas en el plan de cuidados, sobre todo en personas con: osteoporosis (por alteraciones hormonales postmenopáusicas), cánceres (por su deterioro físico), etc.
- La **dieta** debe ser pobre en grasas, en alcohol y en sal, para evitar la aparición de cálculos, obesidad, hipertensión.
- Se debe ingerir al menos **2 l de agua** al día, para mantener el equilibrio hidroelectrolítico en el organismo.
- Ir al **baño** (orinar) las veces que sea necesario y si padece incontinencia utilizar pañales para evitar infecciones.
- Usar **preservativo** si se mantienen relaciones esporádicas con diferentes personas.
- Utilizar **lubricantes** en caso de sequedad vaginal.
- Si siente dolor en la zona genital, molestias al orinar, disfunción eréctil, sequedad vaginal, etc., acudir al **especialista** (urólogo, sexólogo).
- Aplicar los **cuidados de higiene** si el usuario lleva una sonda vesical conectada a una bolsa de diuresis y cambiar la bolsa siempre que sea necesario.
- Cambiar los **pañales** de forma periódica en caso de incontinencia urinaria.
- Colocar correctamente el **colector urinario** (peneano), para evitar pérdidas de orina.

Actividades

23. ¿Por qué se produce el vaginismo?

24. Divididos en pequeños grupos, busca información en revistas, libros e Internet sobre los cambios físicos y sexuales que se producen a lo largo de la vida, sobre todo con el envejecimiento y/o cuando existe algún tipo de patología.

Después, realiza un trabajo con la información recabada y coméntalo con tus compañeros en clase.

Caso Práctico 6

Un usuario al que atendemos a domicilio, Emilio, de 68 años, nos cuenta que desde hace unos meses padece una disfunción eréctil que le impide mantener relaciones sexuales satisfactorias con su mujer. El problema se agrava porque ella presenta sequedad vaginal. ¿Qué tipo de recomendaciones debemos darle a él y a su mujer?

Solución:

Emilio debe acudir al médico para determinar si su disfunción es de origen físico o psicológico.

A su mujer le recomendaremos el uso de lubricantes y, si el problema no mejora, visitar al médico para que determine si es necesario un tratamiento hormonal añadido.

Es importante también informarles sobre los cambios físicos y sexuales que se producen con la edad.

Síntesis

Aparato urinario y reproductor

- **Anatomía**
  - Riñón
    - Estructura macroscópica
      - **Pelvis:** continuación uréter
      - **Médula** (interna)
      - **Corteza** (externa)
    - Estructura microscópica
      - **Corpúsculo renal:**
        - Glomérulo
        - Cápsula Bowman
      - **Túbulos:**
        - Contorneado proximal
        - Asa de Henle
        - Contorneado distal
  - Vías urinarias
    - **Uréteres:** unen riñones con vejiga
    - **Vejiga:** órgano receptor de la orina
    - **Uretra:** une vegija con el exterior
  - Aparato reproductor
    - Masculino
      - Testículos
      - Vías espermáticas
      - Pene (glándulas)
    - Femenino
      - Ovarios
      - Trompa Falopio
      - Útero, vagina, vulva
      - Mamas
- **Fisiología**
  - Formación orina / Filtración (Corpúsculo renal)
  - Agua y electrolitos / Reabsorción / Secreción (Túbulos)
  - Excreción y orina (Vías urinarias)
  - Espermatogénesis / Regulación hormonal (Masculino)
  - Ciclo sexual: ovárico / uterino / Regulación hormonal (Femenino)

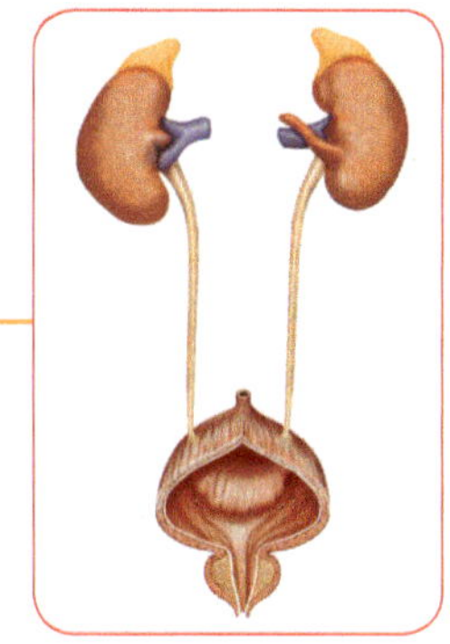

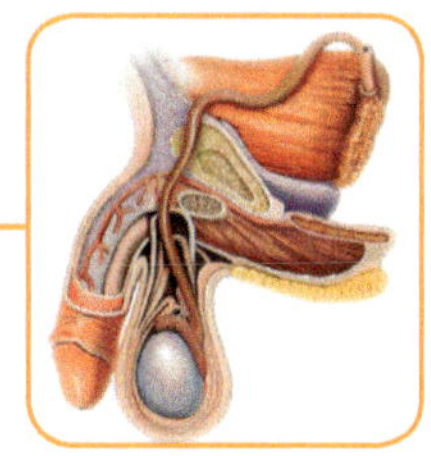

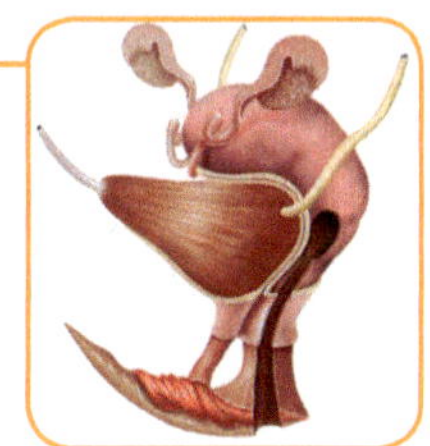

- **Patología**
  - Aparato excretor
    - Insuficiencia renal, pielonefritis
    - Cistitis, litiasis, incontinencia urinaria
    - Hipo/hipernatremia y/o kaliemia
  - Aparato reproductor
    - **Masculino:** orquitis, hipertrofia prostática, disfunción eréctil, tumores…
    - **Femenino:** infecciones genitales, vaginismo, tumores…
  - Procedimientos relacionados con incontinencia urinaria
    - Cuidados de sonda vesical e irrigación
    - Colocación de colector peneano
    - Colocación de absorbentes (pañales)
  - Promoción de la salud y autocuidados
    - Educación sanitaria y prevención

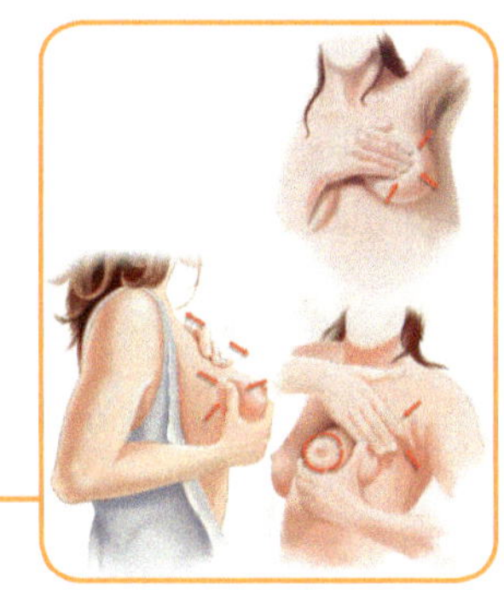

NOTA: *Todas las actividades de esta página deben hacerse en un cuaderno aparte.*

Comprueba tu aprendizaje

Describir las características anatómicas del riñón y de las vías urinarias e identificar cada uno de estos órganos.

1. Cita los nombres de los túbulos renales que forman parte de la nefrona.
2. Explica la estructura anatómica y macroscópica del riñón.
3. ¿Qué es la cápsula de Bowman?
4. Especifica cómo se lleva a cabo el proceso de vascularización del riñón.
5. Realiza un esquema que recoja las características anatómicas de las vías urinarias.
6. ¿Cuáles son los componentes del corpúsculo renal?

Identificar y describir, desde el punto de vista anatómico, los órganos que componen el aparato reproductor masculino y femenino.

7. ¿A qué estructuras están unidos los ovarios?
8. ¿Cuántas capas constituyen la pared de las trompas de Falopio?
9. ¿Qué son las vesículas seminales?
10. Describe las características anatómicas de la vagina.
11. ¿Dónde se localizan las glándulas de Cowper?
12. ¿Dónde está localizado el himen?
13. Describe las características anatómicas de los testículos.

Explicar los procesos fisiológicos en los que intervienen el aparato excretor y el aparato reproductor.

14. Indica cuáles son los componentes normales de la orina.
15. Explica cómo se lleva a cabo el proceso de filtración de la orina en los riñones.
16. Indica cuál es la función más importante del aparato urinario.
17. Explica qué son los electrolitos.
18. ¿A través de qué vías pueden entrar líquidos en el organismo?
19. Describe la fase proliferativa del ciclo uterino.
20. Indica cuáles son las principales funciones del aparato reproductor masculino.
21. ¿Qué hormonas producen las células de Leydig?
22. Busca en Internet un vídeo sobre el proceso fisiológico de la ovulación. Realiza un resumen del mismo.
23. ¿Cómo se disponen las trompas de Falopio antes de la ovulación?

Describir los signos y síntomas de las enfermedades que con más frecuencia afectan al aparato excretor y reproductor.

24. ¿Qué caracteriza al periodo de oliguria en la insuficiencia renal?
25. Define el concepto de insuficiencia renal.
26. Explica, de forma razonada, en qué consiste la hiperpotasemia.
27. Define el concepto de deshidratación, indicando cuáles son los síntomas más característicos.
28. ¿Qué síntomas son propios y definitivos para el diagnóstico de un cólico renal?
29. Define el concepto de disfunción eréctil.
30. ¿Qué enfermedad puede dar lugar a una orquitis?
31. Cita el nombre de algunos microorganismos que puedan producir infecciones genitales en la mujer.

Explicar los procedimientos relacionados con la incontinencia urinaria.

32. Indica cómo se lleva a cabo el cuidado del usuario conectado a una sonda vesical.
33. ¿Cómo se coloca un colector peneano?
34. ¿Crees que todos los absorbentes tienen la misma forma y se colocan igual que los pañales?

Explicar al usuario las principales normas de prevención y de autocuidados para la promoción de la salud.

35. Cita al menos cuatro medidas de promoción de la salud en relación con la patología que afecta al aparato excretor.
36. En una usuaria con antecedentes de cáncer de mama, ¿qué actividades de prevención deben recomendarse?

***NOTA:** Todas las actividades de esta página deben hacerse en un cuaderno aparte.*

Test de repaso

1. ¿Cuál de estas funciones las realiza el riñón?
a) Control del flujo sanguíneo.
b) Filtración de la sangre.
c) Control de la diuresis solo nocturna.

2. La hematuria es:
a) La aparición de sangre en el riñón.
b) La presencia de sangre en la orina.
c) La aparición de urea en sangre.

3. El objetivo principal de la diálisis es:
a) Depurar la orina.
b) Secretar la sangre al riñón.
c) Depurar la sangre.

4. ¿En qué órgano se localiza el miometrio?
a) Las trompas de Falopio.
b) La vagina.
c) El útero.

5. En condiciones normales, no aparecen en la orina:
a) Sodio y potasio.
b) Urea y ácido úrico.
c) Glucosa y albúmina.

6. ¿Qué conducto no forma parte de las vías espermáticas?
a) Tubo colector.
b) Conducto deferente.
c) Conducto eyaculador.

7. La infección del riñón se denomina:
a) Cistitis.
b) Pielonefritis.
c) Litiasis.

8. ¿En qué parte del aparato reproductor femenino está situado el clítoris?
a) Labios mayores.
b) Túnica media de la vagina.
c) Labios menores.

9. ¿En cuál de estos procesos fisiológicos interviene la hormona testosterona?
a) La espermatogénesis.
b) La homeostasis.
c) La menstruación.

10. Es cierto que el colector peneano se utiliza en usuarios:
a) Con insuficiencia renal crónica.
b) Con cólico renal.
c) Con incontinencia urinaria.

11. La inflamación de los testículos es:
a) La cistitis.
b) La orquitis.
c) La pielonefritis.

12. No forman parte de las vías urinarias:-
a) El tubo colector de orina.
b) La vejiga.
c) La uretra.

13. ¿Qué hormona no se produce en la fase proliferativa del ciclo ovárico?
a) Estrógenos.
b) Progesterona.
c) FSH.

14. Señala la respuesta correcta:
a) El sondaje vesical siempre es permanente.
b) Lo colectores peneanos se usan también en la mujer.
c) Las bolsas de diuresis se utilizan para la recogida de orina.

15. Dentro de las denominadas pérdidas insensibles de líquidos no se incluye:
a) Las debidas a la respiración.
b) Las producidas a través de la piel.
c) El agua endógena oxidativa.

16. ¿Cuál de estos órganos no forma parte del aparato reproductor femenino?
a) Ovarios.
b) Trompas de Falopio.
c) Glándulas de Cowper.

17. La unidad estructural y funcional del riñón es:
a) El asa de Henle.
b) La nefrona.
c) La cápsula de Bowman.

18. La imposibilidad para realizar el acto sexual en las mujeres se denomina:
a) Cervicitis.
b) Colpitis.
c) Vaginismo.

Solución: 1 *b)*; 2 *b)*; 3 *c)*; 4 *c)*; 5 *c)*; 6 *a)*; 7 *b)*; 8 *c)*; 9 *a)*; 10 *c)*; 11 *b)*; 12 *a)*; 13 *b)*; 14 *c)*; 15 *c)*; 16 *c)*; 17 *b)*; 18 *c)*.

Práctica final

Julián, de 76 años, acude al servicio de nefrología porque desde hace varias semanas presenta el siguiente cuadro clínico: astenia, somnolencia, vómitos y edema en las piernas.

También, relata el usuario, sufre una disfunción eréctil y una disminución de la diuresis (por lo tanto habrá un aumento de su concentración). Después de hacer todo el estudio clínico, se le diagnostica una insuficiencia renal aguda.

Lectura y tareas

Revisa y estudia los contenidos de la unidad relacionados con la anatomía, fisiología y patología del aparato excretor y reproductor para poder responder a estas preguntas:

1. ¿Qué estructuras del riñón estarán afectadas por la insuficiencia renal?

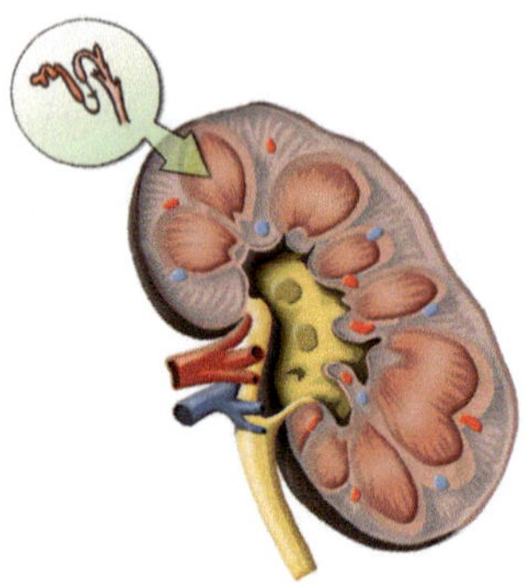

2. Describe las características anatómicas de estas estructuras.
3. Indica qué otros signos y síntomas puede presentar el usuario con esta patología.
4. Explica cuál es la diferencia entre los procesos de filtración, absorción y excreción que tienen lugar en el riñón.
5. Si la ingesta de líquidos en el usuario es mayor que las pérdidas, ¿cómo es ese balance?
6. Define el concepto de diuresis.
7. Indica qué otros factores intervienen en la pérdida de líquidos del organismo.
8. ¿Qué puede ocurrir con una insuficiencia aguda mal tratada y mantenida durante un tiempo prolongado?
9. ¿Cómo se define la disfunción eréctil?
10. ¿Puede tener la disfunción eréctil repercusión en las relaciones sexuales con su pareja?
11. Elabora una presentación que recoja la patología que con más frecuencia puede afectar al aparato excretor y al aparato reproductor.
12. ¿Qué consejos y medidas de prevención de la salud y pautas de autocuidados le recomendarías al usuario?

Observación e identificación

13. Visiona algún vídeo relacionado con la anatomía y fisiología del aparato excretor y reproductor y también con los siguientes aspectos: la incontinencia urinaria, la colocación de un colector urinario.
14. Utilizando un muñeco anatómico clástico, identifica cada uno de los órganos que componen los aparatos excretor y reproductor. Es importante que te fijes sobre todo en cuál es su localización en relación con otros órganos.
15. Tras realizar las actividades anteriores, explica cómo se lleva a cabo el proceso de formación y excreción de la orina.
16. Busca en Internet información sobre los absorbentes utilizados en la incontinencia urinaria y elabora una presentación a modo de resumen.

Investigación y debate

Divididos en pequeños grupos, busca información para realizar un trabajo relacionado con la hemodiálisis. Después, exponlo en el aula y debate con todo el grupo en clase. Ten en cuenta las siguientes preguntas:

17. Define el concepto de la hemodiálisis y el objetivo de la misma.
18. Describe las características físicas y psicológicas de los usuarios sometidos a hemodiálisis.
19. Señala si hay algún tipo de dieta específica que tenga que llevar a cabo.
20. Explica las limitaciones físicas y funcionales que presentan estos usuarios.
21. ¿Qué actividades se pueden llevar a cabo con estas personas para evitar su estado de angustia y ansiedad?

Juego de roles

22. Para completar la actividad, presenta un «juego de roles» en el que un usuario esté sometido a diálisis tres veces por semana y reciba la atención domiciliaria del TAPSD varios días por semana.

    Has de reflejar en dicho juego de roles, la importancia que tiene la actitud del TAPSD en la relación psicológica con el usuario, sin olvidarte en ningún momento del aspecto profesional y de su responsabilidad en la aplicación del plan de cuidados.

Unidad 4

Sistema esquelético-muscular. Bases anatomofisiopatológicas y su prevención

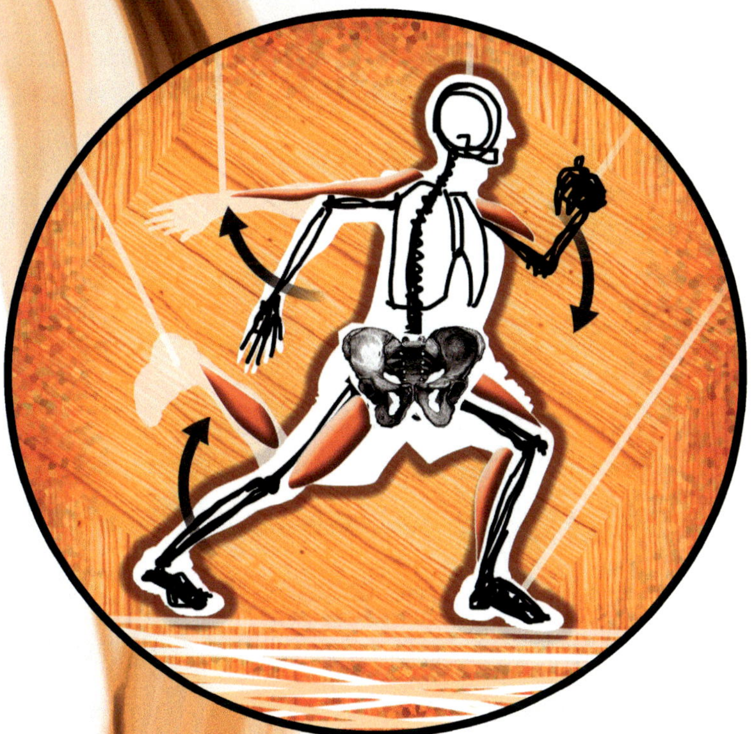

En esta unidad aprenderemos a:

- Describir, desde un punto de vista anatómico, cada uno de los elementos que componen el sistema esquelético muscular, para comprender los objetivos de la biomecánica.
- Explicar los procesos fisiopatológicos en los que intervienen los huesos, articulaciones y músculos.
- Realizar los movimientos de las articulaciones corporales (arcos de movimiento) y explicar las normas de la mecánica corporal y su función preventiva.
- Explicar al usuario las principales normas de prevención y de autocuidados para la promoción de la salud.

Y estudiaremos:

- Anatomía de los huesos, articulaciones y músculos.
- Fisiopatología del sistema esquelético-muscular (SME).
- Arcos de movimiento y mecánica corporal.
- Consejos de promoción de la salud y autocuidados.

1. Anatomía de los huesos, articulaciones y músculos

> **Toma nota**
>
> Los **huesos** sirven para proteger determinados órganos internos, como el encéfalo, el corazón y los pulmones; y además, colaboran en la formación de células sanguíneas y en el almacenamiento de sales minerales.

El **sistema esquelético-muscular** está formado por la unión de los huesos, las articulaciones y los músculos, y constituye el elemento de sostén, protección y movimiento del cuerpo humano.

1.1. Huesos

Los **huesos** constituyen, junto con los cartílagos, el armazón rígido que da forma y sostiene al cuerpo.

A. Tipos de huesos

Si tenemos en cuenta su forma externa, los huesos pueden clasificarse en: **largos, cortos, planos** e **irregulares** (véase la Tabla 4.1).

Huesos largos	Son aquellos en los que predomina la longitud sobre la anchura y el grosor. Entre ellos se incluyen el fémur, el húmero, la tibia, el peroné, el cúbito, el radio, etcétera. Desde el punto de vista macroscópico, todos están constituidos por: – **Epífisis** o **extremidades (proximal y distal):** generalmente son anchas y voluminosas, con el fin de facilitar la articulación entre los huesos y proporcionar una mayor superficie para las inserciones musculares. Están constituidas por tejido óseo esponjoso y recubiertas por cartílago articular. – **Diáfisis:** es el cuerpo o parte central. Presenta un aspecto tubular y está formada por tejido óseo compacto que rodea a la cavidad central o medular, en cuyo interior se aloja la médula ósea. Esta cavidad está rodeada por una vaina externa de tejido conjuntivo o **periostio,** y otra interna de características similares o **endostio.** – **Metáfisis:** constituye la zona de separación entre epífisis y diáfisis. Está formada por tejido óseo esponjoso y una placa cartilaginosa (cartílago epifisario). Es donde se produce el crecimiento longitudinal de los huesos, debido a la proliferación de las células del cartílago epifisario y a su posterior osificación. Cuando las células de este cartílago dejan de multiplicarse y el cartílago se osifica por completo, termina el crecimiento de los huesos.	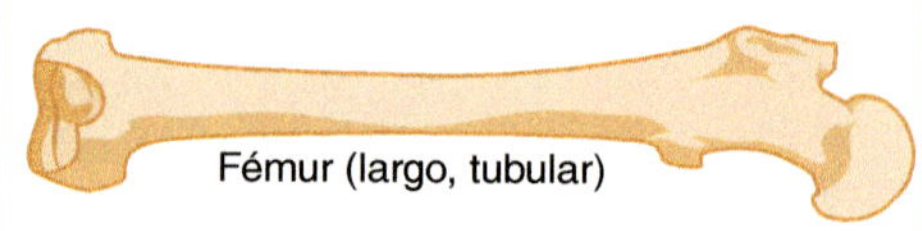 Partes de un hueso largo: 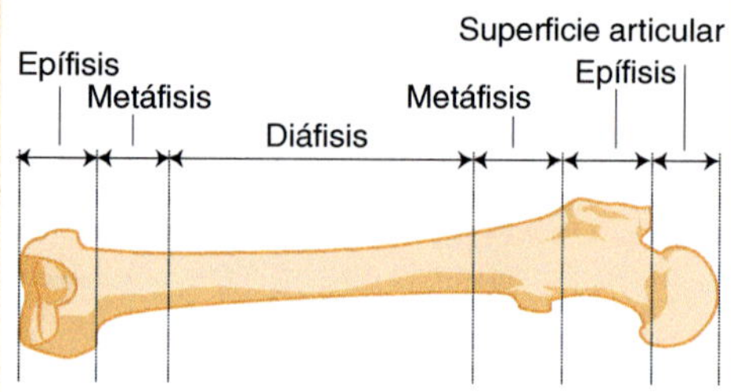
Huesos cortos	Son aquellos en los que no predomina ninguna de las tres dimensiones, por lo que presentan un aspecto cúbico. Están formados por tejido óseo esponjoso y médula ósea rodeada de tejido óseo compacto, cubierto por periostio, salvo en las superficies articulares. Se localizan principalmente en el carpo de la mano y el tarso del pie.	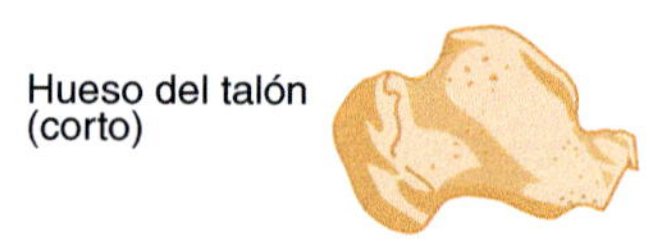
Huesos planos	Suelen ser delgados y de aspecto curvo. Están formados por dos capas de tejido óseo compacto, con tejido óseo esponjoso y la médula ósea en su interior. Se localizan en el cráneo y las costillas.	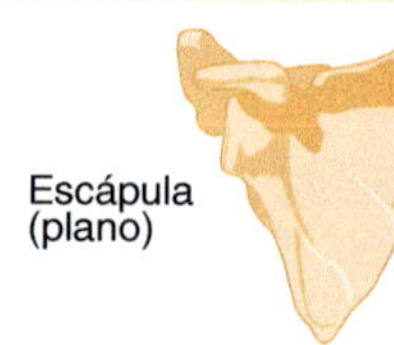
Huesos irregulares	Son aquellos que, por sus características morfológicas, no pueden incluirse en ninguno de los tipos anteriores. Están formados por tejido óseo esponjoso envuelto por una capa delgada de tejido compacto. Se localizan en el cráneo, las vértebras y el sacro.	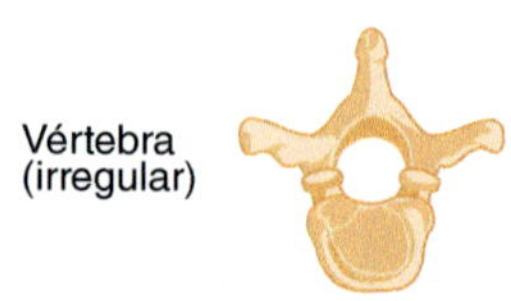

Tabla 4.1. *Clasificación de los huesos: largos, cortos, planos e irregulares.*

B. Componentes del esqueleto humano

Está constituido por el esqueleto axial y el esqueleto apendicular (véase la Figura 4.1).

Esqueleto axial

Forma el eje central del cuerpo y está constituido por los huesos de la cabeza y los huesos del tronco; en total suman 80 huesos.

Huesos de la cabeza: formada por 29 huesos.

- **Huesos hioides:** se localizan en el cuello, entre el maxilar inferior. Tiene forma de U.
- **Huesos del cráneo:** protegen el encéfalo, los ojos y los oídos. Son 8 huesos: un frontal, dos parietales, dos temporales, un occipital, un etmoides y un esfenoides.
- **Huesos de la cara** (se unen a los del cráneo para formar la cavidad craneal. Comprenden 14 huesos: dos nasales, dos maxilares superiores, dos palatinos, dos cigomáticos (malares), dos lacrimales, un vómer, dos cornetes inferiores y un maxilar inferior.
- **Huesos del oído:** se localizan en el oído medio y son 6 huesos: dos martillos, dos yunques y dos estribos.

Huesos del tronco: suman un total de 51 huesos.

- **Columna vertebral:** es una unidad flexible que sostiene el cráneo, sirve de fijación a las costillas, protege la médula espinal y permite la inserción de un gran número de músculos.
  Vista lateralmente presenta cuatro incurvaciones, dos convexas y dos cóncavas. Las de concavidad anterior o **cifosis** se localizan en las regiones dorsal (torácica) y sacra, mientras que las de concavidad posterior o **lordosis** se localizan en las regiones cervical y lumbar.
  Está compuesta por 33 huesos (24 vértebras, el sacro y el cóccix).
- **Huesos del tórax:** incluyen 12 costillas en cada lado y el esternón.
  - Las **costillas** se articulan posteriormente con las vértebras dorsales. Los siete primeros pares **(verdaderas)** se unen al esternón a través de cartílagos; los tres pares siguientes **(falsas)** se unen a través del cartílago de las séptimas costillas; los dos últimos pares **(flotantes)** no se unen al esternón.
  - El **esternón** se localiza en la parte anterior del tórax, tiene forma alargada y se compone de tres partes: manubrio o parte superior, cuerpo o parte intermedia y apéndices xifoides o parte inferior. A ambos lados presenta unas escotaduras laterales en las que se articulan las costillas.

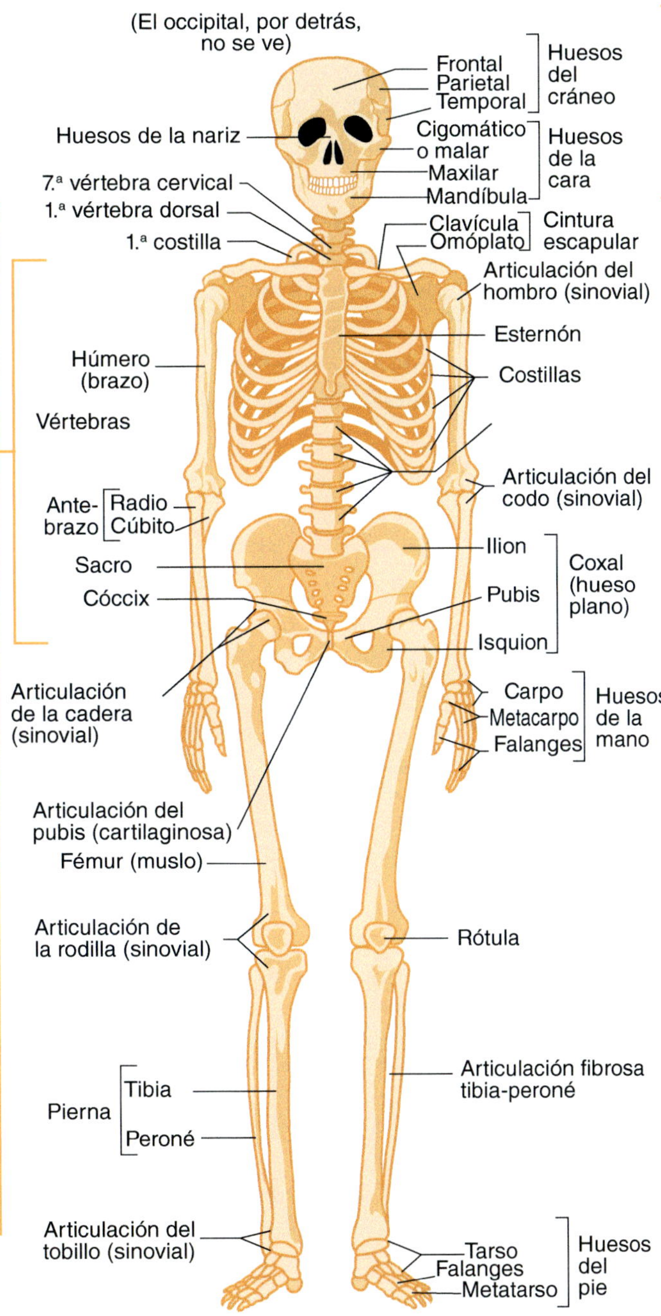

Fig. 4.1. *Vista anterior del esqueleto humano.*

¿Sabías que...?

El hueso es un tejido conjuntivo especializado formado por:

- **Diferentes tipos de células** (osteocitos, osteoblastos y osteoclastos).
- **Sustancia intercelular densa:** formada por fibras colágenas, sustancia fundamental (matriz orgánica) y cristales de calcio (matriz inorgánica).
- **Vasos sanguíneos** y **nervios.**

Importante

Estructura de una vértebra tipo

Aunque difieren unas de otras en su tamaño, todas presentan características muy similares en cuanto a su estructura. Constan de:

- Un **cuerpo** que soporta el peso de todo el organismo.
- Un **arco** o **eje neural,** que protege la médula espinal.
- Unas **apófisis:**
  - La espinosa: localizada en la línea media que se dirige hacia atrás.
  - Dos transversas: a ambos lados del cuerpo vertebral, que son la base de inserciones musculares.
  - Cuatro articulares: para su conexión (superior e inferior) con otras vértebras.

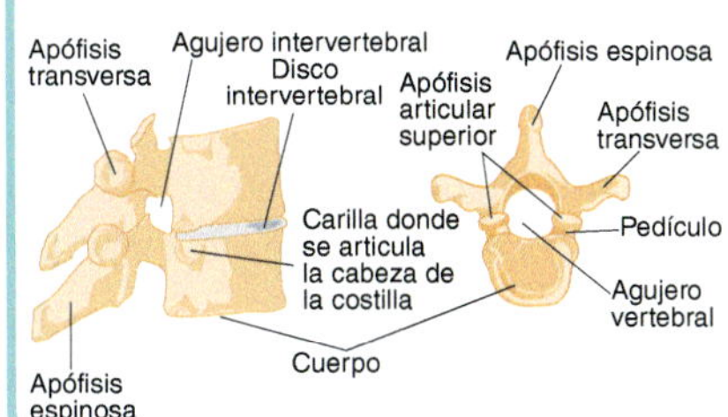

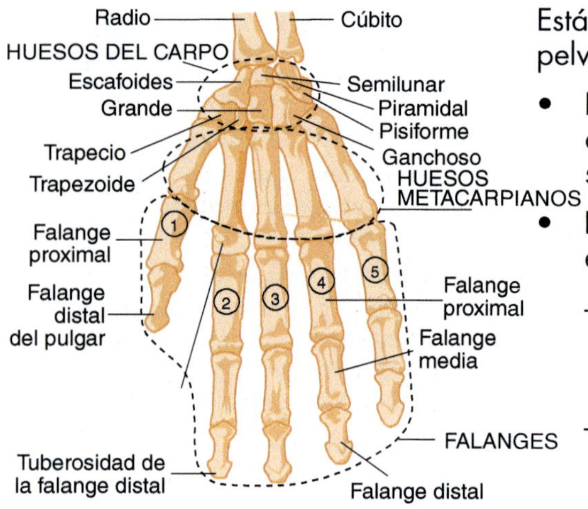

Fig. 4.2. *Huesos de la mano.*

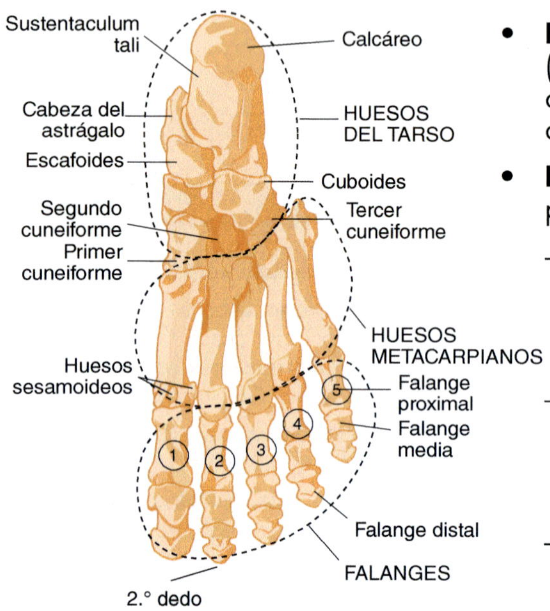

Fig. 4.3. *Huesos del pie.*

Esqueleto apendicular

Está constituido por los huesos de la cintura escapular, miembros superiores, cintura pelviana y miembros inferiores; todos ellos están unidos al esqueleto axial.

- **Huesos de la cintura escapular:** la cintura está formada por las **clavículas** en su parte anterior y las **escápulas** en su parte posterior. Estos huesos unen las extremidades superiores al esqueleto axial a través de la articulación del hombro.
- **Huesos de los miembros superiores:** son, de arriba hacia abajo, el húmero, el radio, el cúbito y los huesos de la mano (véanse las Figuras 4.2 y 4.3).
  - El **húmero,** o hueso del brazo, se articula con el omóplato en su parte proximal formando la articulación del hombro, y con el cúbito y el radio en su parte distal formando la articulación del codo.
  - El **cúbito** y el **radio** son los huesos del antebrazo. El cúbito es más largo y posición medial. El radio es más corto y lateral; ambos se articulan en su parte distal con los huesos del carpo y forman la articulación de la muñeca.
  - La **mano** está formada por: el **carpo,** compuesto por dos hileras de huesecillos (escafoides, semilunar, piramidal, pisiforme, grande, ganchoso, trapecio y trapezoide). El **metacarpo** está compuesto por cinco huesos largos (metacarpianos), que se articulan, en su parte distal, con los huesos de los dedos o **falanges** (hay tres en cada dedo, menos el pulgar que tiene dos) (véase la Figura 4.2).
- **Huesos de la cintura pelviana:** está formada por la articulación de los dos **coxales** (es la fusión de tres huesos: el ilion, el isquion y el pubis). En su parte posterior se articulan con el sacro, que se une por delante y forma la articulación de la sínfisis del pubis.
- **Huesos de los miembros inferiores:** son, de arriba hacia abajo, el fémur, la tibia, el peroné y los huesos del pie.
  - El **fémur** o hueso del muslo: es el más largo y pesado del cuerpo. Se articula en su parte proximal con el coxal, formando la articulación de la cadera, y en su parte distal con la tibia, formando la articulación de la rodilla, delante de la cual se localiza un pequeño hueso aplanado o **rótula.**
  - La **tibia** y el **peroné:** constituyen los huesos de la pierna. La tibia es el hueso más voluminoso, interno y superficial; el peroné es el más estrecho y externo. En su porción distal se articulan entre sí y con los huesos del tarso, formando la articulación del tobillo.
  - El **pie** está formado por: el **tarso,** compuesto por astrágalo, calcáneo (talón), escafoides, cuboides y tres cuñas que se articulan con los huesos del **metatarso.** Estos últimos se articulan, en su parte distal, con las **falanges,** disponiéndose como los del carpo y los de la mano respectivamente (véase la Figura 4.3).

1.2. Articulaciones

Constituyen la superficie de contacto entre dos huesos próximos. Los cartílagos son parte de la articulación. Tienen estructura y disposición diferentes y, con frecuencia, están especializadas en una función. Sin embargo, pueden presentar algunas características estructurales y funcionales comunes.

Actividades

1. Busca información en Internet sobre las características de las vértebras. Realiza una presentación sobre el tema.

2. Nombra cada uno de los huesos que forman el tórax, indicando dónde se articulan cada uno de ellos.

3. ¿Cuáles de los siguientes huesos forman parte del esqueleto axial?: yunque, fémur, tibia, costillas, esternón, semilunar, peroné, frontal, etmoides, escafoides, trapecio y temporal.

A. Clasificación

Las articulaciones pueden clasificarse según su estructura y su función en:

Fibrosas	Los huesos se mantienen unidos por tejido conjuntivo fibroso o cartilaginoso. Se subdividen en **suturas** (huesos del cráneo) y **sindesmosis** (tibio-peronea). No permiten casi **ningún tipo de movimiento.**
Cartilaginosas	Los huesos se unen por medio de cartílago hialino o fibroso. Se subdividen en: **Síncondrosis** (con cartílago hialino), por ejemplo, los discos epifisarios; se denominan *primarias* porque su unión es temporal. Al cesar el crecimiento, el cartílago es sustituido por hueso. **Sínfisis** (con fibrocartílago), por ejemplo, cuerpos vertebrales y sínfisis del pubis. Permiten ligeros movimientos. Se las denomina **anfiartrosis.**
Sinoviales	Conforman la mayoría de las articulaciones del cuerpo (rodilla, cadera, etc.). Son las más móviles, y se las denomina **diartrosis.** Permiten los siguientes movimientos: flexión, extensión, abducción, aducción, rotación y circunducción. Algunas además: supinación, pronación, inversión, eversión, protracción y retracción.

Tabla 4.2. *Clasificación de las articulaciones según su función y estructura.*

Importante

La **articulación sinovial** está constituida por:

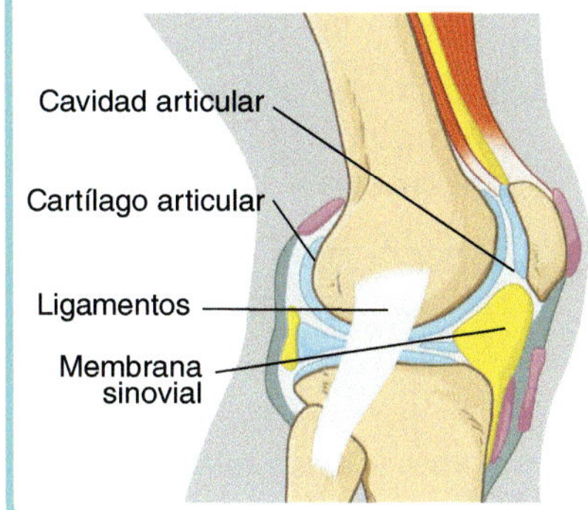

1.3. Músculos

La característica fundamental de los músculos es su **capacidad de contracción,** hecho que permite producir movimiento en todas las partes del cuerpo. El movimiento se efectúa por la acción de células especializadas que son la base de la constitución de las fibras musculares. Existen tres tipos de músculos: **liso, cardiaco** y **esquelético** o **estriado.**

Claves y consejos

Cuando el usuario domiciliario presenta **problemas de movilidad,** y el médico le prescribe la realización de algún tipo de actividad física, el TAPSD debe ayudarle para que realice dicha actividad correctamente, con el fin de que no se agrave su problema de movilidad.

Nos ocuparemos del estudio del músculo esquelético por ser el más abundante en el organismo.

A. Características del músculo esquelético o estriado

Este tipo de músculos cruzan una o varias articulaciones y, gracias a su capacidad para contraerse bajo control nervioso, pueden producir movimientos articulares.

Estructura

Los músculos esqueléticos (véase la Figura 4.4) presentan:

- **Fibras musculares:** formadas por **miofibrillas** envueltas en una capa conectiva o **endomisio.**
- **Haces** o **fascículos:** son fibras envueltas por una vaina conectiva o **perimisio.**

El conjunto de fascículos musculares constituye el músculo, que está envuelto por una capa externa o **epimisio** (aponeurosis muscular).

Los músculos se insertan, en cada uno de sus extremos, por medio de tendones o aponeurosis. La inserción proximal (origen) es fija y se localiza cerca de la línea media del cuerpo. La distal es móvil y es la inserción propiamente dicha. La parte central del músculo se denomina **vientre muscular.**

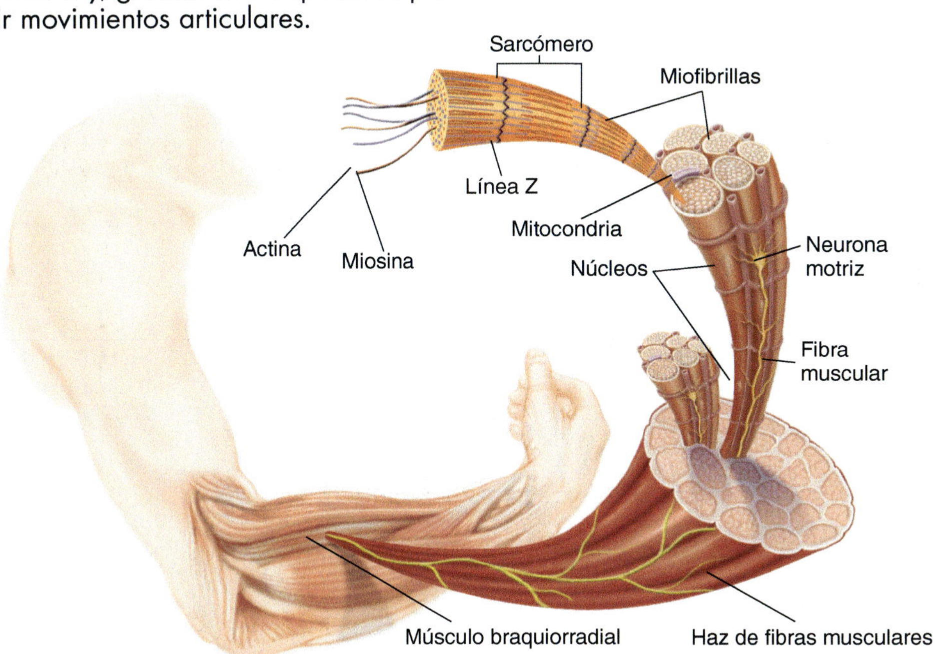

Fig. 4.4. *Estructura del músculo esquelético.*

Actividades

4. Describe las características anatómicas de los huesos largos.
5. Indica qué órganos están protegidos por los huesos del cráneo.
6. Especifica en qué se diferencian la cifosis y la lordosis.
7. Cita los huesos que componen los esqueletos axial y apendicular.
8. ¿Por qué puedes diferenciar las costillas falsas de las verdaderas?
9. Describe las diartrosis y las anfiartrosis. Utiliza Internet si es necesario.
10. Consulta el siguiente documento:

    www.todoenfermeria.es/inicio/apuntes/anatomia/contraccion_muscular.pdf.

    Busca más información en la red y realiza un trabajo sobre la contracción muscular para exponer en el aula.
11. Indica cuál es la función de los músculos fijadores y sinérgicos.

Clasificación

Los músculos pueden clasificarse teniendo en cuenta su **forma** (trapecio, romboides, cuadrado lumbar, redondo...), su **localización** (pectoral, braquial, intercostal, frontal...), su **tamaño** (mayor, menor, largo, corto...), la **orientación de sus fibras** (recto, transverso, oblicuo, angular...), su **posición relativa** (lateral, medial, interno, externo, superior...), su **función** (agonista, antagonista, fijador, sinérgico) y/o su **acción** (flexor, extensor, aductor, abductor).

Por su **acción** y por su **función,** los músculos pueden ser:

Acción	
Flexores: disminuyen el ángulo de una articulación (bíceps braquial).	**Rotadores:** hacen girar un hueso sobre su eje longitudinal (esternocleidomastoideo).
Extensores: aumentan el ángulo de una articulación (tríceps braquial).	**Supinadores** (supinador corto): rotan para que la palma de la mano mire hacia delante.
Elevadores: elevan una parte del cuerpo (elevador de la escápula).	**Pronadores** (pronador redondo): rotan para que la palma de la mano mire hacia atrás.
Depresores: descienden una parte del cuerpo (depresor del labio inferior).	**Inversores:** dirigen la planta del pie hacia dentro (tibial anterior).
Abductores (separadores): mueven un apéndice lejos de la línea media (deltoides).	**Eversores:** dirigen la planta del pie hacia fuera (peroneo anterior).
Aductores (aproximadores): mueven un apéndice hacia la línea media (aductor mediano).	
Función	
Agonistas: realizan un movimiento determinado (bíceps en la flexión del codo).	**Fijadores:** estabilizadores de articulaciones o partes del cuerpo para mantener la postura o posición mientras actúan los agonistas (abdominales).
Antagonistas: se oponen a un movimiento determinado realizado por los músculos agonistas (acción opuesta a los agonistas); (el tríceps en la flexión del codo).	**Sinérgicos:** controlan la posición de articulaciones intermedias para que los agonistas puedan ejercer su acción (el romboides en la flexión del hombro).

Tabla 4.3. *Clasificación de los músculos según su acción y función.*

Caso Práctico 1

Petra, una mujer de 79 años, sufre un accidente en su domicilio. Cuando el TAPSD acude en su ayuda, observa que presenta una deformidad en la pierna derecha, compatible con una posible fractura de cadera, que se manifiesta con un dolor muy intenso y que requiere de una intervención quirúrgica de la cadera.

a) ¿Qué huesos pueden estar afectados en la fractura?

b) Explica las características de estas articulaciones.

c) ¿Qué cuidados hay que aplicar a un usuario con este tipo de fractura?

Solución:

a) El coxal y el fémur.

b) Son articulaciones sinoviales, caracterizadas por su gran movilidad y por estar formadas por cartílago y cápsula articular o sinovial, membrana sinovial, cavidad articular y ligamentos.

c) Cuidar la piel, cambiar al usuario con frecuencia de posición (sin colocar sobre el lado quirúrgico), mantener la pierna en abducción, efectuar ejercicios siguiendo indicaciones (nunca en la pierna afectada), usar silla de ruedas para los desplazamientos sentando al usuario sobre su lado sano, etc.

2. Fisiopatología del SEM

El **sistema esquelético muscular (SEM)** realiza y cumple en conjunto una serie de actividades y funciones que inciden de forma directa en la estabilidad y en el mantenimiento fisiológico y funcional de todo el organismo. Estas funciones son:

Sostén	Constituye el armazón rígido del cuerpo en el que se insertan los demás tejidos y se apoyan los órganos blandos del organismo.
Protección	Protege los órganos vitales localizados dentro de sus cavidades (pulmones, corazón, encéfalo).
Movimiento	Los huesos y las articulaciones actúan como palancas cuando los músculos insertados en ellos se contraen, facilitando el desplazamiento (movimiento).
Hematopoyesis	La médula ósea produce las células sanguíneas (eritrocitos, leucocitos y plaquetas).
Reservorio	En los huesos se almacenan sales minerales como calcio, fósforo, magnesio y sodio.

Tabla 4.4. *Funciones del SEM.*

Toma nota

Durante la infancia y la adolescencia predominan los procesos de **osteogénesis** (crece en longitud a partir del cartílago de crecimiento situado en la **metáfisis**). En todas las demás etapas de la vida, los procesos de formación-destrucción del hueso están en continuo equilibrio, por lo que su longitud permanece constante.

2.1. Formación y reabsorción del hueso

El **proceso de formación (anabolismo) del hueso** u **osteogénesis** se produce de forma continua por la acción de los osteoblastos, localizados en la mayor parte de la superficie de los huesos y en muchas de sus cavidades.

Cuando los osteoblastos maduran y se desarrollan, se transforman en **osteocitos,** que son los encargados de mantener el tejido óseo.

Simultáneamente, se producen mecanismos de destrucción (catabolismo) del hueso por la acción de los **osteoclastos,** localizados en las cavidades de los huesos.

Trato con el usuario

El TAPSD debe informar a las usuarias que tengan la menopausia sobre la importancia y la necesidad de visitar al médico, como medida de prevención de una posible **osteoporosis** (véase la Tabla 4.6).

2.2. Metabolismo del calcio y del fósforo

En la regulación del equilibrio óseo intervienen, además de las células óseas, glándulas como la hipófisis, la tiroides y las paratiroides (secretando hormonas), la vitamina D, el aparato digestivo y el riñón (véase la Tabla 4.5).

Parathormona	Estimula en el organismo la destrucción ósea, por la acción conjunta de osteocitos y osteoclastos, aumentando la reabsorción del calcio. Su secreción se estimula al disminuir la concentración de calcio en la sangre.
Tiroides	Actúa liberando la hormona **tirocalcitonina,** que produce en el organismo una inhibición de la reabsorción ósea. Su acción disminuye el calcio plasmático y aumenta el fosfato; es decir, se comporta como un antagonista de la parathormona. La secreción se estimula al aumentar la concentración del calcio en la sangre.
Vitamina D	Actúa aumentando la reabsorción del calcio en el intestino delgado, asegurando de esta manera su digestión. También, y de forma secundaria, facilita la reabsorción del fosfato. Su misión es facilitar el proceso de mineralización ósea.

Tabla 4.5. *Regulación del metabolismo del Ca^{++}/P^{++}.*

Practica

12. Define el concepto de hematopoyesis y de osteogénesis.

13. ¿Cómo actúa la tirocalcitonina en relación con el metabolismo del calcio?

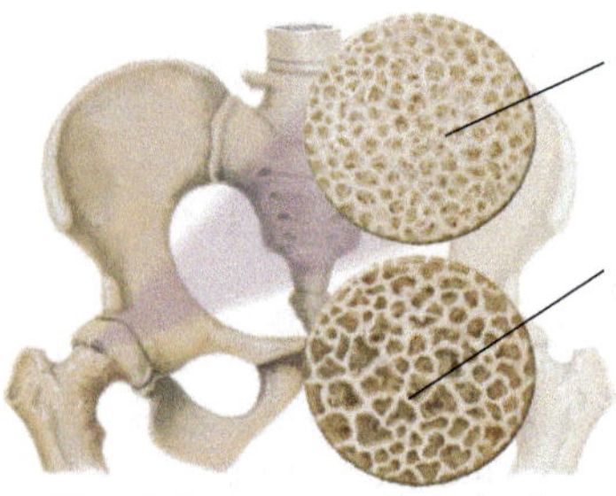

Fig. 4.5. *Hueso normal y hueso con osteoporosis.*

2.3. Patología más frecuente

Huesos
Osteoporosis: se produce por un desequilibrio entre la destrucción y la formación del hueso. Es la enfermedad en la que disminuye la mineralización del hueso, con una reducción de la masa ósea, y que conlleva fragilidad y riesgo de fracturas. Puede ser de origen primario (causa desconocida) o secundario (enfermedades metabólicas). Cursa con dolores difusos o circunscritos en la espalda, deformaciones de la columna vertebral (cifosis) y fracturas en vértebras, cúbito, radio, fémur y pelvis, por lo que tiene un carácter invalidante.
Osteomalacia: es una enfermedad generalizada que se caracteriza por la disminución de la cantidad de calcio en los huesos, pero que conservan su masa esquelética normal. Se produce en la edad adulta por un déficit de la vitamina D (raquitismo de la edad adulta). En los niños su carencia produce el raquitismo. Cursa con dolores en miembros y espalda y sensación de fatiga, que puede llegar a provocar dificultades en la marcha y deformaciones de la columna vertebral, el tórax, la pelvis y los pies.
Articulaciones
Artritis: es la inflamación de las articulaciones. Puede ser de carácter agudo, que cursa con gran intensidad y corta duración, o de carácter crónico, que cursa con intensidad moderada pero que se prolonga en el tiempo (larga duración). Cursa con dolor articular (que no desaparece con el reposo y aumenta con el movimiento), tumefacción, aumento del volumen de la articulación, hipertermia, enrojecimiento. Produce **impotencia funcional** de las articulaciones afectadas. Otras artritis: gota o artritis uricémica, reumatoide del adulto y espondiloartritis anquilopoyética.
Artrosis: es una **enfermedad degenerativa** no inflamatoria, que produce un pinzamiento del cartílago hialino, remodelación ósea y sinovitis secundaria, debido a la degeneración de dicho cartílago y a la alteración del hueso subcondral. Aparece, principalmente, en mujeres mayores de 45 años. Cursa con dolor de carácter mecánico, rigidez articular que dura pocos minutos, aumento de sensibilidad a la presión, ligera hinchazón y ligero aumento de la temperatura.
Hernia de disco: es la protrusión del núcleo gelatinoso o del anillo fibroso del disco intervertebral, que puede llegar a comprimir raíces nerviosas. Cursa con dolor localizado en la zona de la inervación que se extiende a lo largo de todo el trayecto del nervio afectado, parestesia, entumecimiento y alteración de la movilidad y de la sensibilidad. Generalmente los dolores se alivian con reposo y la toma de antiinflamatorios.
Músculos
Distrofias: se caracterizan por una atrofia progresiva de los músculos sin que exista lesión aparente de la médula espinal. Generalmente son de carácter hereditario y progresivo. Cursan con debilidad muscular que impide a estos músculos la realización correcta de los movimientos de contracción y relajación, generando la incapacidad completa. Otras **miopatías:** miopatías metabólicas y miastenia grave.

Tabla 4.6. *Patología más frecuente de huesos, articulaciones y músculos.*

Actividades

14. Indica si hay diferencias entre el raquitismo y la osteomalacia.

15. Define el concepto de distrofia y señala cuáles son sus síntomas.

16. ¿La inflamación es un signo de la artrosis o de la artritis?

17. Busca información en Internet sobre otras patologías, tales como la hernia discal, las luxaciones y los esguinces. Realiza un trabajo en grupo sobre el tema y exponlo posteriormente.

Caso Práctico 2

Antonia, una mujer de 75 años, padece una artrosis que afecta a las articulaciones de sus manos, dando lugar a una impotencia funcional.

a) ¿Cuál debe ser la actitud del técnico sanitario?

b) ¿Qué características patológicas presentan estas articulaciones?

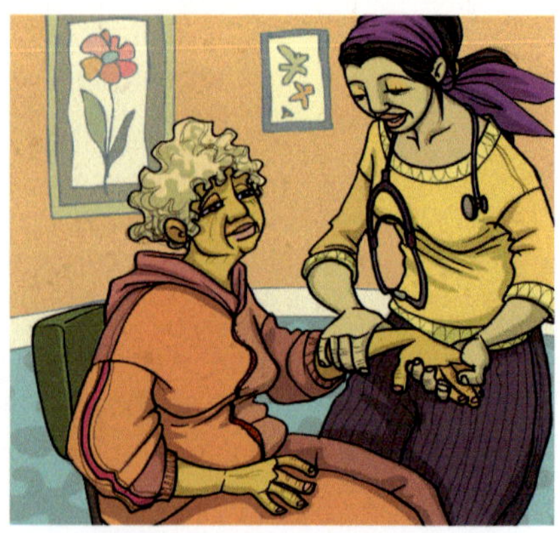

Solución:

a) Siempre ha de ser de amabilidad y respeto, teniendo en cuenta la personalidad del usuario. A nivel profesional colaborará en las actividades de movilización de articulaciones, si fuese necesario.

b) Dolor, rigidez, deformidad, disminución de la sensibilidad y de la movilización y aumento de la temperatura.

3. Mecánica corporal y arcos de movimiento

Existen numerosas definiciones de **biomecánica,** pero la más aceptada es la planteada por Hay en 1973, como hizo Miralles (2006), que dice:

«Es la ciencia que estudia las fuerzas interna y externa, y cómo estas inciden sobre el cuerpo humano.»

La **anatomía** describe las estructuras del organismo, pero siempre en situación de reposo y en un momento dado. La **biomecánica** nos permite entender la forma de actuar de las fuerzas externas e internas sobre las estructuras anatómicas.

El estudio de estas relaciones, entre la estructura (anatomía) y la función (fisiología), en la biomecánica, viene mediado por unos principios básicos. Estos son:

- **Principio de economía de esfuerzos y de materiales.** Las estructuras óseas están diseñadas para gastar la mínima energía y realizar la función.
- **Principio de movimientos integrados.** Las funciones corporales no se pueden estudiar de manera aislada, sin embargo, sus movimientos sí.
- **Principio de compensación.** Un segmento corporal compensa las deficiencias de otro segmento vecino.
- **Principio del equilibrio.** Normalmente existe un equilibrio estructural estático-dinámico, que si no se consigue hace que se alteren las funciones.
- **Principio de la mecánica pasiva.** Se ahorra energía utilizando los elementos pasivos de sustentación (doblar las rodillas, hiperlordosis lumbar…).

Todo ello nos lleva además a resaltar la importancia de conocer los arcos de movimiento articulares y las normas fundamentales de la mecánica corporal. El técnico sociosanitario, en su actividad profesional, debe conocer y aplicar una serie de normas fundamentales de mecánica corporal, con el fin de evitar la aparición de lesiones que afecten al sistema esquelético-muscular cuando tenga que realizar actividades en las que sea necesario movilizar a personas u objetos.

Importante

Los **planos de referencia** son aquellos planos de sección corporal imaginarios que se describen partiendo del cuerpo colocado en la posición anatómica estándar, y que sirven como esquema de referencia para localizar y describir estructuras del organismo.

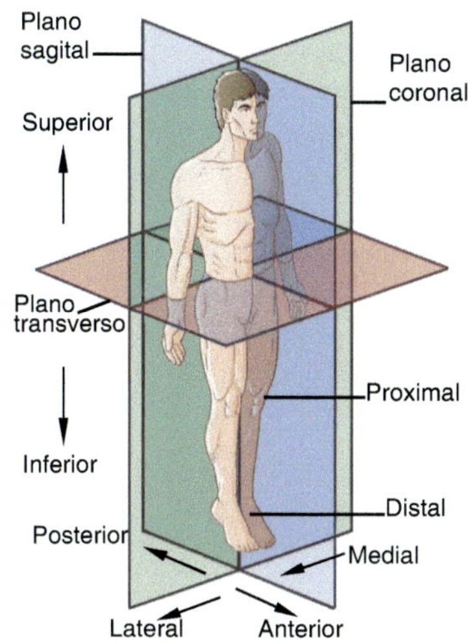

Los **accidentes laborales** y las **enfermedades profesionales** que afectan a la espalda y otras estructuras del sistema esquelético-muscular son muy frecuentes en el personal sanitario. Esto es debido a sobreesfuerzos y la adopción de malas posturas corporales.

Los factores laborales más frecuentes que desencadenan este tipo de lesiones son la necesidad de realizar inclinaciones y torsiones de la columna vertebral con gran frecuencia; levantar, empujar y desplazar objetos; realizar movilizaciones, levantamientos y desplazamientos de personas con limitaciones físicas, etc.

Como medida de prevención, es fundamental adquirir buenos hábitos corporales de postura y de movimiento, que serán habilidades profesionales básicas en la ejecución de un gran número de procedimientos.

3.1. Mecánica corporal

La mecánica corporal es la parte de la **ergonomía** que comprende las normas fundamentales que se aplican al realizar la movilización o transporte de un peso, para utilizar de forma eficaz el sistema musculoesquelético y evitar la fatiga y la aparición de lesiones, resultando una excelente y eficaz medida de prevención de las mismas.

Trato con el usuario

El TAPSD debe explicar adecuadamente a los usuarios las **normas de la mecánica corporal,** como medida de prevención de posibles lesiones al realizar actividades que lleven asociadas posturas forzadas o sobrecarga.

A. Normas fundamentales

- **Adaptar** el **área** en que se va a realizar la actividad laboral, retirando los objetos que la entorpezcan (frenos, barandillas, cojines, etc.) y colocar la silla, la silla de ruedas y/o la cama en la posición adecuada antes de iniciar cualquier maniobra.
- Explicar siempre el **procedimiento** que se va a llevar a cabo a la persona o usuario dependiente.
- Aumentar la **estabilidad corporal,** ampliando la base de sustentación (separando los pies y/o adelantando uno respecto del otro) y descender el centro de gravedad (flexionando las piernas) (véase la Figura 4.6 a).
- Cuando la realización de la tarea supone algún riesgo para el usuario o para el técnico, hay que solicitar la **ayuda** de otro **profesional** (o familiar). Utilizar algún instrumento auxiliar (grúa o elevador).
- Al levantar un **objeto pesado** del suelo, no hay que doblar la cintura, sino **flexionar** las **piernas** y elevar el cuerpo, manteniendo recta la espalda. De esta forma, en el levantamiento intervienen los músculos de las piernas y no los de la espalda (véase la Figura 4.6 b).
- Contraer los **músculos abdominales** y **glúteos** estabilizando la pelvis (véase la Figura 4.6 c).
- Sujetar o trasladar un objeto manteniéndolo próximo al cuerpo para acercar los centros de gravedad.
- Tener en cuenta que **deslizar** o **empujar** requiere menos esfuerzo que levantar. La fricción puede reducirse procurando que la superficie esté lo más lisa posible.
- No olvidar que **girar el tronco** dificulta la movilización y aumenta, por lo tanto, el esfuerzo que hay que realizar. Por eso, el cuerpo debe mantener un alineamiento adecuado mientras hace un esfuerzo.

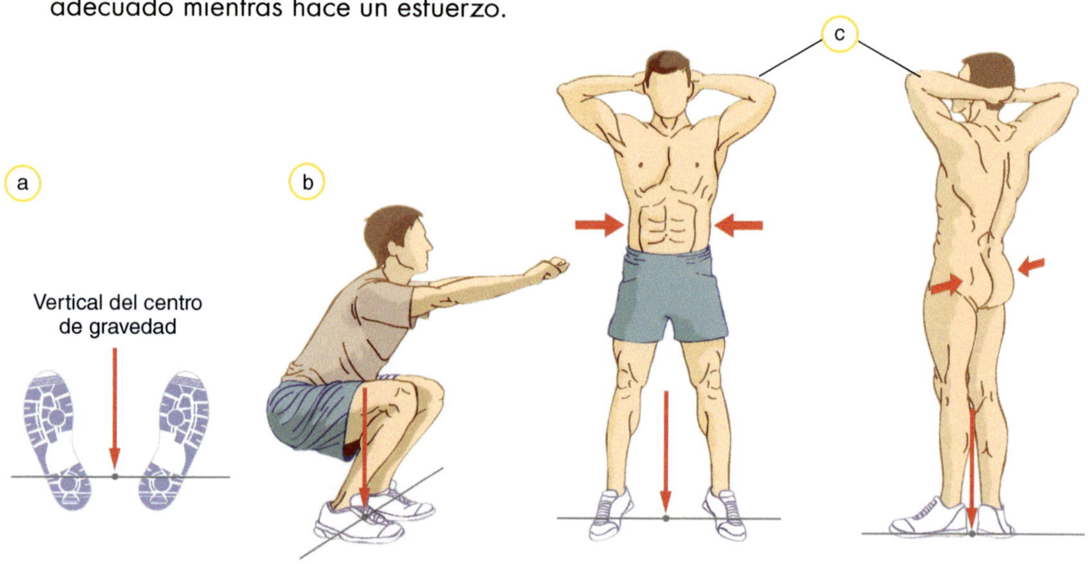

Fig. 4.6. *Aspectos básicos de la mecánica corporal:* a) *ampliar la base de sustentación;* b) *flexionar piernas;* c) *contraer músculos abdominales y glúteos.*

Claves y consejos

La **posición anatómica estándar** es aquella en la que el individuo está de pie con el cuerpo erguido, los pies paralelos y juntos, la cabeza y los ojos dirigidos al frente y los brazos extendidos a ambos lados del cuerpo, con las palmas de las manos dirigidas hacia delante (supinación).

Todos los términos de dirección y posición de las estructuras y regiones del cuerpo toman como referencia esta posición.

Es importante que el TAPSD la conozca y se la enseñe al usuario, pues, entre otras cosas, es la que se debe adoptar en la realización de radiografías de tórax.

Toma nota

El **centro de gravedad** del cuerpo (punto en que se considera concentrado el peso del mismo) se admite que está a nivel de la segunda vértebra sacra en posición anatómica; aunque puede variar según la constitución anatómica de la persona.

Actividades

18. Define el concepto de biomecánica.

19. Especifica dónde está localizado el centro de gravedad en el cuerpo humano.

20. ¿Qué entiendes por arcos de movimiento?

Practica

21. Realiza de forma práctica la recogida y traslado de algún objeto pesado, teniendo en cuenta las normas de la mecánica corporal.

22. Observa con detenimiento la Figura 4.7 y realiza con la ayuda de un compañero cada uno de los movimientos de las articulaciones (movilizaciones articulares pasivas).

3.2. Arcos de movimiento

Se entiende por **arco de movimiento** el grado de movilidad o la amplitud de movimiento de una articulación. Varía de unas personas a otras, dependiendo de sus características anatómicas y fisiológicas, así como de la presencia de patología asociada a la articulación, que puede modificar su capacidad de movilidad. En la Figura 4.7 se ilustran los arcos de movimiento de las articulaciones más importantes.

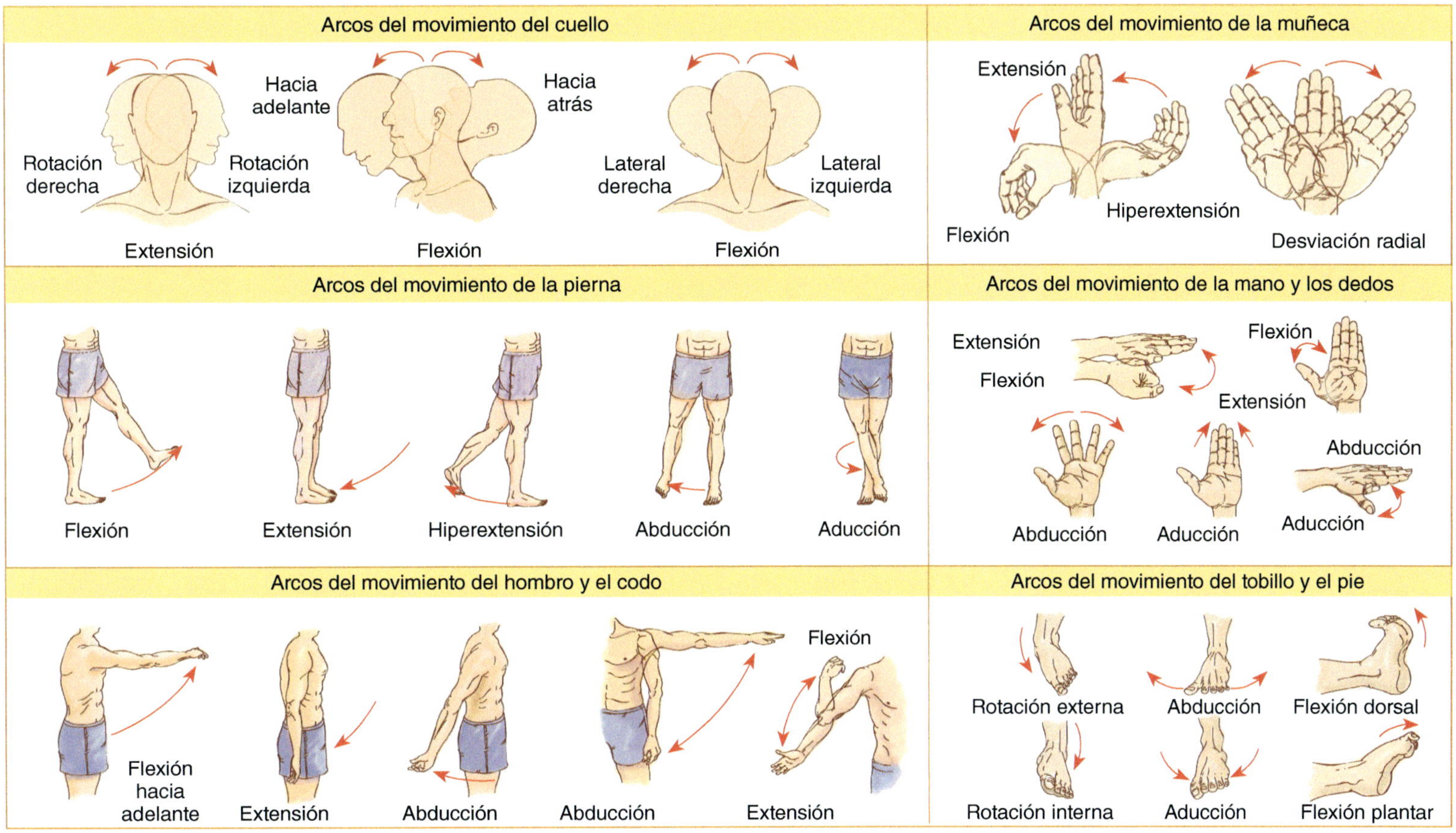

Fig. 4.7. *Arcos normales de movimiento.*

Caso Práctico 3

Carlos, de 43 años, presenta una distrofia muscular de carácter invalidante que le impide caminar con normalidad, siendo necesario que utilice la ayuda de un andador.

a) ¿Qué normas de la mecánica corporal hay que explicarle para facilitar su desplazamiento?

b) ¿Es necesario aconsejarle que haga ejercicios de movilidad articular?

Solución:

a) Es fundamental que separe sus pies para aumentar la estabilidad de su cuerpo y que intente relajar los músculos de las piernas; para asegurarse, el técnico le ayudará en su desplazamiento hasta que pueda realizarlo solo.

b) Sí, es necesario. Con la ayuda del técnico aprenderá a mover las articulaciones que estén más afectadas para mantener mejor movilidad y flexibilidad articular.

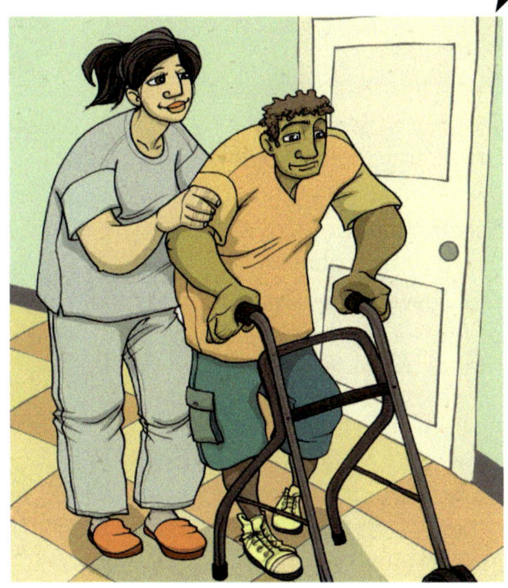

4. Promoción de la salud y autocuidados

Trato con el usuario

No olvides que el TAPSD, en el desempeño de sus funciones profesionales, debe atender a los usuarios con el **máximo respeto** y **comprensión,** de forma personal e individualizada.

Además, debe estimularlo a que participe en todos los procedimientos de su **autocuidado,** para conseguir que mantenga el mayor grado de independencia y de autonomía que sea posible, teniendo en cuenta su grado de movilidad.

El TAPSD debe actuar como agente sanitario activo en la transmisión de consejos y recomendaciones para la promoción de la salud y para la aplicación y/o adaptación de protocolos de autocuidados en los usuarios.

4.1. Consejos de promoción de la salud

- La realización de **actividad física** controlada y moderada, en función del estado del usuario, entre otras cosas, ayuda a mantener la movilidad articular y posición corporal, frena la descalcificación de los huesos, hace más eficaz el funcionamiento del sistema cardiocirculatorio y respiratorio, previene la obesidad, refuerza la actividad intelectual (mayor oxigenación cerebral), contribuye al equilibrio psicoafectivo y frena la atrofia muscular.
- La aplicación local de **calor,** para relajar los músculos y disminuir el dolor osteomuscular. También puede aplicarse frío en caso de quemaduras, artritis aguda, etc.
- El uso de **calzado** amplio, bajo, blando y acolchado evita los riesgos de caídas y de accidentes domésticos y la aparición de lesiones osteoarticulares en los miembros inferiores.
- La exposición moderada al sol y la ingesta de una dieta equilibrada favorece la asimilación de calcio en los huesos y previene la aparición de posibles osteoporosis.

4.2. Autocuidados

- No realizar actividad física **inmediatamente después** de la ingesta de alimentos, para no sobrecargar el organismo.
- **Calentar** y **relajar** de **tres** a **cinco minutos** antes y después de realizar actividad física. Es aconsejable efectuar ejercicio durante treinta minutos, tres veces por semana (natación, caminar, bailar), usando ropa y calzado adecuado.
- Ingerir suficientes líquidos y mantener una dieta equilibrada, rica en productos lácteos.
- Usar ayudas y **apoyos especiales** (bastones, barandillas, asideros, suelos antideslizantes), mantener el orden de las cosas y una buena iluminación para minimizar la posibilidad de sufrir accidentes traumáticos.
- Realizar **ejercicios manuales** con pelotas blandas de diferentes tamaños.
- Utilizar **mantas térmicas,** baños de parafina, bolsa de agua, etc., para la relajación de los músculos.

Claves y consejos

Normas para el cuidado de un **usuario** con **escayola:**

- Cubrir los **bordes del yeso** con esparadrapo o con gasa y esparadrapo.
- Mantener siempre el yeso seco, para evitar que se deforme.
- **Evitar** introducir **objetos** para paliar el prurito.
- **Elevar** la **zona escayolada** para evitar la inflamación.
- **Observar** si aparecen los siguientes signos y, si es así, **avisar al personal** sanitario correspondiente: dolor, hinchazón, palidez de la piel, cianosis, olor, incapacidad para mover los dedos, entumecimiento, cambios de temperatura, escalofríos, etc.

Caso Práctico 4

Esther, usuaria de un centro de día donde trabajas como TAPSD, presenta una artritis reumatoidea de carácter crónico que le afecta a ambas manos y que limita su movilidad como consecuencia de la tumefacción articular.

a) ¿Qué tipo de ejercicio y actividad de autocuidados le aconsejarías?

b) ¿Crees que puede aplicarse calor para aliviar la sintomatología de esta enfermedad?

Solución:

a) Debes aconsejar a la usuaria la utilización de pelotas blandas de diferentes tamaños para realizar ejercicios manuales que ayuden y estimulen la movilidad articular.

b) No, no debe aplicarse calor, debido al edema, la inflamación y a la hipertermia que presentan las articulaciones.

Síntesis

- **Huesos**
  - Esquelo axial
    - Cabeza: • Cráneo y cara
    - Tronco: • Columna vertebral • Tórax: costillas y esternón
  - Esqueleto apendicular
    - Cintura escapular: • Escápula y clavícula
    - Miembros superiores: • Húmero, radio y cúbito • Huesos de las manos
    - Cintura pelviana: • Coxal
    - Miembros inferiores: • Fémur, tibia y peroné • Huesos del pie

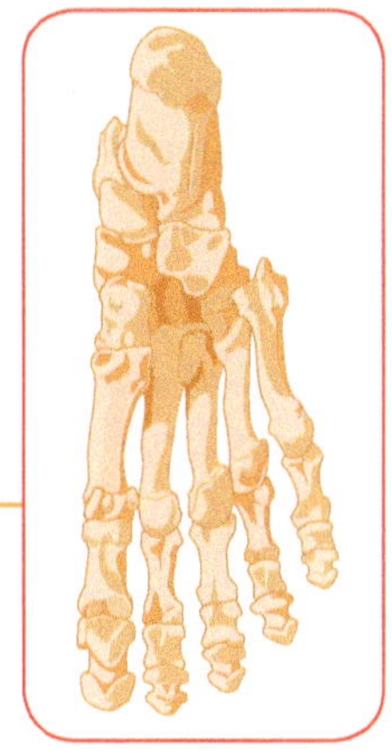

- **Articulaciones**
  - Función: • Sinartrosis, anfiartrosis y diartrosis (arcos de movimiento)
  - Estructura: • Fibrosas, cartilaginosas y sinoviales
- **Músculos**
  - Función: • Agonistas / Antagonistas • Fijadores / Sinérgicos
  - Acción: • Flexores / Extensores • Abductores / Aductores
- **Procesos fisiológicos**
  - Funciones: • Sostén, protección, movimiento, hematopoyesis y reservorio
  - Formacion/reabsorción hueso: • Metabolismo del calcio
- **Patología**
  - Huesos: • Osteoporosis, osteomalacia/raquitismo
  - Articulaciones: • Artritis, artrosis, hernia…
  - Músculos: • Distrofias, miopatías…

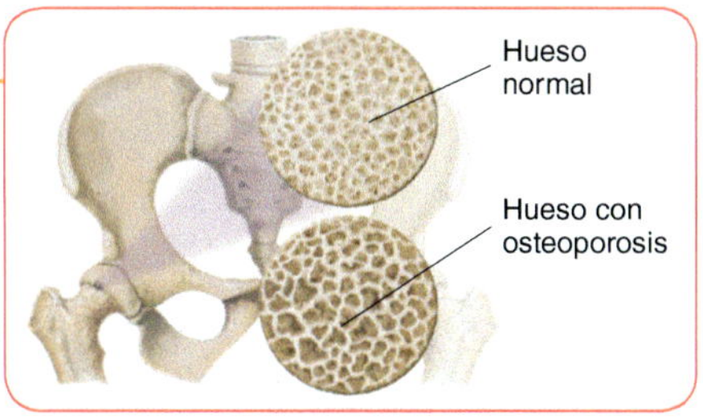

- **Biomecánica**
  - Mecánica corporal: • Normas fundamentales: movilización/traslado
  - Arcos de movimiento: • Movimientos de las articulaciones
- **Promoción de la salud y autocuidado**
  - Educación sanitaria y prevención

NOTA: *Todas las actividades de esta página deben hacerse en un cuaderno aparte.*

Comprueba tu aprendizaje

Describir, desde un punto de vista anatómico, cada uno de los elementos que componen el sistema esquelético muscular para comprender los objetivos de la biomecánica.

1. Sobre una lámina muda del esqueleto, identifica cada uno de los huesos más importantes del cuerpo humano.
2. Indica qué elementos forman parte del hueso, teniendo en cuenta que es un tejido conjuntivo especializado.
3. Elabora un esquema de los huesos que componen el esqueleto axial y apendicular.
4. Indica cuáles son las partes de la estructura de una vértebra.
5. ¿Con qué huesos se articulan, a su vez, los huesos del metacarpo y los del metatarso?
6. Realiza un esquema de la clasificación de las articulaciones, según su estructura y su función.
7. Indica qué elementos forman parte de la estructura anatómica de una articulación sinovial.
8. Describe la estructura anatómica del músculo esquelético.
9. Cita los huesos que forman parte de la cara.
10. Explica cuál es la diferencia entre la sincondrosis y la sínfisis.
11. ¿Qué tipo de acción realizan los músculos abductores y aductores?
12. Cita los factores que pueden tenerse en cuenta para clasificar los músculos.

Explicar los procesos fisiopatológicos en los que intervienen los huesos, las articulaciones y los músculos.

13. Indica cuáles son las funciones más importantes del sistema esquelético-muscular.
14. Realiza un esquema del proceso de regulación del metabolismo del calcio.
15. Explica en qué se diferencian los siguientes tipos de células óseas: osteocitos, osteoblastos y osteoclastos.
16. Explica el proceso de formación y reabsorción del hueso.
17. Si una persona padece una artritis, ¿qué signos y síntomas va a presentar? ¿Qué consecuencias relacionadas con la movilidad pueden desencadenar?
18. Especifica qué elementos, órganos, glándulas, etc., intervienen en la regulación del equilibrio óseo.
19. ¿Qué es la osteoporosis? ¿Puede ser invalidante para el usuario? Razona la respuesta.
20. Explica de forma razonada el tipo de limitación que puede llegar a presentar una persona con un cuadro de distrofia de un periodo largo de evolución.
21. Indica dentro de qué tipo de enfermedades se incluye la gota.
22. ¿Cómo actúa la vitamina D en el proceso de metabolización del calcio y del fósforo?
23. Indica si la degeneración articular es específica de la artritis o de la artrosis.

Realizar los movimientos de las articulaciones corporales (arcos de movimiento) y explicar las normas de la mecánica corporal y su función preventiva.

24. En biomecánica, ¿qué significado tienen los principios de economía de esfuerzos y de materiales, de compensación y de equilibrio?
25. ¿En qué posición debe estar el cuerpo para la descripción de los planos de referencia?
26. Indica cuáles son los arcos de movimientos del cuello, el hombro, el codo, la mano y los dedos. Realiza un esquema que refleje los movimientos que tienen en común.
27. Describe cómo deben estar la cabeza, los brazos y las piernas en la denominada «posición estándar».
28. ¿Qué movimientos pueden estar afectados en una persona con una artrosis de rodilla?
29. Cita cuatro normas fundamentales de la mecánica corporal que sirvan como medida de prevención de posibles lesiones de la columna vertebral.
30. ¿Es cierto que cuanto más largo es el brazo de palanca, menos peso puede levantarse? ¿En qué fundamento se basa esta afirmación?

Explicar al usuario las principales normas de prevención y de autocuidados para la promoción de la salud.

31. Indica cuáles son los beneficios que se derivan de la realización de actividades físicas.
32. Cita cuatro ejemplos de diferentes apoyos que ayuden al usuario en su movilización.

NOTA: *Todas las actividades de esta página deben hacerse en un cuaderno aparte.*

Test de repaso

1. No es cierto que los huesos largos estén constituidos por:
a) Epífisis y metáfisis.
b) Metáfisis y diáfisis.
c) Epífisis y sínfisis.

2. ¿Cuál de las siguientes afirmaciones es cierta?
a) La osteoporosis se conoce como raquitismo.
b) El raquitismo de la edad adulta es la osteomalacia.
c) La osteomalacia se caracteriza por el aumento de calcio en los huesos.

3. El grado de movilidad que permite una articulación se conoce como:
a) Arco de movimiento.
b) Mecánica corporal.
c) Movilización pasiva.

4. ¿Cuál de estos huesos no forma parte del cráneo?
a) El vómer.
b) El frontal.
c) El etmoides.

5. Es una degeneración articular no inflamatoria:
a) La artrosis.
b) La gota.
c) La artritis.
d) La hernia de disco.

6. Indica qué huesos forman parte del esqueleto apendicular:
a) Esternón, costillas y vértebras.
b) Huesos del oído y vértebras.
c) Húmero, cúbito y fémur.

7. Las articulaciones sinoviales se denominan:
a) Suturas.
b) Diartrosis.
c) Sincondrosis.

8. ¿Cuál de estas patologías presenta una atrofia progresiva de los músculos?
a) Miopatías.
b) Distrofias.
c) Miastenia grave.

9. Es cierto que para recoger un objeto pesado del suelo hay que:
a) Doblar la cintura y relajar el abdomen.
b) Relajar la pelvis y doblar la cintura.
c) Flexionar las piernas y no doblar la cintura.

10. ¿Cuál de las siguientes células no forma parte de los huesos?
a) Los osteoblastos.
b) Los osteolitos.
c) Los osteocitos.

11. ¿Qué elemento no forma parte de la articulación sinovial?
a) La cápsula articular.
b) La membrana sinovial o cavidad articular.
c) La membrana cartilaginosa.

12. En relación con la mecánica corporal, es cierto que:
a) Al levantar un objeto pesado no hay que flexionar las piernas.
b) El proceso de levantar requiere más esfuerzo que deslizar o empujar.
c) Al levantar un objeto hay que mantenerlo lejos del cuerpo para acercar los centros de gravedad.

13. Indica cuál de estos huesos no forma parte de la cara:
a) El hioides.
b) El vómer.
c) Los cigomáticos.

14. ¿Cuál de estas afirmaciones no es cierta?
a) Cuando aumenta la concentración del calcio en sangre se estimula la secreción de la parathormona.
b) Los osteoblastos son los encargados de la destrucción del hueso.
c) La vitamina D aumenta la reabsorción del calcio en el intestino delgado.

15. No es cierto que la actividad física favorezca:
a) El mantenimiento de los niveles de calcio en sangre.
b) La aparición de la obesidad.
c) El funcionamiento del sistema cardiocirculatorio y respiratorio.

Solución: 1 *c)*; 2 *b)*; 3 *a)*; 4 *a)*; 5 *a)*; 6 *c)*; 7 *b)*; 8 *b)*; 9 *c)*; 10 *b)*; 11 *c)*; 12 *c)*; 13 *b)*; 14 *a)*; 15 *c)*.

Práctica final

Tomás tiene 35 años de edad, y hace diez años le diagnosticaron una espondiloartritis anquilopoyética de carácter invalidante.

En la actualidad utiliza siempre muletas o silla de ruedas para sus desplazamientos, por lo que solicita la ayuda domiciliaria de un TAPSD.

Lectura y tareas

1. Lee con detenimiento los contenidos de la unidad en relación con los puntos que se especifican y elabora una presentación en Power Point que incluya:

- Descripción anatómica de los huesos.
- Características, funciones y arcos de movimiento de las articulaciones.
- Normas básicas de la biomecánica y de la mecánica corporal.

Investigación y debate

2. En grupos y con la ayuda del profesor/ra y utilizando Internet o libros especializados, busca información para realizar un pequeño trabajo, que debes exponer en el aula, en relación con:

- Definición, signos y síntomas de la espondiloartritis.
- Articulaciones que pueden estar afectadas.
- Evolución de la enfermedad y limitaciones que puede producir en el usuario.

3. Realiza un debate en clase sobre los cuidados de los usuarios que padecen artrosis. Busca información en Internet sobre el tema.

4. Busca algún vídeo interesante sobre la repercusión que tienen la hernias lumbares en la movilidad de la columna vertebral y la importancia del ejercicio físico en su prevención.

Observación e identificación

5. Teniendo en cuenta los datos clínicos obtenidos en el proceso de investigación y utilizando un esqueleto anatómico:

- Observa e identifica cada uno de los huesos que forman parte de las articulaciones afectadas y describe sus características anatómicas.
- Indica si estos huesos pertenecen al esqueleto axial o apendicular.
- Especifica qué movimientos pueden estar limitados en estas articulaciones y realízalos sobre el esqueleto.

Juego de roles

6. Partiendo del caso clínico, recrea la situación en la que intervengan tres alumnos: uno asumiendo el rol del usuario, y los otros dos el de técnicos que han de ayudar al usuario a levantarse de la cama y a caminar con muletas.

- Ten en cuenta la actitud que debe adoptar el técnico sanitario en la relación con este tipo de usuarios, tanto en el aspecto personal como profesional. El TAPSD debe estimular al usuario para que colabore en cada uno de los procedimientos de su movilización.
- No olvides las normas fundamentales de la mecánica corporal que hay que aplicar en la movilización de Tomás para evitar un accidente laboral.

7. Después de realizar el «juego de roles», debes dedicar un tiempo de reflexión (supervisado por el profesor/ra) para debatir entre todos sobre:

- La actitud que debe adoptar el técnico, sin olvidar «ponerse en el lugar del usuario» que demanda su ayuda tanto física como psicológica.
- Las normas básicas de la mecánica corporal que hay que aplicar para prevenir la aparición de lesiones de la columna vertebral en el técnico.
- Pautas que el técnico debe transmitir al usuario y/o a su familia, para fomentar la promoción de su salud y el autocuidado.

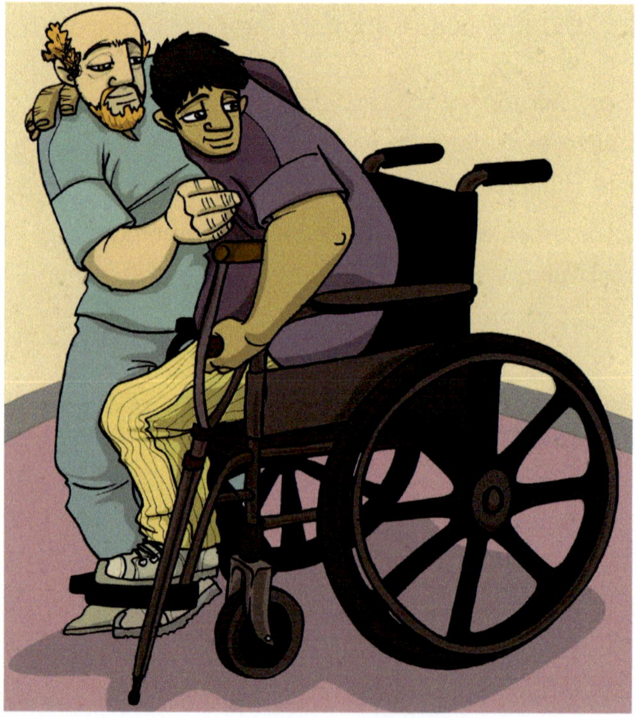

Unidad 5
Sistema nervioso y órganos de los sentidos

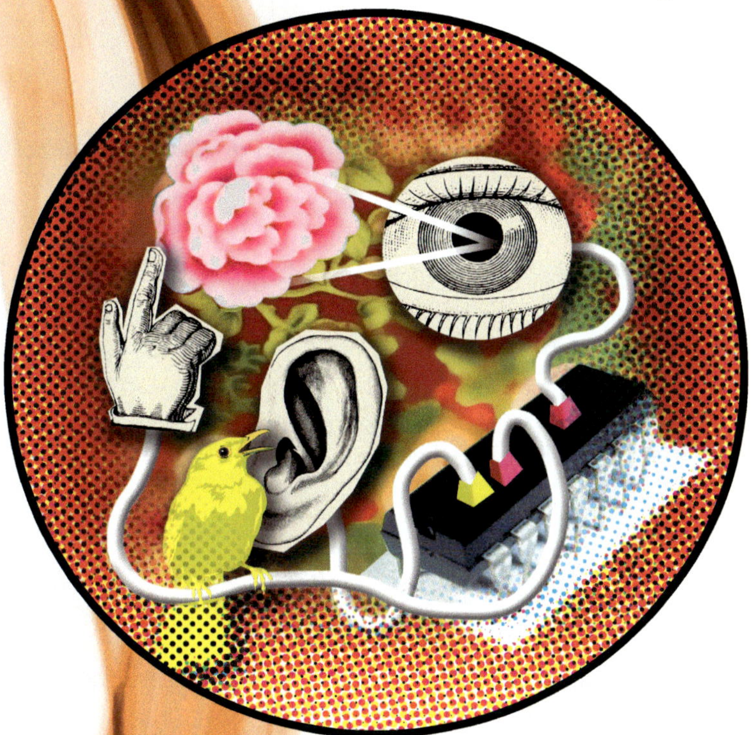

En esta unidad aprenderemos a:

- Describir e identificar cada uno de los elementos que conforman el sistema nervioso, especificando el nombre de los pares craneales.
- Explicar la anatomía de los órganos de los sentidos e identificar cada una de las partes que componen la estructura del ojo y del oído.
- Analizar el proceso fisiológico de la transmisión del impulso nervioso, de la visión, la audición, la olfacción y el gusto.
- Describir los signos y síntomas de la patología que con más frecuencia afecta al sistema nervioso y a los órganos de los sentidos.
- Explicar al usuario las principales normas de promoción de la salud.

Y estudiaremos:

- Anatomía del sistema nervioso.
- Anatomía de los órganos de los sentidos.
- Fisiología del sistema nervioso y órganos de los sentidos.
- Patología más frecuente.
- Consejos de promoción de la salud y autocuidados.

1. Anatomía del sistema nervioso (SN)

El organismo humano dispone, para el funcionamiento de todos y cada uno de sus órganos, de unos mecanismos de integración regidos por el **sistema neuroendocrino.** Además, el **sistema nervioso,** a través de los órganos de los sentidos, se relaciona con el exterior, por lo que se considera como el sistema de relación externa.

Importante

El sistema nervioso puede dividirse teniendo en cuenta:

- Sus características anatómicas, en **Sistema Nervioso Somático** (SNS), voluntario, y **Sistema Nervioso Autónomo** (SNA), vegetativo (involuntario).
- Sus características funcionales, en **Sistema Nervioso Central** (SNC) y **Sistema Nervioso Periférico** (SNP).

1.1. Sistema nervioso central (SNC)

Lo forman el **encéfalo** y la **médula espinal.**

A. El encéfalo

Representa aproximadamente el 2 % del peso corporal y puede dividirse en: **telencéfalo, tronco encefálico** y **cerebelo.**

El telencéfalo o cerebro

Se localiza en la parte superior de la masa encefálica y representa aproximadamente el 80 % de esta. Está dividido parcialmente en **dos hemisferios** cerebrales (derecho e izquierdo), separados por una cisura longitudinal y unidos por un conjunto de fibras o **cuerpo calloso.**

Cada hemisferio está subdividido en **cinco lóbulos:** frontal, parietal, temporal, occipital e insular, separados por las cisuras de Rolando (central), la de Silvio (lateral) y la parietooccipital.

La corteza cerebral que envuelve el cerebro está formada por dos capas: una **superficial** llamada **sustancia gris,** en la que hay una serie de pliegues o circunvoluciones separadas entre sí por surcos; y una **profunda,** constituida por las prolongaciones de las células neuronales, llamada **sustancia blanca.**

Su función principal es controlar prácticamente todas las actividades sensoriales, motoras, instintivas y emocionales del ser humano (véase la Figura 5.1).

Web

www.anatomia.tripod.com/sistemanervioso.htm

www.juntadeandalucia.es/averroes/~29701428/salud/nervio.htm

En estas páginas puedes encontrar información relacionada con la anatomía del sistema nervioso.

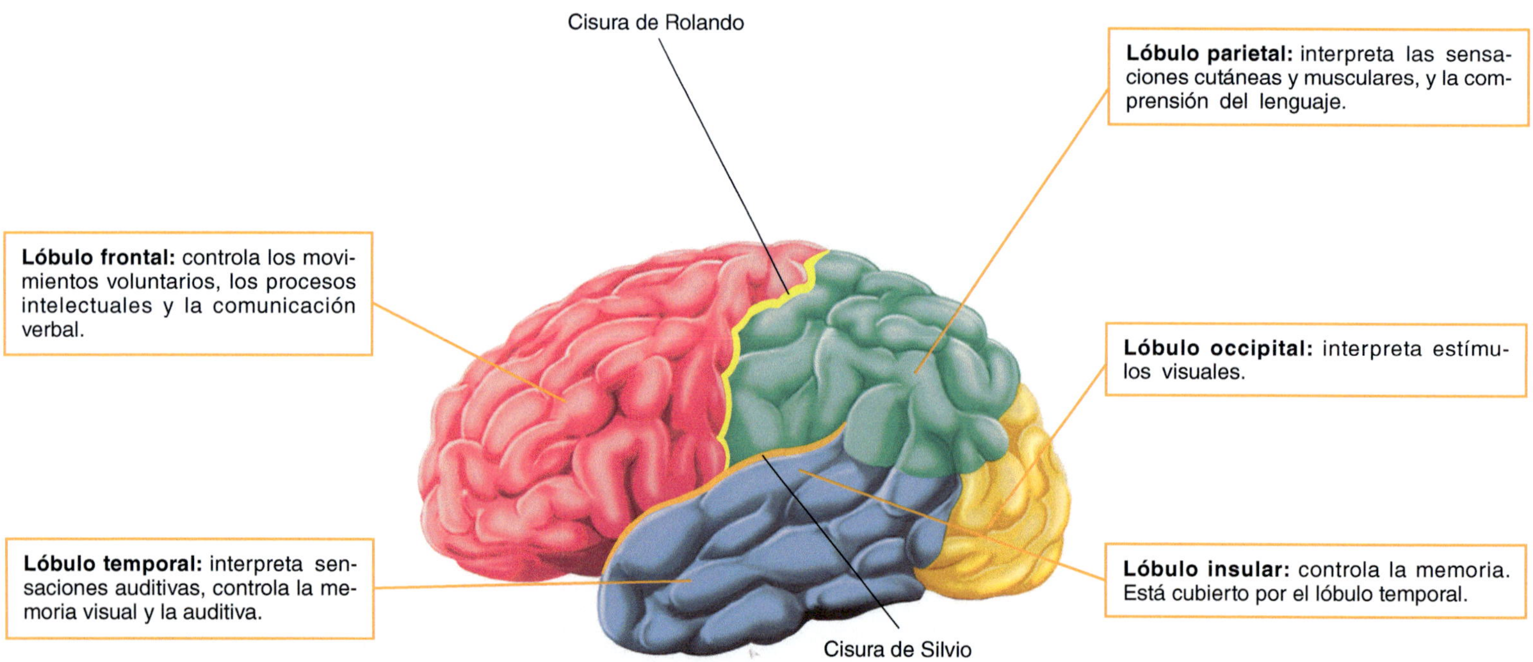

Fig. 5.1. *Vista lateral de los hemisferios cerebrales.*

- **Tronco encefálico**

El **tronco encefálico** está constituido por (veáse la Figura 5.2):

- **Diencéfalo:** rodeado en su parte dorsal y lateral por los hemisferios cerebrales, se prolonga caudalmente hasta el mesencéfalo. Lo forman el **tálamo,** el **hipotálamo** y la **hipófisis.**
- **Mesencéfalo:** situado entre el diencéfalo y la protuberancia, lo atraviesa un conducto que comunica el tercer ventrículo con el cuarto. Está consituido por:
    - **Tubérculos** cuadrigéminos: son unas prominencias que tienen relación directa con los reflejos visuales (los superiores) y con los auditivos (los inferiores).
    - **Pedúnculos** cerebrales: están formados por haces de fibras y núcleos especializados que colaboran en el control de la postura y el movimiento.
- **Protuberancia:** es el centro de comunicación entre cerebro, diencéfalo, cerebelo y bulbo raquídeo. Se localiza por encima del bulbo.
- **Bulbo raquídeo:** se sitúa entre la protuberancia y la médula espinal, con la que se comunica a través del agujero occipital. En su parte superior forma el cuarto ventrículo.

Importante

El cerebelo está conectado al tronco encefálico mediante **tres prolongaciones** o pedúnculos cerebelosos. Actúa controlando los **movimientos de los músculos** agonistas y antagonistas, los músculos esqueléticos, los movimientos del cuerpo y el equilibrio.

- **El cerebelo**

Se localiza en la **parte posteroinferior del cerebro** y queda cubierto por él parcialmente, y separado por una cisura transversal y por la tienda del cerebelo.

Consta de dos hemisferios laterales divididos por una porción media o vermis y envueltos por la corteza cerebelosa, que se pliega formando multitud de circunvoluciones separadas por cisuras. Tiene sustancia gris en su parte externa y sustancia blanca y fibras nerviosas en su parte interna.

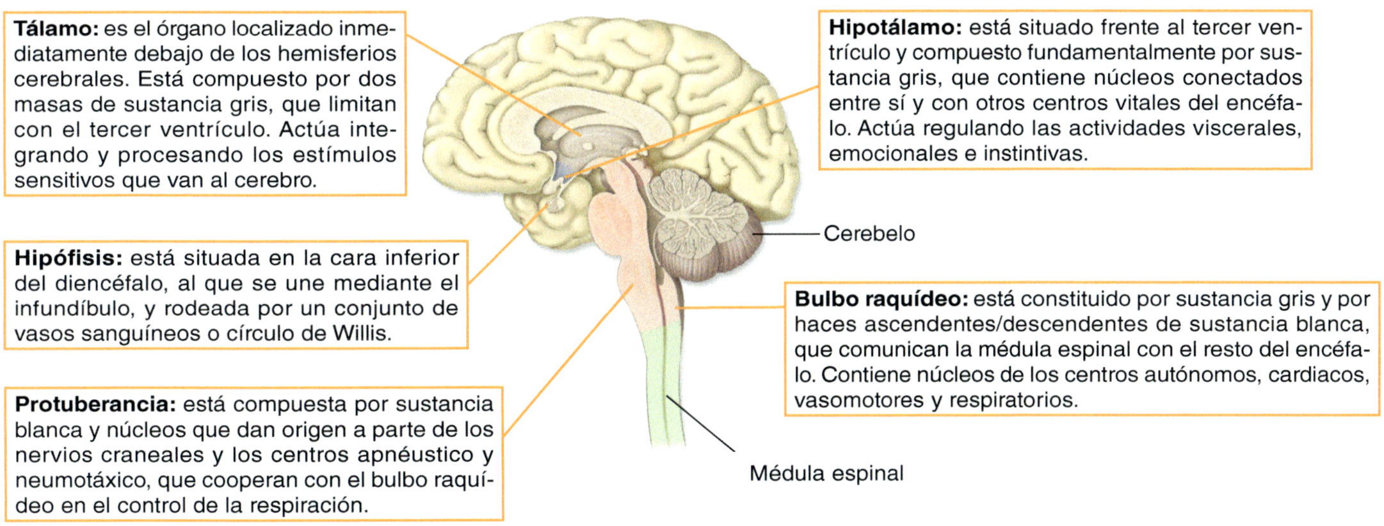

Fig. 5.2. *Corte sagital de encéfalo.*

B. La médula espinal

Forma parte del SNC y se extiende desde el encéfalo hasta la primera vértebra lumbar por el interior del conducto de la columna vertebral.

Su longitud es de unos 45 cm y presenta dos abultamientos, uno **cervical** y otro **lumbar,** que se corresponden con las zonas donde emergen los **nervios** que inervan los miembros superiores e inferiores, respectivamente.

De la porción terminal salen los nervios que forman la cola de caballo que se continúan con un cordón fibroso de piamadre o *filum* terminal. En un corte transversal observamos: la sustancia gris (SG) y la sustancia blanca (SB) (véase la Figura 5.3).

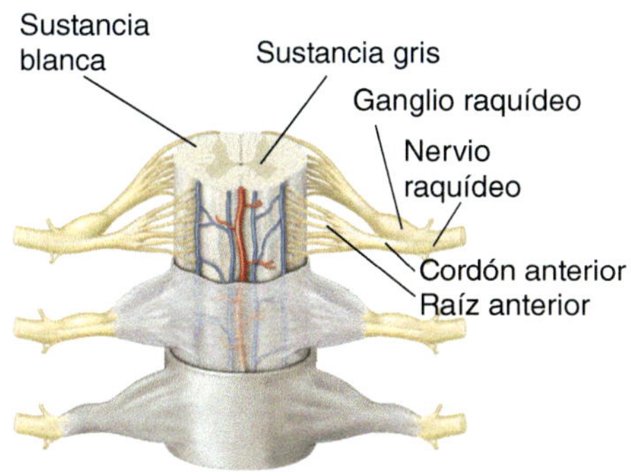

Fig. 5.3. *Corte transversal de la médula espinal.*

Toma nota

La función principal del LCR es la de **proteger el encéfalo y la médula espinal,** actuando como amortiguador y compensando los cambios del volumen sanguíneo intracraneal.

C. Las meninges y el líquido cefalorraquídeo (LCR)

El encéfalo y la médula espinal están bañados por el LCR y protegidos por dos revestimientos:

- Uno externo, formado por **tejido óseo** (huesos craneales y vértebras).
- Otro interno, formado por **tejido nervioso,** que se dispone en capas superpuestas o membranas, denominadas **meninges.**

Estas se disponen de fuera hacia dentro en tres capas: la **duramadre,** la **aracnoides** y la **piamadre:**

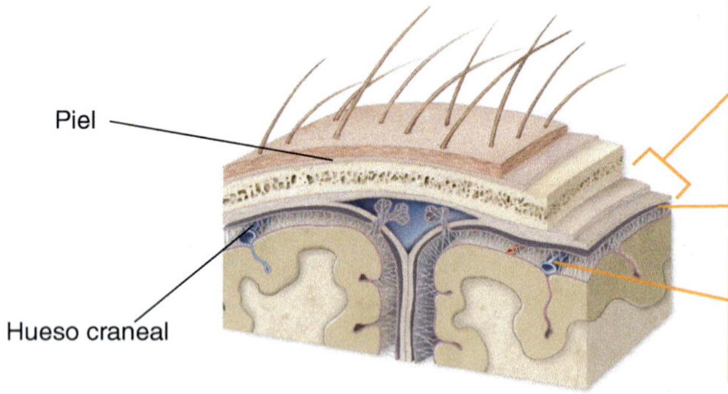

Duramadre: capa externa, formada por tejido fibroso que envuelve el encéfalo y la médula espinal. Consta de dos hojas, una externa o periostio, en contacto con el hueso, y otra interna o meníngea.

Aracnoides: capa media, separada de la duramadre por el espacio subdural. Penetra en la cisura interhemisférica y presenta una serie de vellosidades o prolongaciones que sirven de conductos para la absorción del LCR hacia el sistema venoso.

Piamadre: capa interna adherida a la superficie del encéfalo y de la médula espinal. Penetra en los surcos y circunvoluciones del encéfalo constituyendo la capa vascular que nutre al tejido nervioso a través de los plexos coroideos. Está separada de la aracnoides por el espacio subaracnoideo, que contiene el LCR.

Fig. 5.4. *Estructura de las capas de las meninges.*

1.2. Sistema nervioso periférico (SNP)

A. Nervios craneales

Son **doce pares** de nervios que se originan en la cara inferior del encéfalo y se conectan con estructuras de la cabeza, el cuello y el tronco a través de los agujeros del cráneo (por esta razón hay 8 pares de nervios craneales). Están formados por fibras: **sensitivas, motoras** y **mixtas** (véase la Tabla 5.1).

Nervio	Funciones	Tipo
I. Olfatorio	• Olfato	• Sensorial
II. Óptico	• Visión	• Sensorial
III. Motor ocular común	• Movimientos oculares; miosis y acomodación.	• Motor y propioceptivo
IV. Patético	• Movimientos oculares	• Motor y propioceptivo
V. Trigémino	• Movimiento del maxilar inferior • Sensibilidad de la cabeza y cara	• Mixto
VI. Motor ocular externo	• Movimientos oculares	• Motor y propioceptivo
VII. Facial	• Expresión facial, secreción lagrimal y salival y gusto	• Mixto
VIII. Auditivo	• Audición, equilibrio y postura	• Sensorial
IX. Glosofaríngeo	• Deglución, secreción salival y gusto	• Mixto
X. Vago	• Movimiento de los músculos viscerales • Sensibilidad visceral	• Mixto
XI. Espinal	• Deglución • Movimientos de cabeza y hombros • Sensibilidad muscular	• Motor y propioceptivo
XII. Hipogloso	• Movimiento de lengua, deglución • Sensibilidad muscular	• Motor y propioceptivo

Tabla 5.1. *Descripción de las capas de las meninges.*

Importante

Los nombres de los **nervios craneales** se refieren a las funciones primarias que desarrollan o a su distribución general, y los números romanos con los que se les designa indican su nivel de aparición, desde delante hacia atrás.

B. Nervios espinales o raquídeos

Son 31 pares de nervios que se **originan en la médula espinal** y salen por los orificios intervertebrales (excepto el primer nervio cervical), distribuyéndose en la piel, las mucosas y los músculos esqueléticos. Se agrupan de la siguiente forma: 8 pares cervicales (C1 a C8); 12 pares dorsales/torácicos (D1 a D12); 5 pares lumbares (L1 a L5); 5 pares sacros (S1 a S5) y un par coccígeo (Cx).

Cada nervio espinal está formado por:

- **Una raíz posterior** (dorsal), de tipo aferente (sensitiva), cuyo ensanchamiento forma el ganglio espinal o raquídeo. Transmite los impulsos nerviosos hacia el SNC.
- **Una raíz anterior** (ventral), de tipo eferente (motor), donde se originan las fibras que van desde la médula espinal hacia el músculo esquelético.

¿Sabías que...?

Cada **nervio raquídeo** se distribuye en una zona del cuerpo llamada segmento o dermatoma, que es la zona de la piel inervada por fibras sensitivas de una raíz posterior.

Ambas raíces se unen formando el **nervio espinal,** que emerge por el agujero intervertebral y que se divide, a su vez, en **dos ramas primarias:**

- **Anteriores o ventrales,** se entremezclan entre sí formando unas redes o plexos. Hay cuatro plexos: cervical, braquial, lumbar y sacro.
- **Posteriores o dorsales,** divididas en varias ramas que inervan la musculatura axial del dorso y la piel adyacente.

1.3. Sistema nervioso autónomo (SNA) o vegetativo

El **SNA** es el encargado de la función (involuntaria) del músculo cardiaco y del músculo liso. Está presente en las vísceras, los vasos sanguíneos y las glándulas.

El sistema nervioso autónomo se subdivide en **simpático** y **parasimpático.** La acción global de estos sistemas es antagónica (véase la Figura 5.5).

A. Sistema nervioso simpático

Es el sistema nervioso de alerta, de generación o de gasto de energía. Encargado de estimular las actividades necesarias en los estados de emergencia y desgaste intenso, es decir, de «reacción de lucha y huida», debido a la acción de neurotransmisores como la adrenalina.

B. Sistema nervioso parasimpático

Es el sistema nervioso ahorrador de energía. La parte craneal inerva el corazón, los bronquios, el estómago, el intestino, etc. La parte sacra inerva la vejiga, el recto y los órganos genitales. Actúa controlando las reservas energéticas del organismo, debido a la acción de neurotransmisores como la noradrenalina.

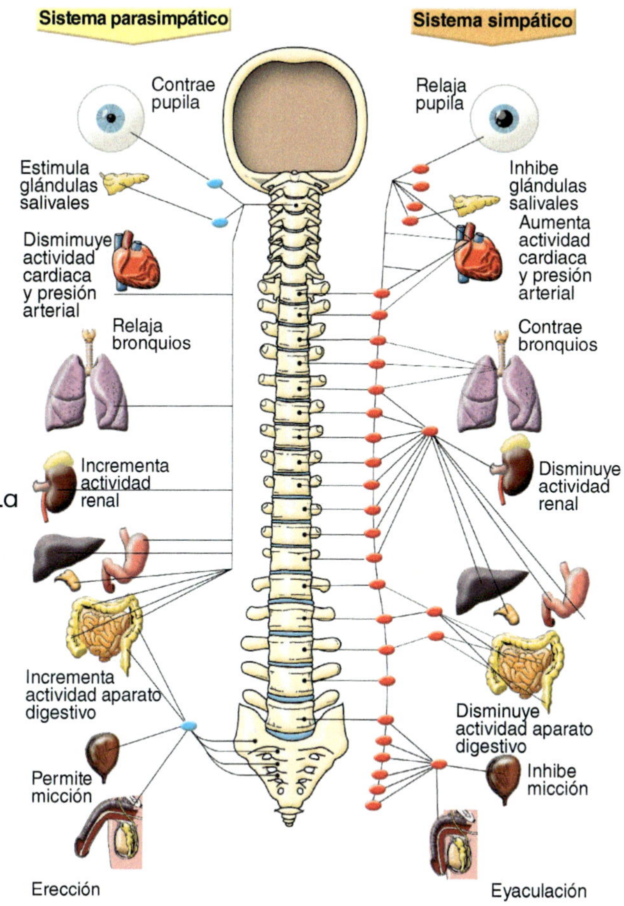

Fig. 5.5. *Disposición y efectos del sistema nervioso parasimpático y simpático.*

Actividades

1. Especifica cuáles son las funciones de los lóbulos cerebrales y su importancia en la irrigación.
2. ¿Dónde se localiza el polígono arterial de Willis?
3. Indica qué estructuras forman el tronco encefálico.
4. Nombra cada uno de los doces pares craneales.
5. Observa la Figura 5.5 y comenta en grupo cuáles son las funciones del SN autónomo.
6. ¿Cuál es la principal función del LCR?

Caso Práctico 1

Juliana, de 76 años, sufre un accidente de tráfico, por lo que tiene que ser ingresada de urgencias. En la exploración neurológica se le detecta una lesión de los nervios trigémino y glosofaríngeo.

a) ¿Qué funciones estarían alteradas como consecuencia de esta lesión? ¿A qué pares craneales nos estamos refiriendo?

b) Indica qué parte del sistema nervioso está afectada.

c) ¿Qué tipo de terapia puede enseñar o aplicar el TAPSD a Juliana?

Solución:

a) La lesión del trigémino (V par craneal) afecta a los movimientos del maxilar inferior y a la sensibilidad de la cara, de la cabeza y la del glosofaríngeo (IX par craneal). También afecta a la deglución, secreción salival y el gusto.

b) Estos nervios forman parte del sistema nervioso periférico, junto con los nervios espinales, aunque el control de los mismos reside en el sistema nervioso central.

c) Puede aplicar bolsas o paquetes de hielo picado, adaptándolos a la cara y colocando un paño entre la bolsa y la piel (para evitar la irritación) durante 10-15 minutos, para disminuir el dolor.

2. Anatomía de los órganos de los sentidos

Importante

Son **estructuras accesorias del ojo** las cejas, las pestañas, los párpados, la conjuntiva, el aparato lacrimal y los músculos oculares. Son los responsables de su protección. Las lágrimas tienen la función de limpiar la superficie del ojo de impurezas, repartiéndose por toda la superficie ocular gracias al parpadeo.

Los órganos de los sentidos perciben los estímulos exteriores y los transmiten hasta el cerebro, donde se elabora y emite la respuesta para cada tipo de estímulo.

2.1. El ojo

Es el órgano donde reside el sentido de la **vista.** Está localizado en las cavidades orbitarias que lo protegen con su estructura ósea. El ojo está compuesto por tres capas o túnicas: **túnica fibrosa** (externa), **túnica vascular** (media) y **túnica interna** o **retina** (véanse la Figura 5.6 y la Tabla 5.2).

Capas	Partes que comprende	Funciones
Túnica fibrosa (externa)	• **La córnea:** es la parte anterior del globo ocular, está formada por tejido conectivo vascular. Es transparente y convexa. • **La esclerótica:** parte posterior de la capa externa, está formada por fibras elásticas y colágenas que sostienen y protegen el ojo. En ella se insertan los nervios oculares.	Protección del ojo
Túnica vascular (media/ úvea)	• **La coroides:** es una capa delgada de tejido conectivo pigmentado y vascularizado. Absorbe la luz evitando que se refleje a través de la retina. • **Cuerpo ciliar:** es un engrosamiento localizado en la parte anterior del ojo, une la coroides con el iris y contiene el músculo ciliar y los procesos ciliares que sostienen el cristalino a través del ligamento suspensorio o **zónula.** • **El iris:** es la parte más anterior. Está formado por fibras musculares lisas, de forma circular y radiada, que delimitan la pupila. Divide el espacio existente entre córnea y cristalino en cámara anterior y posterior del ojo.	Irrigación del ojo
Túnica interna o retina	• **La retina** está formada por nueve capas de epitelio sensitivo, que incluyen los **conos** (visión diurna), con pigmentos de color (rojo, verde y azul), y los **bastones** (visión nocturna), o células fotorreceptoras. • **La papila óptica** o punto ciego. Es la zona que carece de fotorreceptores. La mácula o mancha amarilla es la zona pigmentada situada en el lado temporal de la papila, que presenta una depresión o fóvea.	Recepción de los estímulos visuales (visión)

Tabla 5.2. *Clasificación y funciones de los nervios craneales.*

Practica

7. En una lámina anatómica muda, identifica cada uno de los elementos que componen el SN.

Cristalino: es una lente biconvexa transparente, formada por proteínas. Se localiza entre la cámara posterior y la cavidad vítrea, y se sostiene por el ligamento suspensorio o zónula de cuerpo ciliar.

La cámara anterior y la **cámara posterior:** son dos espacios comunicados a través de la pupila y que están llenos de **humor acuoso,** que se forma en los procesos ciliares. La **anterior** se localiza entre la parte posterior de la córnea y la anterior del iris. La **posterior** está situada entre la parte posterior del iris y la anterior del cristalino.

Cavidad vítrea: está situada entre la cara posterior del cristalino y la anterior de la retina. Contiene una sustancia transparente: el **humor vítreo.**

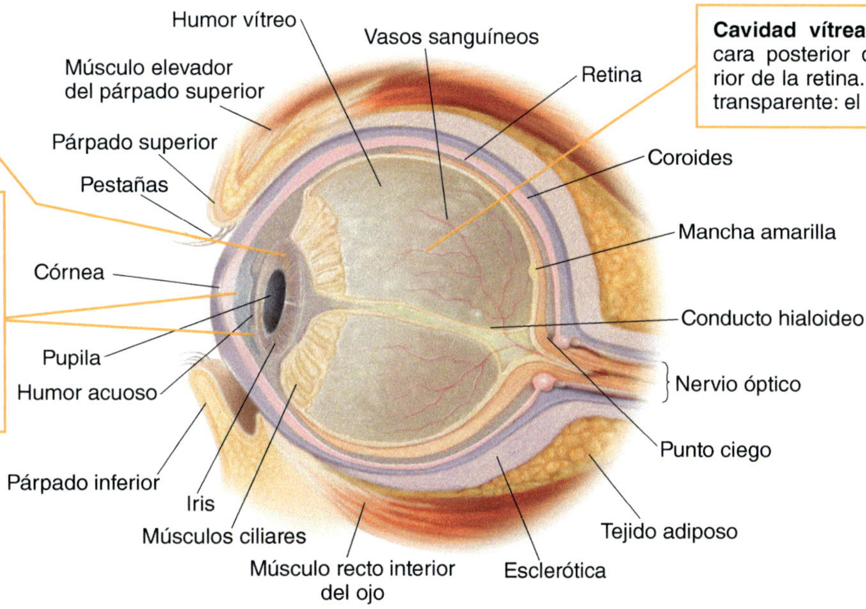

Fig. 5.6. *Estructura anatómica del ojo.*

2.2. El oído

Es el órgano receptor del sonido. Se divide en tres partes (véase la Figura 5.7).

Oído medio. Es una cavidad excavada en el hueso temporal que está revestida por una membrana mucosa. A través del conducto timpánico se comunica con el hueso temporal y a través de la trompa de Eustaquio con la nasofaringe. En su interior encierra la cadena de huesecillos **(martillo, yunque** y **estribo)** que conectan la membrana timpánica del oído externo (martillo) con la membrana oval del interno (estribo) transmitiendo el sonido.

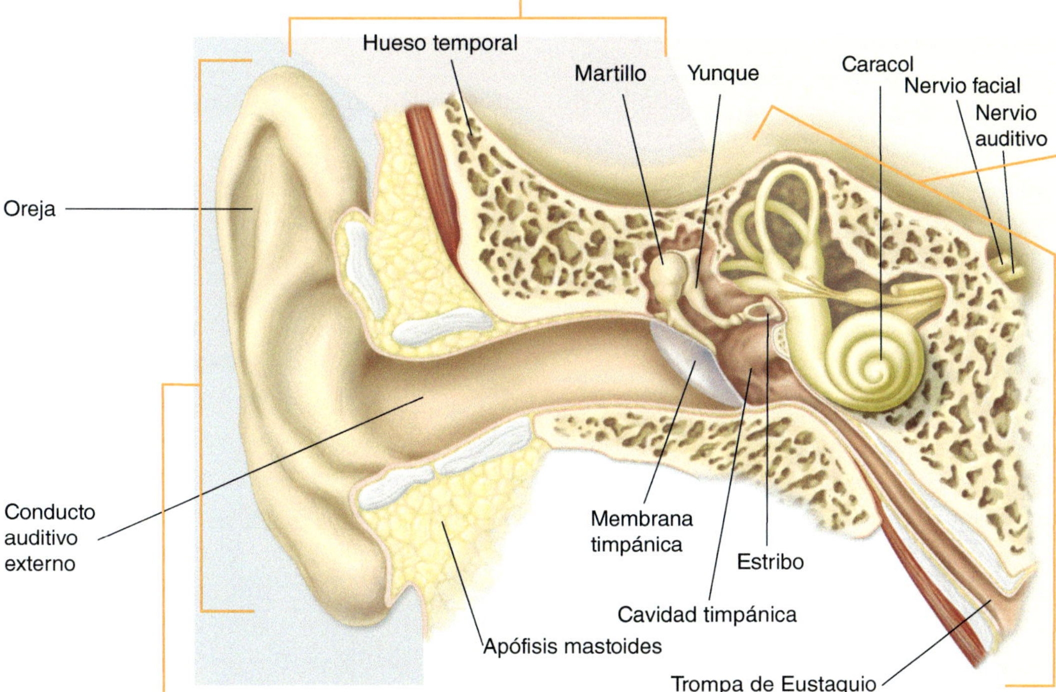

Oído interno. Se sitúa en la porción petrosa del hueso temporal y contiene los órganos de la audición y del equilibrio. Se compone de:

- **Laberinto óseo.** Está formado por varias cavidades:
  - Los **conductos semicirculares** (superior, medio e inferior), que presentan un ensanchamiento o ampolla.
  - El **vestíbulo,** localizado por dentro de la cavidad timpánica.
  - El **caracol** o conducto helicoidad, formado por tres cámaras: rampa timpánica, rampa vestibular y conducto coclear. Contiene la **perilinfa.**
- **Laberinto membranoso.** Está formado por una serie de conductos comunicados entre sí y localizados dentro del laberinto óseo:
  - Los **conductos semicirculares** (dentro de los óseos).
  - El **utrículo** y el **sáculo** (dentro del vestíbulo).
  - El **conducto coclear** (dentro del caracol). En su interior se encuentra la endolinfa y el órgano de Corti.

Oído externo. Lo forman:

- **La oreja o pabellón auricular.** Es un armazón cartilaginoso cubierto por la piel y unido a los huesos mediante ligamentos.
- **El conducto auditivo externo.** Va desde el pabellón auricular hasta el tímpano. Está tapizado por piel, pelos, glándulas sebáceas y cerumen.

Fig. 5.7. *Estructura anatómica del oído.*

2.3. El olfato, el gusto y el tacto

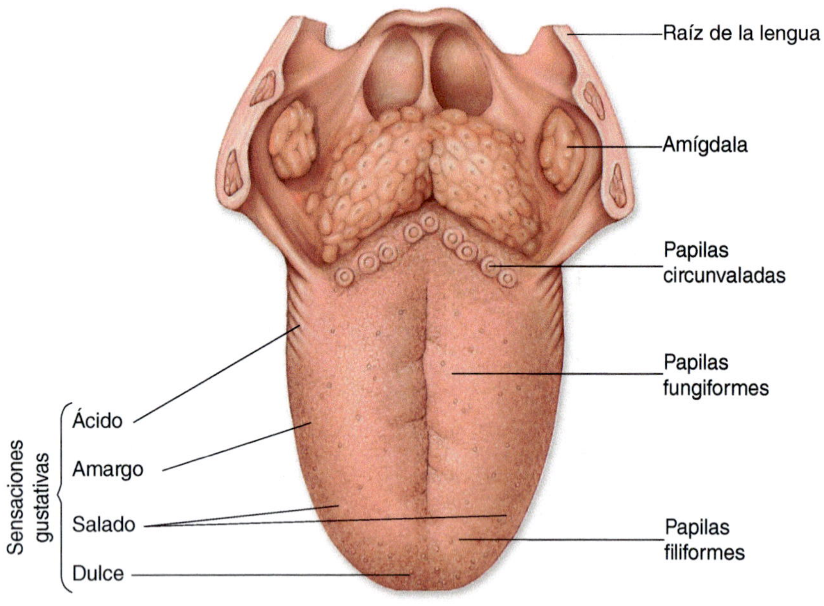

Fig. 5.8. *Distribución en la lengua de las papilas y sensaciones gustativas.*

- Los **receptores del sentido del olfato** se localizan en la mucosa de cada fosa nasal. Las células de este epitelio son neuronas olfatorias y llevan el impulso sensorial hasta la corteza cerebral a través del **nervio olfatorio.**
- Los **receptores del sentido del gusto** están localizados en los **botones gustativos (papilas)** de la lengua, en el paladar duro y blando, la epiglotis y la faringe. Según su ubicación en la lengua, se pueden distinguir cuatro sensaciones gustativas primarias **(sabores primarios):** lo dulce en el extremo (punta); lo salado en la punta y los laterales; lo ácido en los laterales y lo amargo en la parte posterior. Las papilas son: circunvaladas, filiformes y fungiformes.
- Los **receptores del sentido del tacto.** Están repartidos por toda la superficie del tejido epitelial. Existen varios tipos: unos identifican la presión que se ejerce sobre la piel, otros la forma del objeto y otros la pérdida o ganancia de calor. Los receptores del dolor pueden estar solos o asociados a los del tacto.

Actividades

8. ¿Dónde está localizado el cristalino?

9. Indica cuáles son los componentes del laberinto membranoso.

10. Identifica dónde se localizan la cámara anterior y posterior del ojo.

11. Describe los componentes del oído medio.

12. ¿Cómo se distribuyen las papilas gustativas en el dorso de la lengua?

Caso Práctico 2

Candela se ha caído en su domicilio y como consecuencia del accidente sufre una lesión de la córnea y un posible desprendimiento de la retina.

a) ¿En qué capas de la estructura del ojo se localizan la córnea y la retina? ¿Cuáles son sus funciones?

b) ¿Cómo debe actuar el TAPSD si se clava un cuerpo extraño en la córnea?

Solución:

a) La córnea se localiza en la capa externa (fibrosa) y la retina en la capa interna (vascular). La función de la córnea es proteger el ojo, la de la retina es recibir los estímulos visuales.

b) Debe proteger el ojo con un apósito para disminuir las molestias y llevar a la usuaria a urgencias para que el oftalmólogo la extraiga el cuerpo extraño.

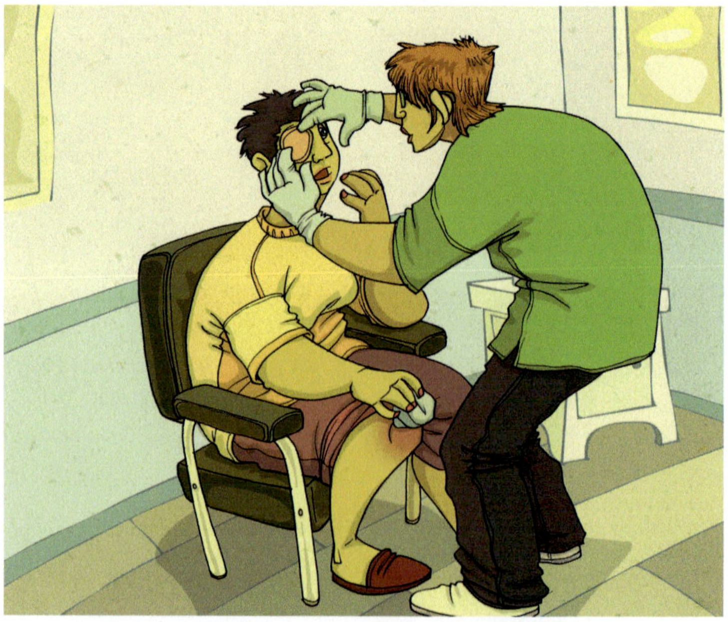

3. Fisiología del sistema nervioso y órganos de los sentidos

Para entender cómo se transmite el impulso nervioso, es necesario conocer la estructura anatómica de las células nerviosas: las **neuronas** y las **neuroglias** (células gliales).

Neuronas

- **Cuerpo celular o soma:** contiene en su interior un núcleo y los orgánulos citoplasmáticos.
- **Prolongaciones:**
  - **Axón,** alargado y único. Conduce el impulso nervioso hacia otras neuronas. Está envuelto en una vaina de **mielina.**
  - **Dendritas:** son múltiples y cortas, parten del cuerpo celular, lo rodean y se dirigen hacia la periferia. Conducen el impulso nervioso hacia el soma. No tienen mielina (véase la Figura 5.9.)

Neuroglias

- **Células de Schwann:** las más importantes. Producen la mielina (nervios periféricos) que favorece la transmisión del impulso nervioso.
- **Otras:** astrocitos, oligodendroglias (producen la mielina de los nervios centrales), las microglias y células ependimarias.

Tabla 5.3. *Estructura de las células nerviosas: neuronas y neuroglias.*

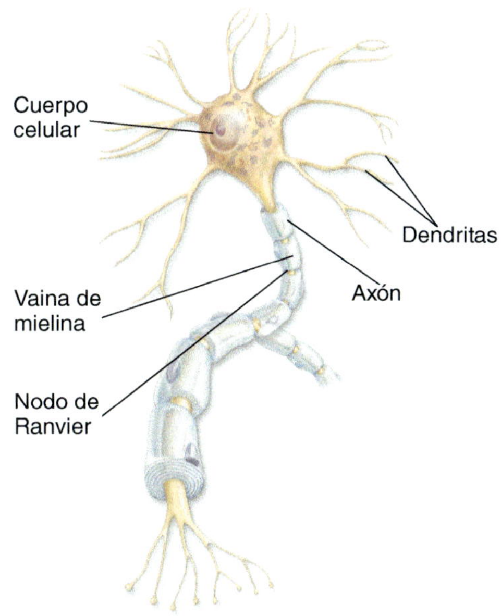

Fig. 5.9. *Estructura de una neurona.*

3.1. Conducción del impulso nervioso

El **impulso nervioso** se transmite de una neurona (presináptica) a otra neurona (postsináptica) a través del axón, gracias a la vaina de mielina, mediante la liberación de los neurotransmisores al surco sináptico (véase la Figura 5.10). Los neurotransmisores pueden ser excitatorios o inhibitorios.

Importante

Las neuronas pueden ser:

- **Sensitivas** (aferentes): llevan el impulso nervioso hacia el encéfalo y la médula espinal.
- **Motoras** (eferentes): desde el SNC a la periferia.
- **Interneuronas:** entre las neuronas (sinapsis).

Las **sinapsis** son las zonas de contacto y conexión entre dos neuronas (presináptica y postsináptica) cuyo objetivo es la transmisión del impulso nervioso.

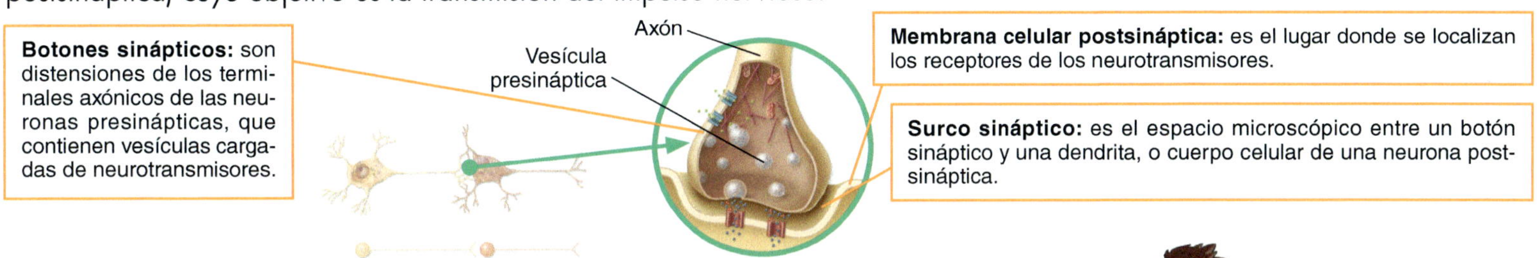

Fig. 5.10. *Mecanismo de transmisión del impulso nervioso a través de la sinapsis.*

3.2. Fisiología de la visión

En la formación de la imagen en la retina intervienen varios procesos (véase la Figura 5.11):

- La **refracción** de los rayos luminosos al pasar por las distintas zonas del ojo.
- La **acomodación** del **cristalino,** que facilita la formación de la imagen en la retina, alterando su grado de curvatura.
- La **contracción** o **relajación** de los músculos del **iris** en función de la luminosidad existente.
- La **convergencia** de los dos **ojos** sobre el objeto a visualizar.

Cuando los estímulos luminosos llegan a la retina, los productos químicos de los conos y los bastones se descomponen y dan lugar a una **excitación** de las **fibras** del **nervio** óptico.

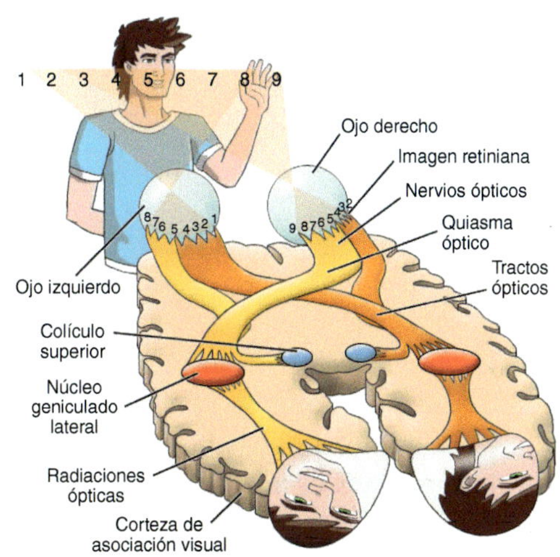

Fig. 5.11. *Proceso de formación de las imágenes en la retina.*

3.3. Fisiología de la audición y el equilibrio

El **oído** colabora de forma directa en los procesos de la audición (véase la Figura 5.12) y del equilibrio.

- **Audición:** las ondas sonoras que llegan al pabellón auricular son conducidas, a través del conducto auditivo externo, hasta la membrana del tímpano, con la que chocan, haciéndola vibrar. Estas vibraciones producen un movimiento que se transmite por toda la cadena de huesecillos hasta la ventana oval, que protruye hacia el oído interno, y altera la perilinfa de la rampa vestibular del caracol. A través de la perilinfa, el estímulo sonoro se transmite a la endolinfa, y de esta al órgano de Corti y a la membrana basilar. De este modo se excitan las terminaciones nerviosas de las células ciliadas, que conducen el impulso a través del nervio acústico hasta el área auditiva en el lóbulo temporal del cerebro.
- **Equilibrio:** cuando movemos la cabeza en una dirección determinada se estimulan los receptores nerviosos localizados en las células ciliadas del utrículo, del sáculo y de los conductos semicirculares. Pero la endolinfa del sistema vestibular tiende a conservar su posición original en el espacio para mantener el equilibrio, por lo que ejerce una presión en dirección opuesta sobre las células ciliadas, estimulándolas. Estos estímulos se dirigen a través de los nervios vestibulares hasta el SNC.

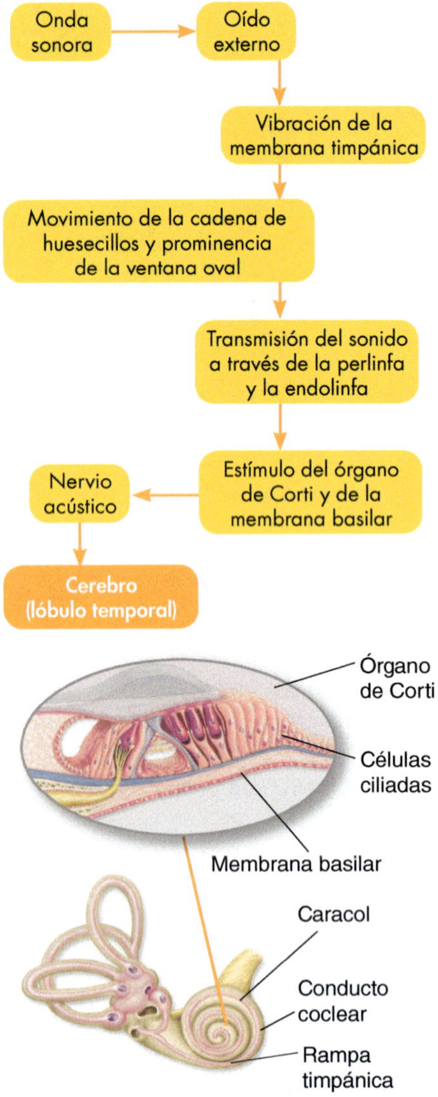

Fig. 5.12. *Esquema del proceso de la audición.*

Practica

13. Utilizando un diapasón, realiza de forma práctica con un compañero una exploración del oído, para valorar la transmisión del sonido a través de la vía aérea y de la vía ósea. Previamente, busca en Internet cómo debe utilizarse el diapasón.

3.4. Fisiología de la olfacción y del gusto

- **Olfacción:** cuando el aire penetra en las fosas nasales se produce un estímulo en las células olfatorias que inician y transmiten el impulso nervioso a través del **nervio olfatorio** hasta llegar al cerebro, que es el encargado de elaborar la respuesta adecuada. Para que las células olfatorias se estimulen, las sustancias que entran a través de las fosas nasales deben ser volátiles (para facilitar su entrada) y ligeramente solubles en el agua y los lípidos.
- **Gusto:** los receptores del gusto (botones gustativos) se estimulan por el contacto con sustancias en disolución, provocando la alteración de estas membranas. Así, se generan impulsos que a través de las fibras nerviosas del gusto llegan al cerebro, que identifica cada sabor.

Actividades

14. Describe cada uno de los componentes de la neurona.

15. Cita el nombre de las células neuroglias que conozcas.

16. Enumera los componentes de la sinapsis.

17. ¿Hay alguna diferencia entre los conos y los bastones?

18. Explica el proceso de la audición.

Caso Práctico 3

Un usuario le comenta al TAPSD que le atiende que ha perdido el olfato después de sufrir una parálisis lateral.

a) ¿Qué crees que ha pasado desde el punto de vista fisiológico?

b) ¿Qué actividades se pueden realizar para rehabilitar la parálisis facial?

Solución:

a) Puede que las células olfatorias no hayan reaccionado ante un determinado estímulo, o bien, que la parálisis haya afectado al nervio olfatorio.

b) Pedirle que mastique chicle por el lado paralizado, hacer ejercicios delante del espejo, articular palabras, llenar la boca de agua y pasarla de un lado a otro, etcétera.

4. Patología neuroendocrina más frecuente

4.1. Sistema nervioso central

A. Síndrome hemipléjico

Es la **imposibilidad para la realización de movimientos voluntarios** en una **mitad del cuerpo,** debido a una alteración funcional producida por un fallo en la transmisión de un determinado impulso nervioso que no llega a alcanzar por igual a todos los músculos. El cuadro clínico puede desencadenarse por un estado de coma profundo, una hemorragia o una oclusión vascular y tumores o hemorragias que afectan al cerebro y a la protuberancia.

B. Epilepsia

Es una **afección encefálica** caracterizada por la **aparición repetida de accesos con pérdida del conocimiento,** que se acompañan de **convulsiones tónico-clónicas y descargas** neuronales que pueden registrarse en electroencefalograma. Las formas más comunes son:

Epilepsia

- **Gran mal:** la aparición de convulsiones generalizadas de evolución típica:
  - **Aura** de tipo sensitivo o motriz, que cursa con parestesias, percepciones visuales o auditivas, sensación de opresión, etc.
  - **Acceso,** puede iniciarse con un grito que se continúa con convulsiones tónico-clónicas, aparición de grandes sacudidas de los músculos del tronco y extremidades, pupilas dilatadas, aumento de la salivación, incontinencia urinaria, etcétera. Posteriormente, el usuario presenta un estado de somnolencia, amnesia retrógrada, laxitud y agotamiento.
- **Pequeño mal:** se caracteriza por cursar con pérdida de conciencia, sin que haya convulsiones. Suele ser de causa desconocida. El síntoma más frecuente es la aparición de ausencias, durante las cuales los usuarios interrumpen su actividad y aparecen como distraídos, con expresión de extrañeza e inmovilidad ocular. Reanudan la actividad a los pocos segundos y adquieren de nuevo un aspecto normal.

C. Cefaleas

El dolor de cabeza, o **cefalea,** es una de las **dolencias más extendidas** y que más afecta a la población urbana actual. Pueden clasificarse en:

- **Migrañas** o **cefaleas hemicraneales (jaqueca):** son cefaleas vasculares de carácter hereditario, son más frecuentes en la pubertad y se caracterizan por la aparición de dolor paroxístico o hemicraneal de carácter pulsátil, que aumentan con la luz (fotofobia) y el ruido. Cursan con irritabilidad, cambios de humor, inquietud, depresión, fatiga, palidez y, a veces, náuseas y vómitos.
- **No migrañosas:** generalmente son consideradas como síntoma de otra enfermedad como la fatiga nerviosa, intoxicaciones, crisis febriles, encefalopatías, arteriosclerosis, hipertensión, etc.

D. Enfermedad de Parkinson

Es una afección **crónica** de carácter **neurológico** que produce alteraciones de la **postura** y la **talla, temblor** y **movimientos involuntarios.** Es un trastorno que aparece en edades medias y avanzadas de la vida.

La clínica puede iniciarse con rigidez muscular general, visible sobre todo en la cara **(cara de máscara),** temblor de manos, alteraciones del lenguaje, escasez de movimientos automáticos, sialorrea y lentitud de pensamiento.

Vocabulario

Hemiplejia: parálisis que afecta a la parte lateral del cuerpo.

Paraplejia: parálisis que afecta a la mitad inferior del cuerpo.

Tetraplejia: parálisis total o parcial que afecta a brazos y piernas.

Apraxia: trastorno de la capacidad para realizar movimientos.

Afasia: trastorno de la capacidad para expresarse verbalmente, por escrito o por signos.

Agnosia: trastorno de la facultad de reconocer los objetos, debido a deficiencias de tipo sensorial y/o intelectual.

Importante

El llamado **reflejo de Babinski** se produce cuando el dedo gordo del pie se mueve hacia la parte superior del pie y los otros dedos se abren en abanico después de que la planta del pie haya sido frotada firmemente.

La presencia del reflejo de Babinski después de dos años de edad es un signo de **daño** en las vías **nerviosas** que conectan la médula espinal y el cerebro.

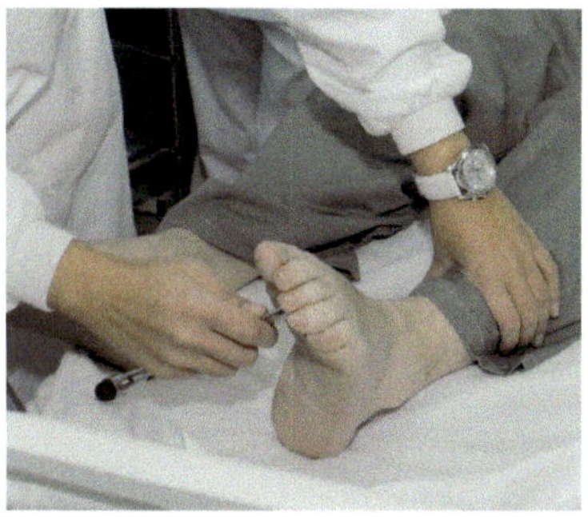

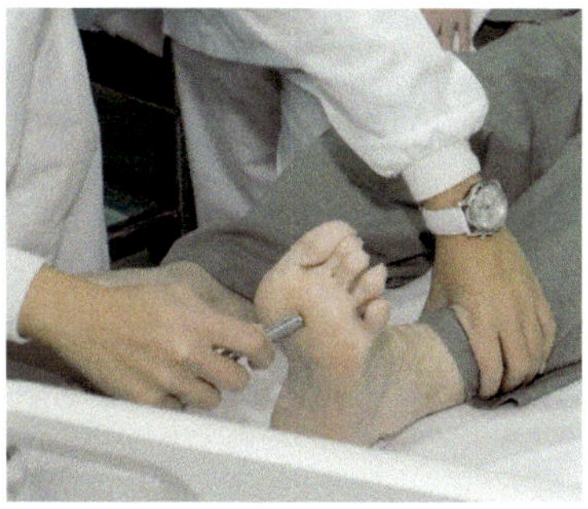

Claves y consejos

Algunas medidas que pueden aliviar la **jaqueca** son:

- Mantenerse en reposo, sin ruido y en un lugar oscuro.
- Ponerse compresas de agua fría y caliente (alternando) en la frente y en la base del cuello.
- Darse un baño de agua tibia y/o masajes en el cuello y la nuca.
- Puede tratarse con paracetamol (si está indicado).

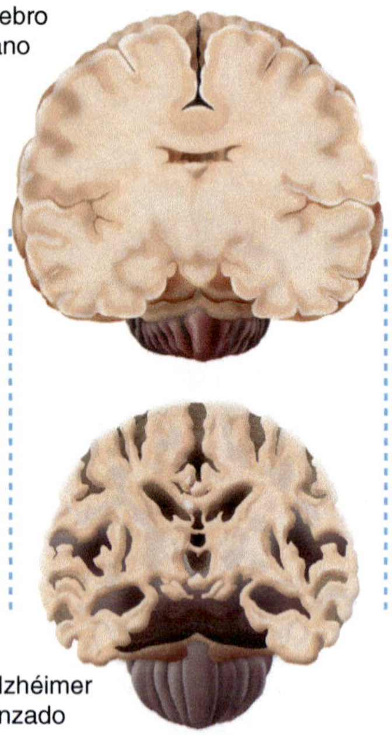

Fig. 5.13. *Imagen de un cerebro sano al lado de otro afectado de alzhéimer.*

Web

www.nia.nih.gov/Alzheimers/Publications/factsheet_sp.htm

www.afal.es

En estas páginas podrás obtener amplia información sobre la enfermedad de Alzheimer.

E. Enfermedad de Alzheimer

Es una **alteración genética** producida por la **destrucción** y **desaparición** de las neuronas de la **corteza cerebral,** que desencadena una demencia de carácter progresivo e irreversible. Generalmente aparece en personas mayores, aunque no es exclusiva de ellas.

Cursa en sus inicios con pérdida de memoria de los acontecimientos recientes, ansiedad y desorientación espacial. Con el paso del tiempo se acentúan la demencia y los trastornos afásicos, apráxicos y agnósticos. La enfermedad evoluciona de forma lenta y progresiva durante, al menos, de 5 a 10 años.

4.2. Sistema nervioso periférico

A. Neuralgia

Es un proceso de **excitación e irritación dolorosa** de los **nervios sensitivos,** sin existencia de lesiones anatómicas. Cursa con dolor que se presenta en crisis o accesos de carácter pulsátil, urente y siguiendo la trayectoria de un nervio periférico.

B. Parálisis

Es la supresión de la **motilidad voluntaria** de un **músculo,** o grupo muscular, producida por una lesión que afecta al **centro nervioso** o a un **nervio periférico.** Se clasifica como una enfermedad neuromuscular.

Cursa con procesos degenerativos que producen **atrofias musculares.** Las parálisis son de carácter flácido, con descenso del tono muscular y abolición de los reflejos tendinosos. Es decir, son atróficas, flácidas y arrefléxicas. El tipo de síntomas desencadenados es diferente según el lugar en que se localice la lesión.

5. Patología más frecuente de los órganos de los sentidos

5.1. Ojos

A. Catarata

Es la **opacidad del cristalino,** que puede deberse a multitud de causas, aunque las más frecuentes son las de carácter senil. El cristalino presenta edema, alteración de las proteínas y necrosis. Cursa con alteración de la visión, síntoma que, a medida que evoluciona la enfermedad, va haciéndose más perceptible, hasta llegar, incluso, a la ceguera. Presenta una evolución a largo plazo y solo se corrige con cirugía.

B. Desprendimiento de retina

Es una **alteración** del sistema de fijación **de la retina** producida principalmente por:

- La existencia de **agujeros retinianos.**
- El paso de líquido de la cavidad vítrea a través del **orificio retiniano.**
- **Traumatismos** o fuerzas capaces de romper la unión entre la retina y el epitelio pigmentario, lo que permite el paso de líquido a la parte posterior de la retina y provoca su desprendimiento.

Cursa con alteración de la visión, percepción de destellos luminosos u objetos flotantes, oscurecimiento parcial del campo visual, visión borrosa y disminución de la agudeza visual, sin existencia de dolor. Los síntomas aumentan o disminuyen en función del grado de desprendimiento.

C. Conjuntivitis

Es una **inflamación de la conjuntiva ocular** producida por **infecciones, traumatismos** o **problemas alérgicos.** Generalmente cursa con irritación bilateral, enrojecimiento, dolor, edema palpebral y, a veces, secreción purulenta.

D. Glaucoma

Es el **aumento de la presión intraocular** debido a una serie de patologías que producen degeneración de la papila óptica y defectos en el campo visual de carácter bilateral. Suele aparecer en personas mayores y cursa con dolor intenso (que se inicia en un ojo y se irradia a la cabeza), alteraciones visuales (desde visión borrosa hasta ceguera total), edema corneal, pupila moderadamente dilatada y, a veces, náuseas y vómitos.

> **Toma nota**
>
> El **orzuelo** es una tumoración infecciosa circunscrita y dolorosa de los párpados, que se trata con calor local en los estadios iniciales y con antibióticos.
>
> La **queratitis** es la inflamación que afecta a la córnea, es decir, a la porción anterior y transparente del ojo. Puede estar motivada por diferentes causas, y las más frecuentes son las infecciones bacterianas y víricas.

5.2. Oído

A. Sordera

Es una **alteración de la audición** que puede deberse a una gran diversidad de patologías. En función del lugar donde se produce la lesión, pueden diferenciarse tres tipos de sordera:

- **Sordera de transmisión:** si la lesión afecta al oído externo, medio y ventanas laberínticas.
- **Sordera de percepción:** si la lesión afecta al oído interno y vías nerviosas.
- **Sorderas mixtas:** si la lesión afecta al oído de forma general, como ocurre con la otitis, alteraciones vasculotensionales, neuritis, alteraciones emocionales, etc.

B. Otitis

Es la **inflamación** localizada en el **oído medio,** y se debe a una falta de adaptación del sistema de defensa de las mucosas respiratorias, del cual depende el oído medio. Cursa con dolor de tipo pulsátil que se irradia a la cabeza, inflamación de carácter exudativo que a veces produce perforación del tímpano, fiebre y sordera de transmisión.

C. Síndrome de Meniére

Es una **alteración del laberinto,** debida a **causas vasculotensionales,** que produce sordera, acúfenos y vértigos. El cuadro clínico difiere de unos enfermos a otros. En algunos casos cursa con zumbidos ligeros y permanentes, cierto grado de sordera y vértigos paroxísticos; en otros, los vértigos son tan intensos que el usuario no puede mantener la verticalidad, y además hay vómitos, diarrea, palidez, bradicardia y nistagmo. Pasado el acceso, queda cierta inseguridad postural, con vacilación en la marcha y en los cambios de posición.

> **Importante**
>
> Los **trastornos** en la percepción de estímulos nerviosos, que afectan a los órganos sensitivos de **gusto, olfato y tacto,** se deben, generalmente, a alteraciones en:
>
> - Los receptores sensitivos.
> - La transmisión de los impulsos nerviosos, debidos a trastornos del SNP.
> - La recepción del estímulo, por trastornos del SNC.

Caso Práctico 4

Josefa, con 50 años de edad, como consecuencia de un desprendimiento de retina, presenta una disminución de su visión del 70% en ambos ojos.

a) Indica dónde está localizada la retina. ¿Cuál es su función?

b) ¿Qué actividades puede fomentar el TAPSD en el usuario?

c) ¿Cuál debe ser la actitud del TAPSD?

Solución:

a) La retina está localizada en el ojo y es la zona donde se forman las imágenes que percibimos a través de los ojos.

b) Debe animarle a participar en las actividades del hogar y ocuparse de su higiente personal. Se debe fomentar el mantenimiento del orden, para que pueda moverse con seguridad y mantener su autonomía.

c) Es importante compartir con Josefa algún tiempo para dedicar a la lectura, la música y la conversación. Es fundamental mantener una actitud comprensiva y de ayuda, para potenciar su autoestima.

6. Promoción de la salud y autocuidados

Finalidad

Todas las actividades que se realicen con el usuario deben tener como objetivo prioritario ayudarle a mantener el **mayor grado de autonomía** funcional que sea posible.

Además, se le debe tratar con respeto y comprensión, intentando siempre ponerse en su lugar.

El TAPSD, al aplicar planes de cuidados o realizar cualquier actividad con el usuario, debe fomentar la promoción de la salud y el autocuidado.

6.1. Consejos de promoción de la salud

- La realización de **actividad física** (activa o pasiva), en función del estado del usuario (hemiplejias, paraplejias, etc.). Esta actividad le ayuda a:
  - Mantener su capacidad física y su movilidad.
  - Frenar la atrofia muscular.
  - Prevenir la aparición de úlceras por presión.
  - Disminuye el nivel de angustia y ansiedad.
- El mantenimiento de la **actividad cerebral,** para frenar la pérdida de memoria (alzhéimer). Debe acudir al neurólogo de forma periódica.
- La realización de una higiene adecuada, sobre todo en usuarios con movilidad limitada (parálisis), para evitar la aparición de úlceras por presión.
- El **control** y la **revisión periódica** por el otorrino y el oftalmólogo (una vez al año), para prevenir y, si es necesario, tratar cualquier alteración o patología que afecte a **oídos** (disminución de la audición) y **ojos** (catarata, glaucoma, desprendimiento de retina, ceguera, etc.).

6.2. Autocuidados

- Seguir las **pautas especificadas** en el plan de cuidados a la hora de realizar actividad física, sobre todo en usuarios con parálisis.
- Participar en **actividades de ocio** y tiempo libre con otras personas, tales como: cursos de teatro, labores, repostería, creación literaria, visita a museos, etc.
- Utilizar **agendas** para facilitar el recuerdo de las cosas; y realizar las actividades de la casa.
- Mantener el **orden** de las cosas y una buena iluminación para minimizar la aparición de accidentes.
- Guardar **las gafas** y **las prótesis** siempre limpias y protegidas, y siempre en el mismo lugar.
- **Evitar** el exceso de **ruido** (radio, televisión) y, si es necesario, utilizar protectores para el oído.
- **No limpiarse** los oídos **con objetos punzantes,** utilizar bastoncillos.

Practica

19. Realiza con un compañero un juego de roles donde se lleve a cabo el cuidado de:

- Un usuario que presenta una pérdida de la visión del 90%.
- Otro que presenta una hemiplejia lateral izquierda.

Caso Práctico 5

María, de 82 años, presenta desde hace dos años algunos signos de pérdida de memoria que se van acentuando con el paso del tiempo y que le han ido limitando en su vida diaria. Entre otras cosas, realiza con dificultad la deglución.

a) ¿Qué tipo de medidas puede aplicar el TAPSD en el trastorno de la deglución?

b) ¿Cómo puede ayudarla el TAPSD en su aseo e higiene personal?

Solución:

a) Debe ayudar a María a alimentarse, ofreciéndole alimentos blandos y en pequeñas cantidades. Le colocará la comida en la parte posterior de la lengua, y procurará que coma despacio.

b) Intentará que realice el mayor número de actividades por sí sola, en función de su grado de dependencia. Siempre le ayudará en todo lo que necesite, tanto en las actividades de vestirse y calzarse como en las de higiene.

Síntesis

- **SNC**
  - Encéfalo
    - Telencéfalo — Hemisferios derecho e izquierdo
    - Tronco encefálico — Diencéfalo, mesencéfalo, protuberancia, bulbo raquídeo
    - Cerebelo — 12 pares craneales
  - Médula espinal — 31 pares nervios espinales — SNP

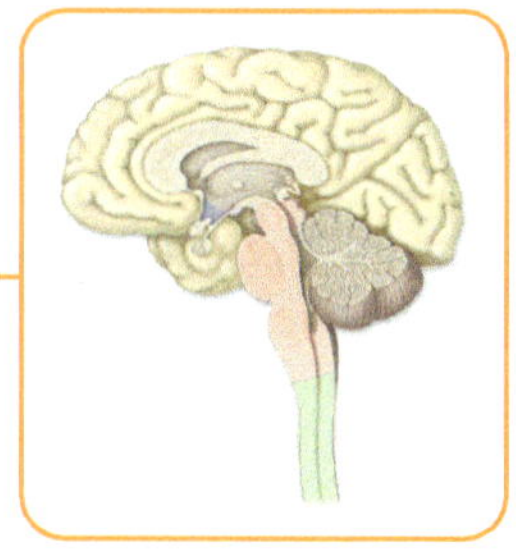

- **Órganos sentidos**
  - Ojo
    - Túnica externa — Córnea, esclerótica
    - Túnica media — Coroides, cuerpos ciliares
    - Túnica interna — Retina, papila

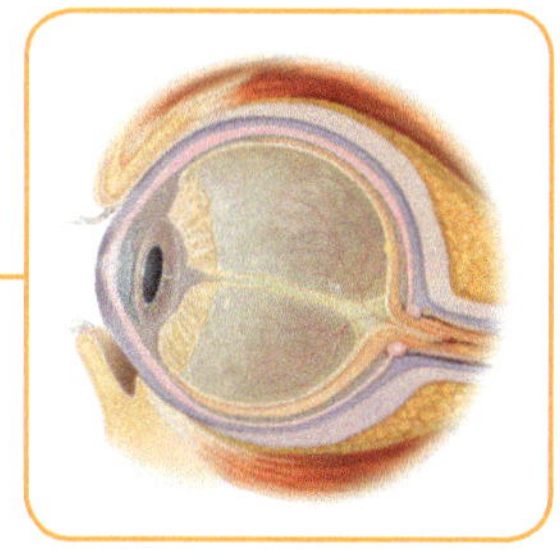

  - Oído
    - Externo — Oreja, conducto auditivo externo
    - Medio — Cadena de huesecillos
    - Interno — Laberinto óseo y membranoso

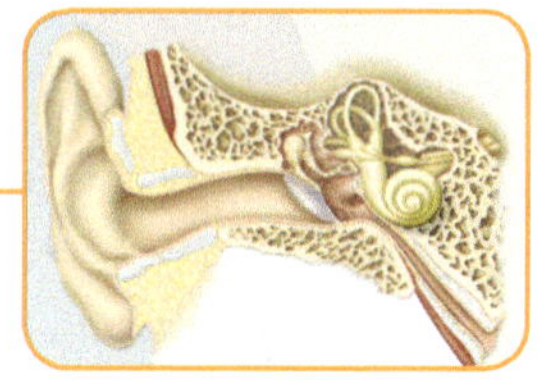

  - Olfato, gusto y tacto — Receptores específicos
- **Fisiología**
  - Neuronas (sinapsis) — Transmisión impulso nervioso desde SNP a SNC

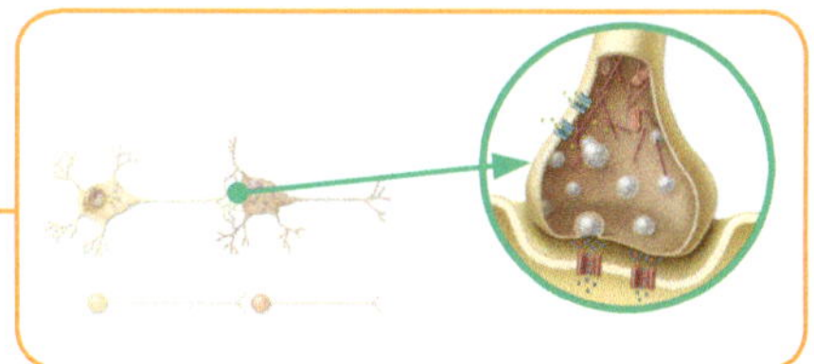

- **Patología**
  - SNC SNP — Síndrome hemipléjico, alzhéimer, párkinson, parálisis, etc.
  - Sentidos — Cataratas, desprendimiento de retina, glaucoma, sordera, síndrome de Meniére, alteraciones olfativas, del gusto y del tacto
- **Promoción de la salud y autocuidados**
  - Educación sanitaria y prevención

NOTA: *Todas las actividades de esta página deben hacerse en un cuaderno aparte.*

Comprueba tu aprendizaje

Describir e identificar cada uno de los elementos que conforman el sistema nervioso, especificando el nombre y la función de los pares craneales.

1. Describe brevemente la anatomía del cerebelo.
2. Indica dónde está situado el bulbo raquídeo e indica cuáles son sus características más importantes.
3. Explica de qué forma están agrupados los doce pares craneales.
4. Describe la capa interna de las meninges.
5. Indica cuáles son las funciones de cada uno de los pares craneales.
6. Describe de qué forma actúa el sistema nervioso simpático (autónomo) sobre el organismo.
7. Indica en qué parte del sistema nervioso se localizan estas estructuras: hipófisis, cerebelo, LCR, protuberancia, duramadre, médula espinal y nervio facial.
8. ¿Qué actividades están reguladas por el tálamo y cuáles por el hipotálamo?

Explicar la anatomía de los órganos de los sentidos e identificar cada una de las partes que componen la estructura del ojo y del oído.

9. Describe, desde el punto de vista anatómico, los componentes del oído interno.
10. ¿Qué función desempeñan cada una de las capas del ojo?
11. ¿Qué estructuras se consideran accesorios de los ojos?
12. Haz una breve descripción de la capa interna del ojo.
13. ¿Dónde se localizan cada una de estas estructuras: martillo, utrículo, cristalino, iris, ventana oval, papilas fungiformes, zónula, córnea y conos?
14. ¿Hay alguna diferencia entre la cavidad anterior y la cavidad vítrea del ojo?
15. Explica dónde se localizan y cómo funcionan los receptores del olfato.
16. ¿En qué consiste el síndrome de Meniére? ¿Cuáles son sus síntomas más característicos?

Analizar el proceso fisiológico de la transmisión del impulso nervioso, de la visión, la audición, la olfacción y el gusto.

17. Indica cuál es la diferencia entre las neuronas sensitivas, las neuronas motoras y las interneuronas.
18. Explica cómo se lleva a cabo el proceso de la conducción del impulso nervioso.
19. Especifica si hay alguna diferencia entre las dendritas y el axón de las neuronas.
20. Haz un esquema explicativo del ciclo de la rodopsina.
21. ¿Qué ocurre en el surco sináptico en la conducción del impulso nervioso?
22. ¿Cómo se lleva a cabo el proceso de la visión de un objeto?
23. Indica cómo actúa la perilinfa en el mantenimiento del equilibrio.
24. Explica cómo llegan los estímulos gustativos desde la lengua hasta el cerebro.
25. ¿Qué características tienen que cumplir las sustancias para que se estimulen las células olfativas?
26. En la intervención de los conos, ¿por qué sustancias está sustituida la rodopsina de los bastones?

Describir los signos y síntomas de la patología que con más frecuencia afecta al sistema nervioso y a los órganos de los sentidos.

27. Define el concepto de síndrome hemipléjico e indica cuáles pueden ser las causas desencadenantes de este tipo de patologías
28. Indica cuál es la causa más importante que puede dar lugar a un glaucoma y especifica qué signos y síntomas caracterizan a esta enfermedad.
29. Indica cuáles son los síntomas de la enfermedad de Alzheimer.
30. ¿Qué estructuras están afectadas en la sordera de percepción?
31. Un usuario con desprendimiento de retina, ¿qué síntomas puede presentar?
32. Cita los síntomas más frecuentes que pueden darse en una parálisis.
33. ¿Qué diferencia existe entre estas patologías: hemiplejia, paraplejia y tetraplejia?
34. Los trastornos de la percepción del gusto, olfato y tacto, ¿por qué tipo de alteraciones se pueden llegar a desencadenar?

Explicar al usuario las principales normas de prevención y de autocuidado para la promoción de la salud.

35. Cita al menos cuatro medidas de promoción de la salud que tengan relación con el SN y los órganos de los sentidos.
36. En un usuario con problemas de visión, ¿qué actividades de autocuidado deben recomendarse?

NOTA: *Todas las actividades de esta página deben hacerse en un cuaderno aparte.*

Test de repaso

1. ¿Qué elemento no forma parte del SNC?
a) Hipófisis.
b) Pares craneales.
c) Protuberancia.

2. El par craneal VIII se conoce con el nombre de:
a) Trigémino.
b) Auditivo.
c) Facial.

3. De estas funciones, ¿cuál no tiene lugar en el lóbulo occipital?
a) Interpretación de sensaciones auditivas.
b) Interpretación de estímulos visuales.
c) Control de movimientos voluntarios.

4. El polígono arterial de Willis se sitúa en:
a) Base del cerebro.
b) Bulbo raquídeo.
c) Protuberancia.

5. ¿Qué estructura forma parte de la túnica vascular del ojo?
a) Cuerpo ciliar.
b) Retina.
c) Esclerótica.

6. ¿Cómo se denomina la sordera que afecta al oído interno y a las vías nerviosas?
a) De transmisión.
b) De transmisión y percepción.
c) De percepción.

7. Las neuronas pueden ser:
a) Sensitivas – aferentes.
b) Motoras – aferentes.
c) Sensitivas – eferentes.

8. La catarata es la enfermedad que afecta a:
a) Retina.
b) Córnea.
c) Cristalino.

9. El par craneal IV se conoce con el nombre de:
a) Patético.
b) Motor ocular externo.
c) Glosofaríngeo.

10. ¿Qué función está controlada por la acción del SN simpático?
a) Relajación bronquial.
b) Relajación pupilar.
c) Estímulo de las glándulas salivales.

11. En relación con la cadena de huesecillos, es cierto que:
a) Conectan la membrana timpánica con la membrana oval.
b) Se localizan en el laberinto óseo.
c) Conectan el laberinto óseo con el tímpano.

12. ¿Cuál de las siguientes estructuras no forma parte del tronco encefálico?
a) Bulbo raquídeo.
b) Hipófisis.
c) Telencéfalo.

13. ¿De qué enfermedad es típico el temblor de las manos?
a) Enfermedad de Alzheimer.
b) Parálisis cerebral.
c) Enfermedad de Parkinson.

14. ¿Qué células nerviosas producen la mielina?
a) Oligodendroglias.
b) Schwann.
c) Astrocitos.

15. En relación con el conducto coclear, no es cierto que:
a) Forma parte de los conductos semicirculares.
b) Se localiza en el caracol.
c) En su interior se localiza la endolinfa.

16. ¿Cuáles de las siguientes actividades ayudan a mantener la actividad cerebral?
a) Evitar el exceso de ruidos.
b) Realizar actividades físicas.
c) Utilizar agenda y realizar actividades en la casa.

17. Señala la respuesta correcta en relación con la cámara anterior del ojo:
a) Se localiza entre la parte posterior de la córnea y la anterior del iris.
b) Contiene una sustancia transparente denominada humor vítreo.
c) Es la zona donde se forma la imagen virtual de los objetos.

18. ¿Cuál de las siguientes afirmaciones es cierta?
a) El oído interno está formado por una cavidad y por la cadena de huesecillos (martillo, yunque y estribo).
b) Los receptores del gusto se localizan en los botones gustativos.
c) La esclerótica está situada en la capa media del ojo, junto con la coroides.

Solución: *1 a); 2 c); 3 b); 4 a); 5 a); 6 c); 7 a); 8 c); 9 a); 10 b); 11 a); 12 c); 13 c); 14 b); 15 a); 16 c); 17 a); 18 b).*

Práctica final

Miguel es un hombre de 62 años que, tras sufrir un accidente laboral, comienza a sentir acúfenos, vértigos y sordera intermitente que se acompaña de dolor de ojos, visión borrosa y signos de una hemiplejia lateral derecha.

Debido a su estado, el médico le prescribe la baja laboral y le recomienda que solicite ayuda domiciliaria.

Lectura y tareas

1. Lee con detenimiento los contenidos de la unidad y responde a las siguientes cuestiones:
   - Teniendo en cuenta los signos y síntomas que presenta, indica qué estructuras anatómicas del usuario pueden estar afectadas.
   - Describe las características anatómicas de cada una de estas estructuras.
   - Dada esta sintomatología, ¿qué patologías sufre el usuario? Razona la respuesta.
   - ¿Qué otros síntomas pueden acompañar a las patologías citadas?
   - ¿Qué otras causas pueden desencadenar una hemiplejia?
   - ¿Hay alguna diferencia entre la hemiplejia, la paraplejia y la tetraplejia?
   - Elabora una presentación que recoja la patología que afecta al SN y los órganos de los sentidos y que pueda afectar a la autonomía funcional del usuario.

Investigación y debate

Realiza una visita con tus compañeros a las instalaciones de la ONCE para elaborar un trabajo de investigación sobre las características de esta institución.

Después, exponlo en clase. Inicia un debate con tus compañeros para valorar qué pautas y actividades pueden aplicarse con el usuario en su domicilio.

2. Propón actividades para fomentar la autonomía de personas que han sufrido una pérdida de visión importante.
3. Cita los dispositivos y ayudas físicas de que disponen estos usuarios para favorecer su movilidad y su desplazamiento.
4. Indica qué tipo de cuidados puede aplicar el TAPSD en usuarios que presentan un cuadro de vértigos y de mareos. Consulta en Internet páginas que te puedan servir de ayuda, por ejemplo: **www.elclubdelmareo.com.ar/Cuidados_prevenciones.pdf.**
5. ¿Cuáles son los procedimientos de tratamiento postural en enfermos hemipléjicos? Busca información en Internet sobre el tema.
6. Resume los contenidos de la siguiente *Guía para quienes cuidan a personas con alzhéimer:* **www.nia.nih.gov/español/publicaciones/guia-para-quienes-cuiden-personas-con-alzheimer**

Juego de roles

7. Con un compañero, asume el rol de TAPSD, y tu compañero el de un usuario que sufre una sordera. Ten en cuenta la actitud que debe adoptar el TAPSD en la relación personal y profesional con el usuario.

   No olvides que a las personas con sodera hay que hablarles muy despacio y vocalizando bien, sin gritarles y mirándoles a los ojos, para que puedan leer nuestros labios.

   Fomenta en el usuario y/o familia, la promoción de su salud y el autocuidado. Recomiéndale la higiene correcta de los oídos, visitar al otorrino si nota pérdida de audición e indícale cómo debe colocarse y cuidar su audífono. En esta página web puedes encontrar consejos útiles para el cuidado de os audífonos:

   www.mah.org.ar/jm/index.php/general/cuidados-del-audifono.html

Observación e identificación

8. Observa el siguiente dibujo mudo:

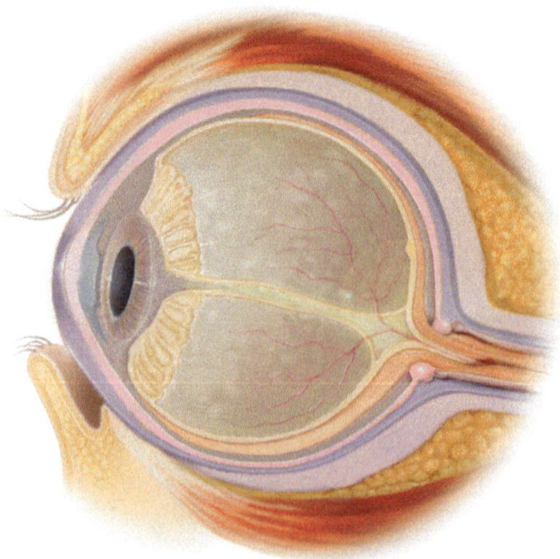

   - Identifica cada uno de los elementos que conforman la estructura anatómica del ojo.
   - Explica cómo se produce el proceso fisiológico de la visión.

Unidad 6

Técnicas de movilización, traslado y deambulación. Ayudas técnicas

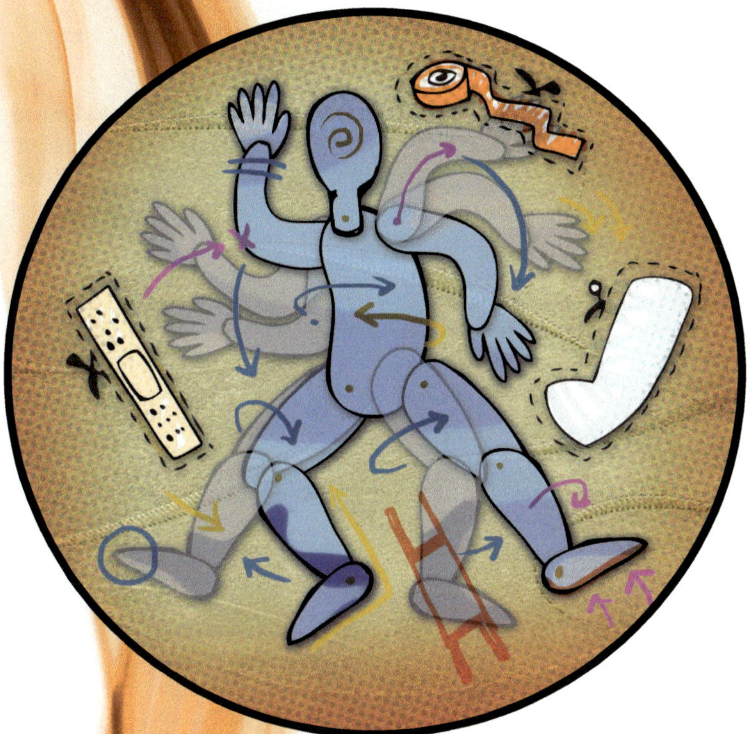

En esta unidad aprenderemos a:

- Aplicar técnicas de posicionamiento de personas encamadas.
- Seleccionar y aplicar técnicas de movilización, deambulación y traslado de personas en situación de dependencia.
- Emplear los procedimientos de carga segura que eviten la aparición de posibles lesiones en el profesional.
- Utilizar las ayudas técnicas de movilización, transporte, deambulación y posicionamiento en cama.
- Adoptar medidas de prevención y seguridad.
- Identificar la necesidad de limpiar y realizar el mantenimiento de las prótesis.
- Potenciar la autonomía de la persona en situación de dependencia y proporcionarle pautas de actuación.

Y estudiaremos:

- Técnicas de posicionamiento de personas encamadas.
- Técnicas de movilización, deambulación y traslado de personas en situación de dependencia.
- Procedimientos de carga segura.
- Ayudas técnicas de movilización, transporte, deambulación y posicionamiento en cama.
- Medidas de prevención y seguridad.
- Limpieza y mantenimiento de las prótesis.
- Autonomía de la persona en situación de dependencia.

1. Movilización del sistema músculo-esquelético

Importante

Los **fisioterapeutas** son los profesionales sanitarios encargados de valorar la movilidad del usuario encamado y planificar los cuidados específicos para conservarla y estimularla en el mayor grado posible.

Cuando el usuario permanece **encamado** o su movilidad disminuye o desaparece, puede perder fuerza y tono muscular y, si no se establece un plan adecuado de movilizaciones, aparecen contracturas, atrofia muscular, anquilosis articular..., acompañados, en ocasiones, de estreñimiento, problemas respiratorios, úlceras por presión, etc.

El **ejercicio** tiene los siguientes efectos beneficiosos: favorece la circulación y el aporte de oxígeno y nutrientes a los tejidos y la eliminación de productos de desecho; aumenta la frecuencia y profundidad respiratorias, y facilita el tránsito intestinal.

1.1. Tipos de movilizaciones

Claves y consejos

Cuando el TAPSD ayude al usuario, deberá tener en cuenta las normas de mecánica corporal y la prevención de riesgos de todos los implicados.

La **mecánica corporal,** que incluye un conjunto de recomendaciones preventivas, se trató en la Unidad 4. Estas recomendaciones tienen como objetivo prioritario proteger tanto al usuario como al profesional.

La **movilización** consiste en la aplicación de un programa de ejercicios encaminados a conseguir el restablecimiento de las funciones disminuidas por la enfermedad, a mantener el alineamiento corporal, la fuerza y el tono muscular, a prevenir las complicaciones por inmovilidad, a estimular la autonomía personal y el autocuidado, aportando seguridad al usuario. Las movilizaciones en general se clasifican en:

Activas	Las realiza el propio usuario bajo la supervisión del profesional. En ellas se mueven tanto los músculos como las articulaciones de los segmentos corporales que interese ejercitar. Pueden realizarse con asistencia o contra resistencia (manos, poleas, etc.). El TAPSD, excepto contraindicación, estimulará al usuario encamado para que mueva los brazos y las piernas o, al menos, para que contraiga y relaje su musculatura.
Pasivas	Las realiza el TAPSD sobre los distintos segmentos corporales del usuario, según sus arcos de movimiento (véase la Unidad 4). Suele tratarse de usuarios que no pueden hacer el esfuerzo que requiere el ejercicio por una situación temporal (anestesia, postoperatorio, etc.), o permanente (parálisis, etc.).

Tabla 6.1. *Tipos de movilizaciones.*

1.2. Cambios posturales

La colocación o alineación apropiada en la cama, los cambios posturales y los ejercicios de movilización son medidas que tienen como objetivo alternar las áreas de presión, para así evitar con ello la aparición de contracturas, deformidades, lesiones en la piel y tejidos subyacentes (úlceras por presión), y favorecer la comodidad y el bienestar del usuario. La selección y realización de la planificación de los cuidados deben estar en función de las necesidades de la persona atendida, y tienen que respetar las indicaciones médicas en cuanto a posibilidad o restricción de la movilidad.

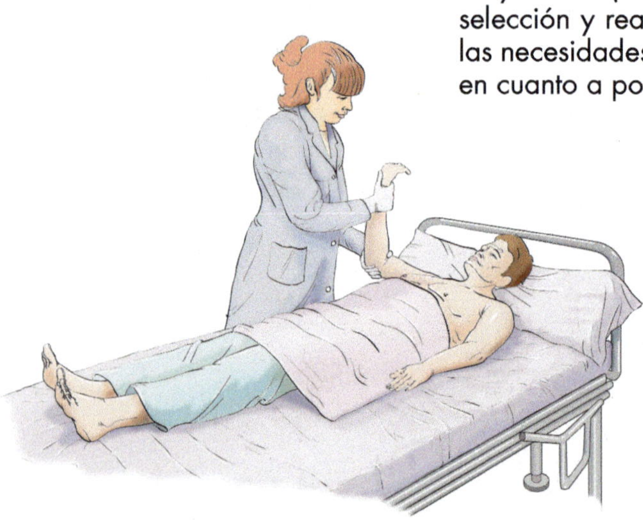

Fig. 6.1. *Ejemplo de una movilización pasiva: observa la posición de ambas personas en la imagen.*

Los **cambios posturales** son las modificaciones realizadas en la postura corporal del usuario encamado, que forman parte de los cuidados preventivos.

En el plan de cambios posturales la posición se mantiene durante **dos o tres horas como máximo.** Las posiciones más frecuentes en la realización de cambios posturales suelen ser: decúbito supino, decúbitos laterales derecho e izquierdo y decúbito prono. A veces también se utiliza la posición de Fowler. Se puede complementar, si no hay contraindicación, con la sedestación. Para completar la acomodación es conveniente utilizar almohadas, cojines, sábanas o toallas enrolladas, cuñas-tope, soporte para los pies, sacos de arena u otros accesorios que la favorezcan y permitan mantenerla.

Procedimiento 1. Colocación del usuario en decúbito lateral

Se emplea para cambiar la postura corporal del usuario de decúbito supino a decúbito lateral. Lo suelen realizar **dos profesionales,** que actúan de forma coordinada.

Recursos materiales

Almohadas u otros accesorios similares, guantes y biombo (opcional).

Protocolo de actuación

1. Preparar el equipo necesario, lavarse las manos y explicar el procedimiento al usuario, pidiendo su colaboración.
2. Frenar la cama y colocarla en posición horizontal, si no hay contraindicaciones.
3. Retirar las almohadas y destapar al usuario.
4. Moverle hasta el lado de la cama contrario hacia el que se va a girar su cuerpo. Para ello, los dos TAPSD se sitúan en el lado hacia el que van a desplazar al usuario y le colocarán el brazo próximo a ellos sobre el tórax. Uno le sujeta con una mano por el hombro más lejano (pasándole el brazo bajo la cabeza y el cuello) y con la otra bajo su zona lumbar. El otro profesional sitúa un brazo bajo los glúteos y el otro bajo el tercio inferior de los muslos. De forma simultánea, tirarán del usuario hacia la orilla, donde permanecerá uno de ellos para evitar riesgos (véase la Figura 6.2).
5. Flexionar la pierna y el brazo del usuario próximos a la orilla, separándole el brazo contrario, para evitar que ruede sobre él.

> **Claves y consejos**
>
> En algunas ocasiones es necesaria la restricción de la movilidad (consolidación de fracturas). El equipo asistencial debe intervenir en la **inmovilidad** o **movilidad** del usuario, según esté indicado, para facilitar su recuperación y evitar nuevas lesiones.
>
> Si es **un solo TAPSD** el que realiza este procedimiento debe hacerlo en tres tiempos, dividiendo el cuerpo del paciente en tres segmentos (cabeza-tronco, abdomen-pelvis y piernas). Se debe colocar después una barandilla de seguridad, para prevenir caídas.

6. Desde el lado libre, un TAPSD tirará con suavidad del usuario, desde su hombro y su cadera, hasta que haya adoptado la posición lateral adecuada, con la colaboración del otro TAPSD. Opcional: dar un masaje en las zonas sometidas a presión.
7. Alinear correctamente el cuerpo del usuario y acomodarle en esa posición, utilizando en las zonas descritas almohadas y otros accesorios oportunos.
8. Reordenar la cama y comunicar a quien corresponda las observaciones realizadas, y registrar el procedimiento efectuado y sus indicaciones en el plan de cuidados.

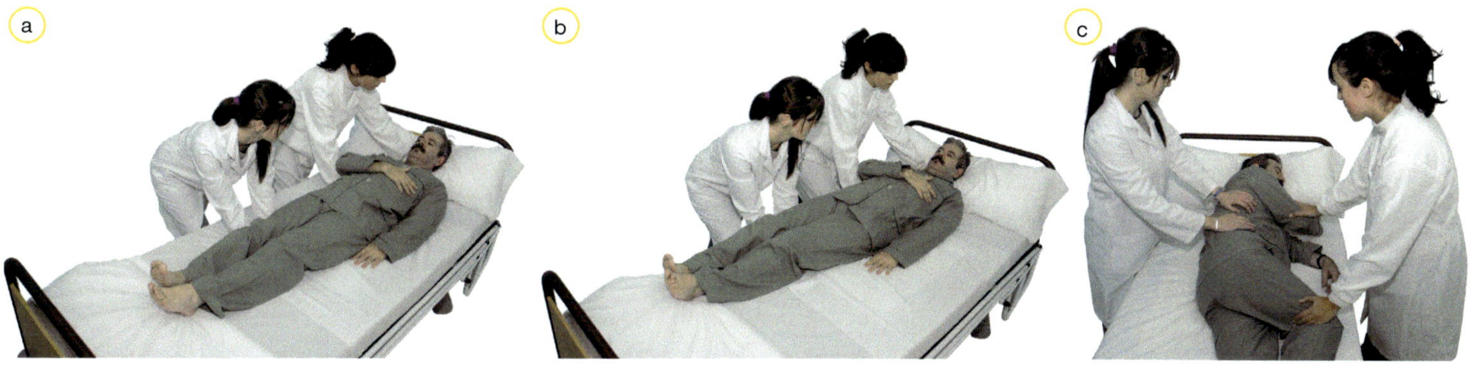

Fig. 6.2. *Procedimiento para colocar al usuario en decúbito lateral:* a) *tomar posiciones;* b) *desplazarle a la orilla;* c) *girar su cuerpo a la posición lateral.*

Procedimiento 2. Colocación del usuario en decúbito prono

Es la modificación de la posición corporal de decúbito supino a decúbito prono, que solo se hace en algunas ocasiones, pues puede resultar incómoda. Los **recursos materiales,** los **primeros pasos** del procedimiento y la movilización del usuario hacia un lado de la cama son iguales que en el procedimiento anterior.

Protocolo de actuación

1. Con el usuario en el lado de la cama, flexionarle ligeramente el brazo más próximo a la orilla y acercar a su cuerpo el otro brazo para que ruede sobre él.
2. Cruzar la pierna más cercana al borde sobre la otra, para favorecer el rodamiento.
3. Hacerle girar con suavidad hasta el decúbito prono y dar un masaje en las zonas corporales más presionadas.
4. Alinearle correctamente, reordenar la cama y dejarle bien acomodado.
5. Colocar las almohadas que sean necesarias u otros accesorios, comunicar las observaciones a quien corresponda, registrarlas en el plan de cuidados y lavarse las manos.

1.3. Otros procedimientos de movilización del usuario en la cama

El TAPSD deberá, frecuentemente y como parte de los cuidados del usuario encamado, realizar alguna de las técnicas que se describen a continuación.

Procedimiento 3. Movimiento del usuario hacia la orilla de la cama

Suele utilizarse como paso previo a otras tareas, como colocar al usuario en decúbito, trasladarlo a la camilla o a la silla de ruedas.

Los pasos para realizarlo están descritos en el *Procedimiento 1* de colocación en **decúbito lateral.**

Procedimiento 4. Movimiento del usuario hacia la cabecera de la cama

Puede ser necesario cuando el usuario ha resbalado hacia los pies de la cama. El procedimiento será realizado por uno o dos profesionales, en función de que el usuario pueda o no colaborar en el procedimiento.

Recursos materiales

Almohadas u otros accesorios similares, guantes y biombo (opcional).

- **Usuario que colabora.** El procedimiento lo lleva a cabo **un TAPSD.** No se necesita equipo, solo guantes (opcional) y, a veces, un biombo.

Protocolo de actuación

1. Lavarse las manos y ponerse los guantes.
2. Explicar el procedimiento al usuario pidiendo su colaboración.
3. Procurarle intimidad colocando un biombo.
4. Frenar la cama y colocarla en posición horizontal.
5. Dejar la almohada apoyada sobre el cabecero.
6. Pedir al usuario que flexione las rodillas, apoyando las plantas de los pies sobre la cama, y se agarre, si le es posible, al cabecero de la cama. Indicarle que colabore en la movilización, haciendo palanca sobre sus talones cuando se lo indique el TAPSD.
7. Colocar una mano bajo la espalda y la otra bajo los glúteos del usuario.
8. Ayudar al usuario a deslizarse hacia la cabecera, reordenar la cama y colocarle la almohada, y comunicar lo observado y lavarse las manos.

- **Usuario que no colabora.** Son necesarios **dos TAPSD.** El equipo es opcional (guantes y un biombo).

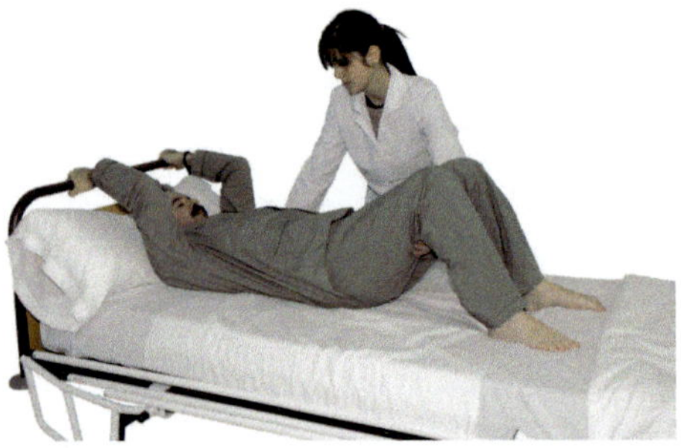

Fig. 6.3. *Técnica para mover al usuario hacia la cabecera de la cama, cuando colabora.*

Protocolo de actuación

Los cinco primeros pasos del procedimiento son iguales que en el caso del usuario que colabora.

6. Situado cada TAPSD en un lado de la cama, sujetar al usuario, colocando una mano por debajo de su cuello-hombro y la otra bajo el hueco poplíteo. Si es necesario, ambos técnicos unirán sus antebrazos en «hamaca» para realizar la técnica con más seguridad y precisión.
7. Con un movimiento simultáneo, previa indicación de uno de los dos TAPSD, desplazar al usuario hacia la cabecera.
8. Arreglar la cama y colocar la almohada.
9. Comunicar lo observado a la enfermera y lavarse las manos.

Claves y consejos

Este procedimiento también puede realizarse utilizando la **entremetida** (o sábana de arrastre), que sujetarán los dos TAPSD, para facilitar el desplazamiento hacia la cabecera.

a

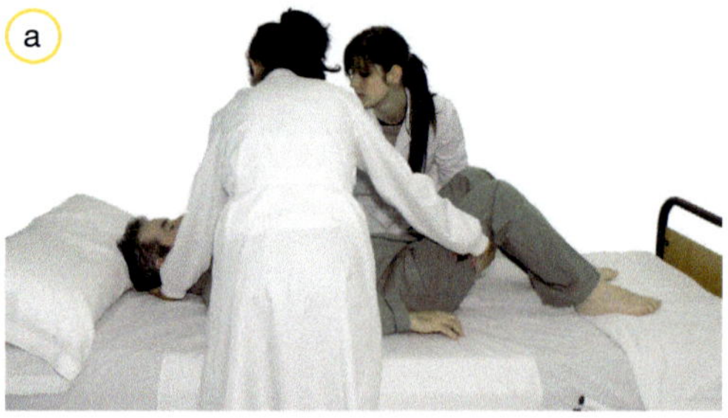

b

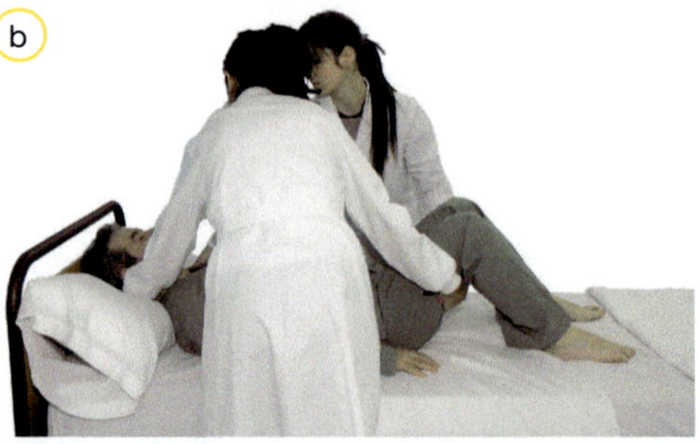

Fig. 6.4. *Técnica para mover al usuario hacia la cabecera de la cama, cuando no colabora.*

Procedimiento 5. Movimiento del usuario para sentarle en la orilla de la cama

Suele realizarse como paso previo a la deambulación.

Recursos materiales

Guantes, biombo, bata y zapatillas.

Protocolo de actuación

La técnica puede ser efectuada por un solo profesional (los primeros pasos son comunes a las otras movilizaciones) y seguirá este procedimiento:

1. Mover al usuario hacia la orilla de la cama (revisar el procedimiento).
2. Colocar la cama en posición de Fowler.
3. Sujetar con una mano el hombro más alejado del usuario (pasando el brazo por detrás de la cabeza) y con la otra sus piernas (colocando el brazo por encima de sus rodillas).
4. Elevar y rotar su cuerpo, en un solo movimiento, hasta que quede sentado en la orilla de la cama, con las piernas colgando.
5. Ayudarle a ponerse la bata y las zapatillas, comprobando que no se marea, manteniéndolo unos minutos en esa posición y preguntándole cómo se encuentra.

Claves y consejos

Con un movimiento similar, pero inverso, colocando nuestro brazo por debajo de sus piernas, le ayudaríamos a tumbarse de nuevo en decúbito supino, desde la posición de sentado, cuando el usuario quisiese pasar bien **de deambular** o bien **de estar sentado** en una silla, de nuevo **a la cama.**

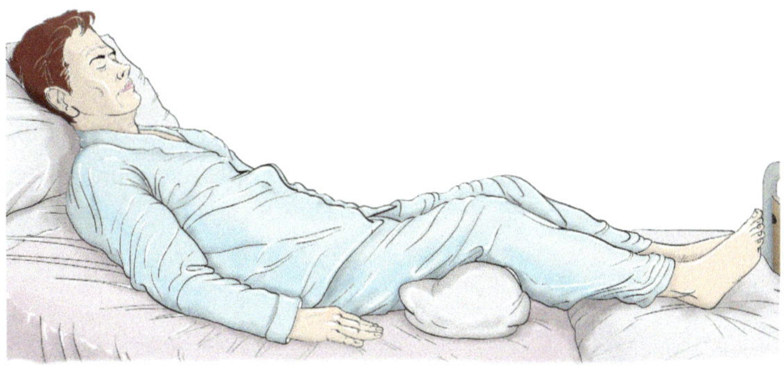

Fig. 6.5. *Usuario colocado en posición de Fowler.*

Actividades

1. Repasa los arcos de movimiento descritos en la Unidad 4.
2. Imagina que eres un TAPSD que debe explicar a una anciana encamada cómo realizar movilizaciones activas de brazos y piernas. ¿Cómo lo harías?
3. Explica cómo realizar movilizaciones pasivas con un anciano encamado, con poca movilidad, debido a que se encuentra en una fase avanzada de la enfermedad de Parkinson.

Practica

4. Realiza de forma práctica todos los procedimientos descritos en este apartado; primero con un maniquí, y después con otra persona que simule ser un usuario.

   Revisa para ello todas las indicaciones que te hemos ido dando en los sucesivos *Claves y Consejos* en cada procedimiento.

Caso Práctico 1

Antonio es un usuario de 87 años que sufre artrosis en las rodillas y que ha sido ingresado en una residencia mixta, ya que su familia no tiene los medios ni el tiempo suficiente para atenderle. Sabemos que permanece la mayor parte del día encamado, por su debilidad, inestabilidad, incapacidad para realizar una marcha independiente y miedo a las caídas.

a) ¿Cómo crees que debería ser la planificación de su movilidad a lo largo del día?

b) ¿Corre algún riesgo el TAPSD que le ayude en sus movilizaciones o cambios posturales?

Solución:

a) Se valorará su movilidad para establecer un plan de cuidados (por el equipo asistencial, en el que el TAPSD colabora). Se planificará un aumento progresivo de su movilidad: dentro de la cama, en el traslado a la silla, mantenimiento de la bipedestación con suficiente seguridad, inicio de paseos... Se promoverá la confianza y la seguridad, para disminuir su miedo. Se usarán ayudas técnicas si se precisan.

b) Sí, el riesgo principal es el de sufrir lesiones osteomusculares y requerir baja laboral.

2. Traslado y transporte. Procedimientos

Los cuidados del usuario que tiene disminuida su capacidad motora comprenden las técnicas para colocarle o moverle correctamente, otras referidas al transporte desde la cama a otro lugar (camilla, silla de ruedas, etc.), la ayuda necesaria para la deambulación, así como la prevención de caídas accidentales que puedan dar lugar a fracturas de huesos (véase la Figura 6.6).

El **transporte** es el desplazamiento del usuario de un lugar a otro en la sala de hospitalización o en algún servicio del centro asistencial.

Entre los procedimientos de transporte o traslado describiremos unas normas generales, el traslado de la cama al sillón o silla de ruedas (tanto si el usuario colabora o no) y el transporte de la cama a la camilla (si el usuario colabora o no). Pueden realizarse en la cama, en la camilla, en la silla de ruedas, etc.

2.1. Normas generales

- **Lavarse** las **manos** antes y después de ponerse en contacto con el usuario.
- Preparar los **recursos materiales** necesarios para cada situación: bata, zapatillas, sábanas, manta, cojines, butaca, silla de ruedas, camilla, etc.
- **Explicar** el **procedimiento** al usuario y pedir su colaboración.
- Procurarle **intimidad,** colocando un biombo si es preciso.
- **Frenar** la **cama** y colocarla en la posición apropiada.
- Realizar la **técnica** con **seguridad,** evitando lesionar o incomodar excesivamente al usuario. Para ello, se tendrá en cuenta que:
  - La sujeción del usuario debe ser firme para evitar posibles caídas.
  - Realizar el transporte entre dos, tres o más personas, según el caso.
  - La necesidad de una buena coordinación entre las personas que realicen la tarea exige previamente el acuerdo de un procedimiento (contar hasta tres, que una persona diga una palabra concreta, etc.) para hacer un movimiento simultáneo.
  - Si el usuario lleva instalados sondas o sueros, la enfermera los pinzará o elevará durante la maniobra.
- Una vez transportado el usuario, se le acomodará con **almohadas** o **cojines** y se le cubrirá con una sábana o manta.
- Durante el traslado no se le debe **abandonar** en los **pasillos** ni pararle entre corrientes.
- Si en el desplazamiento es necesario **atravesar alguna rampa,** deben extremarse las **precauciones,** colocando las cintas de sujeción de la camilla o silla de ruedas y situándose delante del usuario y de espaldas a la pendiente, cuando se desciende.
- **Comunicar** a la persona responsable lo observado durante la realización de la técnica y cumplimentar los registros, si fuera necesario.

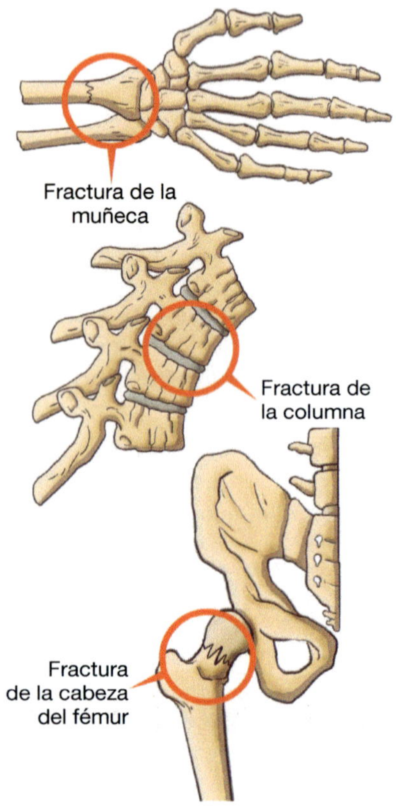

Fig. 6.6. *Fracturas más frecuentes a consecuencia de una caída.*

Actividades

5. Busca en Internet información sobre las causas más frecuentes de las caídas, así como las consecuencias físicas y psicológicas de las mismas en los usuarios que las padecen. Realiza a continuación un trabajo con tus compañeros sobre este tema, incluyendo medidas de prevención, así como un plan de cuidados para un usuario que se ha fracturado una cadera como consecuencia de una caída.

2.2. Traslado de la cama al sillón o silla de ruedas

Procedimiento 6. Traslado de la cama al sillón o silla de ruedas

- **Usuario que colabora**

Es suficiente un solo profesional.

Protocolo de actuación

1. Situar el sillón próximo a la cama, a la altura de los pies.
2. Ayudar al usuario a sentarse en la orilla de la cama, según la técnica descrita, primero colocar la cama en posición de Fowler.
3. Comprobar que el usuario no se marea en esa posición.
4. Colocarle la bata y las zapatillas.
5. Situarse frente al usuario. El TAPSD le sujeta por la cintura con ambas manos mientras el usuario se apoya en sus hombros o le coge por detrás del cuello con las manos. En esta posición, **las rodillas de ambos están próximas,** lo que permitirá un mejor control si al usuario se le doblan involuntariamente.
6. Girar simultáneamente con el paciente hasta situarle delante del sillón, donde se le sentará (lentamente, sin perder el contacto entre las rodillas de paciente y técnico), para acomodarle posteriormente.

   Si el paciente colabora, podemos pedirle ayuda durante el giro, pivotando sobre los pies en pequeños pasos.

- **Usuario que no colabora**

Son necesarios **dos TAPSD** o profesionales.

Protocolo de actuación

1. Trasladar al usuario a la orilla de la cama.
2. Colocar la cama en la posición de Fowler.
3. Situar el sillón, o la silla de ruedas, paralelo y junto a la cama, con el respaldo próximo a la cabecera.
4. Si es una silla de ruedas, retirar el soporte del brazo próximo a la cama, levantar los soportes de los pies y frenarla.
5. Un profesional se situará detrás del respaldo de la silla o sillón y el otro frente a él, en la misma orilla de la cama.
6. El primer profesional colocará sus brazos bajo las axilas del usuario, sujetándole con las manos por el extremo inferior de los antebrazos, que el usuario tendrá cruzados sobre el tórax.
7. El segundo profesional le sujetará por debajo de los muslos.
8. En un movimiento simultáneo, trasladar al usuario a la silla o sillón, donde quedará acomodado (reposapiés bien colocados y manta opcional).

Claves y consejos

En el caso de que se tuviese que trasladar al paciente del sillón a la cama se seguirá el mismo procedimiento, pero realizando las maniobras en orden inverso al descrito en este procedimiento.

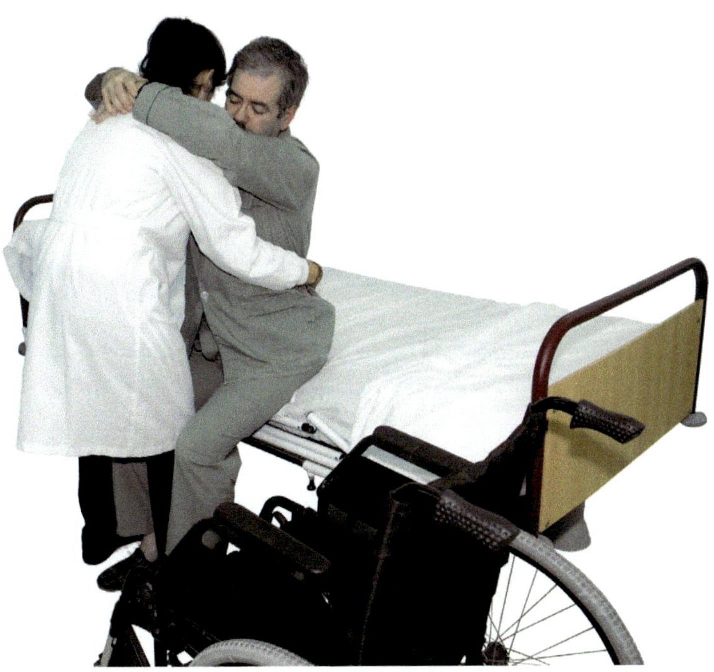

Fig. 6.7. *Traslado del usuario de la cama a la silla de ruedas.*

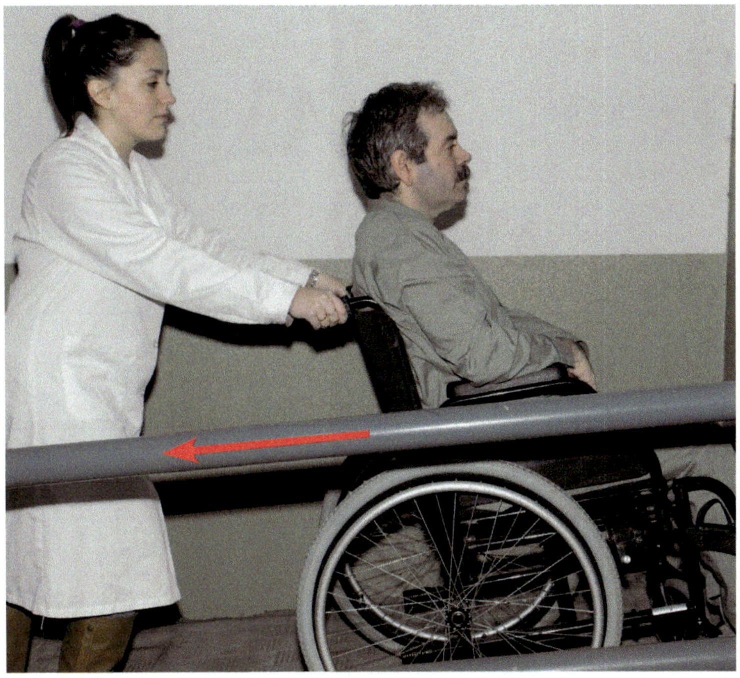

Fig. 6.8. *Transporte del usuario en silla de ruedas descendiendo por una rampa.*

2.3. Transporte de la cama a la camilla

En general, el transporte de un usuario adulto desde la cama a la camilla, en función de sus posibilidades de colaboración, sigue los pasos de los procedimientos que se describen a continuación.

Procedimiento 7. Traslado de la cama a la camilla

- **Usuario que colabora**

En este supuesto, solo hay que preparar la camilla (cubriéndola con una sábana y colocándola en paralelo a la cama, frenando ambas) y pedirle al usuario que se deslice hasta la camilla con la ayuda del TAPSD. Después, taparle y acomodarle.

- **Usuario que no colabora**

Para realizar la técnica con seguridad son necesarias, al menos, **tres personas.**

Protocolo de actuación

- Colocar la camilla, cubierta con una sábana, perpendicular a la cama, de forma que contacten los pies con la cabecera. Pueden utilizarse dos posiciones:
  - Pies de la cama con cabecera de la camilla.
  - Cabecera de la cama con pies de la camilla.
- Frenar la cama y la camilla.
- Destapar al usuario, colocarle los brazos sobre el tórax y retirar la almohada.
- Sujetarle entre los tres profesionales; es preferible que el más alto se sitúe junto a la cabeza del usuario, colocándole un brazo debajo del cuello y los hombros, y el otro bajo la cintura. El segundo situará un brazo bajo la cintura y el otro bajo los glúteos. El tercero colocará un brazo bajo los muslos y el otro bajo las piernas.
- Mover al usuario hasta la orilla de la cama, al unísono.
- Trasladar al usuario en un movimiento simultáneo hasta la camilla, donde se le depositará con suavidad.
- Acomodarle y cubrirle con la ropa.

Toma nota

El traslado **de la camilla** a la **cama** se realiza de forma **inversa** a la descrita.

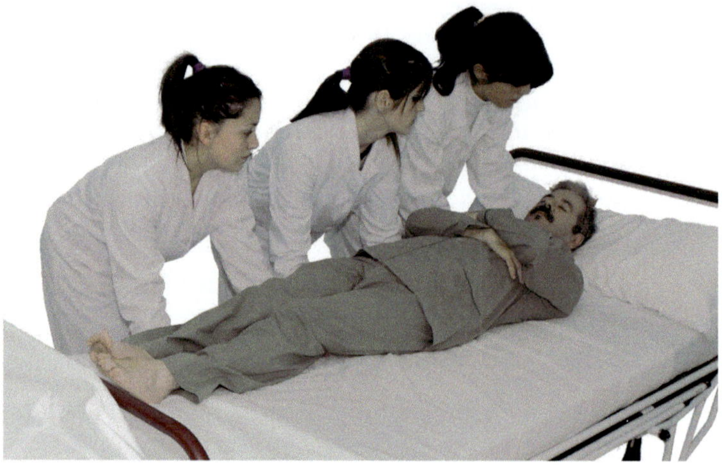

Fig. 6.9. *Transporte del paciente que no colabora de la cama a la camilla.*

Actividades

6. Escribe una lista de situaciones en las que pueda requerirse algún procedimiento de traslado descrito en este apartado.
7. Enumera los pasos a seguir en cada uno de los procedimientos descritos en este apartado (traslado de la cama al sillón o silla de ruedas, y a la camilla, tanto cuando el usuario colabora como cuando no colabora). Especifica los medios materiales que se requieren y el momento en el que deben prepararse.

Practica

8. Realiza de forma práctica todos los procedimientos descritos en este apartado; primero con un maniquí, y después con otra persona que simule ser un usuario.

Caso Práctico 2

En una residencia asistida se celebra un festival de verano, en el que hay diversas actuaciones, con participación de muchos usuarios.

Alfonsa querría ir para ver a sus amigas, pero está en la cama desde hace dos días porque se siente débil, sin fuerza ni equilibrio suficiente, y ni siquiera pasea ni se levanta al servicio. ¿Podría ir? ¿Cómo habría que planificarlo?

Solución:

Primero habría que asegurarse de que no hay contraindicación para que lo haga. Después, habría que valorar si puede caminar, y si tiene fuerza suficiente como para mantenerse. De no ser así, sería mejor utilizar una silla de ruedas.

Para realizar el procedimiento se tendrían en cuenta las normas generales y el protocolo explicado.

3. Sedestación y deambulación

El acto de caminar tiende, actualmente, a **iniciarse con prontitud** en **personas** que tienen **limitada** esta capacidad por lesión o enfermedad, tanto para evitar la aparición de lesiones relacionadas con la inmovilidad como para conseguir que el usuario recupere su independencia (si no puede caminar, o ha perdido parte de su independencia) lo antes posible y colabore en sus cuidados.

El inicio de la deambulación lo señala el equipo asistencial, y se hace de **forma gradual:** primero, el usuario debe ser capaz de conservar la posición de **sedestación,** después la de **bipedestación** y, más tarde, la **deambulación,** comenzando con pequeños paseos que no le fatiguen en exceso, siempre que conserve el equilibrio.

Es importante que los usuarios hemipléjicos mantengan el cuerpo en posición correcta cuando se incorporan y/o van a deambular (y estando sentados manos y pies apoyados en toda su superficie); los que tienen problemas de cadera, deben vigilar la posición del pie (el pie no debe dirigirse hacia afuera); en los que no pueden caminar, pero sí estar sentados, deben levantarse y volverse a sentar periódicamente.

En el equilibrio y la marcha intervienen el estado general de salud (puede haber alteraciones músculo-esqueléticas, neurológicas o sensoriales, depresión, fatiga, etc.), la nutrición (para el mantenimiento y correcto funcionamiento de huesos y músculos) y los hábitos de vida (encorvamiento de la espalda, ropa inapropiada, mobiliario inadecuado, gafas inadecuadas, etc.).

Cuando el usuario mantiene la bipedestación y es capaz de caminar, a veces puede necesitar **medios auxiliares** o **ayudas,** como andadores, sillas de ruedas y muletas, o la ayuda de profesionales del cuidado para el desplazamiento seguro. Existen diversas técnicas de ayuda en la deambulación, que se recogen en la Tabla 6.2.

Soporte frontal
Técnica muy apropiada para realizar con usuarios asustadizos y débiles, porque les proporciona seguridad; en ella el profesional se coloca frente al usuario, sujetándole por las manos o antebrazos, a la vez que le anima a ir caminando.
Soporte dorsal
Técnica en la que el profesional se coloca detrás del usuario, con sus manos a los lados del cuerpo preparadas para sujetarle a la menor señal de inestabilidad o riesgo de caída.
Soporte lateral
Técnica indicada para realizar con personas débiles y hemipléjicos (con estos usuarios el profesional se colocará junto al lado afectado en las primeras etapas después de la lesión, y junto al lado sano cuando se estabilice).

Tabla 6.2. *Técnicas de ayuda en la deambulación.*

Procedimiento 8. Ayudar al usuario a sentarse

- Si el **usuario** puede **hacerlo solo,** lo animaremos a que se acerque a la silla, hasta que la toque con la parte posterior de las piernas. Entonces debe sujetar con sus manos los brazos de la silla, inclinarse hacia delante, y doblar las rodillas hasta sentarse (pero sin tirarse sobre la silla).

  En la silla mantendrá una posición correcta, con la espalda apoyada en el respaldo, el peso repartido sobre las dos caderas; caderas, rodillas y pies en flexión aproximada de 90°, y pies bien apoyados sobre el suelo.

- Si **requiere ayuda** para sentarse, el profesional se debe colocar frente a él, con su rodilla bloqueando una rodilla del usuario y con su pie entre los del usuario y sus brazos sujetando con firmeza el cuerpo del usuario (también puede agarrarse su cinturón en forma de «presa»). Pivotarán y descenderán despacio hasta sentar al usuario, aproximando la espalda de este al respaldo de la silla. Después, el TAPSD se colocará detrás del respaldo y, sujetándole por su espalda (o por las muñecas del usuario, cruzadas sobre su abdomen), le recolocará, procurando no dejar arrugas en su ropa para prevenir la aparición de úlceras por presión, como consecuencia del mantenimiento de la posición durante un tiempo largo sin movilizaciones de la zona presionada.

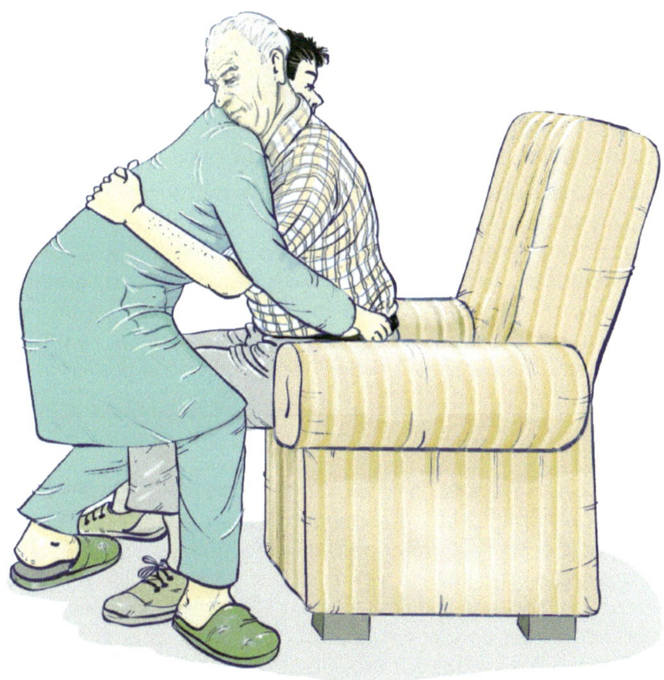

Fig. 6.10. *Manera de ayudar a sentarse a un usuario que precisa ayuda.*

Procedimiento 9. Enderezar al usuario en la silla

Pueden hacerlo una o dos personas. Describimos el procedimiento con una persona.

Protocolo de actuación

1. Explicar al usuario el procedimiento a realizar y pedirle su colaboración.
2. Colocar los pies del usuario sentado (que se ha desplazado hacia abajo en la silla) en la posición correcta (apoyados en el suelo, flexionados a 90° respecto de la pierna), y ligeramente separados.
3. Colocarse detrás de la silla o sillón, con un pie un poco más retrasado y las rodillas flexionadas.
4. Colocar los antebrazos del usuario aproximados por las muñecas.
5. Pasar sus brazos bajo las axilas de la persona y hacer presa en los antebrazos.
6. Apoyándose en el respaldo de la silla si lo precisa (y preparando su cuerpo según la intensidad de la maniobra a realizar), traccionar el cuerpo del usuario, irguiéndole y rectificando su posición, hasta dejarle bien colocado.
7. Comprobar que la persona se encuentra bien.

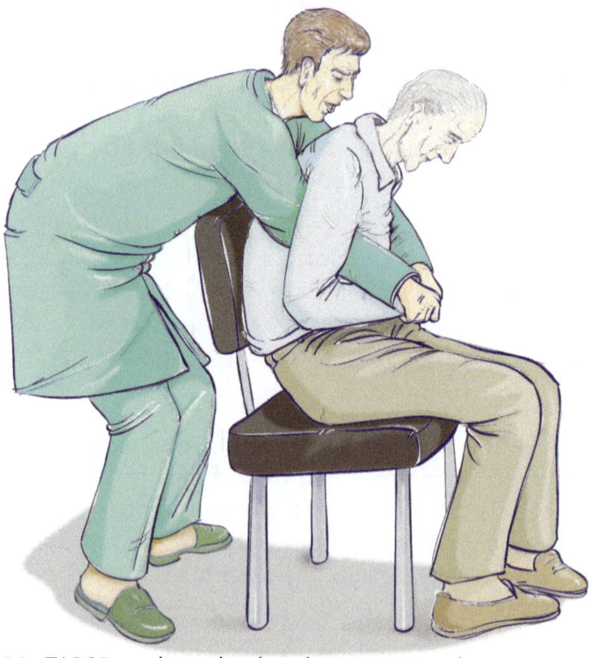

Fig. 6.11. *TAPSD realizando el enderezamiento de un usuario en la silla.*

Procedimiento 10. Levantar al usuario en la silla

Protocolo de actuación

Después de explicar el procedimiento a la persona, y solicitar su colaboración, el TAPSD le ayudará a situarse sentado en el borde del asiento.

1. Si el usuario puede colaborar, con sus pies bien apoyados y ligeramente separados, se impulsará sujetándose con sus manos a los brazos de la silla o sillón. También se le puede ayudar con un pequeño impulso desde su espalda.
2. Si el usuario no puede colaborar, el técnico colocará sus piernas separadas a ambos lados de las del usuario, y flexionará sus rodillas, manteniendo su espalda recta.

   Sujetará con seguridad al paciente por su ropa (cinturón o cintura de su pantalón o falda). El técnico pedirá al usuario que se sujete abrazando nuestra cintura, y que apoye su cabeza en nuestro hombro. Avisarle de que al contar tres le levantaremos. Hacer el levantamiento con seguridad (el técnico endereza su espalda y estira sus rodillas). Asegurarse de que el usuario está firme y en equilibrio antes de soltarle.

Claves y consejos

En los dos procedimientos, en el caso de atender a un **usuario hemipléjico,** el técnico colocará hacia atrás el pie activo del usuario dejándolo al lado de la silla. El técnico rodeará el pie inactivo con sus pies, y bloqueará la rodilla inactiva con sus rodillas. El brazo inactivo del usuario lo colocará flexionado sobre su abdomen. El técnico sujetará el brazo activo del usuario, haciendo presa hacia su cuerpo para elevarle.

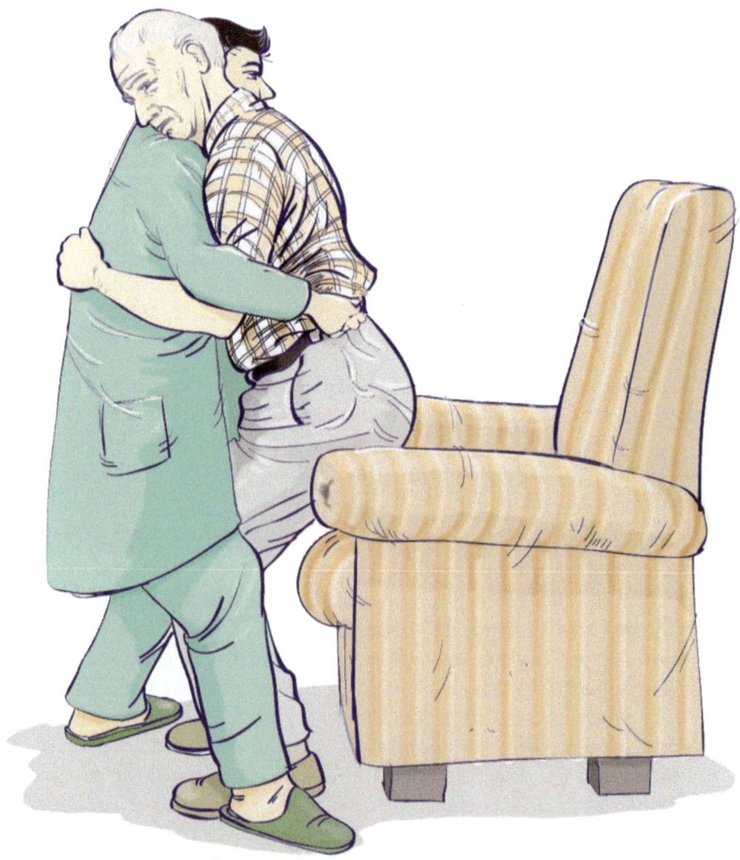

Fig. 6.12. *TAPSD levantando a un usuario de la silla.*

Procedimiento 11. Procedimiento para ayudar al usuario en su desplazamiento

Recursos materiales

Bata y zapatillas.

Protocolo de actuación

1. Ayudar al usuario a sentarse en la orilla de la cama.
2. Ayudarle a ponerse la bata y las zapatillas.
3. Sujetarle por la cintura, hasta la posición de bipedestación.
4. Colocarse a su lado y sujetarle, pasando un brazo alrededor de su cintura, mientras él apoya su brazo próximo sobre el hombro más alejado del TAPSD. El TAPSD puede sujetar esta mano con la suya.
5. Mientras se realiza el desplazamiento, observar atentamente cualquier cambio que se produzca en el usuario, para evitar posibles caídas.

Claves y consejos

Es muy importante que los **usuarios hemipléjicos** mantengan el cuerpo en posición correcta cuando se incorporan y/o van a deambular (y estando sentados manos y pies apoyados en toda su superficie); los que tienen problemas de cadera, deben vigilar la posición del pie (el pie no debe dirigirse hacia afuera); y los que no pueden caminar, pero sí estar sentados, deben levantarse y volverse a sentar periódicamente.

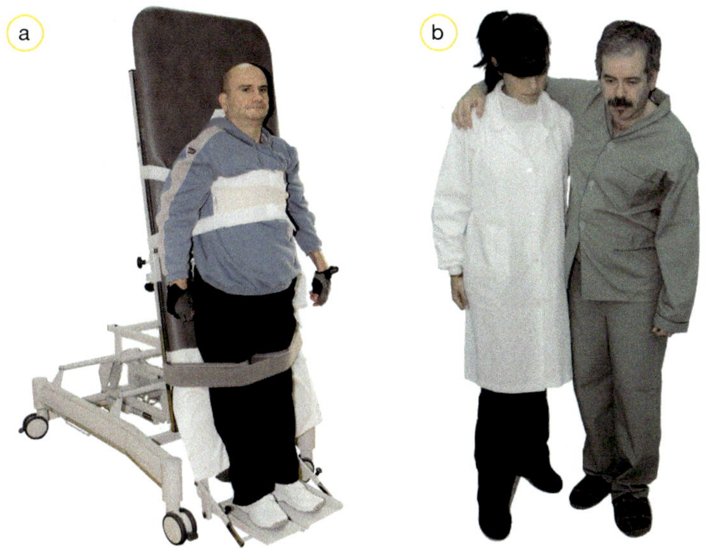

Fig. 6.13. a) *Colocación de un usuario en un plano inclinado;* b) *técnica de ayuda al usuario en su desplazamiento.*

Practica

9. Imagina que eres un anciano que se encuentra débil, tras una enfermedad que te ha tenido en cama varios días, y vas a permanecer sentado ese día. Realiza de forma práctica el procedimiento de sentarte en la silla, siguiendo la pauta descrita, en los dos supuestos (con autonomía y con ayuda de otra persona).

10. Después de realizar de forma práctica los procedimientos de ayuda al desplazamiento y deambulación, reflexiona sobre las ventajas, inconvenientes e indicaciones más pertinentes de cada uno de ellos.

Caso Práctico 3

Imagina que eres un TAPSD que acudirá a un domicilio a prestar los cuidados planificados durante dos horas, con una usuaria dependiente. Se llama Ascensión y tiene 80 años; es obesa y padece alzhéimer en sus primeras etapas. Recuerda que las tareas a realizar con ella son: sentarla en un sillón, ayudarla a sentarse en la orilla de la cama, saludarla y hablar con ella, pasear con andador, agradecerle su colaboración, tomar precauciones con tu cuerpo, asegurar la técnica para evitar riesgos con la usuaria. ¿En qué orden realizarías estas actuaciones en el domicilio?

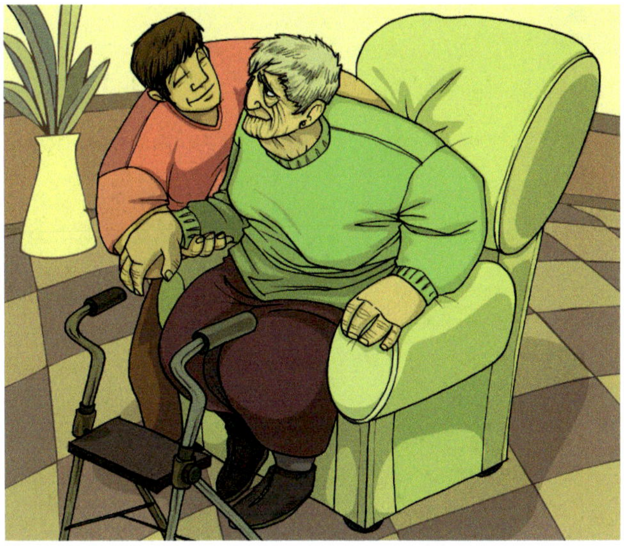

Solución:

Primero saludarla y hablar con ella y después tomar precauciones con tu cuerpo, asegurar la técnica para evitar riesgos con la usuaria, ayudarla a sentarse en la orilla de la cama, sentarla en un sillón, pasear con andador con ella y agradecerle su colaboración.

> **Web**
>
> **www.catalogo-ceapat.org**
>
> En esta página puedes encontrar información sobre productos y técnicas de apoyo, donde se recoge además la norma ISO 9999.

4. Ayudas técnicas o productos de apoyo y prótesis

Hoy en día existe una gran oferta de ayudas técnicas, que según la norma UNE-EN ISO 9999:2012, elaborada por el Comité Técnico de Normalización 153 de Aenor (es la versión española de la ISO 9999:2011) se deberían llamar «productos de apoyo», y se definen como sigue:

> Un **producto de apoyo** es cualquier producto (incluyendo dispositivos, equipo, instrumentos, tecnologías y *software*) fabricado especialmente o disponible en el mercado, para prevenir, compensar, controlar, mitigar o neutralizar deficiencias, limitaciones en la actividad y restricciones en la participación.

Para **facilitar la movilidad** existen productos de apoyo para caminar –manejados por un brazo y manejados por dos brazos, así como accesorios para los mismos–, para transferencia y giro, para elevación y para orientación. También hay sillas de ruedas propulsadas manualmente y motorizadas, vehículos, ciclos, etc. Es un mercado en desarrollo, dado el aumento de personas mayores y muy mayores en el conjunto de la población y la mayor concienciación por parte de los usuarios, que los va incorporando en su vida cotidiana.

En la tabla siguiente se muestra la clasificación que realiza la Norma ISO 9999 de los productos de apoyo:

Clasificación de los productos de apoyo, según la norma ISO 9999
– Ayudas para la terapia y el entrenamiento. – Ortesis y prótesis. – Ayudas para la protección y el cuidado personal. – Ayudas para la movilidad personal. – Ayudas para las tareas domésticas. – Muebles y adaptaciones para viviendas y otros edificios. – Ayudas para la comunicación, información y señalización. – Ayudas para el manejo de productos y mercancía. – Ayudas y equipamiento para mejoras ambientales, herramientas y máquinas. – Ayudas para el esparcimiento.

Tabla 6.2. *Productos de apoyo, según la norma ISO 9999.*

A continuación se explica el procedimiento de empleo de los productos de apoyo más frecuentes y se realiza una descripción de las prótesis.

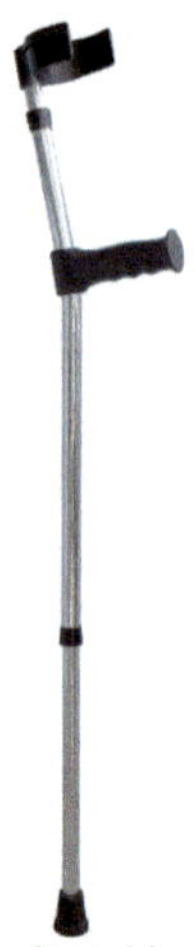

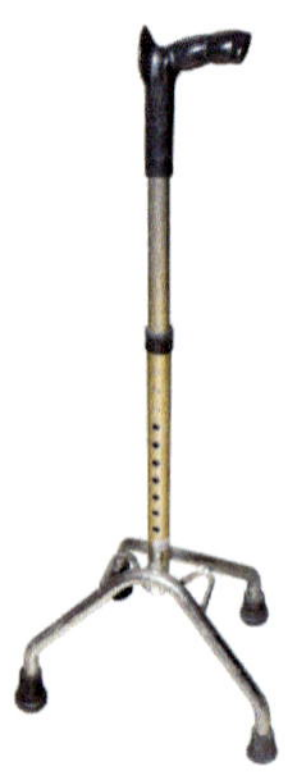

Bastón de cuatro patas

Bastón adaptable a codo

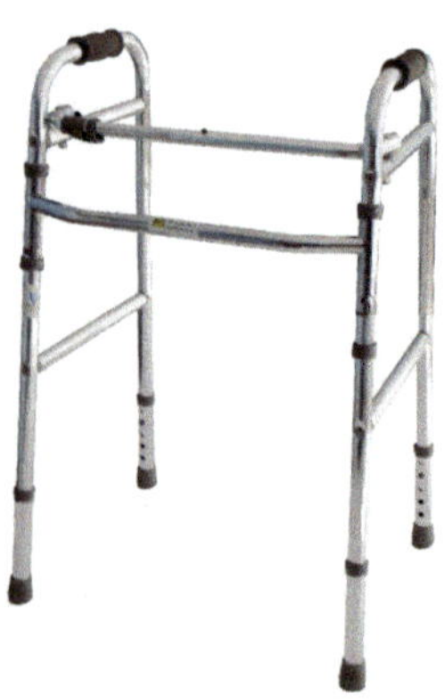

Andador

Fig. 6.14. *Dispositivos de ayuda en la deambulación: bastón adaptado al codo, bastón de 4 patas y andador.*

4.1. Procedimiento de empleo de los bastones y las muletas

A. Los bastones

Los **bastones** son los aparatos de ayuda más sencillos y, por ello, los primeros en usarse, por lo que son bastante rechazados por ser entendidos como un signo de ancianidad. Facilitan la deambulación al aumentar la estabilidad del usuario (incrementan la base de apoyo) y disminuir la carga sobre las piernas.

Suelen estar hechos de madera y/o aluminio y deben tener en su base un taco de goma (contera, que debe estar en perfecto estado y sustituirse cuando se gaste), para evitar deslizamientos. Han de ser ajustables en altura (se considera altura óptima la distancia existente entre la cadera y el suelo). Además de los bastones convencionales, existen otros con varios puntos de apoyo que incrementan la estabilidad al aumentar la base de sustentación.

La forma correcta de usar el bastón consiste en agarrarlo con la mano en la que se tenga más fuerza, normalmente la derecha si el usuario es diestro, o la izquierda si es zurdo (también se recomienda cogerlo con la mano contraria al miembro débil).

Partiendo de la posición de parado, y el bastón junto al lado sano, el usuario apoyará el peso en el pie sano (distribuyendo el peso entre este y el bastón), adelantará después el bastón, moviendo a continuación la pierna contraria. Para finalizar, se hace avanzar la otra pierna quedando de nuevo en la posición inicial.

Pueden usarse dos bastones, en cuyo caso el usuario irá desplazando estos y el pie sano, manteniendo ligeramente flexionada la rodilla de la otra pierna, y procurando distribuir su peso corporal entre los bastones y el pie sano.

Existen modelos de bastones con tres y cuatro patas o apoyos que aumentan la estabilidad (véase la Figura 6.13). Es importante que estos bastones tengan la altura apropiada.

B. Las muletas

Las **muletas** tienen un diseño semejante al de los bastones, y también un uso parecido. La principal diferencia se encuentra en el diseño de la zona de sujeción (porque añade un apoyo para el codo, el antebrazo o la axila) y en su indicación, que se relaciona con déficits funcionales mayores.

El empleo **de dos muletas** puede variar, según los puntos de **apoyo en la forma de manejarlas:** en cuatro (las dos muletas y los dos pies, alternativamente, muleta y pie opuesto), tres (primero muletas y después pierna fuerte) o dos (requiere mucha fuerza en los brazos). Es importante que el usuario tenga fuerza en el brazo y la mano a usar. En cuanto al modo general de usar una muleta, cuando no se puede cargar peso en un lado (por una fractura previa, por ejemplo), se sujetará con la mano del mismo lado; en caso de buscar un mayor equilibrio (después de enfermedades que hubieran producido daño cerebral, como trombosis o derrames), se sujetará con la mano contraria a la pierna afectada.

Como accesorios para bastones y muletas hay conteras y sujetabastones.

Importante

Otra clasificación de las ayudas técnicas, realizada en función de la capacidad funcional global del usuario, es la siguiente:

- Para actividades básicas de la vida diaria **(ABVD):** movilidad, alimentación, eliminación, higiene y vestido.
- Para actividades instrumentales de la vida diaria **(AIVD):** cocinar, fregar, etc.
- Para actividades avanzadas para la vida diaria **(AAVD).**
- Para el descanso: mobiliario y superficies especiales de manejo de presión **(SEMP).**
- Sistemas de **sujeción física.**

4.2. Procedimiento de empleo de los andadores

Los andadores permiten caminar a las personas que tienen mucha dificultad para hacerlo, sobre todo por miedo a caer o por realizar una marcha muy inestable. Incrementan la **base de sustentación** y aportan **seguridad.**

Hay una amplia gama de modelos disponibles, pueden disponer de tres-cuatro puntos de apoyo, con ruedas (en todos o algunos apoyos, y entonces pueden estar equipados además con frenos) y sin ellas, con la posibilidad de tener asiento, cesta portaenseres, bandeja, apoyo axilar o de antebrazos, y que además sean plegables y ajustables en su altura.

El procedimiento de uso de los andadores consiste en aproximarse a él lo suficiente para evitar caídas, sujetar bien el andador por ambos lados, desplazando el lado derecho del andador y el pie izquierdo simultáneamente. A continuación, se debe desplazar el lado izquierdo del andador y el pie derecho.

Importante

Deambulación con andador

1. El usuario apoyará ambos pies en el suelo y se levantará manteniendo la estabilidad.
2. Cogerá firmemente ambos lados del andador.
3. Desplazará simultáneamente el lado derecho del andador y el pie izquierdo.
4. A continuación, desplazará el lado izquierdo del andador y el pie derecho.
5. Repetirá el procedimiento.

Esta técnica puede utilizarse con dos bastones.

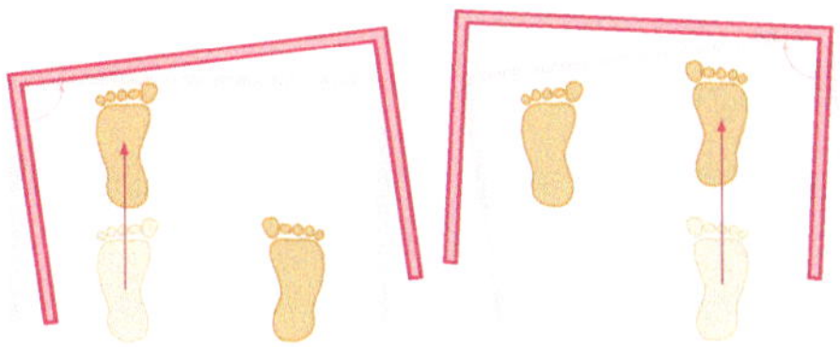

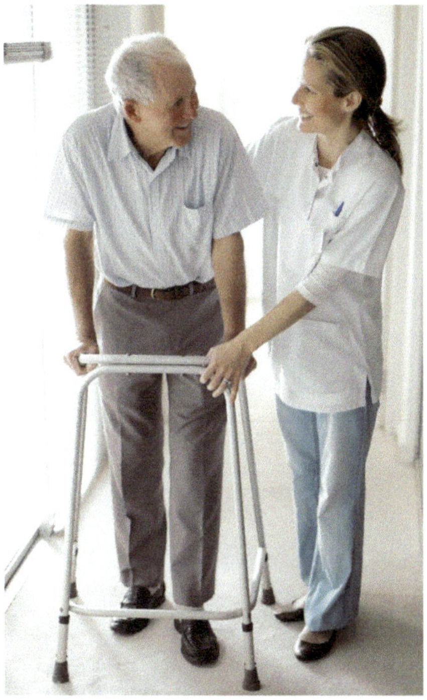

Fig. 6.15. Es importante ayudar a los ancianos a utilizar correctamente el andador en la deambulación precoz.

4.3. Procedimiento de empleo de las sillas de ruedas

Las **sillas de ruedas** son dispositivos que proporcionan movilidad sobre ruedas y también soporte corporal a aquellas personas que tienen capacidad limitada para caminar. Las pueden manejar tanto el propio usuario como otra persona. Hay diversidad de modelos, y entre ellos existen sillas de bipedestación (sillas capaces de elevar y mantener a una persona en posición de pie), sillas para baño/ducha con ruedas, sillas con orinal (con o sin ruedas) y sillas de traslado.

En cualquier caso, se trate de una silla para el interior o el exterior, o de una silla o sillón de descanso, deben cumplir unos requisitos: asiento suficiente en el que queden apoyados la totalidad de los muslos; altura de la banqueta adecuada para que las piernas apoyen bien en ella y los pies se acomoden sobre el suelo o el apoyapiés; respaldo adecuado para el contacto y descanso de la espalda.

Los principales **modelos de sillas de ruedas** son los siguientes:

- **Sillas para traslado en interiores:** incluyen pequeñas ruedas para los desplazamientos, y apoyapiés, además de una estructura resistente y reposacabezas. Pueden disponer de la posibilidad de colocarle un inodoro y ser reclinables. Deben emplearse solo para los traslados por el interior del domicilio o del centro asistencial, pero no para permanecer por largos periodos de tiempo. Dentro de este grupo se puede incluir la silla para transferencia a la cama, que permite también su uso como silla de interior.
- **Sillas de exterior:** pueden ser de propulsión manual (por una o las dos manos, sobre un aro interior) o por los pies (entonces deben tener la altura del asiento regulable), o pueden propulsarse mediante motor. Pueden permitir la bipedestación mediante un mecanismo eléctrico, tener chasis basculante, etc.

Otros dispositivos de apoyo en la movilidad son: el disco giratorio para transferencias de la cama al sillón, tapetes y sábanas deslizantes, el subescaleras de silla (consta de motor eléctrico que sube peldaños), el subescaleras con rail (para tramos de escalera con amplitud suficiente) y el subescaleras con plataforma (permite subir la silla de ruedas con la persona).

a

b

c

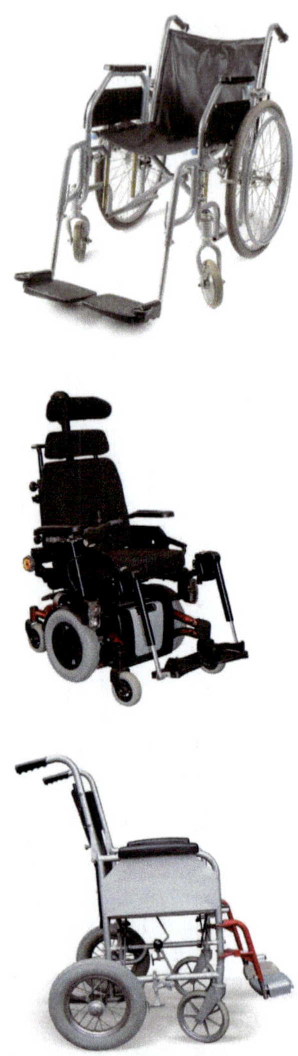

Fig. 6.16. a) *Silla de ruedas sin motor para traslado en exterior;* b) *silla de ruedas motorizada para traslado en exterior;* c) *silla de ruedas para traslado en interior.*

Caso Práctico 4

El SAD (servicio de ayuda domiciliaria) de Palencia te asigna los cuidados de un nuevo usuario, Adolfo, de 87 años, que vive con su mujer, de 86 y que se encuentra en una situación de dependencia evidente para las actividades básicas de la vida diaria (ABVD). El matrimonio recibe también la ayuda de una hija, que suele acudir a mediodía y al atardecer a su domicilio.

Se le destinarán dos horas de cuidados personales, los relacionados con las primeras tareas personales del día, es decir, ayudar a Adolfo a levantarse, desplazarse al cuarto de baño para asearse, trasladarle al comedor a desayunar, comprobar que toma su medicación y permanecer en sedestación un tiempo. Adolfo no tiene fuerza suficiente para mantenerse en bipedestación, ni siquiera con ayuda de bastones, muletas o andador. Necesita silla de ruedas para los desplazamientos y traslados.

De los modelos citados, ¿qué silla de ruedas sería la adecuada? ¿Por qué?

Solución:

La adecuada sería la silla de ruedas de interior sin motor o motorizada. Es una silla más estrecha que la de exterior, por lo que se puede usar en domicilios para facilitar el desplazamiento. Es reclinable, tiene freno y es fácilmente limpiable. Además, existen modelos que incorporan inodoro.

4.4. Procedimiento de empleo de grúas o elevadores

Las **grúas** o **elevadores** son equipos que permiten colocar en bipedestación (requieren apoyo de los pies del usuario), trasladar o transferir a otra superficie (en posición de sentado, semisentado o tumbado), reposicionar a la persona, para permitir después otras actividades. Proporcionan seguridad tanto al usuario como al profesional o persona que los maneja.

El sistema permite hacer las maniobras con comodidad por un sistema hidráulico o eléctrico. Constan de arneses o eslingas que permiten sujetar con seguridad a la persona. Pueden ser **móviles** y desplazarse, o estar **fijadas** al techo, suelo o pared. Las más habituales son las móviles.

Son muy útiles en aquellas situaciones que requieren traslado de usuarios que no pueden colaborar (de la cama a la silla o sillón, a la silla de ruedas, al baño, incluso al coche, etc.). El manejo es muy sencillo, solo requiere conocer el sistema de movilidad de la grúa (si es hidráulico, eléctrico...), el sistema de sujeción del usuario, y realizar las maniobras con tranquilidad.

Web @

www.jesuitastudela.es/descargas/SALUD/Libro%20cuidador.pdf

En esta página accederás a una interesante guía para el cuidado de personas dependientes (incluye situaciones concretas según el estado de salud y otras circunstancias).

Procedimiento 12. Traslado del usuario con una grúa o elevador mecánico

Se utiliza sobre todo como ayuda para hacer traslados de personas dependientes de la cama a la silla o sillón, al aseo, a la silla de ruedas, etc.

Recursos materiales

Grúa (de la que se conozca su funcionamiento) y *arnés, eslinga o cabestrillo.*

Protocolo de actuación

1. Explicar el procedimiento a realizar al usuario.
2. Frenarle la cama y elevarla, si es posible, para facilitar la maniobra. Soltar el arnés del soporte del armazón metálico de la grúa.
3. Colocar en decúbito lateral al usuario (primero hacia un lado y después hacia el otro) para introducir cada parte del arnés o cabestrillo (la tela resistente que sujetará el cuerpo) bajo el lado correspondiente del cuerpo (véase la Figura 6.17a).
4. Colocar los brazos del usuario sobre su tórax e introducir las patas de la grúa bajo la cama, aproximándola al cuerpo del usuario (véase la Figura 6.17b).
5. Enganchar las cuatro cintas del arnés a los ganchos de la grúa, asegurándose de haberlo hecho bien (véase la Figura 6.17a).
6. Comenzar a elevar despacio la grúa, comprobando la buena colocación de la persona sobre el arnés, para poder retirar la grúa de la cama, antes de que quede suspendida en el aire. Presta atención a la posición de la columna vertebral. Si se necesita sujetar al usuario, las grúas suelen disponer de unas zonas para asir el arnés (para mantener la estabilidad, evitar el balanceo, etc.).
7. Una vez fuera de la cama, girar y continuar elevando al usuario, trasladándolo hacia donde hiciese falta (a la silla donde se vaya a sentar, a la silla de ruedas, a la bañera, etc.) y descender despacio hasta que quede bien posicionado.
8. Cuando el usuario esté en una posición de seguridad, desenganchar y retirar la cinta.

Toma nota

Se seguirá el **procedimiento inverso** para trasladar al usurario desde la silla, cama, baño, etc., hasta la cama.

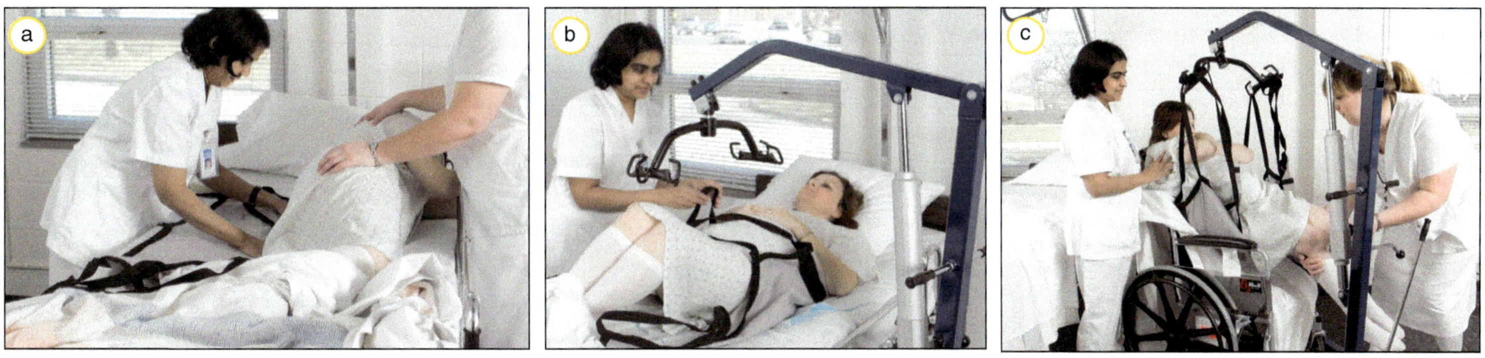

Fig. 6.17. *Grúa o elevador hidráulico:* a) *colocación de los cabestrillos;* b) *fijación de los cabestrillos a la barra giratoria;* c) *elevación de la usuaria con los cabestrillos para sentarla en una silla y desplazarla al baño.*

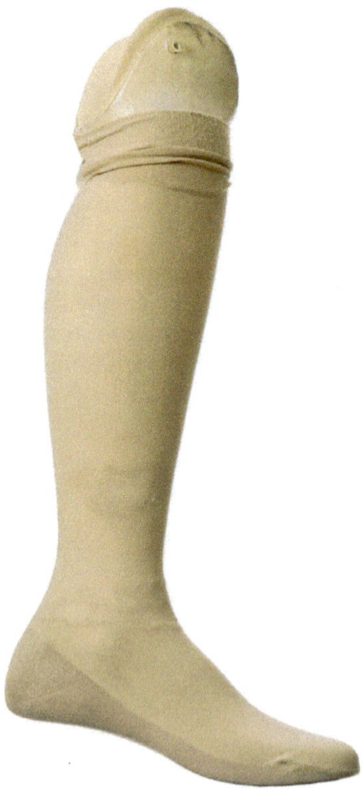

Fig. 6.18. *Prótesis músculo-esquelética de pierna.*

4.5. Prótesis: conservación

La **ortopedia** (especialidad sanitaria que trata la funcionalidad del sistema músculo-esquelético) utiliza recursos como las prótesis, que son aquellos aparatos cuya función es reemplazar una parte anatómica ausente (por una amputación, o por agenesia —alteración en el desarrollo embrionario—), en la persona, para disminuir su discapacidad y mejorar su movilidad (que es un indicador del nivel de salud) y su calidad de vida.

También se emplean prótesis en otras especialidades asistenciales, como *prótesis dentales* (fijas y removibles; parciales y totales), *auditivas* (gafa auditiva, retroauricular, intraconcha, intracanal —aunque exactamente son orthesis—), *oculares* (prótesis estéticas ocular, cascarilla cosmética o concha escleral), *físicas o músculo-esqueléticas funcionales* (de brazos y de piernas; para caminar y agarrar), *estéticas* (de dedo, oreja, de mama...), etc.

Entre las prótesis para la movilidad hay distintos tipos para los miembros superiores y los inferiores (véase la Figura 6.18) (mecánicas, hidráulicas, neumáticas y bioelectrónicas), además de otras (para la cadera, la rodilla...) que requieren implantación quirúrgica en el cuerpo del usuario.

En general, todas ellas necesitan **cuidados higiénicos** y revisiones para su correcto funcionamiento y adaptación funcional. La higiene (limpieza y secado) debe ser tanto de la zona corporal como de la prótesis, para evitar la humedad y/o la suciedad en la piel y con ello la aparición de infecciones (entre otras, micosis).

Actividades

11. Localiza la norma ISO 9999. Observa con atención el contenido y las clasificaciones más importantes de la norma.

12. Entra en la página del Servicio de Información sobre Discapacidad (SID), **http://sid.usal.es,** y consulta todas sus secciones. Encontrarás información que te puede resultar muy útil tanto ahora que estás estudiando, como cuando ejerzas de TAPSD.

Practica

13. Utiliza un bastón, una muleta, un andador, una grúa o cualquier otra ayuda técnica o producto de apoyo que esté a tu alcance.

Toma conciencia de las dificultades y los riesgos que puede suponer su manejo y plantea cómo resolverlos.

Caso Práctico 5

Imagina que trabajas como profesional de un servicio de estancia diurna, al que llega un usuario que requiere un apoyo para mantener su movilidad más o menos independiente (está débil y realiza una marcha insegura como consecuencia de una flebitis que le hizo permanecer inmóvil durante un tiempo, por lo que ahora está atemorizado ante la idea de andar). El médico ha decidido que debe caminar, pero el usuario se niega.

¿A qué crees que se debe esta negativa?

Solución:

El usuario ha estado inmovilizado durante un largo tiempo, por tanto ha perdido seguridad personal, también puede que sufra una pérdida de motivación e interés y una disminución de la autoestima. Posiblemente experimente miedo, motivado, por un lado, por el temor a no estar todavía bien y, por otro, por la percepción de su poca fortaleza física, que se convierte en un «círculo vicioso» que cada vez le debilita más, aumentando la inmovilidad.

Para comprender lo que siente, puedes realizar un juego de roles, para que, a través de la escenificación imaginaria, tomes contacto con los sentimientos que pueden dificultar o beneficiar la aceptación de la ayuda por parte del usuario, y así reflexionar sobre cuál es la actitud personal del TAPSD más adecuada, teniendo en cuenta el objetivo de cuidar de forma integral a la persona desde un rol profesional de calidad.

Síntesis

- **Técnicas de movilización, traslado y deambulación. Ayudas técnicas**
  - Movilización del sistema músculo-esquelético
    - Tipos de movilización
      - Activas
      - Pasivas

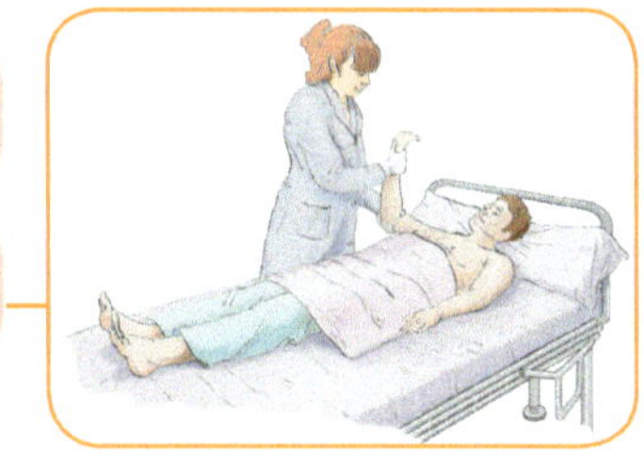

    - Cambios posturales
      - Cada 2/3 horas
      - • Decúbito supino
        • Decúbito lateral
        • Decúbito prono
        • Fowler
        • Sedestación
    - Procedimientos de movilización

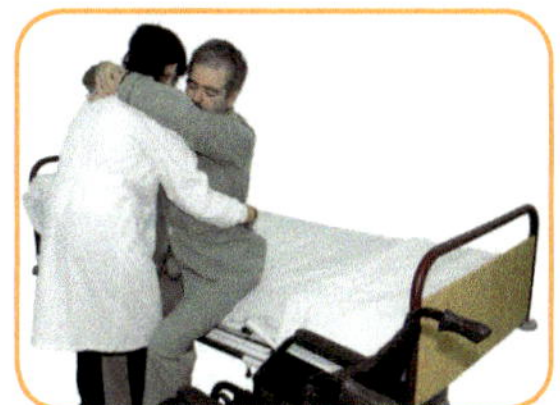

  - Transporte
    - Normas generales
    - Traslado de la cama al sillón o silla de ruedas
      - Si el usuario colabora
      - Si no colabora
    - Traslado de la cama a la camilla
      - Si el usuario colabora
      - Si no colabora
  - Sedestación y deambulación
    - Procedimiento para ayudar al usuario a sentarse
      - Si el usuario colabora
      - Si no colabora
    - Procedimiento para ayudar al usuario en su desplazamiento, con soporte lateral
    - Procedimiento para enderezar y levantar al usuario en la silla

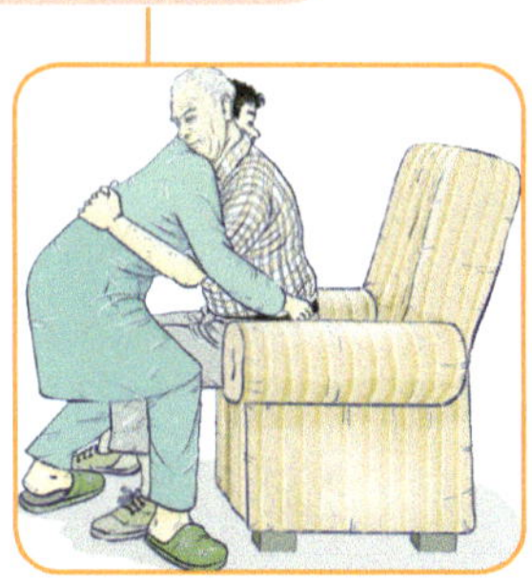

  - Ayudas técnicas o productos de apoyo y prótesis
    - Norma reguladora ISO 9999 (6.ª edición)
    - Ayudas para la movilidad funcional
      - Empleo de bastones y muletas
      - Empleo de andadores
      - Empleo de sillas de ruedas
      - Empleo de grúas o elevadores
    - Prótesis: conservación

NOTA: *Todas las actividades de esta página deben hacerse en un cuaderno aparte.*

Comprueba tu aprendizaje

Aplicar técnicas de posicionamiento de personas encamadas.

1. Define y realiza con algún compañero o un maniquí una simulación de las movilizaciones corporales que se aplican a usuarios encamados, teniendo en cuenta los protocolos especificados en la unidad.

2. Describe qué son los cambios posturales, cuál es su objetivo y qué posiciones se emplean con las personas encamadas. Aplícalos a continuación sobre un maniquí.

Seleccionar y aplicar técnicas de movilización, deambulación y traslado de personas en situación de dependencia.

3. Explica las diferencias entre movilizaciones activas y pasivas. Revisa, en ambas situaciones, cuál es el rol del profesional, insistiendo en la importancia de explicar el procedimiento al usuario.

4. Define los conceptos de sedestación y deambulación, especificando indicaciones frecuentes, pauta habitual y aspectos a tener en cuenta para prevenir riesgos.

5. Realiza un esquema de comprensión de las técnicas vistas en la unidad con las ideas principales y secundarias. Puedes hacer un mapa conceptual (incluyendo el proceso de toma de decisiones del TAPSD, cuando proceda).

6. Reúne los medios materiales necesarios para realizar de forma práctica cada uno de los procedimientos descritos en esta unidad.

7. Define y explica para qué sirven las técnicas de traslado de usuarios. Especifica el protocolo a seguir si el usuario colabora y si no colabora. ¿Qué adaptaciones habría que hacer según su estado? Pon ejemplos.

8. Enumera y realiza un esquema escrito con las normas generales que deben tenerse en cuenta en cualquier técnica de traslado.

9. Realiza de forma práctica cada uno de los procedimientos de movilización (activos, pasivos, cambios posturales), colocación en la cama del usuario (subirle a la cabecera, llevarle a la orilla...), traslado con o sin grúa a la silla de ruedas o sillón, a la camilla, sentarse solo o con ayuda, y apoyo en la deambulación.

Emplear procedimientos de carga segura que eviten la aparición de posibles lesiones en el profesional.

10. Repasa la Unidad 4 y expón las medidas que deben tenerse en cuenta dentro de la mecánica corporal para evitar lesiones en el profesional.

11. Repite los procedimientos prácticos anteriores, analizando y valorando las correcciones que deberían hacerse, las ayudas o productos de apoyo que deben aplicarse y las medidas que hay que tomar para prevenir alteraciones de salud por defectos de posiciones en el cuerpo del TAPSD, al hacer los procedimientos.

Utilizar las ayudas técnicas de movilización, transporte, deambulación y posicionamiento en cama.

12. Define el concepto de ayudas técnicas, o productos de apoyo de forma verbal, incidiendo en su principal finalidad, y el modo de utilización (tanto si lo usa el propio usuario como si requiere intervención del profesional).

13. Recoge imágenes de diversos modelos de ayudas técnicas (puedes hacerlo solicitando catálogos en tiendas ortopédicas y empresas especializadas o acudiendo a su página web), y realiza una exposición crítica, valorando desde tu punto de vista su utilidad.

14. Emplea un andador, bastones, muletas, silla de ruedas, grúa, etc., simulando situaciones reales, tanto en una residencia asistida, como en el domicilio.

Adoptar medidas de prevención y seguridad.

15. Selecciona diversas situaciones reales del trabajo del TAPSD en domicilios y en instituciones (residencias, centros de día, asociaciones, etc.), y elabora una lista de las medidas de prevención y seguridad que habría que adoptar en cada caso.

Identificar la necesidad de limpiar y realizar el mantenimiento de las prótesis.

16. Busca información en Internet sobre las prótesis: ¿qué partes o zonas corporales pueden suplir? ¿Cuál sería su objetivo general? ¿Es lo mismo una prótesis que una ortesis? ¿Tienen la misma incidencia las micosis en zonas corporales con prótesis en países cálidos (como España) y en países fríos (como los del norte de Europa)? ¿Qué factor es determinante en su aparición, y cómo se pueden prevenir?

Potenciar la autonomía de la persona en situación de dependencia y proporcionarle pautas de actuación.

17. Reflexiona, y mantén un coloquio después en clase, sobre las pautas de actuación a considerar y aplicar en diversas situaciones de dependencia (piensa en los diferentes contextos o ámbitos de atención sociosanitaria), para favorecer la autonomía del usuario.

18. Realiza un juego de roles con tus compañeros y reflexiona sobre la manera adecuada de potenciar la autonomía de las personas en situación de dependencia.

NOTA: *Todas las actividades de esta página deben hacerse en un cuaderno aparte.*

Test de repaso

1. Señala la respuesta falsa:
a) El ejercicio favorece el aporte de oxígeno y de nutrientes a los tejidos.
b) Permanecer inmóvil no genera complicaciones.
c) La movilización mejora el estado respiratorio.
d) Si un usuario no puede moverse por sí mismo, hay que utilizar otros procedimientos para conseguirlo.

2. Las movilizaciones activas son:
a) Aquellas en las que un aparato mueve el cuerpo.
b) Aquellas en las que la propia persona mueve sus articulaciones y sistema músculo-esquelético.
c) Aquellas en las que el profesional mueve las articulaciones del usuario.
d) Ninguna de las anteriores es cierta.

3. Los cambios posturales:
a) Mejoran la salud del usuario.
b) Previenen contracturas, deformidades, úlceras por presión, etc.
c) Deben relizarse cada 2-3 horas como máximo.
d) Todas son ciertas.

4. No es cierto que para colocar a una persona en decúbito prono:
a) Primero se le acerca a la orilla de la cama.
b) Se le sube previamente a la cabecera de la cama.
c) Antes se le coloca de lado.
d) Se aprovecha para masajear la espalada.

5. Para mover al usuario a la cabecera de la cama, cuando puede colaborar, no es cierto que:
a) Se le explicará previamente lo que se va a hacer.
b) Se colocará su almohada contra el cabecero.
c) El usuario hará palanca sobre sus talones para subir.
d) Como se trata de un procedimiento básico, no hace falta comunicar lo observado.

6. Indica qué no hay que hacer para colocar a un usuario en decúbito lateral:
a) Frenar la cama y ponerla en posición horizontal.
b) Moverle hasta el lado de la cama contrario al que se va a girar.
c) Estirarle los brazos y las piernas antes de girarle.
d) Flexionarle la pierna y el brazo contrarios al decúbito que se va a realizar.

7. El movimiento del usuario para sentarlo en la orilla de la cama se favorece:
a) Colocando la cama en posición horizontal.
b) Poniendo almohadas debajo de sus piernas.
c) Colocando al usuario antes en decúbito lateral.
d) Colocando la cama en posición de Fowler.

8. Para realizar el transporte de un usuario de la cama a la camilla con seguridad, es necesario:
a) Solamente un TAPSD profesional.
b) Al menos dos TAPSD o profesionales.
c) Como mínimo, tres TAPSD.
d) Es indiferente el número de profesionales que intervengan.

9. En el transporte de un usuario en camilla bajando por una rampa:
a) El usuario debe ir siempre por delante.
b) La persona que realiza el transporte baja por delante del usuario.
c) La persona que realiza el transporte lo hace de cara a la pendiente.
d) No es necesario nunca sujetar a ningún usuario.

10. Como procedimiento de ayuda en la deambulación, la técnica más habitual es la de:
a) Soporte frontal.
b) Soporte lateral.
c) Soporte dorsal.
d) Soporte pélvico.

11. Señala lo que no se debe hacer en el procedimiento de ayuda al usuario para sentarse:
a) Pedirle que se acerque a la silla hasta contactar con ella.
b) Con su rodilla bloquear la del usuario.
c) Hacerle descender despacio.
d) Después de sentarlo, recolocarlo frente a él.

12. Sobre las ayudas ayudas técnicas es cierto que:
a) Las hay que apoyan distintas áreas de la vida cotidiana.
b) Pueden ser instrumentos, equipos y *software.*
c) La norma ISO 9999 las regula.
d) Todas son ciertas.

13. Un usuario encamado, que no pueda trasladarse por sí mismo, para acceder a una bañera usaría preferentemente:
a) Bastones.
b) Un andador.
c) Una grúa o elevador.
d) Una silla de ruedas.

Solución: 1 b); 2 b); 3 d); 4 b); 5 d); 6 d); 7 d); 8 c); 9 b); 10 b); 11 d); 12 d); 13 c).

Práctica final

Rafael es un usuario de 68 años, que fue intervenido recientemente de una hernia inguinal. Padece una ligera obesidad y una EPOC (enfermedad pulmonar obstructiva crónica). Por ello, recibe oxigenoterapia, y además tiene un drenaje inguinal y un sondaje vesical. Al volver a la residencia asistida en la que vive desde hace dos años, el médico le prescribe que realice movilizaciones corporales, y que periódicamente vaya aumentando el tiempo de permanencia fuera de la cama, hasta conseguir la deambulación de forma autónoma.

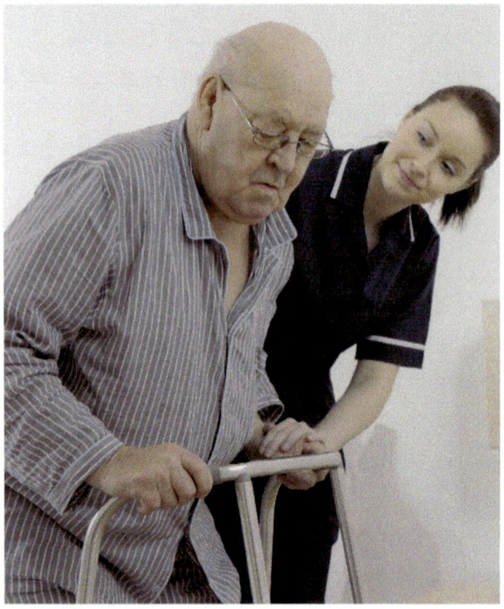

Lectura y tareas

1. Lee con detenimiento el contenido de la unidad y simula en el aula-taller, sobre el maniquí (colocándole una sonda vesical, el drenaje inguinal y una mascarilla o gafas nasales de oxigenoterapia), cuál será el procedimiento de movilización a Rafael y las labores del TAPSD en el mismo. Para ello:

- Plantéate previamente cuál sería el procedimiento de actuación profesional más adecuado para realizar la «movilización» de Rafael: ¿cómo se llevaría a cabo? ¿Con qué frecuencia? ¿Quién participaría? ¿Dónde? ¿Cuál sería la pauta progresiva?
- Ten en cuenta qué dispositivos o sistemas tiene colocados que pueden condicionar las maniobras o tareas que se realicen con el usuario.
- Valora si se requerirán ayudas técnicas o productos de apoyo para el desarrollo del proceso de adaptación a la deambulación.
- Además, habrá que recordar las normas fundamentales de la «mecánica corporal» (véase la Unidad 4), como las medidas de prevención a aplicar en los TAPSD que intervendrán en las tareas con Rafael.
- Anota en tu cuaderno personal de trabajo el resultado de la práctica global, detallando explícitamente los errores, entendiendo lo que los motivó (desconocimiento, olvido, despiste...), y teniéndolos en cuenta para futuras ocasiones.

Investigación y debate

2. A través del enlace que te sugerimos a continuación, puedes acceder a un documento de la Junta de Andalucía sobre «La atención a personas en situación de dependencia». Entre sus contenidos se incluyen «Las necesidades del cuidado», «Pautas de intervención y de diferenciación de apoyos en función de la dependencia», y «Cómo promociono la autonomía personal».

Realiza una lectura comprensiva, y relaciona lo leído con los contenidos de esta unidad.

www.juntadeandalucia.es/igualdadybienestarsocial opencms/system/bodies/Dependencias/Publicacion/Guia_Practica_Cuidadores/Capitulo1.pdf

3. Completa esta búsqueda con la reflexión sobre la actitud que los cuidadores de personas dependientes deben incorporar a su relación con ellos, para lo que puedes consultar la siguiente página:

http://mayores.consumer.es/documentos/enfermedades/introduccion.php

4. Realiza un debate con tus compañeros sobre la seguridad del usuario en esta situación.

Juego de roles

5. A partir de la asunción de los distintos roles que intervienen en la situación descrita en esta práctica final (usuario, TAPSD, enfermera...), representa con tus compañeros la aplicación de un procedimiento concreto de los vistos en la unidad. Se trata con ello de comprender cuáles son las dificultades, limitaciones y temores del usuario, así como las actitudes adecuadas que los profesionales sanitarios deben mostrar.

Al finalizar la actividad, primero se destinará un tiempo para hablar de cómo se han sentido los personajes en cada papel. Después, debate con tus compañeros los aspectos más técnicos sobre las tareas que se han de aplicar.

Unidad 7

Posiciones anatómicas para exploración. Constantes vitales y gráficas de hospitalización

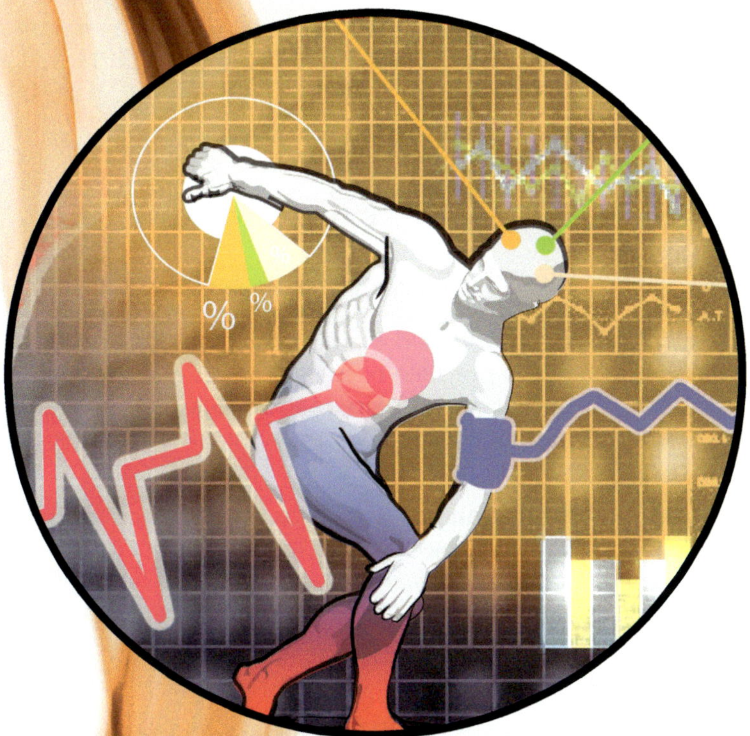

En esta unidad aprenderemos a:

- Estudiar las posiciones anatómicas más adecuadas para facilitar la exploración de las personas usuarias.
- Recoger las constantes vitales de la persona utilizando los materiales adecuados y siguiendo las prescripciones establecidas.
- Valorar la importancia de favorecer la participación de la persona usuaria y su entorno en las actividades sanitarias.
- Emplear las medidas de protección, higiene y seguridad establecidas tanto para el personal como para la persona usuaria.
- Registrar los datos para su comunicación al responsable del plan de cuidados individualizados.

Y estudiaremos:

- Posiciones anatómicas de exploración.
- Constantes vitales: presión arterial, frecuencia cardiaca, frecuencia respiratoria y temperatura. Conceptos, técnicas y procedimientos de medición y registro.
- Importancia de favorecer la participación del usuario.
- Medidas de protección para el personal y el usuario.
- Gráficas de constantes vitales: concepto y tipos.

1. Introducción

Toma nota

La **exploración de usuarios** puede ser instrumental y no instrumental; la primera es aquella que requiere equipos específicos para poder recoger los datos clínicos, como por ejemplo las biopsias, las endoscopias, la prueba de esfuerzo, el ECG, el EEG, etc. La no instrumental comprende la inspección, percusión, palpación y auscultación (además de la observación en general).

En la **exploración de los usuarios** se utilizan diversos procedimientos **no instrumentales** o básicos, entre los que están la recogida de datos o signos clínicos que realiza el médico a través de la exploración física; la observación de la piel, de las eliminaciones del usuario, de su estado de conciencia; la recogida de constantes vitales; la realización del balance de líquidos y la cumplimentación de la gráfica de constantes. Toda esta información es un complemento de la entrevista con la que se comenzará a cumplimentar la historia clínica, por parte del médico, y el plan de cuidados del usuario, por parte del equipo sanitario con la colaboración del TAPSD.

Las **posiciones corporales** se emplean para facilitar la exploración del usuario, la aplicación de tratamientos, la realización de diversas técnicas y pruebas diagnósticas, la prevención de lesiones consecutivas a la inmovilidad y para promover su comodidad cuando está encamado.

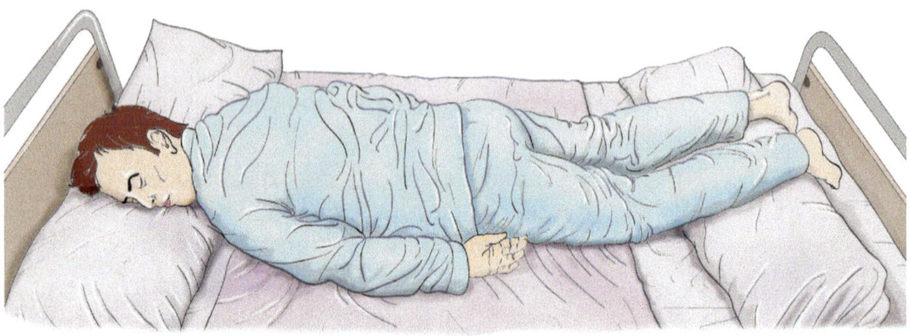

Fig. 7.1. *Las almohadas o apoyos en decúbito prono deben colocarse bajo la cabeza y parte inferior de las piernas.*

1.1. Posiciones corporales

A. Decúbito prono o ventral

El usuario está tumbado sobre el abdomen, en un plano paralelo al suelo, con las piernas extendidas y la cabeza hacia un lado. Los brazos pueden estar extendidos a lo largo del cuerpo, o flexionados y colocados a ambos lados de la cabeza.

Indicaciones: en usuarios operados de la zona dorsal, en exploraciones, para la estancia en la cama (ocasional), y como parte del **plan de cambios posturales.**

B. Decúbito supino o dorsal

El usuario se encuentra tumbado sobre la espalda, con los brazos y las piernas extendidos y próximos al cuerpo, en un plano paralelo al suelo.

En los cambios posturales pueden colocarse **almohadas** o **cojines** en distintas zonas del cuerpo del usuario para favorecer su alineamiento:

- Bajo el cuello y los hombros, para evitar la hiperextensión del cuello.
- Bajo el tercio inferior del muslo, para elevar el hueco poplíteo.
- Bajo la parte inferior de las piernas, para elevar los talones y que no les rocen la ropa de la cama ni estén presionados.

También puede usarse un pequeño cojín bajo la zona lumbar, para mantener la curvatura anatómica, o una toalla enrollada lateralmente bajo las caderas y muslos, para evitar la rotación externa del fémur. Además, se podrán colocar otros accesorios para mantener una posición correcta de los pies y evitar la flexión plantar.

En decúbito supino o dorsal, y también en lateral, los pies tienden a la flexión plantar. Esta flexión, de ser prolongada, puede ocasionar la caída del pie, conocida como «pie péndulo», o «pie equino» con la contracción involuntaria de los músculos gemelos y sóleo.

Indicaciones: en exploraciones médicas, en el postoperatorio, en la estancia en cama y como parte de un **plan de cambios posturales.**

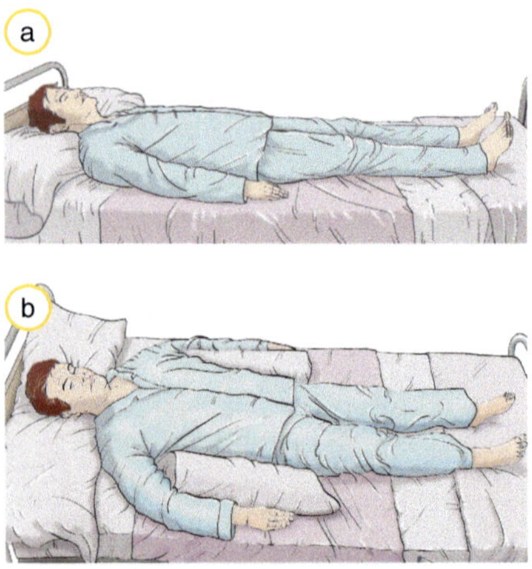

Fig. 7.2. a) *Usuario en decúbito supino;* b) *forma de evitar la rotación de la cadera en esta posición con la colocación de cojines.*

C. Decúbito lateral

El usuario está tumbado sobre un lateral de su cuerpo, en un plano paralelo al suelo. Su espalda está recta y bien alineada. Los brazos, flexionados y próximos a la cabeza. La pierna inferior está en extensión o ligeramente flexionada y la superior permanece flexionada por la cadera y la rodilla. Puede ser derecha o izquierda, según la zona que esté apoyada. Como cambio postural conviene colocar almohadas o cuñas tope bajo la cabeza, para favorecer el alineamiento; bajo el brazo superior, para elevarlo junto con el hombro; bajo el muslo y la pierna superior, para elevar la pierna y la cadera; detrás de la espalda, para mantener una buena alineación.

Indicaciones: en técnicas como la administración de enemas, higiene o masajes, en la estancia en la cama y dentro del plan de cambios posturales.

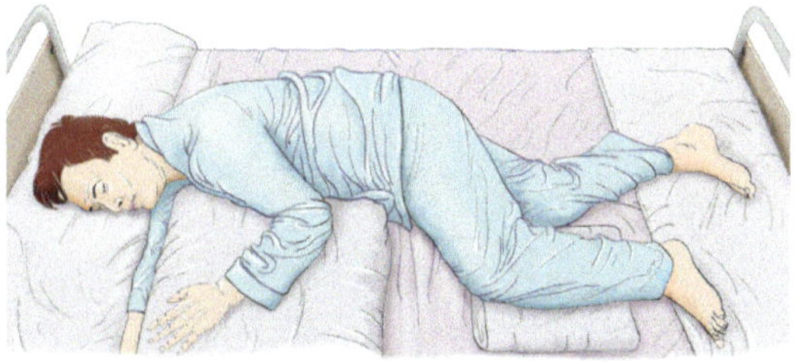

Fig. 7.3. *Usuario en decúbito lateral.*

D. Sims o semiprona

La cabeza está ladeada, el brazo inferior extendido hacia atrás y ligeramente separado del cuerpo, y el brazo superior está flexionado y próximo a la cabeza. La pierna inferior está semiflexionada por la rodilla, y la superior flexionada por la cadera y la rodilla. Como cambio postural se colocarán almohadas bajo la cabeza; bajo el hombro y la parte superior del brazo; bajo el muslo y la parte superior de la pierna.

Indicaciones: para facilitar algunas técnicas de enfermería (administración de enemas), en usuarios inconscientes (posición lateral de seguridad en primeros auxilios) y como posición alternativa en el **plan de cambios posturales.**

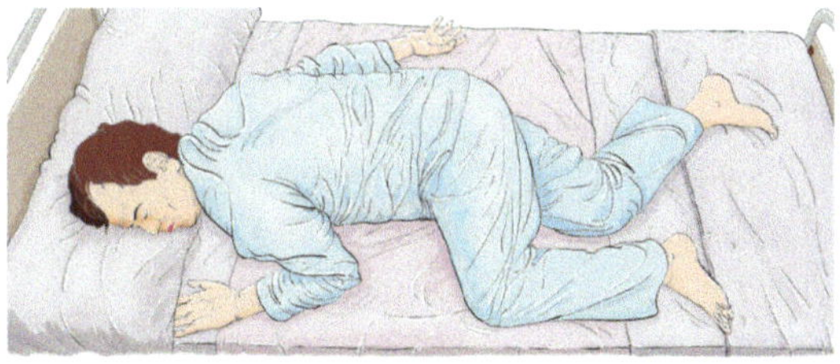

Fig. 7.4. *Usuario colocado en posición Sims.*

E. Fowler

El usuario se encuentra semisentado, con las rodillas ligeramente flexionadas. El respaldo de la cama, al adoptar esta posición, forma un ángulo de **45°.** La posición de **Fowler alta** es aquella en la que la cabecera de la cama está elevada **90°** respecto de los pies, y la de **semiFowler** aquella en que la elevación es de **30°.** Pueden **colocarse almohadas en Fowler** detrás del cuello y hombros; de la zona lumbar; bajo los antebrazos y las manos; a los lados de la cadera o parte alta de los muslos; bajo el tercio inferior de los muslos y bajo los tobillos (para elevar los talones). También habría que evitar la flexión plantar.

Indicaciones: para usuarios con problemas cardiacos o respiratorios, para facilitar actividades como comer o leer y como **cambio postural.**

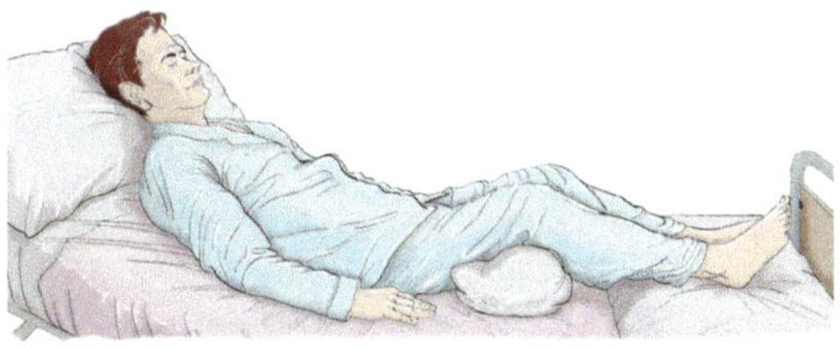

Fig. 7.5. *Usuario colocado en posición de Fowler.*

F. Trendelenburg

El usuario está tumbado en decúbito supino sobre la cama o camilla, en un plano oblicuo de **45°** respecto al suelo, con la **cabeza más baja que los pies.**

Indicaciones: para el tratamiento quirúrgico de los órganos pelvianos y ante lipotimias u otras situaciones que requieran un buen aporte sanguíneo cerebral, ante determinadas cirugías, etc.

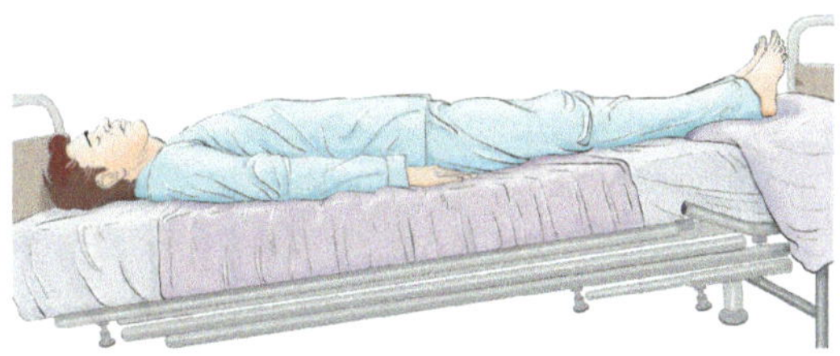

Fig. 7.6. *Usuario en posición de Trendelenburg.*

G. Antitrendelenburg o Morestin

Posición similar a la anterior pero en ella la **cabeza está más elevada que los pies,** mientras el usuario descansa en un plano inclinado de 45° respecto al suelo.

Indicaciones: para usuarios con problemas respiratorios, hernia de hiato, en algunas intervenciones quirúrgicas, exploraciones radiográficas, etc.

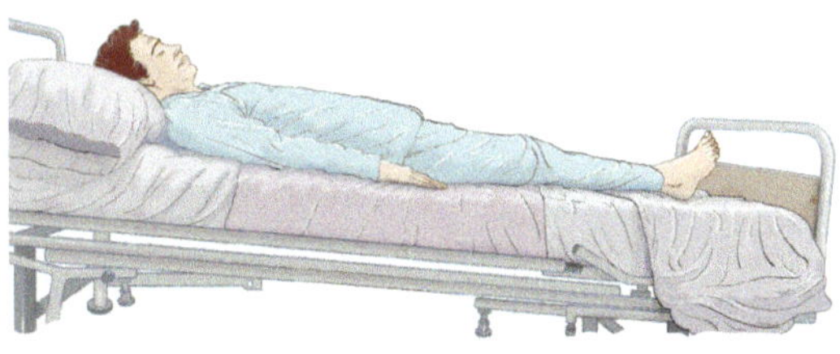

Fig. 7.7. *Usuario en posición de antitrendelenburg o Morestin.*

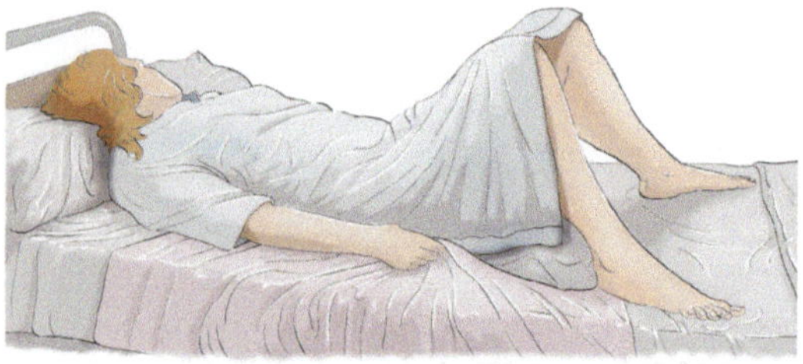

Fig. 7.8. *Posición ginecológica o de litotomía.*

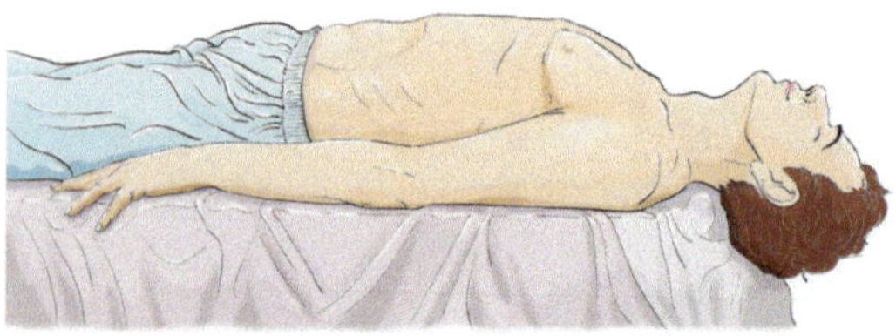

Fig. 7.9. *Usuario en posición de Roser.*

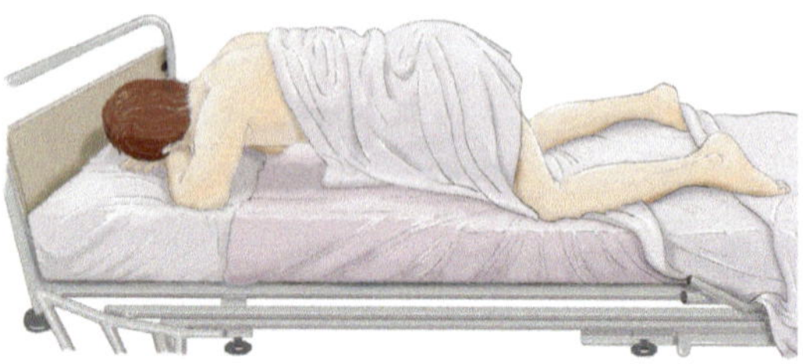

Fig. 7.10. *Posición genupectoral o mahometana.*

H. Ginecológica o de litotomía

El usuario se encuentra tumbado sobre la espalda, con los brazos extendidos a lo largo del cuerpo, las piernas flexionadas y las rodillas separadas. Si se adopta sobre la cama, los pies se apoyan sobre el colchón. La mesa ginecológica lleva unos soportes o estribos para que la usuaria apoye las piernas o los talones.

Indicaciones: en exploraciones e intervenciones ginecológicas, partos o en técnicas de enfermería (tanto en hombres como en mujeres): lavados genitales, sondaje vesical, etc.

I. Roser o Proetz

El usuario está tumbado en **decúbito supino** con la **cabeza colgando.** Los hombros coinciden con el extremo superior de la superficie de apoyo y los brazos se mantienen extendidos a lo largo del cuerpo.

Indicaciones: para exploraciones y cirugía de la faringe, y para técnicas como el lavado de cabeza del usuario encamado, intubación endotraqueal e instilación de gotas a través de la vía nasal (senos etmoidales y esfenoidales).

J. Genupectoral o mahometana

El usuario se apoya **sobre sus rodillas,** con el tronco inclinado hacia adelante, los brazos cruzados sobre la superficie de apoyo y la cabeza sobre ellos o bien extendidos a los lados de la cabeza.

Indicaciones: en exploraciones rectales y perineales.

Actividades

1. Si dispones de una cama, con un compañero, que será un supuesto usuario, practica su colocación en cada una de las posiciones expuestas. Realiza también la colocación de almohadas u otros dispositivos necesarios.
2. Reflexiona sobre dónde y para qué se deben colocar almohadas, cojines o cuñas tope, en usuarios que deberán mantener las posiciones corporales por un periodo de tiempo determinado.
3. Clasifica las posiciones corporales descritas en exploratorias, quirúrgicas, y exploratorias y quirúrgicas.

Caso Práctico 1

Rufino es un usuario de una residencia de ancianos que normalmente es independiente, pero hoy no se levantó de la cama, por lo que el TAPSD que lo atiende va a ver qué ocurre, y le ve sentado con los pies fuera de la cama, en actitud de levantarse, y diciendo sentirse mareado y mojado (no pudo evitar la emisión involuntaria de orina durante la noche). Además, hoy tiene previsto una exploración de la próstata por parte del médico. En este supuesto, ¿qué posiciones crees que se deberían emplear para realizar las distintas intervenciones que requiere?

Solución:

En primer lugar, se debería atender su mareo, para lo que hay que colocarlo en posición de Trendelenburg, elevando, si la cama lo permite, la zona inferior del colchón, hasta dejarle colocado con una altura de aproximadamente 45°. También se le podría tumbar en decúbito supino y después elevar sus piernas, manteniéndolas sujetas durante unos minutos. Entre tanto, llamaríamos al personal sanitario responsable y valoraríamos su estado general (pulso, respiraciones, su estado de conciencia, si presenta otros signos o síntomas...). Una vez que se recupere, si no pudiera levantase, le ayudaríamos a limpiar su zona perineal y pelvis, para lo que podríamos emplear la posición ginecológica para limpiar y secar bien los pliegues inguinales, escroto, etc. Después se cambiarían las sábanas y se reharía la cama.

Para la exploración de próstata, si el médico la realizase en la propia cama del usuario, dado que incluye un tacto rectal, le explicaríamos cómo colocarse en posición mahometana o genupectoral sobre el colchón y le atenderíamos durante la exploración, adoptando una actitud adecuada.

2. Constantes vitales. Procedimientos de medición

Para valorar el estado del usuario, además de la observación y del examen físico, se deben medir los datos objetivos relacionados con una serie de parámetros, que constituyen los denominados signos o constantes vitales. Son los siguientes: **temperatura, respiración, pulso** y **tensión arterial.** Hoy en día, se considera por muchos a la pulsioximetría, o a la oximetría del pulso, como otro signo vital (véase la Unidad 2). La valoración proporciona información sobre el estado general de salud del usuario y es la base desde la que desarrollar cuidados de calidad.

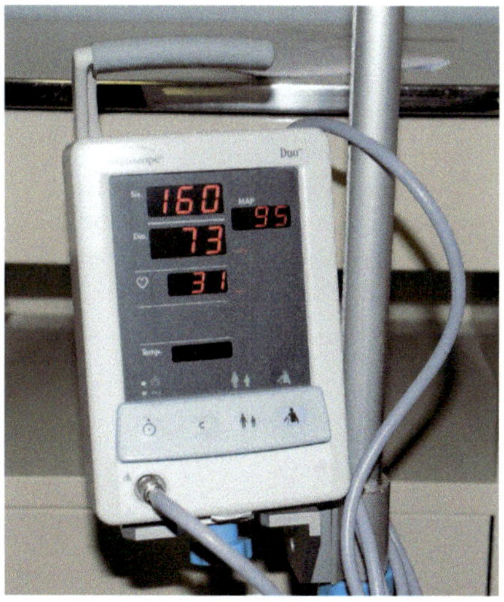

Fig. 7.11. *Pantalla de un monitor de recogida de constantes vitales. 160, presión arterial sistólica; 73, presión arterial diastólica; 31, frecuencia cardiaca; y 95, presión arterial media (MAP).*

En general, los valores de los diferentes signos vitales varían de una persona a otra, e incluso en el mismo sujeto, en función del grado de ejercicio realizado, la hora del día, la tensión emocional, etc. Todos los signos o constantes vitales se registran en una gráfica que permitirá evaluar el estado del usuario con rapidez. Es muy importante realizar la anotación y el registro con la mayor exactitud, sin olvidar que cualquier cambio relevante deberá notificarse a la enfermera.

Como norma general, las constantes vitales se toman y registran en función del estado del usuario y de la recomendación médica. También hay que tener en cuenta el **ingreso** y las **pérdidas de líquidos** del usuario, de gran importancia para mantener el equilibrio hidroelectrolítico. El TAPSD colabora con la enfermera en la **recogida** y registro de los signos vitales del usuario.

Los factores que influyen sobre las constantes vitales son los siguientes:

Fisiológicos	Edad, sexo, peso, ejercicio físico, ingestión de alimentos, etc.
Ambientales	Hora del día, temperatura, altitud sobre el nivel del mar, etc.
Psicológicos	Estado emocional, carácter y estilo de vida personal, resistencia al estrés, etcétera.
Patológicos	Infecciones, hemorragias, quemaduras, deshidratación, alteraciones respiratorias, cardiacas o renales, etc.

Tabla 7.1. *Principales factores que influyen sobre las constantes vitales.*

2.1. Temperatura

Se define como el **grado de calor** que tiene el **cuerpo** como consecuencia del equilibrio mantenido entre el calor producido por los mecanismos de producción de calor (la actividad muscular, el metabolismo energético, etc.) y el calor perdido por el organismo (a través de los fenómenos de evaporación, radiación, conducción y convección).

El control nervioso de la temperatura reside en el **hipotálamo,** en el centro termorregulador. Varía en relación con la hora del día (es más baja por la mañana) y con la temperatura ambiente. Otros factores que influyen son algunas características fisiológicas propias de la edad (en los ancianos la regulación térmica está ralentizada), de la influencia hormonal (en las mujeres hay variaciones características a lo largo del ciclo menstrual), etc. Los valores normales en un adulto sano oscilan entre 36 y 37° C cuando se toma en la axila y hasta medio grado por encima si se toma en el recto, en la boca o en el conducto auditivo externo.

Toma nota

La **radiación infrarroja** es un tipo de radiación electromagnética de más longitud de onda que la luz visible, pero menos que las microondas. Los captadores de rayos infrarrojos son aparatos que realizan la conversión de la energía infrarroja en energía eléctrica, a partir de su captación por medio de un sistema óptico.

Para su recogida pueden emplearse termómetros electrónicos, de infrarrojos y tiras reactivas (llamadas así por el agente o sistema responsable de la medida). La realiza el técnico o TAPSD, bajo la supervisión de la enfermera.

Los más usados hasta ahora, y muy fiables, eran los de mercurio, pero su mayor inconveniente es el riesgo de contaminación ambiental cuando se rompen.

El Parlamento Europeo, en julio de 2007, resolvió restringir la comercialización de determinados instrumentos de medición que contienen mercurio, a causa de su alta peligrosidad para la salud humana y para el medio ambiente, en sintonía con el **Reglamento REACH** *(Registro, Evaluación y Autorización de Sustancias Químicas)*. Esto implicó el reemplazo paulatino de varios aparatos médicos, principalmente los termómetros (también de los esfigmomanómetros de mercurio).

Hoy en día un método alternativo muy útil, del que ha aumentado su uso asistencial, es el **termómetro de rayos infrarrojos.** Mide el calor emitido por un objeto sin estar en contacto con este. Suele utilizarse como termómetro timpánico.

A. Alteraciones de la temperatura

• Hipotermia

Es la disminución de la temperatura corporal por debajo de los valores normales (36 °C). Se produce, generalmente, por causas tóxicas, endocrinas o medicamentosas (administración de anestésicos), y también en la exposición al frío ambiental.

• Hipertermia, fiebre o pirexia

Es el aumento de la temperatura corporal por encima de los valores normales (37,1-40,5 °C). Su causa suele ser infecciosa o inflamatoria. Suele ir acompañada de alteraciones circulatorias, hematológicas, metabólicas y de la conciencia.

Importante

Tipos de termómetros

- **Termómetros electrónicos:** son precisos y rápidos; emiten una señal auditiva cuando la medición termina. Hay diversos modelos. Se les llama también digitales.

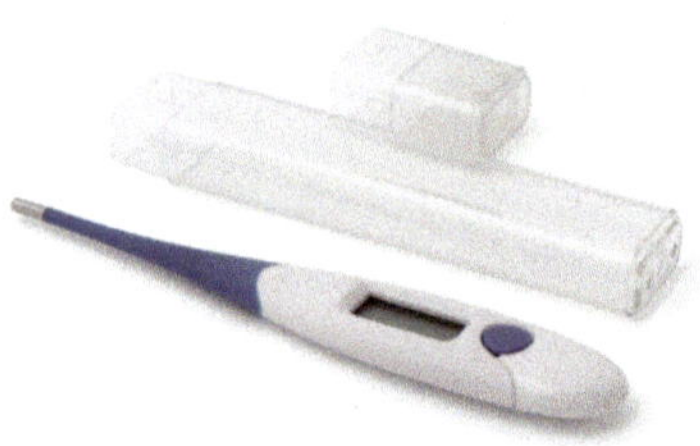

- **Termómetros óticos o timpánicos:** pueden emplearse incluso en presencia de otitis, tubos de timpanostomía o cerumen. Requiere unos segundos de medición (véase el Procedimiento 1).
- **Termómetro de cristal y galio** (o de otros elementos químicos): no son contaminantes y no necesitan batería. Su inconveniente es la lentitud de medición (media de 4 minutos).

Clasificación de la fiebre		
Según su grado (cantidad)	**Febrícula**	Entre 37,1 y 37,9 °C
	Fiebre ligera	Entre 38 y 38,4 °C
	Fiebre moderada	Entre 38,5 y 39,4 °C
	Fiebre alta	Entre 39,5 y 40,4 °C
	Fiebre muy alta	Mayor de 40,5 °C
Según su duración (tiempo)	**Corta**	Dura menos de dos semanas
	Larga	Dura más de dos semanas
Según su forma (gráfica)	**Continua**	Temperatura máxima – Temperatura mínima = menor de 1 °C
	Remitente	Temperatura máxima – Temperatura mínima = mayor de 1 °C
	Intermitente	Los valores máximos son hipertérmicos y los mínimos son normales o hipotérmicos.
	Recurrente	Se alteran periodos febriles de unos días de duración con otros apiréticos.
	Ondulante	La temperatura va ascendiendo y descendiendo paulatinamente.

Tabla 7.2. *Clasificación de la fiebre.*

Procedimiento 1. Medición de la temperatura timpánica

Este método permite obtener una temperatura muy similar a la temperatura **central del organismo,** ya que la membrana timpánica está en el fondo del conducto auditivo externo, y prácticamente no se ve influida por los cambios exteriores. Además, la rama arterial que irriga el tímpano recibe la sangre de la misma arteria de la que parte la rama que irriga el hipotálamo. Suele emplearse sobre todo en **servicios de urgencias,** pero su uso se irá generalizando progresivamente a todos los servicios asistenciales.

Recursos materiales

Termómetro timpánico con pila, funda desechable, hoja, bolígrafo.

Protocolo de actuación

1. Lavarse las manos y ponerse los guantes. Explicar al usuario lo que se va a hacer, pidiéndole su colaboración.
2. Colocar una funda desechable en el termómetro timpánico.
3. Seleccionar el funcionamiento del termómetro.
4. Levantar la oreja tirando hacia arriba y hacia atrás. Introducir en el conducto auditivo y asegurarse de que el cono con el sensor está bien introducido y orientado.
5. Al sonar la alarma acústica (a los pocos segundos), retirar, leer y anotar. Puede hacerse la medición en cada oído y hallar la media.
6. Retirar la funda y apagar el termómetro.
7. Limpiar el termómetro si se precisa, y guardarlo.
8. Acomodar al usuario, recoger el equipo y lavarse las manos.

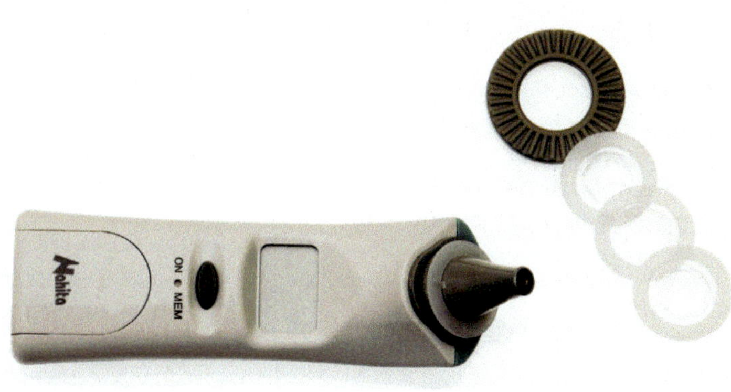

Fig. 7.12. *Termómetro timpánico con funda desechable.*

Toma nota

En el cuerpo humano la **temperatura central** (que corresponde al medio interno) es la más exacta.

De los métodos de recogida de temperatura no invasivos, el que más se aproxima a ella es la timpánica, y las mediciones realizadas en el recto o en la boca.

Entre estos y la temperatura axilar o inguinal (mediciones superficiales o exteriores) puede haber hasta 0,5 °C de diferencia.

Procedimiento 2. Medición de la temperatura axilar

Es un método muy empleado.

Recursos materiales

Termómetro electrónico (también puede ser de galio), hoja, bolígrafo, gasas y desinfectante.

Protocolo de actuación

1. Lavarse las manos y ponerse los guantes (opcional).
2. Explicar al usuario lo que se va a hacer, pidiéndole su colaboración.
3. Comprobar si la axila está húmeda; si es así, limpiar y secar con una gasa.
4. Extraer el termómetro de su envase y asegurarse de que la temperatura está descendida o funciona correctamente.
5. Colocar el bulbo del termómetro en la axila y cruzar el antebrazo del usuario sobre el tórax. Mantener el tiempo adecuado (unos minutos) o hasta que suene la señal acústica.
6. Retirar el termómetro, hacer la lectura y anotar los resultados.
7. Lavar el termómetro (con la gasa impregnada de desinfectante), secar y guardar.
8. Acomodar al usuario, recoger el equipo y lavarse las manos.

Toma nota

La **temperatura axilar** es la más empleada en **adultos;** la rectal es más frecuente en lactantes; la bucal no es muy común, y las principales contraindicaciones son las de estar agitado o inconsciente. La timpánica cada vez es más frecuente. En los **niños** se puede sustituir la recogida axilar por la inguinal, que sigue el mismo protocolo, pero en distinta zona anatómica.

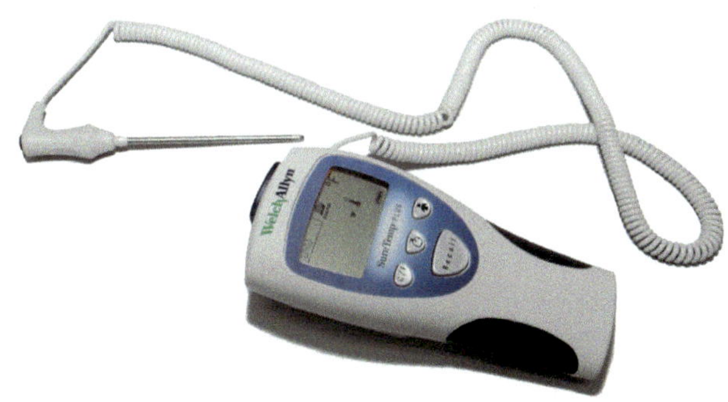

Fig. 7.13. *Termómetro electrónico. La temperatura corporal normal es de 37 °C (Celsius).*

3. Otros procedimientos de medición

Claves y consejos

No te alejes del lado del **lactante** durante la recogida de la **temperatura rectal,** para observar, y asegúrate de que no haya riesgo de rotura del termómetro.

También podrían emplearse la medición bucal (excepto en usuarios agitados o inconscientes) y la rectal (suele usarse en lactantes), aunque son menos empleados, sobre todo la bucal.

En el caso de la **medición bucal,** se limpia el temométro (con gasa impregnada de desinfectante) y se introduce bajo la lengua, cerrando la boca sin apretar los dientes, y dejándolo de 4 a 6 minutos (según fabricante). Se termina completando con los pasos habituales.

En el caso de la medición de la **temperatura rectal**, después de realizar los primeros pasos habituales, se coloca al usuario en decúbito lateral, se lubrica el bulbo con vaselina o lubricante, separando sus glúteos con una mano e introduciendo el bulbo con la otra (unos tres centímetros); después se espera de 1 a 3 minutos. Si se trata de un lactante, la persona que realice la medición permanecerá con él hasta que se retire el termómetro. Se finaliza con los pasos habituales.

3.1. Respiración

Toma nota

El **bulbo raquídeo** se sitúa en el tronco encefálico (SNC), entre la protuberancia y la médula espinal. Contiene núcleos de centros autónomos, cardiacos, vasomotores y respiratorios.

La **respiración** es la función mediante la cual el organismo introduce aire (oxígeno) en los pulmones (inspiración) y elimina dióxido de carbono (espiración), es decir, realiza un intercambio de gases. Para su medición se utiliza el método de la **ventilación.**

El control nervioso de la respiración reside en el **bulbo raquídeo.** Consta de dos fases, una de inspiración, durante la cual el tórax se expande, lo que nos permite contar el número de respiraciones por minuto (rpm) del usuario, y otra de espiración o de relajación de los músculos del tórax. Ambas constituyen la ventilación, que es la parte mecánica de la respiración; junto con la difusión (se lleva a cabo en los alvéolos pulmonares) y con la perfusión (transporte de oxígeno desde los capilares alveolares a las células), completan la respiración desde un punto de vista global. A la respiración normal se le denomina **eupnea** y sus valores oscilan entre 12 y 18 rpm.

A. Características de la respiración

Cuando se mide la respiración de un usuario, se debe valorar su frecuencia, ritmo, profundidad y simetría:

Frecuencia	Número de respiraciones por minuto. El recién nacido tiene 30-40 rpm, en el primer año de vida hay 26-30 rpm, y así van disminuyendo progresivamente hasta la edad adulta, donde los valores normales oscilan entre 12 y 18 rpm.
Ritmo	Sucesión o regularidad de los movimientos inspiratorios y espiratorios. En condiciones normales no hay pausa entre unos movimientos y otros.
Profundidad	Cantidad de aire que entra y sale de los pulmones con los movimientos respiratorios (aproximadamente, unos 500 cm^3).
Simetría	Es la similitud de trabajo de ambos pulmones.

Tabla 7.3. *Características de la respiración.*

Actividades

4. Recoge los distintos modelos de termómetros clínicos que puedas. Obsérvalos detenidamente y compara sus características.

5. Realiza la recogida de temperatura con cada uno de los termómetros y compara los valores. ¿Cuáles crees que son más precisos?

6. Repite de nuevo la recogida de temperatura con uno de los modelos pero en distintas zonas anatómicas. Observa los valores y razona las causas de las posibles diferencias.

7. Busca en Internet y libros especializados información sobre la actuación correcta a seguir ante una persona con fiebre.

B. Alteraciones de la respiración

Apnea	Cese de la respiración.
Hiperpnea	Aumento de la profundidad de la respiración, es decir, del volumen de aire respirado.
Disnea	Dificultad respiratoria por un déficit del aporte de oxígeno.
Ortopnea	Incapacidad para respirar en posición horizontal; denominada también disnea de decúbito.
Taquipnea	Aumento de la frecuencia respiratoria (20-24 rpm).
Bradipnea	Disminución de la frecuencia respiratoria (10 rpm).
Superficial	El usuario utiliza solo la parte superior de los pulmones para respirar, con el fin de evitar el dolor.
Estertorosa	Respiración en la que se oyen ruidos anormales debido a la presencia de secreciones bronquiales.
Asmática	Respiración con inspiraciones cortas sin obstáculos y espiraciones prolongadas y sibilantes.
De Cheyne-Stokes	Presenta un periodo de respiración lenta y superficial, luego se hace más rápida y profunda, hasta llegar a la cima, para de nuevo hacerse lenta y superficial; se repite de forma intermitente, con fases de apnea intermedias (respiración en escalera).
Küssmaul o acidótica	Respiración profunda y rítmica, con aumento de la frecuencia, con pausas entre espiración e inspiración y entre cada movimiento respiratorio (hambre de aire).
De Biot	Respiración con ritmo y frecuencia irregulares.

Tabla 7.4. *Alteraciones de la respiración.*

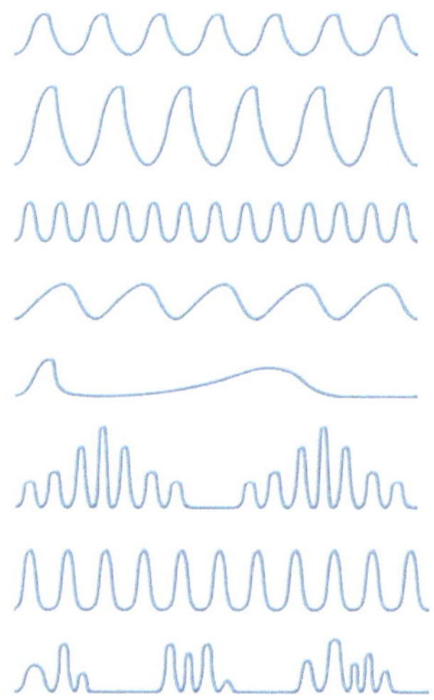

Fig. 7.14. *Ejemplos gráficos de algunas alteraciones respiratorias: observa el trazo de la respiración con las características descritas.*

Practica

8. Practica la medición de la respiración. Coloca tus manos sobre tu tórax, y cuenta el número de veces que aumenta de volumen o que disminuye en 1 minuto.

Procedimiento 3. Medición de la respiración

Recursos materiales

Reloj segundero, hoja y bolígrafo.

Protocolo de actuación

1. Lavarse las manos y ponerse los guantes (opcional).
2. Aprovechar la toma del pulso para efectuar la medición de las respiraciones (distrayendo la atención del usuario). Por lo tanto, no explicar al usuario que se va a observar su respiración, para que no la modifique al hacerla consciente.
3. Coger la muñeca del usuario (como si se le fuese a medir el pulso) y observar el ascenso y descenso del tórax (que se contará como una respiración). Si la respiración es irregular, doblar el brazo del usuario sobre su pecho para sentir mejor la respiración. En usuarios con movimientos respiratorios poco perceptibles puede usarse el fonendoscopio.
4. Contar durante 30 segundos las expansiones que se producen y multiplicar el resultado por dos. Si la respiración es irregular, contar siempre durante un minuto. Anotar el resultado en la hoja para pasarlo a la gráfica. Acomodar al usuario, reordenar la habitación y lavarse las manos.

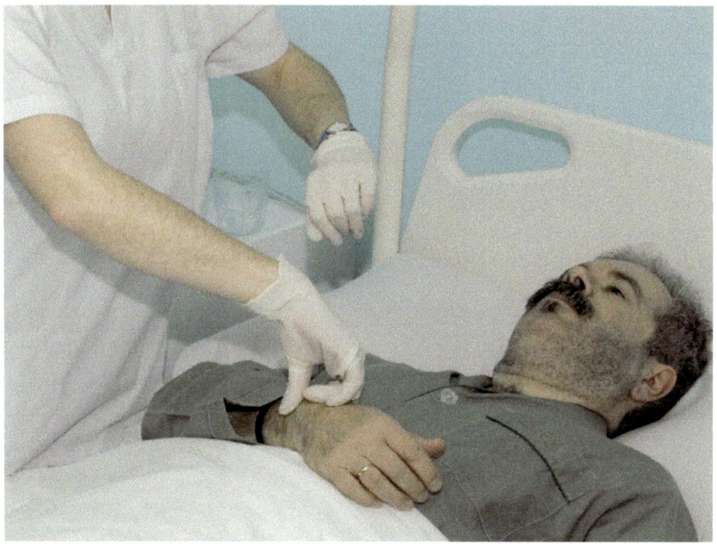

Fig. 7.15. *Técnica para medir la respiración. El TAPSD no debe informar al usuario de que va a medir su respiración para que este no la modifique conscientemente.*

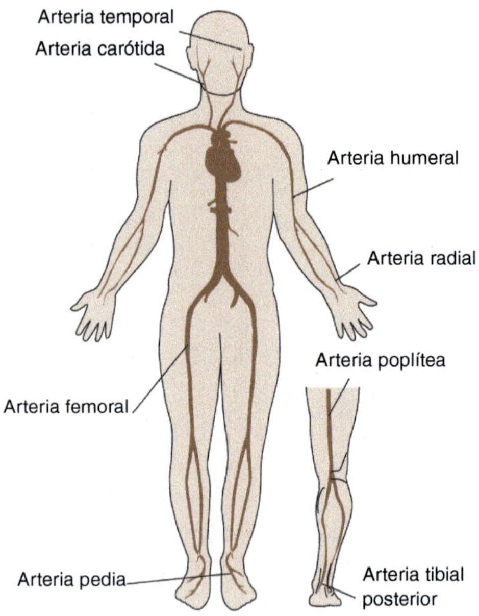

Fig. 7.16. Zonas anatómicas y arterias donde puede tomarse el pulso.

3.2. Pulso

Se denomina **pulso arterial** al latido que se aprecia cuando se comprimen las arterias sobre una superficie ósea.

Refleja las características de la contracción cardiaca. Entre un latido cardiaco y otro, las arterias se contraen y recobran su tamaño normal. Existen tantas pulsaciones como contracciones cardiacas. Los valores normales en un adulto sano oscilan entre **60** y **80** **pulsaciones por minuto (ppm).**

El control nervioso se encuentra en el **bulbo raquídeo.** En condiciones normales, las pulsaciones por minuto varían en relación con factores como la alteración del estado emocional, el ejercicio y la hipertermia, que aumentan las ppm; y la edad, que las disminuye (ppm de recién nacidos > ppm de adultos > ppm de ancianos).

A. Características y alteraciones del pulso

Cuando se mide el pulso en un usuario, hay que valorar los siguientes parámetros o **características:**

Frecuencia	Es el número de pulsaciones por minuto (ppm), por lo que refleja la frecuencia cardiaca. Los valores normales en el adulto son entre 60 y 80 ppm.
Ritmo	Es la cadencia con la cual una pulsación sigue a otra. En condiciones normales, las pulsaciones se suceden con intervalos iguales; es decir, son regulares.
Tensión	Es la fuerza de la sangre en cada latido. El pulso normal se aprecia como lleno y palpitante. Si se comprime fácilmente con los dedos se llama débil.

Tabla 7.5. *Características de la respiración.*

Algunas de las **alteraciones** más frecuentes del pulso son las que afectan a su **frecuencia** y a su **ritmo.**

Frecuencia	**Taquicardia**	Si la frecuencia es > 100 ppm.
	Braquicardia	Si la frecuencia es < 60 ppm.
Ritmo	**Bigeminado**	Agrupamiento por parejas de latidos, siendo ambos desiguales.
	Trigeminado	Agrupamiento de latidos de tres en tres.
	Irregular	Los latidos se suceden con intervalos irregulares y cada uno de ellos, considerado aisladamente, es diferente de los otros en volumen y amplitud.

Tabla 7.6. *Alteraciones más frecuentes de la respiración.*

Importante

El **pulso apical** se recoge directamente sobre la zona cardiaca en ocasiones en las que no se perciba el pulso radial con claridad. Se mide en la línea media clavicular (quinto espacio intercostal, sobre la punta del corazón). La siguiente imagen muestra la localización del pulso apical a diferentes edades:

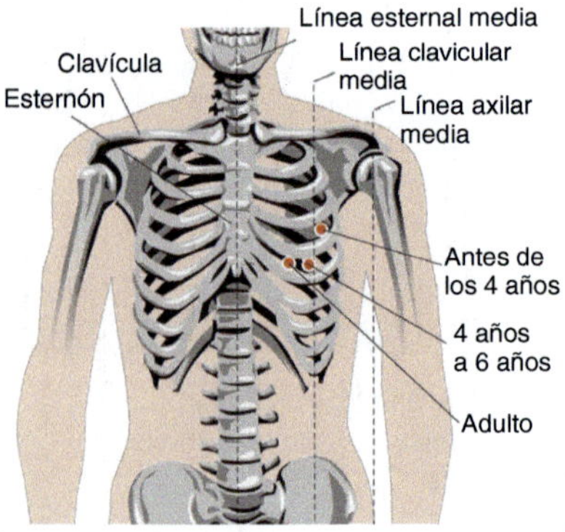

B. Zonas anatómicas para medir el pulso

- **Arteria temporal:** sobre el hueso temporal, entre la ceja y la oreja del usuario.
- **Arteria carótida:** en la cara anterior del cuello, a ambos lados de la línea media. Se emplea en la valoración de la parada cardiaca.
- **Pulso apical** o **central:** en la línea media clavicular (quinto espacio intercostal), en la punta del corazón. Se usa en niños y para comparar con el pulso radial.
- **Arteria humeral:** en la cara anterior del brazo, a la altura de la flexura del codo. Se emplea en la recogida de la tensión arterial.
- **Arteria femoral:** en la parte media de la ingle.
- **Arteria radial:** en la cara anterior de la muñeca (zona del pulgar).
- **Arteria poplítea:** en la flexura de la rodilla (cara posterior).
- **Arteria pedia:** en el dorso del pie, entre el pulgar y el índice.

Procedimiento 4. Medición del pulso radial

Recursos materiales

Reloj segundero, hoja y bolígrafo.

Protocolo de actuación

1. Lavarse las manos y ponerse los guantes (opcional) y explicar al usuario lo que se va a hacer.
2. Localizar el latido, generalmente en la arteria radial (zona de la muñeca, en línea con el pulgar) con los dedos índice, corazón y anular, ejerciendo una ligera presión sobre el radio. El usuario permanecerá tumbado y con el brazo extendido, en una posición cómoda. No se debe utilizar nunca el pulgar, pues tiene latido propio.
3. Poner el reloj segundero en marcha, contar el número de latidos que se palpan en la arteria durante 30 segundos y multiplicar el resultado por dos. Si hay alguna alteración, se cuenta durante un minuto completo.
4. Anotar los resultados en la hoja para su registro en la gráfica.

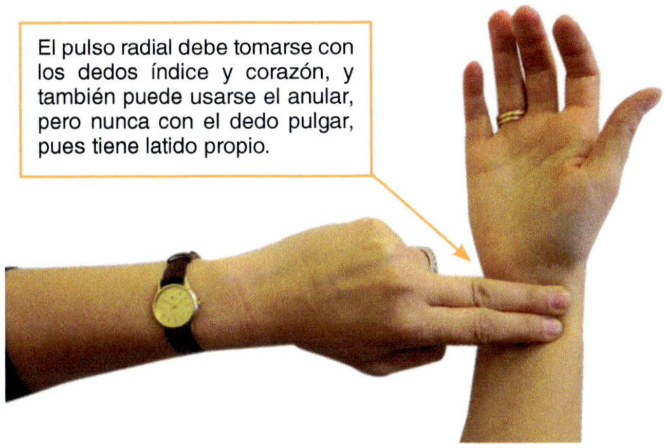

Fig. 7.17. *Toma de pulso en la arteria radial (en la cara anterior de la muñeca).*

3.3. Tensión arterial

La **tensión arterial** es la presión que ejerce la sangre en el interior de las arterias. Cuando se toma la tensión arterial a un usuario, se mide en realidad la fuerza con que fluye la sangre a través de las arterias.

Cuando el corazón contrae su ventrículo izquierdo, ejerce una elevada presión sobre las paredes de las arterias. A esta presión se la denomina **presión sistólica (PAS) o presión máxima.** Sus valores normales oscilan entre los 120 y 140 mmHg (en función de la edad). A medida que el corazón se relaja, entre una contracción y otra, la presión arterial disminuye. A esta presión se la denomina **presión diastólica (PAD) o presión mínima.** Sus valores normales oscilan entre 60 y 90 mmHg. También se utiliza la presión media (PAM), cuyo valor normal en el adulto es, aproximadamente, entre 90 y 100 mmHg (ligeramente menor que la media aritmética entre su PAS y su PAD).

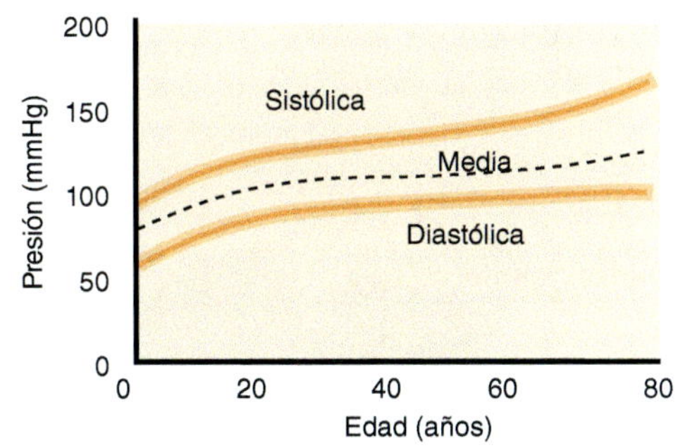

Fig. 7.18. *Modificaciones de la tensión arterial con la edad.*

A. Factores que actúan sobre la tensión arterial

La regulación de la presión circulatoria representa un aspecto de la regulación hemodinámica y cardiovascular en un sistema con una gran complicación. De manera didáctica, podemos decir que la **presión arterial** refleja la relación entre el **continente** (vasos) y el **contenido** (volumen de sangre). En las arterias siempre existe cierto grado de presión, pues el corazón bombea sangre continuamente a través de ellas hacia todo el organismo. De forma esquemática, el grado de presión depende del gasto o débito cardiaco por minuto, relacionado con:

- El **volumen** de sangre expulsado en la descarga sistólica.
- La **frecuencia** cardiaca, o los latidos/minuto.
- **Resistencia** periférica, relacionada con:
  - La **viscosidad** de la sangre.
  - La **elasticidad** y el tono de las paredes arteriales.

Presión arterial = gasto cardiaco x resistencia periférica total

Esta fórmula expresa que cualquier factor que aumente el gasto cardiaco, o la resistencia periférica, aumentará la tensión arterial.

Actividades

9. Repasa las zonas anatómicas en las que se puede localizar el pulso.
10. Practica la recogida del pulso, observando cuál es la zona y cuánta presión puedes ejercer sin comprimir tanto la arteria que no se pueda percibir.
11. Haz una lista de situaciones posibles en las que la frecuencia cardiaca se modifique, tanto por factores fisiológicos como patológicos.

B. Alteraciones de la tensión arterial

Hipertensión	Aumento de la tensión arterial por encima de los límites de los valores normales (> 140-90 mmHg).
Hipotensión	Disminución de la tensión arterial por debajo de los límites de los valores normales (< 120-60 mmHg).

Tabla 7.7. *Alteraciones generales de la tensión arterial.*

Categoría	PAS (mmHg)	PAD (mmHg)
Óptima	< 120 y	< 80
Normal	120-129 y/o	80-84
Normal-Alta	130-139 y/o	85-89
HTA Grado 1	140-59 y/o	90-99
HTA Grado 2	160-179 y/o	100-109
HTA Grado 3	≥ 180 y/o	≥ 110
HTA Sistólica aislada	≥ 140 y	< 90

Tabla 7.8. *Clasificación de la HTA por sus cifras, según las Sociedades Europeas de Hipertensión y Cardiología (SEH-SEC).*

C. Medición de la tensión arterial

La medida de la tensión arterial puede hacerse mediante **métodos invasivos** o **directos,** a partir de la instalación previa de una línea arterial; o mediante **métodos indirectos** o **no invasivos,** auscultando una arteria sobre la que se aplica una presión externa (esfigmomanómetro). Puede realizarse tanto en hospitales u otros centros asistenciales, en atención primaria y en el propio domicilio del usuario; bien de forma periódica, o continua, como **MAPA** o **AMPA,** que se realiza con equipos automáticos durante 24 horas.

La práctica del MAPA o AMPA permite estudiar las variaciones del ritmo circadiano o ritmo biológico habitual en una persona que afecta a la presión arterial y que permite conocer sus valores máximos o mínimos a lo largo del día y de la noche.

En cuanto al equipo de medición, pueden emplearse:

- **Esfigmomanómetro aneroide:** (véase la Figura 7.19) consta de un manómetro medidor de la presión arterial, unido por un tubo de goma al manguito o bolsa hinchable recubierta de una funda de tela, que se aplica alrededor del brazo. De este manguito parte otro tubo que se une a una pera de goma, que permite insuflar aire y aumentar la presión del manguito. Estos aparatos requieren calibraciones cada 6 meses, pues tienden a desajustarse y a producir falsas mediciones. La calibración se realiza utilizando un conector en «Y», que permite comparar la presión que recoge el aparato a estudiar respecto a otro que actúa como control. El manguito se sitúa alrededor de un cilindro o botella.
- **Equipo electrónico:** se utiliza, sobre todo, en el control de la tensión arterial en el propio domicilio, en automedida, o en farmacias y lugares de trabajo, pero no debe olvidarse que ha de calibrarse a menudo para verificar su correcto funcionamiento. Su principal ventaja es su facilidad de empleo. Suelen ser de inflado automático, y son preferibles los de brazo (respecto a los de muñeca) (véase la Figura 7.20).

Web

www.bhsoc.org
www.seh-lelha.org

En estas páginas puedes consultar información sobre validación de aparatos de medida de la tensión arterial.

Importante

AMPA significa «técnica de automedida de la presión arterial», y **MAPA** quiere decir «monitorización ambulatoria de la presión arterial». La principal diferencia entre los dos procedimientos tiene que ver con el aparato empleado y con el periodo de recogida.

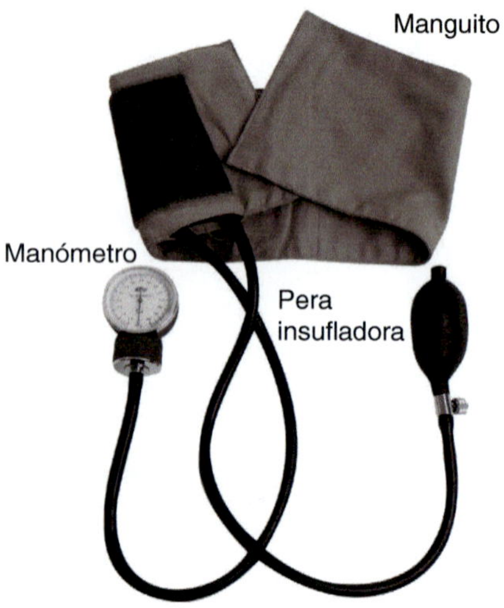

Fig. 7.19. *Esfigmomanómetro aneroide.*

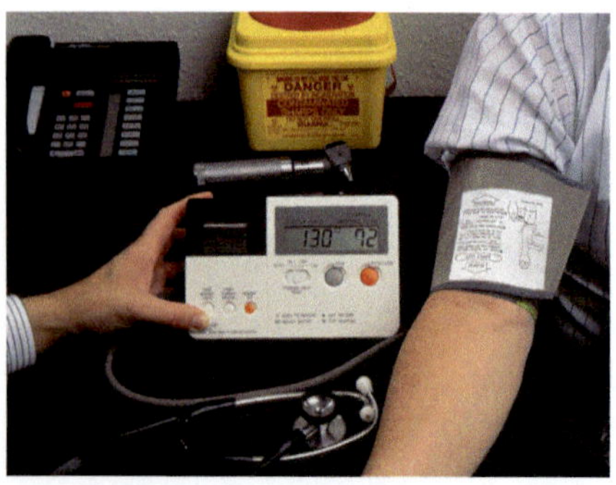

Fig. 7.20. *Equipo electrónico.*

- **Monitores multiparamétricos de constantes vitales:** en el ámbito asistencial cada vez es más frecuente su uso. La Figura 7.21 muestra un monitor que mide la presión arterial sistólica, la presión arterial diastólica, la frecuencia cardiaca y la presión arterial media (MAP).
- **Fonendoscopio:** se compone de tubo, arco y olivas, además de la campana. Esta suele tener dos caras: una para los sonidos de baja frecuencia (sonidos cardiacos anormales, presión arterial, etc.) y la otra, el diafragma, para los sonidos de alta frecuencia (sonidos respiratorios, intestinales, cardiacos normales, etc.). Se emplea junto con el esfigmomanómetro (véase la Figura 7.22).

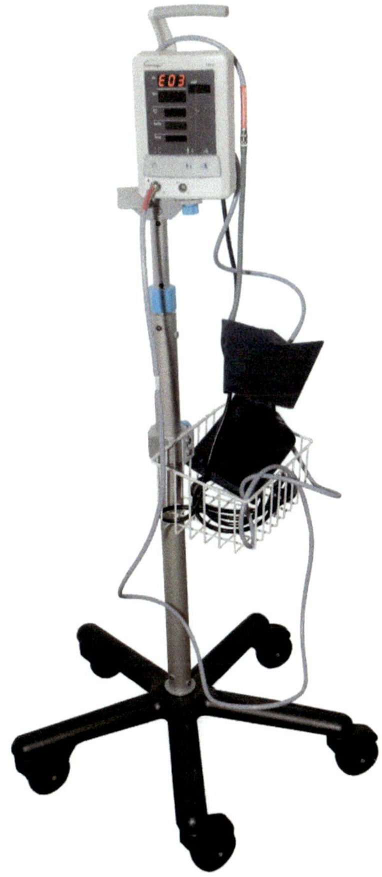

Fig. 7.21. *Monitor multiparamétrico de constantes vitales.*

D. Factores que se deben tener en cuenta en la medición

Para realizar una determinación fiable se deben emplear equipos que cumplan los criterios de certificación y, además, han de tenerse en cuenta una serie de factores:

- **En relación con el usuario:**
  - Debe estar sentado, con la espalda recta, con el brazo apoyado desnudo y sin ropa que le oprima, y colocado a la altura del corazón.
  - Antes de la medida, se recomienda que permanezca cinco minutos relajado en esta posición. Puede estar también tumbado.
  - Puede utilizarse la bipedestación cuando interese descartar la hipotensión postural.
  - No debe haber comido, fumado, tomado café ni haber hecho ejercicio en una hora antes.
  - El ambiente debe ser relajado y con temperatura agradable.
  - El usuario debe recordar el consumo previo de fármacos (fármacos simpaticomiméticos —gotas nasales y oculares—, antihipertensivos, etc.) y advertirlo.
  - El dolor y la distensión vesical pueden falsear la lectura.
- **En relación con el equipo**:
  - Debe calibrarse periódicamente, cada 6 meses.
  - El equipo debe estar en el cero al comenzar.
  - Anchura y longitud del brazal: si es corto y estrecho, sobreestimar la tensión arterial; y si es largo, subestimarla.
  - El manguito hinchable debe rodear el 80 % del brazo, y su anchura debe ser del 40-50 % de la circunferencia del brazo. Conviene disponer de manguitos de 12, 15 y 18 cm.
  - Debe poder alcanzar una presión de al menos 30 mmHg por encima de la PAS, con el sistema de inflación.

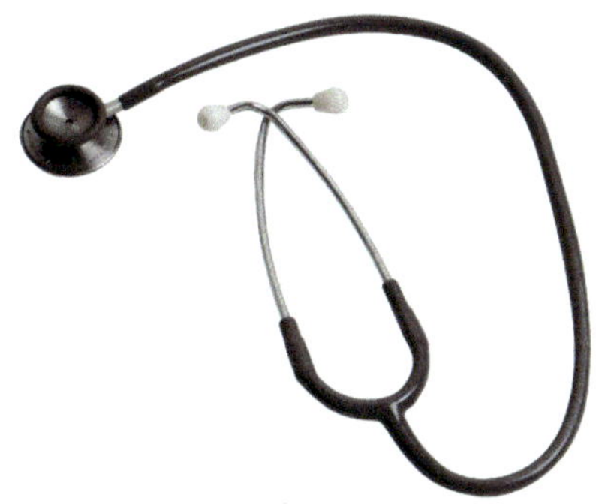

Fig. 7.22. *Fonendoscopio.*

Fase	Características del sonido
I	Aparición brusca del primer ruido, claro y agudo, tipo chasquido
II	Ruido con menos intensidad, en forma de soplo
III	Ruido más neto, con más intensidad
IV	Apagamiento notable del ruido
V	Desaparición del ruido

Tabla 7.9. *Ruidos de Korotkoff.*

Toma nota

Aspectos a cuidar en el equipo de **medida de la tensión:**

- El manómetro aneroide debe calibrarse cada 6 meses; el electrónico cada año.
- Debe disponerse de manguitos para personas delgadas, medianas y obesas.
- El manguito debe tener un sistema de velcro que sujete con firmeza.
- Debe haber estanqueidad del aire en el sistema.

Importante

El **método palpatorio** suele emplearse como referencia inicial en el auscultatorio. En este método, solo se usa el esfigmomanómetro y se toma el pulso en la arteria radial. Permite apreciar el PAS.

Para ello, se insufla el manguito, igual que en el método anterior, hasta que no se percibe latido, y se deja salir el aire gradualmente hasta apreciar el pulso o tensión máxima. Se sigue disminuyendo la presión hasta el momento en que las características del pulso varían (tensión mínima muy difícil de percibir), se continúa desinflando totalmente el manguito y se anotan los resultados.

- **En relación con la técnica:**
  - Localizar correctamente el **latido.**
  - Comprobar que **el llenado** es 20-30 mmHg superior a la cifra de PAS que se aprecia en la arteria radial con el método palpatorio.
  - El **desinflado** debe ser **lento,** a ritmo de 3 mmHg por segundo o por latido cardiaco.
  - **No redondear** las cifras.
  - La primera aparición de un sonido (**fase I** de Korotkoff) define la PAS. La desaparición del sonido (**fase V** de Korotkoff) define la PAD.
  - En **hipertiroideos, embarazadas** o personas **muy delgadas,** los ruidos arteriales pueden no desaparecer, por lo que la determinación de la fase IV define la PAD.
  - A veces, se aprecia un **«vacío auscultatorio»** en algunos hipertensos, entre la fase I y la fase II. Es importante advertirlo, para no cometer errores.
  - Deben realizarse **dos medidas iniciales** en ambos brazos. Si hubiera diferencia, en adelante se utilizará el brazo de la medición más alta.

Procedimiento 5. Método auscultatorio

Recursos materiales

Esfigmomanómetro, fonendoscopio, hoja y bolígrafo.

Protocolo de actuación

1. Lavarse las manos y ponerse los guantes (opcional).
2. Explicar a la persona lo que se va a hacer y pedirle su colaboración.
3. Colocar al usuario en una posición cómoda y relajada (sentado o tumbado) y descubrirle el brazo en el que se le va a tomar la tensión arterial. El brazo estará a la altura del corazón.
4. Enrollar el manguito alrededor del brazo, dejando libre la flexura del codo 3 cm sobre ella.
5. Colocar el fonendoscopio alrededor del cuello.
6. Localizar el pulso de la arteria braquial y colocar en ese punto la membrana del fonendoscopio. Cuando no se conoce la PAS, primero se palpará el pulso en la arteria radial, se insuflará el manguito hasta dejar de palpar el pulso en ella. Después, se colocará con rapidez la membrana del fonendoscopio sobre la zona de la arteria braquial, y se continuará. También se puede insuflar directamente hasta 180-200 mm de Hg.
7. Con la válvula del esfigmomanómetro cerrada, se insuflará el manguito hasta que la aguja del manómetro esté, aproximadamente, en 30 mmHg por encima de la PAS del usuario.
8. Dejar salir el aire lentamente, de manera que la presión vaya disminuyendo de forma gradual. En el momento en que la sangre pasa a través de la arteria se percibe un sonido (latido) que corresponde a la presión arterial máxima o sistólica (fase I de Korotkoff). A continuación, sigue bajando la presión del manguito y la presión arterial mínima o diastólica corresponderá con el momento en que el sonido de la pulsación arterial desaparece (fase V de Korotkoff).
9. Dejar salir todo el aire del manguito y retirarlo del brazo del usuario. Si se repite la determinación, esperar 2 minutos.
10. Anotar los resultados en la hoja para su registro en la gráfica.
11. Acomodar al usuario, recoger el material y lavarse las manos.

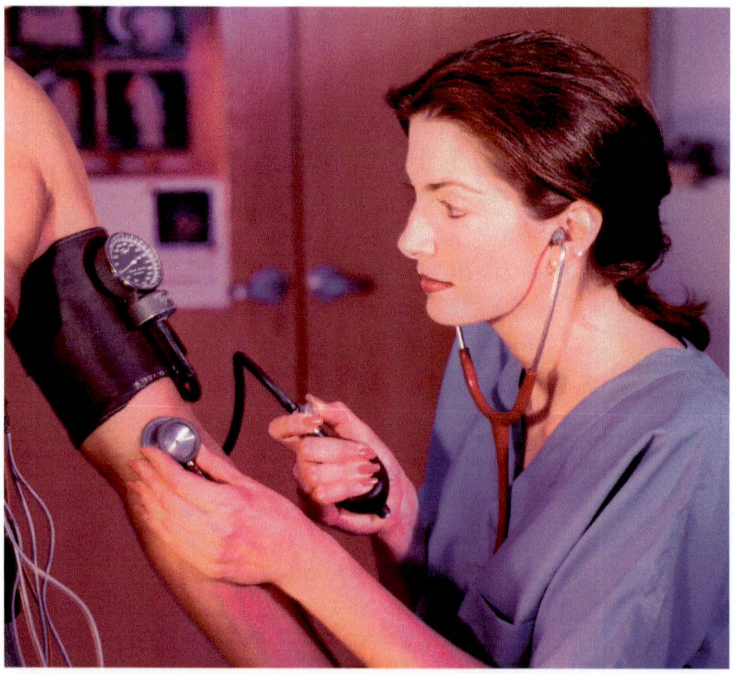

Fig. 7.23. *Medición de la presión arterial sistólica (PAS) y la presión arterial diastólica (PAD).*

Caso Práctico 2

Como TAPSD que le visita a domicilio, tienes que medir las constantes de Jacinta, que se encuentra débil desde hace días. ¿Cuáles puedes recoger de forma autónoma? ¿Cómo te organizarías?

Solución:

De forma autónoma puedes recoger la respiración, la temperatura y el pulso. La tensión arterial requiere autorización y/o supervisión de una enfermera.

Necesitas preparar los elementos de recogida: termómetro, reloj con segundero, tensiómetro, fonendoscopio, papel y bolígrafo y hoja de registro (gráfica de constantes u hoja de observaciones).

Habría que seguir los procedimientos, evitando informar a la usuaria en la toma de respiraciones.

Actividades

12. Reúne y observa los equipos de tensión arterial de que puedas disponer. Manéjalos para ver cómo se utilizan.

13. Realiza la toma de tensión arterial en otra persona, por el método auscultatorio, y en ambos brazos.

14. Amplía la información sobre los errores más comunes en la recogida de esta constante, y sobre los ruidos de Korotkoff.

15. Busca vídeos en Internet sobre la medición de la tensión arterial, y de la presión venosa central. Selecciona los que procedan de fuentes de confianza, como hospitales, universidades, publicaciones profesionales del mundo de la enfermería, etc.

4. Balance de líquidos. Procedimientos de medida

En condiciones normales, el **balance es cero,** es decir, se ingresa la misma cantidad que se elimina. El balance es positivo cuando el volumen de líquidos aportados es mayor que el de líquidos perdidos, y negativo cuando el volumen de líquidos perdidos es mayor que el de líquidos aportados. Conocerlo permite hacer ajustes terapéuticos en el usuario, y alcanzar el equilibrio hídrico: aumentando o disminuyendo las entradas, o favoreciendo o interrumpiendo las salidas.

Su registro se realiza en la gráfica de hospitalización o en otra hoja específica.

El balance de líquidos	
Líquidos aportados (entradas o ingresos): de 2 300 a 2 600 ml	• **Ingeridos:** líquidos aportados por vía digestiva directamente (líquido como tal, el líquido contenido en los alimentos y el agua de oxidación de estos), o bien a través de la alimentación enteral. • **Perfundidos**: líquidos administrados por cualquier vía excepto la digestiva, tales como el suero, la sangre, la alimentación parenteral, etc.
Líquidos perdidos (salidas o egresos): de 2 300 a 2 600 ml	• Diuresis (orina eliminada)
	• Sudor
	• Heces o deposiciones
	• Pérdidas insensibles (respiración, secreciones, etc.)
	• Vómitos
	• Aspiración gástrica y drenajes
	• Hemorragias

Tabla 7.10. *Relación de entradas y salidas en el balance de líquidos.*

Toma nota

Los líquidos aportados, o **ingresos por persona,** durante 24 h, en condiciones normales son aproximadamente:

- Líquidos por vía oral: 1 200 ml
- Agua contenida en los alimentos: 1 000 ml
- Agua de oxidación de los alimentos: 300 ml

Total: 2 500 ml

Los líquidos perdidos o **egresos por persona,** en condiciones normales y en 24 h, son aproximadamente:

- Diuresis: 1 500 ml
- Heces: 200 ml
- Sudor: 400 ml
- Pérdidas insensibles: 400 ml

Total: 2 500 ml

Procedimiento 6. Medida del aporte o entrada de líquidos

Los líquidos que hay que aportar al organismo en condiciones normales oscilan aproximadamente entre 2 300 y 2 600 ml durante 24 horas.

Se mide en mililitros y se utilizan para ello recipientes graduados. Por lo general, cada centro asistencial dispone de una relación de los volúmenes que puede contener cada recipiente.

Por ejemplo: un vaso de agua contiene aproximadamente 200 ml, un plato hondo 200 ml, etc.

Recursos materiales

Recipiente graduado, hoja y *bolígrafo* (o sistema informático, si se dispone de él).

Protocolo de actuación

1. Informar al usuario de que debe medir el volumen de todos los líquidos que ingiere a lo largo del día; en caso de que pueda colaborar, él mismo anotará todos estos resultados. Si no puede colaborar, anotar las cantidades de todos los líquidos ingeridos por vía oral.
2. Anotar también las cantidades administradas por otras vías: enteral (alimentación por sonda) y parenteral (sueros, medicamentos, alimentación y transfusiones).
3. Sumar todas las cantidades parciales (en cada turno) para determinar el volumen total de líquidos ingeridos en ese periodo, generalmente 24 horas, y anotar el resultado en la gráfica o en la hoja de balance.

Procedimiento 7. Medida de la pérdida o salida de líquidos

En condiciones normales, el cuerpo humano elimina un volumen de líquido que oscila entre 2 300 y 2 600 ml, que está relacionado con las cantidades de líquidos que se ingieren, de modo que se mantiene una relación de equilibrio.

Para realizar de forma correcta el balance deben medirse todas las pérdidas o egresos: diuresis, deposiciones, sudoración (que será variable según el nivel de hipertermia) y pérdidas insensibles.

Además, se anotarán también las pérdidas patológicas: vómitos, drenajes, aspiración gástrica, hemorragias, etc.

Recursos materiales

Recipiente graduado, hoja y *bolígrafo* (o sistema informático, si se dispone de él).

Protocolo de actuación

El protocolo que debe seguirse es el mismo que en la medición de los líquidos ingeridos, empleando recipientes graduados (recipientes de orina de 3 000 ml, bolsa de diuresis horaria, copa de cristal graduada, etc.) o calculando volúmenes (sábanas empapadas en sudor, compresas con sangre, etc.).

La diuresis puede recogerse de forma completa, introduciéndola en un recipiente grande (3 000 ml) cuando debe guardarse, o medir cada micción, anotar y tirar. En el caso del sondaje vesical, el dato se obtiene de la **bolsa de diuresis.**

Después de sumar todas las cantidades parciales (en cada turno), se determina el volumen total de líquidos perdidos o eliminados y se anota en la gráfica para la realización del balance.

El balance de líquidos se realiza **restando a los ingresos las salidas.**

Además del balance diario, se puede realizar también el acumulado a lo largo de un periodo de tiempo concreto.

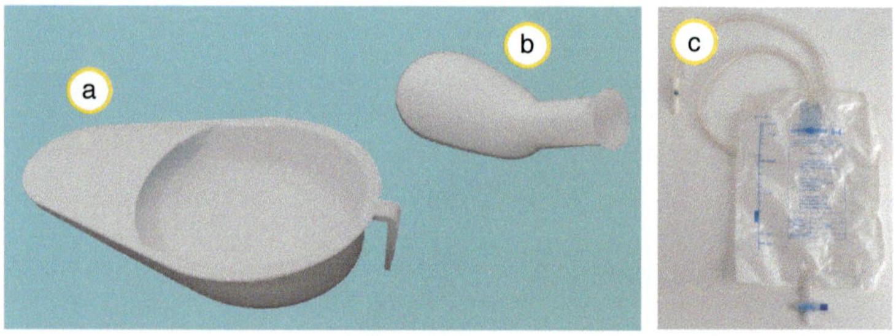

Fig. 7.24. *Objetos empleados para medir las pérdidas:* a) *cuña;* b) *botella y* c) *bolsa de diuresis.*

Caso Práctico 3

Como TAPSD, has de calcular el balance de líquidos de Sergio Pérez, usuario de una residencia asistida, con los siguientes datos: 250 ml de aspiración gástrica, 1 968 ml por vía oral, 1 708 ml de diuresis y 0,180 l por suero fisiológico. ¿Qué consecuencias podría tener un balance positivo continuado?

Solución:

0,180 l = 180 ml

- Ingresos: 1 968 ml + 180 ml = 2 148 ml
- Salidas: 1 708 ml + 250 ml = 1 958 ml

Balance de líquidos = 2 148 ml – 1 958 ml = 190 ml

El balance es positivo, es decir, hubo más ingresos o entradas que egresos o salidas. La consecuencia inicial ante el balance positivo continuado sería la aparición de edemas, que podrían desencadenar otros problemas renales y posteriormente cardiacos. Ante el mantenimiento del negativo, se podría producir deshidratación e hipovolemia, con riesgo de shock.

5. Gráfica de constantes vitales

La **gráfica de constantes vitales** es un documento que forma parte de la historia clínica. Está destinada a recoger todas las observaciones relacionadas con un usuario determinado. Permite al equipo asistencial obtener, de forma rápida y clara, la máxima información con respecto al estado físico del usuario.

En la gráfica se inscriben los datos mediante símbolos y colores aceptados previamente (son válidos para los servicios de todo el hospital o centro asistencial). Estos deben ser legibles, estar cumplimentados sin tachaduras, de forma completa, y puestos al día. Hoy en día se informatizan los datos de la historia del usuario, y se desarrolla *software* cada vez más simplificado.

Por ejemplo, **el programa GACELA** (Gestión Avanzada en Cuidados de Enfermería Línea Abierta) se utiliza en muchas residencias y hospitales que ya manejan soporte informático para la historia de enfermería y que, por tanto, incluyen el registro de la gráfica hospitalaria.

El **contenido mínimo de datos de la historia clínica,** según la Ley 41/2002, de 14 noviembre, *ley básica reguladora de la autonomía del usuario y de derechos y obligaciones en materia de información y documentación clínica*, incluye el gráfico de constantes como uno de los documentos a cumplimentar y que deben conservarse como parte de la historia clínica. En su registro participan los técnicos sociosanitarios o TAPSD, en colaboración con la enfermera.

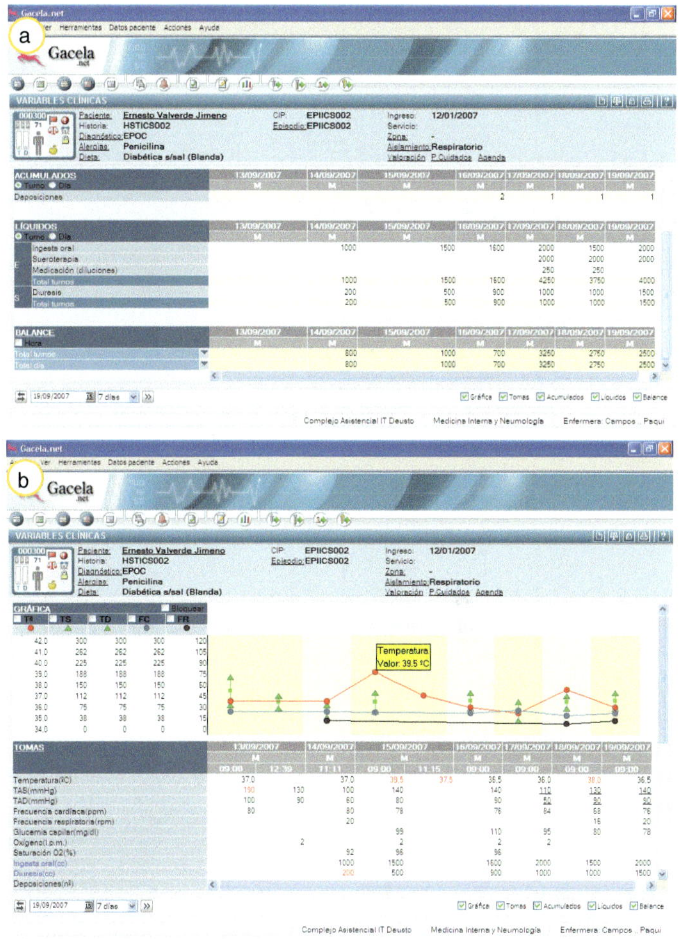

Fig. 7.25. *El programa GACELA se utiliza en muchos centros residenciales y hospitales de España. (Gacela care-Grupo IT Deusto, S.L.* ***www.oesia.com/web/oesia/sanidad/productos****).*

5.1. Tipos de gráficas

Se podría decir que hay tanta variedad de gráficas como centros asistenciales, dado que cada uno tiene particularidades específicas en cuanto al diseño y funcionamiento de su documentación. En general, y pese a existir diferencias entre unos y otros, las gráficas se pueden dividir en dos grandes grupos: **mensuales** u **ordinarias,** y **horarias** o **especiales.**

A. Gráficas mensuales u ordinarias

Se caracterizan por estar diseñadas para recoger los datos de las constantes vitales todos los días, incluyendo dos controles (mañana y tarde), durante 30 días de observación.

Son las más utilizadas, dado su carácter general, y se emplean prácticamente en todos los servicios asistenciales.

En este tipo de gráficas se registran datos sobre:

- Constantes vitales (pulso, respiraciones, temperatura, tensión arterial y, excepcionalmente, la presión venosa central).
- Tipo de dieta y peso del usuario.
- Deposiciones.
- Expectoración.
- Terapéutica.
- Balance de líquidos (ingeridos y perdidos).

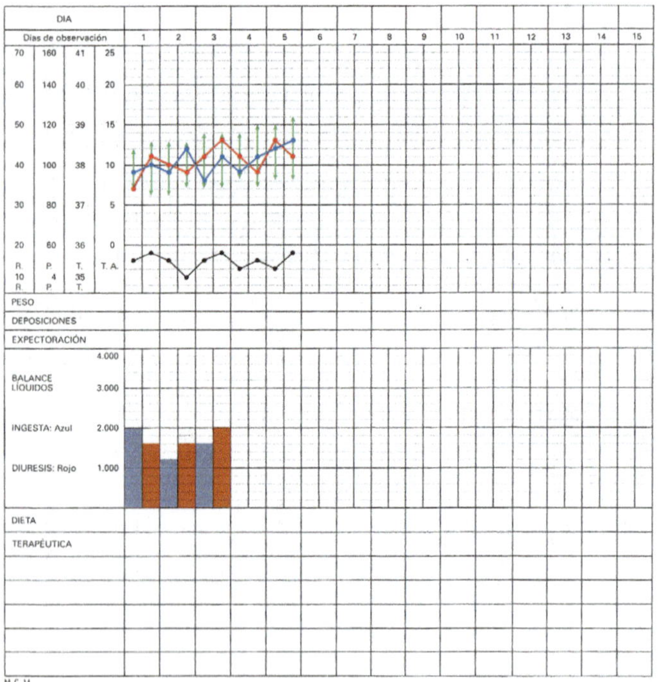

Fig. 7.26. *Gráfica de constantes vitales ordinaria o mensual, en papel.*

B. Gráficas horarias o especiales

En estas gráficas se registran los datos relacionados con el usuario, hora a hora, **durante 24 horas** (un día), e incluso durante algunas horas solamente.

Se utilizan en servicios especiales, en los que se requiere un seguimiento más frecuente. Es decir, con aquellos usuarios que deben ser controlados de forma **rigurosa** durante cortos periodos de tiempo.

En este tipo de gráficas se registran:

- Constantes vitales: incluida siempre la presión venosa central.
- Balance de líquidos: igual que en la mensual, pero con un carácter mucho más riguroso y detallado.
- Analíticas y parámetros hemodinámicos.
- Datos aportados por respiradores, oxigenoterapia, aspiraciones traqueobronquiales, monitores cardiacos, etc.
- Datos sobre terapias.
- Comentario: en este apartado se anotan todos los datos de interés relacionados con el usuario.

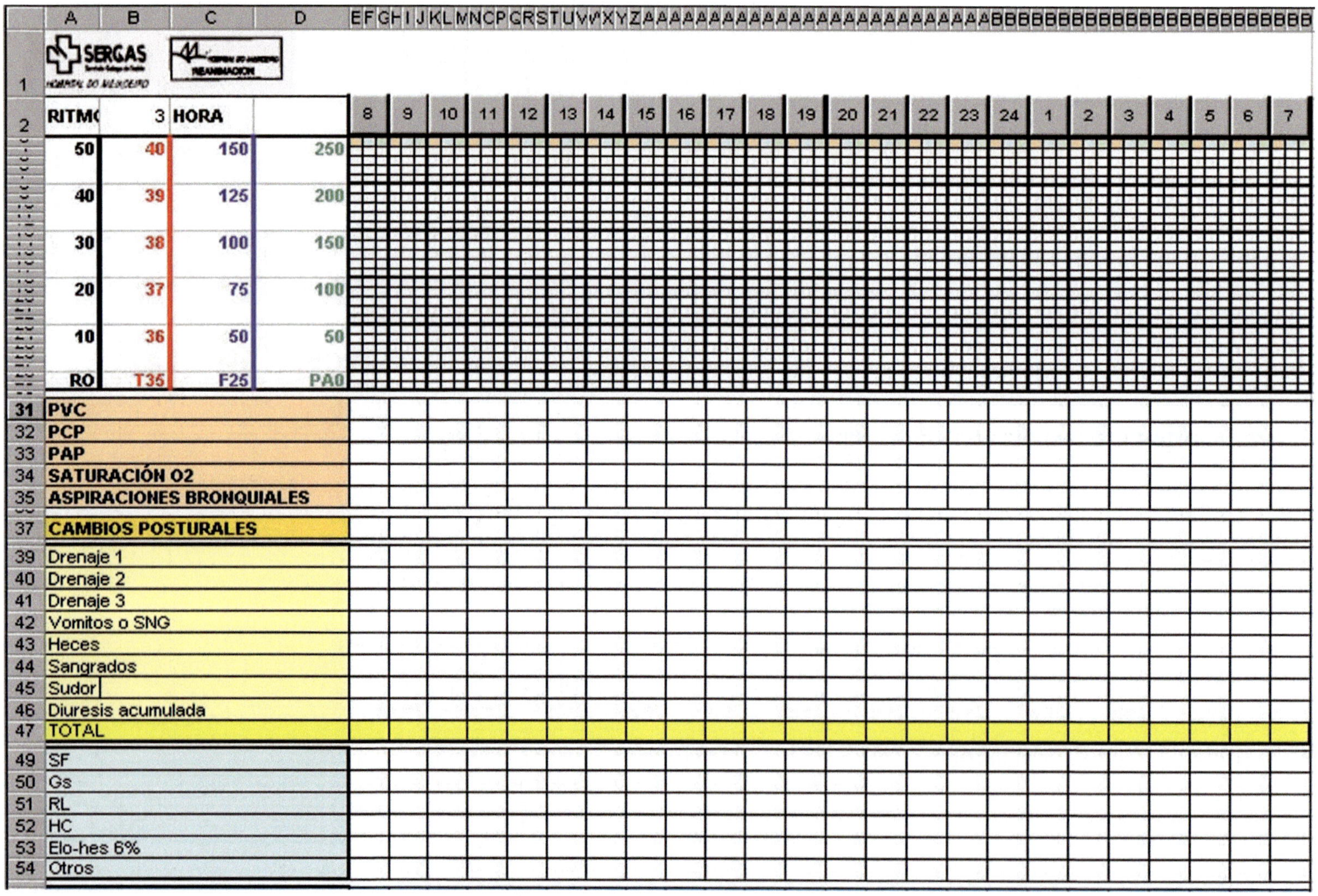

Fig. 7.27. *Gráfica de constantes vitales horaria o especial.*

5.2. Partes de una gráfica

A efectos didácticos, puede dividirse la gráfica en varias partes, para facilitar su comprensión y la rapidez en el registro de todos los datos relacionados con el usuario. Sin embargo, en realidad, constituye un todo inseparable. Sus partes son:

- **Encabezamiento o parte superior:** es la parte donde se anota la filiación del usuario, en la que figuran: nombre y apellidos, dirección, teléfono, fecha de nacimiento, sexo y otros datos.

  Además, recoge información sobre el servicio o planta en la que está ingresado el usuario, número de cama y habitación, número de historia y médico encargado de su tratamiento.
- **Parte media o zona cuadriculada:** incluye en su parte superior la fecha y los días de observación y, a continuación, un enrejado de líneas donde se registran las constantes vitales, con líneas horizontales finas (separadas por otras más gruesas —con intervalos regulares—, que indican el aumento de las unidades de cada una de las constantes vitales) y líneas verticales gruesas (que separan los días y, entre ellas, otras más finas que dividen cada día en mañana y tarde).
- **Parte izquierda:** aparecen las escalas de unidades de las distintas constantes vitales (específicas para cada una), identificadas por su letra correspondiente.
- **Parte inferior:** en ella se registran los datos en relación con el peso, la dieta, las deposiciones, la terapéutica, el balance de líquidos y la expectoración.

Web

www.hrc.es/pdf/asistencia/enfermeria/registros/graficadiaria.pdf

En esta página puedes descargar una gráfica del Hospital Ramón y Cajal de Madrid y su procedimiento de cumplimentación.

5.3. Registro en la gráfica

El registro se hace siguiendo las pautas y los colores adoptados de antemano como colores estándar, para así facilitar el reconocimiento y la valoración posterior.

Parámetros	Registro
Respiración (R)	Cada mínimo intervalo son 2 unidades. Se registra mediante puntos que coinciden con el turno y el día correspondientes, que se unen después para obtener una representación gráfica lineal o curva de respiración. Se anota en color **negro.**
Temperatura (T)	Cada mínimo intervalo supone 0,2 unidades. Se registra igual que la respiración (curva de temperatura). Se anota en color **rojo.**
Pulso (P o FC)	Cada mínimo intervalo son 4 unidades. Se registra igual que la respiración y la temperatura (curva de pulso). Se anota en color **azul.**
Tensión arterial (TA)	Cada mínimo intervalo es 1 unidad (en cm Hg). Se registra en el espacio del turno y día correspondientes, mediante un punto que indica la tensión máxima y otro la tensión mínima. Después se unen ambos por una línea vertical con sus extremos en punta de flecha. Se anota en color **verde.**
Balance de líquidos	Se recogen los datos de los líquidos ingresados y perdidos por el usuario, para determinar si el balance es positivo (retiene líquidos) o negativo (pierde líquidos). Se registran mediante un diagrama de barras, de tal forma que la **ingesta** se refleja en color **azul** y la **pérdida** en color **rojo.** Cada mínimo intervalo son 200 ml.
Otros parámetros	Dieta (número o símbolo asignado); deposiciones (cruces o signos establecidos); peso; expectoración (cruces, o su volumen); terapéutica (nombre, dosis, turno, duración y vía).

Tabla 7.11. *Parámetros de registro en gráficas.*

Practica

16. En grupos de cinco personas, diseña supuestos prácticos sobre los procedimientos descritos en esta unidad: posiciones corporales, recogida de constantes, realización de balances de líquidos y cumplimentación de gráficas de constantes. Realiza un coloquio final sobre los resultados.

ANEXO IV. REGISTRO DE INGESTA HÍDRICA

Apellidos y Nombre del residente: .... Hab: .... Posición Comedor: ....
Datos dietéticos: Aporte calórico de la dieta .... kcal
Estándar hídrico utilizado: 1 2 IDR hídrica según estándar:..................... Suplemento nutricional (nombre comercial).................................

	Registrar el número de vasos o ml en caso de suplementación nutricional (*volumen vaso:..........ml)	DÍA 1 Fecha:	DÍA 2 Fecha:	DÍA 3 Fecha:	DÍA 4 Fecha:	DÍA 5 Fecha:	DÍA 6 Fecha:	DÍA 7 Fecha:
Desayuno	- Durante el desayuno							
	- Pase de medicación							
	- Pase de nutrición							
(20%)	**Alimentos consumidos**							
Media mañana	- Hora de socialización							
	- Pase de medicación							
	- Pase de nutrición							
(10%)	**Alimentos consumidos**							
Comida	- Durante la comida							
	- Pase de medicación							
	- Pase de nutrición							
(30%)	**Alimentos consumidos**							
Merienda	- Hora de socialización							
	- Pase de medicación							
	- Pase de nutrición							
(10%)	**Alimentos consumidos**							
Cena	- Durante la cena							
	- Pase de medicación							
	- Pase de nutrición							
(30%)	**Alimentos consumidos**							
Total	Cantidad en ml							
	% ingestas							

Se cifra en aproximadamente 2.6 l las necesidades hídricas diarias. Los alimentos sólidos aportan 0,8 l de agua, la oxidación de los nutrientes 0,3 l y 1,5 l provienen del agua contenida en alimentos líquidos. Las fórmulas para NE aportan un 80%, 50% y 30% de agua libre dependiendo de su densidad calórica esto es, 1 1,5 y 2 kcal/ml, respectivamente.
Para la valoración total, el % de alimentos consumidos no ha de ser inferior al 66% del óptimo y la ingesta líquida no ha de ser inferior a 1,5 l (6 vasos de 250 ml).

Fig. 7.28. *Ejemplo de una hoja de registro de la ingesta de líquidos de un usuario.*

Actividades

17. Busca en Internet distintos tipos de gráficas y compáralas. Observa los aspectos comunes y las diferencias. Repasa la forma de cumplimentar los distintos apartados.

18. En grupos de cuatro personas, simula una situación en la que uno de vosotros sea el usuario y los otros tres sean técnicos que, de forma consecutiva, recogerán sus constantes vitales y las anotarán en una gráfica. Además del aprendizaje de las destrezas en recoger las constantes vitales, toma conciencia de otros aspectos de la relación personal con el usuario (observa tus reacciones, las del supuesto usuario, las dificultades en algún aspecto de la actividad, etc.).

Caso Práctico 4

Completa el Caso Práctico 3 señalando en qué posiciones medirías las constantes vitales y cuáles son los signos estandarizados para registrar cada una de ellas en la gráfica de constantes vitales.

a) ¿Se puede realizar en el domicilio un balance de líquidos?

b) ¿Cuál es la finalidad de cumplimentar una gráfica de constantes?

Solución:

Hay que tener en cuenta que el usuario debe estar sentado y relajado, o en posición de decúbito supino (pero no de pie, pues debe estar en reposo).

Especialmente, para medir la TA el brazo debe estar apoyado, en reposo y relajado.

a) Sí se puede hacer balance de líquidos en el domicilio, mientras se tengan en cuenta los parámetros a observar y se valoren correctamente los volúmenes correspondientes.

b) La finalidad de cumplimentar la gráfica de constantes es recoger las observaciones relativas a un usuario y permitir después al equipo asistencial obtener, de forma rápida y clara, la máxima información.

Síntesis

Posiciones anatómicas para la exploración. Constantes vitales. Gráficas de hospitalización

- **Posiciones**
  - Decúbito supino, prono y laterales, Sims o semiprona,Fowler (con sus modificaciones), Tendelenburg y antitrendelenburg, Roser o Proetz, ginecológica, mahometana o genupectoral
- **Temperatura**
  - Alteraciones
    - Hipotermia
    - Hipertermia
  - Clasificación de la fiebre
  - Medición de la temperatura
    - Axilar
    - Bucal
    - Timpánica
    - Rectal

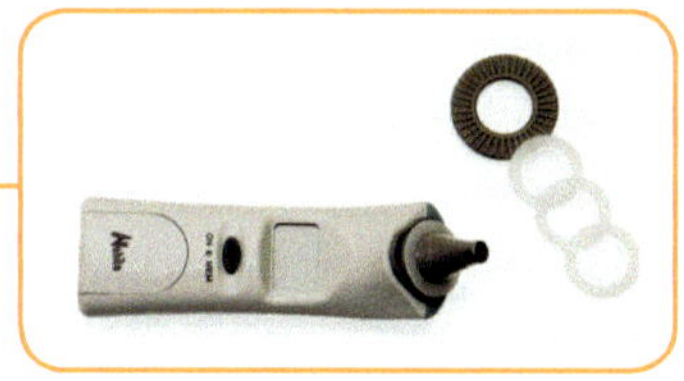

- **Respiración**
  - Características de la respiración normal
  - Alteraciones
    - Apnea, hipepnea, disnea, ortopnea, taquipnea, bradipnea, superficial, etc.

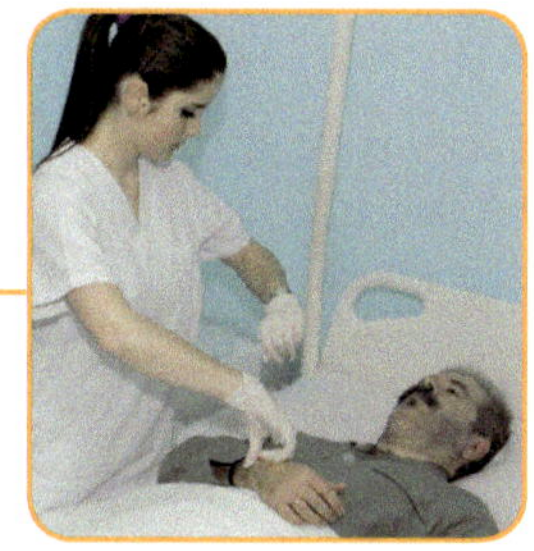

- **Pulso**
  - Características
  - Alteraciones
    - Taquicardia, bradicardia, bigeminado, trigeminado, irregular
  - Zonas de recogida
  - Medición
    - Pulso radial
    - Pulso apical

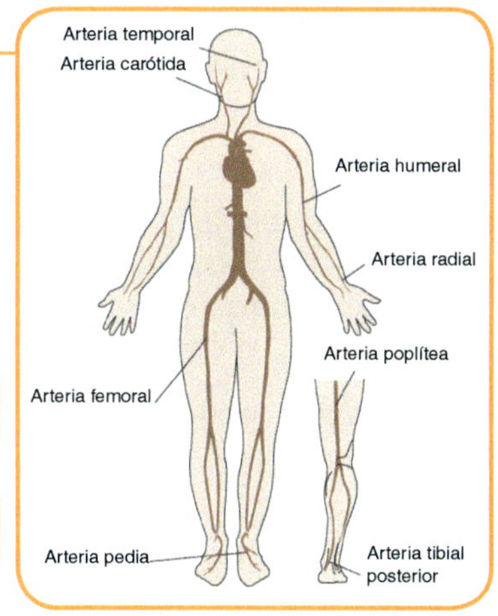

- **Tensión arterial**
  - Factores que actúan sobre la tensión arterial
  - Alteraciones
    - Hipertensión arterial
    - Hipotensión arterial
  - Medición
    - Método auscultatorio
    - Método palpatorio
- **Balance de líquidos**
  - Aportes o ingresos
    - Líquidos ingeridos
    - Líquidos perfundidos
  - Salidas o pérdidas
    - Diuresis, sudor, heces, pérdidas insensibles, vómitos, aspiración gástrica y drenajes, hemorragias
- **Gráficas de seguimiento**
  - Ordinaria o mensual
  - Especial u horaria

NOTA: *Todas las actividades de esta página deben hacerse en un cuaderno aparte.*

Comprueba tu aprendizaje

Seleccionar las posiciones anatómicas más adecuadas para facilitar la exploración de las personas usuarias.

1. Elabora un esquema global con la identificación de todas las posiciones descritas en la unidad, especificando su nombre e indicaciones principales.

2. Con un compañero, elabora frases incompletas sobre distintos aspectos de las posiciones corporales, para que él deduzca de cuál se trata.

3. Realiza de forma práctica la colocación en las distintas posiciones de un compañero voluntario. Comenta a la vez sus características (indicaciones, precauciones, materiales a utilizar, registros, etc.).

Recoger las constantes vitales de la persona utilizando los materiales adecuados y siguiendo las prescripciones establecidas.

4. Escribe un esquema con las constantes vitales, sus características principales, sus alteraciones, el modo de recogida y los elementos necesarios para ello. ¿Cuáles son las características de las constantes vitales y cómo debe ser su técnica de recogida?

5. Respecto a la temperatura, amplía la información sobre los mecanismos fisiológicos que intervienen en la producción de calor o termogénesis y los mecanismos de pérdida de calor o termólisis.

6. Busca vídeos en Internet sobre las constantes vitales (selecciona fuentes informativas de confianza).

7. Repasa la Unidad 2 y lee el procedimiento de pulxiosimetría. ¿Crees que se podría considerar como la quinta constante vital?

8. Localiza en tu propio cuerpo las zonas en las que palpar el pulso, cuenta su frecuencia en un minuto y observa otras características que se puedan apreciar en él.

9. Realiza la recogida práctica de las constantes vitales en algún compañero; repite con otra persona.

Valorar la importancia de favorecer la participación de la persona usuaria y su entorno en las actividades sanitarias.

10. Realiza un coloquio sobre la importancia de favorecer la participación de la persona usuaria y su entorno en las actividades asistenciales, teniendo en cuenta tanto el ámbito institucional como el domiciliario. Se puede partir de la narración de alguna situación ya vivida.

Emplear las medidas de protección, higiene y seguridad establecidas tanto para el personal como para la persona usuaria.

11. Elabora una relación de aquellas medidas de protección, higiene y seguridad que deben contemplarse en los procedimientos estudiados en la unidad, tanto desde el punto de vista del usuario como del propio profesional.

Registrar los datos para su comunicación al responsable del plan de cuidados individualizados

12. ¿Qué datos forman parte de la gráfica de hospitalización? ¿Y si la gráfica es especial?

13. ¿De qué manera se registra cada dato de la gráfica?

14. Haz un esquema con los ingresos y las pérdidas fisiológicas diarias. Añade después otro apartado con otros datos (menos frecuentes en los balances simples) que puedan formar parte de los conceptos mencionados.

15. ¿Qué datos necesita el técnico o TAPSD para realizar un balance de líquidos? ¿Qué debe observar en el paciente o usuario?

16. José Salgado es un usuario de una residencia asistida que comienza a sentirse mal una noche.

Al día siguiente lo visita el doctor y le diagnostica un proceso respiratorio de carácter vírico. Tras pautarle el tratamiento, recomienda la medida y registro de sus constantes vitales durante los cuatro días siguientes, en los turnos de mañana y tarde, para así tener datos sobre su evolución.

Los datos anotados esos cuatro días son (en el siguiente orden: turno de mañana y turno de tarde) son:

- T.ª (°C): 38 y 39,5; 37 y 38,2; 39,3 y 40,2; 38,5 y 39.
- R (en rpm): 9 y 12; 8 y 11; 12 y 16; 11 y 15.
- TA (en cm de Hg): 17/9 y 18/9,6; 17/9,2 y 18,4/10; 16/8,6 y 17/9; 18/10 y 18/9.
- FC (en ppm): 70 y 78; 68 y 80; 86 y 92; 80 y 86.
- Peso diario (en kg): 78 y 77,8; 78 y 78,5.
- Deposiciones: una el primer día; ninguna el segundo; una el tercero y dos el cuarto.
- Su dieta es normal.
- Ingesta diaria de líquidos (en ml): 1 400; 1 500; 1 300; 1 600.
- Su diuresis diaria (en ml): 1 000; 1 200; 900; 940.

Con estos datos, cumplimenta la gráfica de constantes, teniendo en cuenta la estandarización de los registros descritos en la unidad y cuidando el ajuste a cada escala.

NOTA: *Todas las actividades de esta página deben hacerse en un cuaderno aparte.*

Test de repaso

1. La posición adecuada para usuarios con problemas cardiorrespiratorios es:
a) Decúbito prono.
b) Roser.
c) Trendelenburg.
d) Fowler.

2. Colocar una sujeción en la planta de los pies, para que estos mantengan la posición correcta, pretende prevenir:
a) Artritis.
b) Pie péndulo.
c) Artrosis.
d) Rotación interna.

3. Para una exploración genital de una usuaria se requiere la posición:
a) Sims.
b) Decúbito prono.
c) Litotomía.
d) Genupectoral.

4. Para un tacto rectal la postura adecuada es:
a) Decúbito supino.
b) Morestin.
c) Mahometana.
d) Roser.

5. Según lo expuesto en la unidad, la rotación externa del fémur se previene si:
a) Colocamos al usuario en decúbito lateral.
b) Enrollamos una toalla alrededor de su cadera.
c) Colocamos una venda de sujeción.
d) Ninguna de las anteriores.

6. El intervalo de valores normales de las constantes vitales puede modificarse por factores:
a) Psicológicos.
b) Ambientales.
c) Fisiológicos.
d) Todos los anteriores.

7. Señala la afirmación falsa respecto a la medición de la temperatura timpánica:
a) Suele emplearse en los servicios de urgencias y/o especiales.
b) Requiere el empleo en cada medida de una funda desechable.
c) Se tarda diez minutos en obtener.
d) La temperatura timpánica es prácticamente igual que la temperatura central.

8. ¿Cuál de las siguientes alteraciones no es una alteración de la respiración?
a) Apnea.
b) Taquicardia.
c) De Biot.
d) De Küssmaul o acidótica.

9. La respiración:
a) Consta de inspiración y espiración.
b) Consta de ventilación, irrigación y perfusión.
c) Cuando es normal se considera taquipnea.
d) Ninguna es cierta.

10. El número de respiraciones normales es de:
a) 12 a 18 rpm.
b) 20 a 40 rpm.
c) 60 a 80 rpm.
d) 7 a 9 rpm.

11. El latido que se aprecia al comprimir una arteria sobre una superficie ósea se llama:
a) Pulso.
b) Presión venosa central.
c) Oximetría.
d) Presión arterial.

12. Señala la afirmación incorrecta:
a) La PAM es ligeramente menor que la media aritmética entre la PAS y la PAD.
b) La PAS normal es 120-140 mm de Hg.
c) La tensión arterial no tiene que ver con el gasto cardiaco.
d) La PAD (presión arterial diastólica) oscila de 60 a 90 mm de Hg.

13. Respecto a la recogida de la tensión arterial, no es cierto que:
a) Puede tomarse de pie, nada más llegar el usuario a la consulta.
b) El equipo de medida requiere calibración para ser fiable.
c) El manguito debe rodear el brazo en un 80%.
d) Es preferible usar un esfigmomanómetro exacto.

14. El grado de TA depende de:
a) Resistencia vascular y catabolismo
b) Gasto cardiaco y resistencia periférica.
c) Viscosidad sanguínea y cifra total de células sanguíneas.
d) Gasto cardiaco y metabolismo.

Solución: *1 d); 2 b); 3 c); 4 c); 5 b); 6 d); 7 c); 8 b); 9 a); 10 a); 11 a); 12 c); 13 a); 14 b).*

Práctica final

Cristina es una TAPSD, compañera de estudios de Lidia; ambas realizan el periodo de formación en centros de trabajo —FCT— en una residencia asistida. Conversando sobre su profesión, se plantean casos en los que actuar correctamente. Lidia le pregunta a Cristina qué habría que hacer en cada una de las situaciones siguientes:

- La de Jaime, usuario de 8 años con síndrome de Down, al que atienden en su domicilio. Tiene una temperatura de 37,20 °C, diarrea y estado de postración, y sufre vómitos cada vez que ingiere algún líquido. Su madre insiste en que beba o coma algo tras vomitar para recuperarse antes. Con él hay un perro de la familia, que también tiene náuseas y que también ha vomitado, y se encuentra tumbado en su misma cama.
- La de Víctor, de 48 años, que padece esclerosis. Es usuario de una residencia, al que se le está realizando un estudio de AMPA o MAPA y se queja de un fortísimo dolor de cabeza que no cede con analgésicos. Tiene la ventana de su habitación abierta, y pasea para relajarse. En la habitación contigua a la suya se oye música muy alta; en la calle hay una perforadora. Su mujer se queja de no poder ir a la boda de un familiar en otra localidad…
- Ernesto es un usuario que tiene pautada la realización de balance de líquidos, cuyos datos a día de hoy son los siguientes: sueroterapia (1 500 ml de suero salino), toma líquidos por vía oral (2 vasos de agua y uno de zumo) y no come. Se recogieron 2 150 ml de orina en la cuña, hizo una deposición y se quitó una compresa con sangre. Además, suda de forma moderada, lo que se manifiesta por tener el cabello mojado (puede cuantificarse como 600 ml).

Lectura y tareas

1. Lee con detenimiento los datos descritos en cada caso y después revisa los contenidos de la unidad para contestar a las siguientes preguntas:
   - ¿Puede ser importante medir las constantes vitales de Jaime y de Víctor? ¿Por qué?

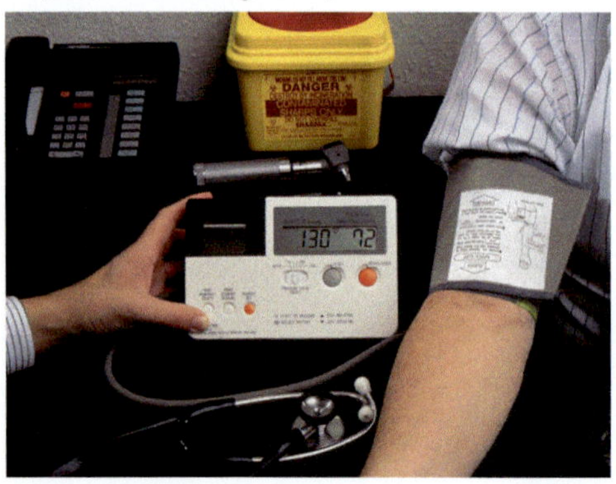

   - ¿De qué forma se puede favorecer la participación adecuada del entorno de ambos usuarios? ¿Sería importante hacerlo desde el punto de vista de la recogida de las constantes vitales? ¿Y por alguna otra razón? ¿Qué cambios habría que hacer o sugerir y cómo?
   - A partir de los supuestos que hemos planteado, ¿cuáles crees que son los procedimientos asistenciales a tener en cuenta? Si se les hiciese una exploración, ¿qué posiciones podrían emplearse?
   - ¿Cuál sería el balance de líquidos de Ernesto? Cumplimenta un registro con dicho balance.

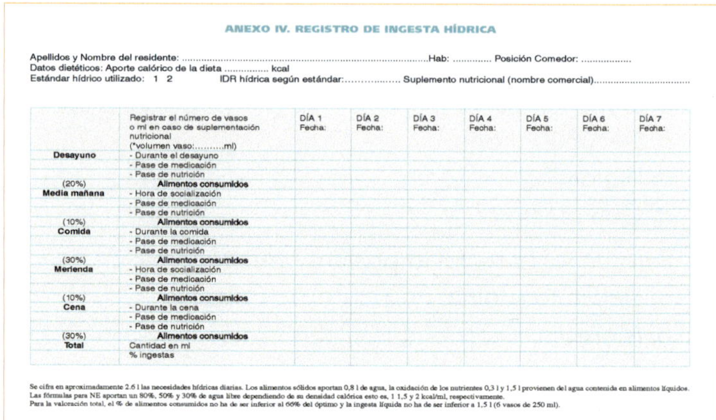

ANEXO IV. REGISTRO DE INGESTA HÍDRICA

Apellidos y Nombre del residente: ....Hab: .... Posición Comedor: ....
Datos dietéticos: Aporte calórico de la dieta .... kcal
Estándar hídrico utilizado: 1 2 IDR hídrica según estándar:.................. Suplemento nutricional (nombre comercial)...............................

	Registrar el número de vasos o ml en caso de suplementación nutricional (*volumen vaso:..........ml)	DÍA 1 Fecha:	DÍA 2 Fecha:	DÍA 3 Fecha:	DÍA 4 Fecha:	DÍA 5 Fecha:	DÍA 6 Fecha:	DÍA 7 Fecha:
Desayuno	- Durante el desayuno							
	- Pase de medicación							
	- Pase de nutrición							
(20%)	**Alimentos consumidos**							
Media mañana	- Hora de socialización							
	- Pase de medicación							
	- Pase de nutrición							
(10%)	**Alimentos consumidos**							
Comida	- Durante la comida							
	- Pase de medicación							
	- Pase de nutrición							
(30%)	**Alimentos consumidos**							
Merienda	- Hora de socialización							
	- Pase de medicación							
	- Pase de nutrición							
(10%)	**Alimentos consumidos**							
Cena	- Durante la cena							
	- Pase de medicación							
	- Pase de nutrición							
(30%)	**Alimentos consumidos**							
Total	Cantidad en ml							
	% ingestas							

Se cifra en aproximadamente 2.6 l las necesidades hídricas diarias. Los alimentos sólidos aportan 0,8 l de agua, la oxidación de los nutrientes 0,3 l y 1,5 l provienen del agua contenida en alimentos líquidos.
Las fórmulas para NE aportan un 80%, 50% y 30% de agua libre dependiendo de su densidad calórica esto es, 1 1,5 y 2 kcal/ml, respectivamente.
Para la valoración total, el % de alimentos consumidos no ha de ser inferior al 66% del óptimo y la ingesta líquida no ha de ser inferior a 1,5 l (6 vasos de 250 ml).

Investigación y debate

2. ¿Sería aconsejable realizar el balance de líquidos a Jaime? ¿Qué riesgo corre en su situación?
3. En cuanto a Ernesto, ¿qué consecuencias podría tener si se mantuviese este balance durante un periodo prolongado?
4. Comenta tus respuestas en tu grupo-clase y corrige los errores (recuerda que el error es un proceso natural en el aprendizaje).

Observación e identificación

5. Después de identificar qué posiciones serían más adecuadas para Víctor, realízalas de forma práctica con un compañero.

Juego de roles

6. Realiza un juego de roles sobre uno de los supuestos planteados, preferiblemente el de Víctor. Es interesante comprender la influencia del entorno en la situación de Víctor y cómo se puede mejorar o empeorar su estado de salud.

Unidad **8**

Terapéutica farmacológica: procedimientos de preparación y administración

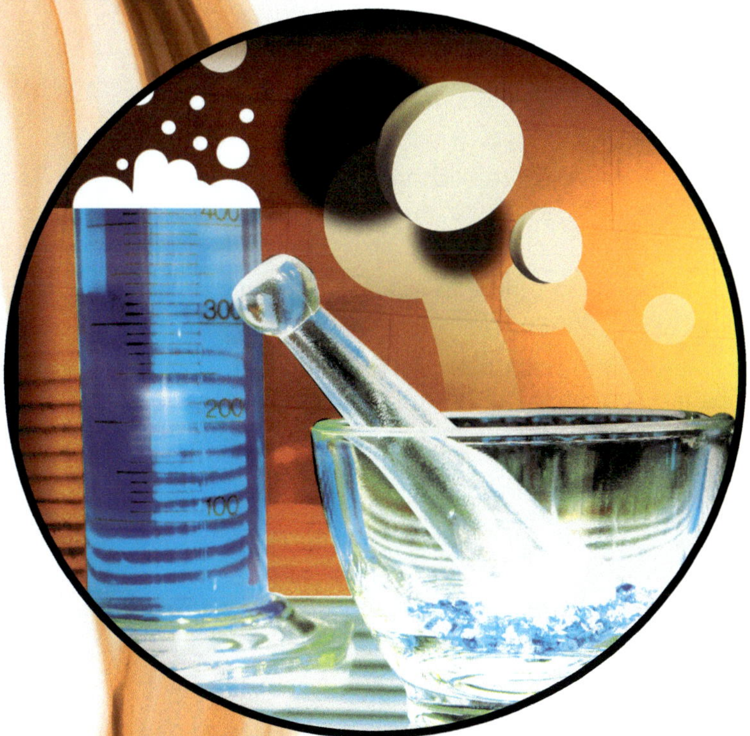

En esta unidad aprenderemos a:

- Preparar y planificar la administración de los medicamentos cumpliendo las pautas establecidas en el plan de cuidados individualizado y las prescripciones específicas para cada vía y producto.
- Analizar los principales riesgos asociados a la administración de medicamentos.
- Identificar los signos de posibles alteraciones en el estado general de la persona durante la administración de medicamentos.
- Valorar la importancia de favorecer la participación de la persona usuaria y su entorno en las actividades sanitarias.

Y estudiaremos:

- Pautas de administración de medicamentos.
- Riesgos asociados a la administración de medicamentos.
- Identificación de alteraciones del estado del usuario durante la administración de medicamentos.
- Importancia de favorecer la participación del usuario y su entorno en las actividades sanitarias.

Importante

El **medicamento,** según la Ley del Medicamento, es «toda sustancia medicinal y sus asociaciones o combinaciones que se administran a las personas (o animales), para prevenir, diagnosticar, tratar, aliviar o curar enfermedades o dolencias». Está **formado** por:

- **Principio activo:** sustancia responsable de la acción terapéutica.
- **Excipientes:** sustancias que se añaden a los principios activos para facilitar su preparación y su biodisponibilidad.

Se puede **denominar** por su:

- **Nombre químico:** es la composición química del producto.
- **Nombre genérico:** es el nombre simplificado por el que se conoce al medicamento, autorizado por la agencia española del medicamento **(www.aemps.es).**
- **Nombre comercial patentado:** es el asignado por el fabricante que lo registra y patenta (las patentes también caducan, por lo que después se podría usar como fármaco genérico por cualquier laboratorio farmacéutico).

1. Conceptos generales

Históricamente se han utilizado gran variedad de sustancias para producir modificaciones en el organismo, algunas de ellas con fines curativos. A través de los siglos se han aplicado diversas plantas y otra serie de elementos y productos para el tratamiento de distintos procesos patológicos.

La cultura popular ofrece una gran cantidad de remedios para el tratamiento de distintos problemas. Aunque no todos ellos son adecuados, su uso ha significado el inicio de las **bases farmacológicas.**

La **farmacología** es la ciencia que trata el estudio de los fármacos (medicamentos) y su efecto sobre el organismo.

Según su origen, los fármacos se clasifican en:

- **Naturales** (animales, vegetales y minerales).
- **Artificiales** (sintéticos y semisintéticos): se elaboran en el laboratorio.
- Fármacos de **ingeniería genética:** son fruto de los conocimientos de genética a la tecnología farmacéutica.

Droga es el medicamento tal y como lo ofrece la naturaleza. También hace referencia a toda sustancia tóxica que produce dependencia.

La **receta médica** es el documento normalizado mediante el cual los médicos legalmente capacitados prescriben los medicamentos al usuario para su dispensación por las oficinas de farmacia. Los datos que deben aparecer son los siguientes:

- Datos y firma del médico que hace la prescripción.
- Datos del usuario.
- Datos del medicamento o producto que se prescribe (nombre, forma farmacéutica, vía de administración, posología, etc.).
- Advertencias al farmacéutico e instrucciones al usuario, en aquellos casos que se crea conveniente.

Sigla o símbolo	Significado	Sigla o símbolo	Significado
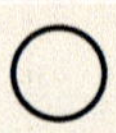	Dispensación sujeta a prescripción médica.		Dispensación con receta oficial de estupefacientes de la lista I anexa a la Convención Única de 1961.
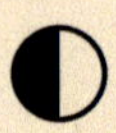	Medicamentos que contengan sustancias psicotrópicas incluidas en el anexo I del RD 2829/1977, de 6 de octubre.	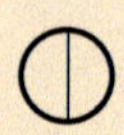	Medicamentos que contengan sustancias psicotrópicas incluidas en el anexo II del RD 2829/1977, de 6 de octubre.
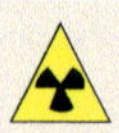	Símbolo internacional de radioactividad. Para señalización de radiaciones ionizantes.	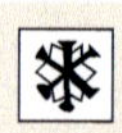	Conservación en frigorífico.
	Medicamentos que pueden producir fotosensibilidad.		Medicamentos que pueden reducir la capacidad de conducir o manejar maquinaria peligrosa.
	Gas medicinal comburente.		Gas medicinal inflamable.
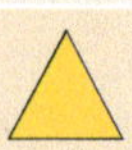	Medicamentos con principios activos nuevos.	DH	Medicamento de diagnóstico hospitalario.
EFP	Medicamento publicitario.	EFG	Equivalente farmacéutico genérico.
ECM	Medicamento de especial control médico.	H	Medicamento de uso hospitalario.
MTP	Medicamentos tradicionales a base de plantas.	TLD	Medicamentos de dispensación renovable.
C.S.	Cantidad suficiente.	C.S.P.	Cantidad suficiente para.

Tabla 8.1. *Símbolos y siglas que deben aparecer en el etiquetado de los medicamentos.*

2. Farmacocinética

La **farmacocinética** es la parte de la farmacología que se ocupa del estudio de la evolución del fármaco en el organismo, desde un punto de vista dinámico y cuantitativo. Comprende los siguientes procesos: **liberación, absorción, distribución, metabolismo** y **excreción** del fármaco (LADME/LADMER).

2.1. Liberación

Es el proceso mediante el cual el principio activo es liberado de la forma farmacéutica en la que se administra, para, posteriormente, disolverse y absorberse en el torrente sanguíneo. Dependerá de la forma farmacéutica y de la vía de administración. Así pues, un fármaco que se presenta en forma líquida y que se administra por vía oral no necesitará liberarse, pues se absorbe directamente.

2.2. Absorción

Es el proceso mediante el cual el fármaco, una vez liberado de la forma farmacéutica en la que se administra, llega hasta el torrente sanguíneo.

La **velocidad de absorción** depende de:

- La **vía de administración** del fármaco.
- Las **características fisicoquímicas** del fármaco.
- La **biodisponibilidad** del principio activo, es decir, de la cantidad sin modificar que llega de este a la circulación sanguínea.
- **Factores fisiológicos** y **patológicos** del usuario. Entre los **fisiológicos** están la edad (los niños y ancianos pueden ser más sensibles a algunos fármacos), el peso corporal y el sexo (especialmente por la posibilidad de embarazo de las mujeres). Entre los **patológicos** suelen indicarse enfermedades como la insuficiencia hepática o renal, por ejemplo.

A. Vías de absorción

Son los **lugares** de penetración del fármaco en el organismo.

Vías mediatas o indirectas

El fármaco penetra a través de la piel y las mucosas para ponerse en contacto con los elementos del organismo sobre los que actúa. Dentro de estas vías se incluyen la **oral, sublingual, rectal, respiratoria** y **tópica.**

Vías inmediatas, directas o inyectables

El fármaco no tiene que atravesar ninguna barrera, pues se pone en contacto directo con el medio interno mediante la inyección, produciendo su efecto.

Dentro de estas vías se incluyen:

- **Intravascular:** el fármaco se deposita, mediante punción, directamente en el torrente sanguíneo, por lo que no tiene que absorberse. Incluye las vías intravenosa, intraarterial, intracardiaca e intralinfática.
- **Intramuscular:** el fármaco se administra en solución acuosa u oleosa, mediante punción intramuscular, lo que permite una rápida absorción debida a la gran vascularización de la zona.
- **Subcutánea:** el fármaco se aplica inyectado en el tejido celular subcutáneo. La absorción es rápida y se lleva a cabo a través de los capilares sanguíneos.

Vocabulario

LADME: son la siglas de liberación, absorción, distribución, metabolización y excreción.

LADMER: son la siglas de liberación, absorción, distribución, metabolización, excreción y respuesta del fármaco en el organismo.

Importante

Las **vías mediatas** o **indirectas** son las siguientes:

- **Oral:** el fármaco se ingiere y se absorbe a través del tracto gastrointestinal (estómago e intestino).
- **Sublingual:** el fármaco se disuelve bajo la lengua y se absorbe fácilmente, debido a la gran vascularización de esta zona.
- **Rectal:** es una vía alternativa a la oral cuando el usuario presenta vómitos, está inconsciente o es incapaz de deglutir. El fármaco se absorbe rápidamente, debido a la gran irrigación de la zona.
- **Respiratoria:** esta vía transporta el fármaco al tracto respiratorio inferior, es una vía de absorción rápida debido a la superficie pulmonar y a su vascularización.
- **Tópica (piel y mucosas):** el fármaco se administra sobre la piel o mucosas del organismo, produciendo efectos locales. En este tipo se incluyen las vías cutánea, conjuntival, ótica, genitourinaria y bucofaríngea.

- **Intradérmica:** el fármaco se introduce dentro de la dermis. Es una vía de absorción lenta.
- **Intratecal:** los medicamentos se inyectan directamente en el espacio subaracnoideo mediante un catéter.
- **Intraósea:** el fármaco se administra, por punción, en el interior del hueso. La rapidez de absorción es similar a la vía intravenosa.
- **Intraarticular:** la administración se realiza en el interior de la articulación.
- **Intraneural:** el fármaco se inyecta directamente en los nervios, donde va a ejercer su acción.

2.3. Distribución

Proceso mediante el cual el fármaco, una vez absorbido, se distribuye a través de la sangre por todo el organismo, pasando a través de las **membranas** de los **capilares** para penetrar en los tejidos.

Las moléculas del fármaco, en la sangre, pueden ir:

- Unidas a **proteínas plasmáticas** (mantienen al fármaco disuelto en depósito).
- **Disueltas** como fracción libre (parte del fármaco capaz de ejercer la acción farmacológica).

El desplazamiento y la distribución de los fármacos hasta los distintos órganos dependen de su vascularización. Así, en órganos como el corazón, el hígado y los riñones se pueden encontrar concentraciones de fármacos más elevadas que en zonas del organismo poco vascularizadas, como el tejido celular subcutáneo.

2.4. Metabolismo o biotransformación

Es el conjunto de reacciones bioquímicas que se producen en el organismo mediante las cuales las sustancias extrañas, como los fármacos, se transforman en otras más sencillas o **metabolitos** para poder:

- Producir una **acción** determinada (son menos activos que el propio fármaco).
- **Inactivar** el fármaco.
- Facilitar la **eliminación.**

En el metabolismo o biotransformación de los fármacos se produce una serie de reacciones químicas, que pueden ser:

- **Sintéticas:** llamadas también de conjugación, porque implican la unión del fármaco con otros compuestos formados en el organismo. De este modo, los metabolitos resultantes son biológicamente inactivos y se eliminan más fácilmente.
- **No sintéticas:** los fármacos no se unen con otros compuestos, pero sus moléculas se modifican, dando lugar a metabolitos, que pueden ser inactivos o más activos que el propio fármaco. Estas reacciones se producen por oxidación, reducción o hidrólisis. El hígado es el órgano principal de transformación de los medicamentos.

2.5. Excreción

Proceso mediante el cual el fármaco pasa desde el interior del organismo hacia el exterior. Se elimina sin modificar o en forma de metabolitos.

Las **vías de eliminación** más importantes son: renal (es la principal, a través de la orina), digestiva (a través de las heces) y biliar (a través de la bilis).

Existen **otras vías de eliminación,** tales como: salival, pulmonar (a través del aire espirado), gástrica, intestinal, cutánea, lagrimal y a través de la glándula mamaria.

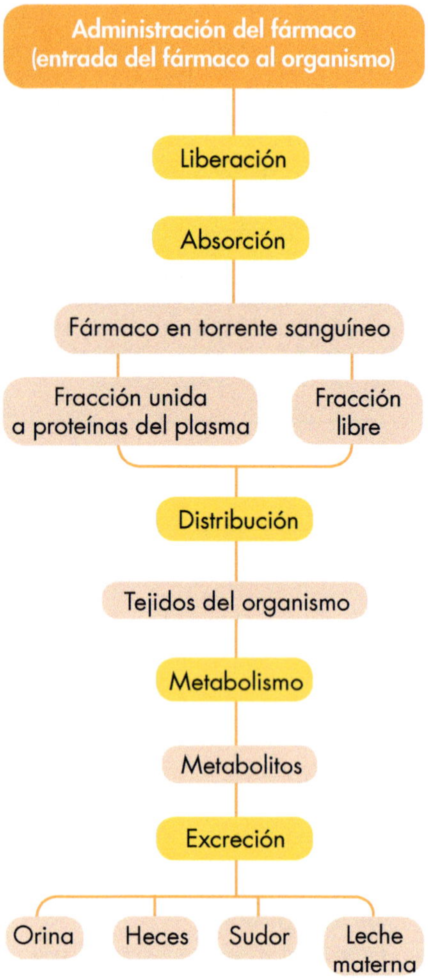
Administración del fármaco (entrada del fármaco al organismo)
Liberación
Absorción
Fármaco en torrente sanguíneo
Fracción unida a proteínas del plasma
Fracción libre
Distribución
Tejidos del organismo
Metabolismo
Metabolitos
Excreción
Orina
Heces
Sudor
Leche materna

Fig. 8.1. *Esquema de la farmacocinética de los fármacos. Proceso LADME.*

Importante

Los factores que modifican el metabolismo son:

- **Genéticos:** debidos a diferencias entre especies y dentro de la misma especie.
- **Fisiológicos:** tales como la edad, el sexo, el estado nutricional, el nivel hormonal, etc.
- **Farmacológicos:** relacionados con la vía de administración del fármaco, la dosis, etc.
- **Patológicos:** relacionados con algunas enfermedades.

3. Farmacodinamia

La **farmacodinamia** es la parte de la farmacología que estudia los mecanismos de acción y los efectos de los fármacos sobre el organismo.

La acción farmacológica depende de que el fármaco pueda alcanzar una determinada concentración en el plasma.

Por ello, los procesos incluidos en la farmacocinética se superponen: antes de completarse la absorción del fármaco administrado, comienza su eliminación del organismo.

Conseguir, por lo tanto, la dosis terapéutica está en función de la **velocidad de absorción** según la vía elegida, su **distribución, biotransformación** y **velocidad** de **eliminación.**

3.1. Acción de los fármacos

Con el fin de producir sus efectos farmacológicos, todos los fármacos interactúan con elementos celulares o tisulares especializados (receptores). Los **receptores** son macromoléculas que, al interaccionar con el fármaco, producen una serie de alteraciones bioquímicas que determinan el efecto farmacológico.

A. Clasificación de la acción farmacológica

Según la **modificación de las funciones** de las células, órganos o sistemas, tenemos:

- Fármacos que actúan estimulando: **estimulantes.**
- Fármacos que actúan inhibiendo: **inhibidores** o **depresores.**
- Fármacos que actúan irritando, es decir, modificando las funciones de **forma violenta.**
- Fármacos que actúan reemplazando, es decir, sustituyendo a una **sustancia orgánica.**

Teniendo en cuenta el **lugar de acción**, clasificamos:

- Fármacos de acción **general** o **sistémica.**
- Fármacos de acción **local.**

La reducción en la respuesta a un fármaco, tras su administración repetida, se denomina **tolerancia.**

3.2. Factores que modifican la acción de los fármacos

Los factores que pueden **modificar los efectos** de los fármacos en el organismo son muchos:

- **Factores genéticos:** pueden intervenir alterando el metabolismo del fármaco (anomalías cuantitativas) o la respuesta individual (anomalías cualitativas).
- **Factores psicológicos:** el efecto neto de un fármaco es la suma de su acción farmacológica y de un **efecto placebo** inespecífico. El placebo es una sustancia inactiva que aumenta la acción terapéutica buscada. Esta acción se potencia por la sugestión o creencia, por parte del usuario, del beneficio del tratamiento.
- **Factores patológicos:** algunas enfermedades (insuficiencia hepática o renal) modifican el efecto de los fármacos al modificar los procesos farmacocinéticos. Además, el fenómeno de la tolerancia hace que sea necesario aumentar la dosis terapéutica.

Vocabulario

Agonista: fármaco con afinidad por un receptor y con capacidad de activarlo.

Antagonista: fármaco que se une al receptor sin activarlo e inhibe los efectos de los agonistas.

¿Sabías que...?

Los **receptores celulares** son determinadas moléculas ubicadas en la superficie de las células, o en su interior, que tienen la capacidad de reconocer a otras específicas y fijarlas, o actuar de forma concreta, desde el punto de vista bioquímico. Como muestra la imagen, el receptor (R) se une a fármacos con una configuración determinada. El **agonista** es capaz de ocupar el sitio, presenta afinidad. El **antagonista,** al ocupar el sitio, impide que sus moléculas agonistas actúen.

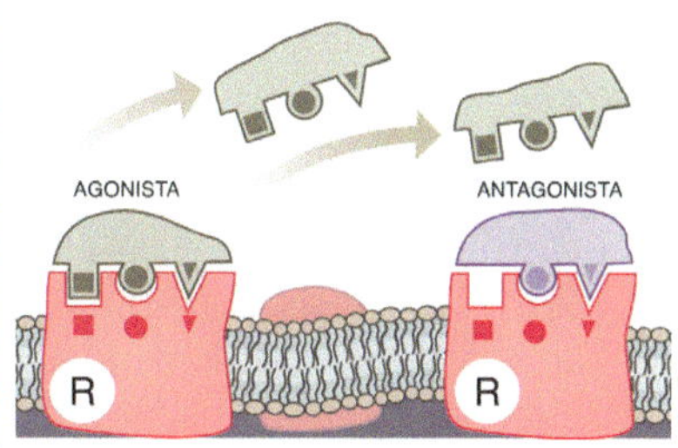

Web

www.msd.es/publicaciones/mmerck_hogar/seccion_02/seccion_02_008.html

En esta página puedes ampliar información sobre los factores que modifican la acción de los fármacos.

Actividades

1. Explica la principal indicación de los fármacos que actúan sobre el SNC (sistema nervioso central): anestésicos, analgésicos, hipnóticos, estimulantes y psicofármacos.

2. Busca información en Internet sobre la receta electrónica, aprobada en diciembre de 2010. Una página útil es la del página del Ministerio de Sanidad:

www.msps.es/organizacion/sns/planCalidadSNS/tic03.htmacos y productos.

3. ¿Cuál es la acción de los siguientes fármacos que actúan sobre el sistema cardiovascular: cardiotónicos, antiarrítmicos, antihipertensivos, antihemorroidales y antivaricosos?

- **Factores farmacológicos**
  - **Vía de administración:** la velocidad de absorción y de acción de un fármaco depende de la vía de administración y de la dosis del fármaco que se administra.
  - **Interacciones farmacológicas:** los efectos de un fármaco pueden alterarse por la administración previa o simultánea de otro, potenciándose o inhibiéndose su actividad farmacológica.
  - **Toxicidad de los fármacos:** conjunto de efectos nocivos, o reacciones adversas, que un fármaco produce en el organismo. Son de dos tipos:
    - Reacciones **previsibles:** dependen de la dosis y pueden suceder como efectos secundarios o colaterales a la dosis terapéutica, y como toxicidad por sobredosis.
    - Reacciones **imprevisibles:** no dependen de la dosis, como las reacciones alérgicas.
- **Factores fisiológicos**
  - **Sexo:** las diferencias que existen entre el hombre y la mujer, en relación con la distribución de la grasa y sus características hormonales, determinan modificaciones en la respuesta farmacológica.
  - **Edad:** los niños y ancianos requieren ajustes en las dosis por ser más susceptibles a los efectos farmacológicos.
  - **Peso:** requiere ajustar la dosis, ya que este determina el volumen de distribución del fármaco.
  - **Temperatura:** puede alterar la actividad del fármaco, al producirse vasodilatación o vasoconstricción.
  - **Embarazo:** dos aspectos a tener en cuenta: *a)* el riesgo que entrañan para el feto los fármacos administrados a la madre (efectos teratogénicos); y *b)* las modificaciones producidas en el embarazo que puedan alterar la respuesta de la madre a los fármacos.
  - **Lactancia:** los fármacos pueden pasar al lactante a través de la leche y provocarle efectos tóxicos.

Practica

4. En grupos, realizad unas presentaciones en clase distribuyendo los siguientes fármacos según su acción principal: antitusígenos, mucolíticos expectorantes, descongestivos nasales, broncodilatadores; antiheméticos, antiulcerosos, antiácidos, laxantes, antidiarreicos, corticoides, hormonas tiroideas, hormonas pancreáticas, hormonas sexuales, antibacterianos, antifúngicos, antivíricos, antiparasitarios, antiinflamatorios, antirreumáticos, relajantes musculares, anticoagulantes, coagulantes y antianémicos.

Caso Práctico 1

Una mujer anciana usuaria del SAD (servicio de ayuda a domicilio) tiene prescritos: supositorios, pomada antiinflamatoria, pastillas analgésicas, insulina y un antirreumático intramuscular. ¿A través de qué vías de administración se le aplicarán dichos fármacos?

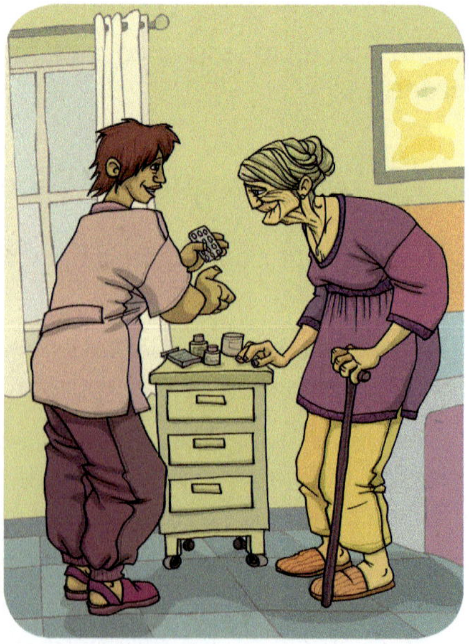

Solución:

Los supositorios se aplicarían por vía rectal; la pomada por vía tópica en la zona afectada; las pastillas por vía oral; la insulina por vía subcutánea y el antirreumático por vía intramuscular (generalmente en el glúteo, aunque también podría ser en la cara anterior del muslo).

Para hacerlo correctamente, deberá tener en cuenta el procedimiento de aplicación de cada forma farmacéutica, además de explicar al usuario lo que va a realizar, y procurar que colabore en la medida que su autonomía se lo permita.

4. Administración de medicamentos

El **médico** es el profesional que determina la necesidad de prescribir la medicación al usuario y lo refleja por escrito en la **receta médica** o en la **orden de medicación.** Para evitar errores, debe figurar con claridad la siguiente **información:**

- Datos del usuario.
- Fecha en que se hace la prescripción.
- Datos del fármaco: nombre, dosis del fármaco, vía de administración, posología, duración del tratamiento, etc.
- Firma del médico.

Claves y consejos

Hay que evitar los **errores de medicación y de cumplimiento de la medicación.**

Los errores suelen deberse a la comprobación inadecuada de la medicación o a la incorrecta comunicación entre los miembros del equipo sanitario.

Otras veces se debe a que el usuario no cumple la prescripción médica administrándose el medicamento según su propio criterio.

4.1. Preparación de la medicación. Normas generales

La responsabilidad de administrar la medicación es del profesional sanitario responsable, aunque en algunos casos delegue esta tarea en el **TAPSD**, **cuando se trata de medicamentos** que se administran por vía **rectal, tópica** u **oral.** Después de cada administración, se deben registrar las incidencias en el sistema específico utilizado en cada centro asistencial (hoja de tratamiento, libro de medicación o historia de enfermería).

La **finalidad de** estas normas es la de administrar el tratamiento farmacológico al usuario en óptimas condiciones, a las horas previstas y cumpliendo las indicaciones establecidas en la prescripción médica y previniendo riesgos y errores. Dichas normas son las siguientes:

- Realizar las **cinco comprobaciones** siguientes: fármaco exacto, dosis exacta, vía exacta, hora exacta y usuario exacto; comparando la orden médica con la hoja o la gráfica del usuario.
- Comprobar en la gráfica si el usuario sufre algún tipo de **alergia** a medicamentos. Si no se especifica, preguntarle directamente.
- Comprobar el **nombre del fármaco,** leyéndolo tres veces: antes de cogerlo del armario, mientras se prepara y después de devolverlo a su estante.
- **Lavarse las manos,** ponerse los guantes y preparar la medicación, comprobando la fecha de caducidad y las características organolépticas del fármaco.
- Utilizar el carro de medicación, la bandeja o el sistema habitual del hospital para su distribución.

El **carro de medicación** consta de una serie de bandejas o cajones individuales destinados uno a cada usuario, lo que facilita el reparto de los fármacos y los protege de la contaminación. Si no se dispone de este método, puede emplearse una bandeja o batea, en la que se colocan los recipientes **unidosis** (con la dosis exacta que debe administrarse a la hora prescrita), debidamente identificados y personalizados.

- Identificar al usuario y explicarle el procedimiento, comprobando de nuevo que el fármaco es el que corresponde, en cada caso.
- Colocar al usuario en la posición adecuada, en función del tipo de medicamento.
- Administrar el medicamento por la vía indicada. Si es por vía oral, comprobar que el usuario lo ha ingerido.
- Observar las reacciones del usuario después de la administración.
- Anotar en el registro de medicación la hora, nombre del fármaco, vía, dosis y cualquier tipo de observación realizada.
- Si se produce algún error, debe comunicarse inmediatamente, para evitar el riesgo que puede suponer para la salud o la vida del usuario.

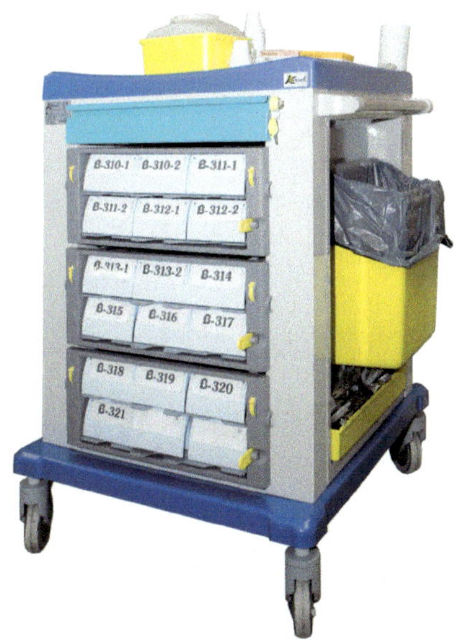

Fig. 8.2. *Carro de medicación utilizado en el reparto que realiza el TAPSD a los usuarios.*

4.2. Vías de administración de los medicamentos. Procedimientos

A. Vía oral

El medicamento se introduce en el organismo **a través de la boca,** y se absorbe a nivel del estómago e intestino. Es una vía de administración fácil y cómoda, de absorción lenta y de acción sistémica. Se utiliza para la administración de pastillas, comprimidos, tabletas, cápsulas, jarabes, soluciones y suspensiones.

No debe confundirse con la **vía bucal,** que utiliza la boca, pero no para que el fármaco sea absorbido a través del tubo digestivo sino para actuar a nivel local en la cavidad bucal. Por ello la consideraríamos incluida dentro de la *vía tópica.*

Procedimiento 1. Administración de medicamentos por vía oral

Recursos materiales

Hoja de medicación, guantes, carro (o batea) con los recipientes unidosis y el medicamento, etiquetas y bolígrafo.

Protocolo de actuación

1. Lavarse las manos, ponerse los guantes y comprobar la medicación.
2. Identificar al usuario y explicarle la importancia de su colaboración.
3. Asegurarse de que toma la medicación, ofreciéndole algún tipo de líquido para facilitar su ingestión (agua, leche, zumo, etc.).
4. Recoger todo el material y dejar al usuario cómodamente instalado.
5. Lavarse las manos, registrar los datos de interés en la hoja de medicación y firmar la administración.

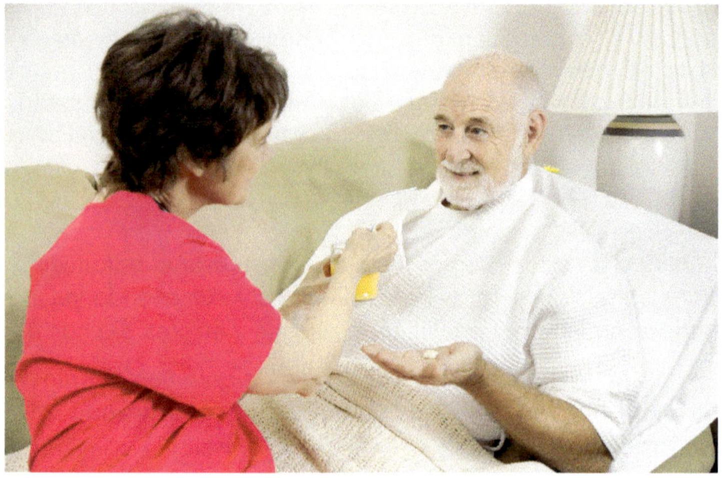

Fig. 8.3. *Administración de un medicamento por vía oral a un usuario.*

B. Vía sublingual

El fármaco se administra a **través de la boca,** pero colocándolo **debajo de la lengua** del usuario para que se disuelva y se reabsorba a través de la mucosa lingual hasta los vasos sanguíneos (véase la Figura 8.4).

Es una vía de absorción muy rápida debido a la rica vascularización de la zona, que evita el paso del fármaco a través del tracto gastrointestinal.

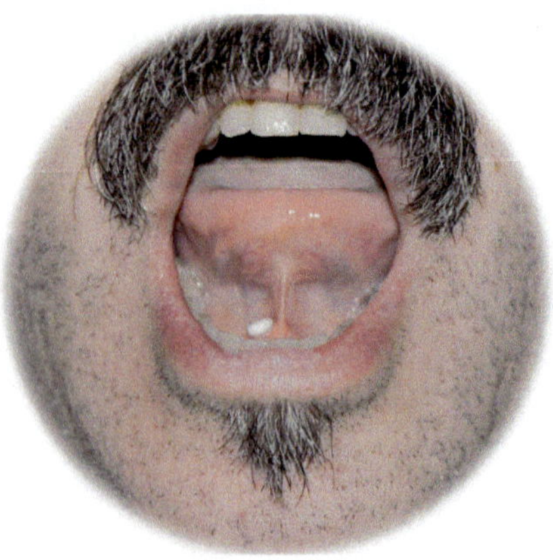

Fig. 8.4. *Administración de medicamentos por vía sublingual.*

C. Vía rectal

El medicamento se introduce en el recto **a través del ano.**

Se utiliza para tratamientos locales o sistémicos en usuarios con **dificultades para tragar,** inconscientes o para la administración de fármacos que irritan la mucosa gástrica.

Es una vía de absorción muy **rápida,** por su rica vascularización. Los fármacos se administran en forma de: supositorios, pomadas y enemas (véanse las Figuras 8.5 y 8.6).

El enema es una disolución que se introduce por el recto para limpiar la parte final del intestino grueso, extraer gases o sólidos, o administrar soluciones terapéuticas. Pueden ser de limpieza o de retención. Además, pueden ser comerciales.

Procedimiento 2. Administración de medicamentos por vía rectal

Recursos materiales

Hoja de medicación, guantes, carro (o batea) con los supositorios, enema o pomadas, lubricante, gasas y aplicador.

Protocolo de actuación

1. Lavarse las manos, ponerse los guantes y comprobar la medicación.
2. Explicar al usuario lo que se le va a hacer, tomando las precauciones necesarias para preservar su intimidad. Colocarle en decúbito lateral izquierdo o posición de Sims, dejando expuestos la zona glútea y el ano.
3. Extraer el supositorio de su envase y lubricar.
4. Separar las nalgas del usuario con una mano, pedirle que se relaje y que respire profundamente. Con la otra mano introducir el supositorio.
5. Apretar las nalgas hasta que desaparezca la sensación o deseo de defecar y limpiar con una gasa el exceso de lubricante.
6. Para administrar pomada o enema, se introduce el aplicador lubricado en el recto y se aprieta el tubo. Después se retira y se coloca una gasa doblada entre los glúteos para eliminar el exceso de pomada o líquido.
7. Recoger todo el material y dejar al usuario cómodamente instalado. Lavarse las manos, anotar las incidencias en la hoja de medicación y firmar la administración.

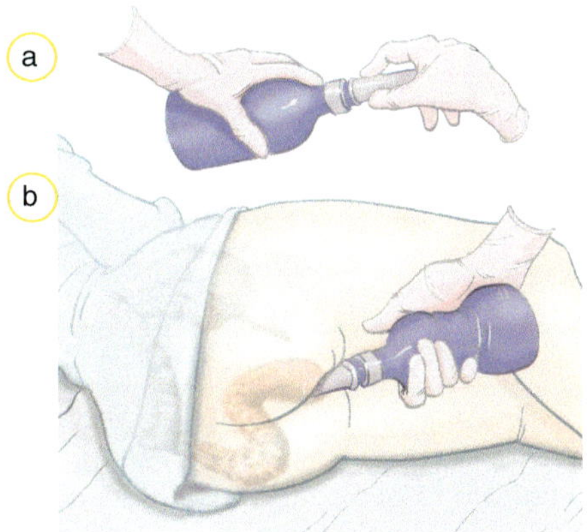

Fig. 8.5. *Administración de enema comercial:* a) *preparación;* b) *administración.*

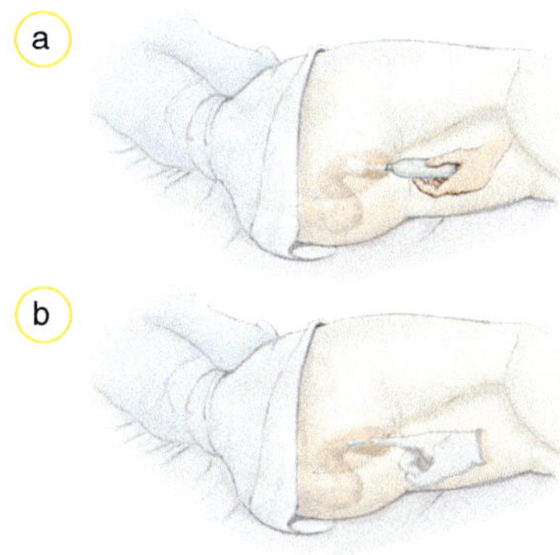

Fig. 8.6. *Administración:* a) *de una pomada rectal;* b) *de un supositorio.*

D. Vía respiratoria (inhalatoria)

Se utiliza para la **administración** de un gas (como el oxígeno), un líquido vaporizado o un sólido pulverizado. Su absorción es muy rápida, debido a la gran vascularización de las **mucosas respiratorias.**

E. Vía tópica

El medicamento se aplica directamente sobre la **piel** o las **mucosas** del organismo. Produce efectos locales. Estos fármacos se administran en forma de: polvo, pomada, pasta, loción, crema, espuma, gel y en forma de líquidos. Dentro de esta vía se incluyen la cutánea o tópica, oftálmica, ótica, nasal, genitourinaria, bucofaríngea, etc.

F. Vía genitourinaria

Los fármacos se administran a través de la **vagina** o de la **uretra,** en forma de óvulos pomada, crema, espuma o gel, para que ejerzan una acción local.

G. Vía parenteral

El fármaco se administra a través de **la piel** mediante **inyección** (con jeringas y agujas, palomillas o catéteres). Así, el medicamento llega inmediatamente al torrente sanguíneo, actuando de manera rápida. Incluye estas vías: intradérmica, subcutánea, intramuscular, intravenosa, intraarterial; y otras menos utilizadas como: intraperitoneal, intraarticular, intracardiaca, etc. Las técnicas de punción por esta vía las realiza la enfermera. El TAPSD colaborará en el procedimiento cuando se precise.

Importante

Métodos para facilitar la administración por **vía inhalatoria:** inhalaciones con pulverizador o nebulizador, aerosoles, cartucho presurizado, cámara espaciadora, dispositivos de polvo seco, etc. Aquí podríamos incluir también la **vía endotraqueal**. Los distintos métodos permiten aplicar diversos fármacos a distintos niveles o grados de profundidad del aparato respiratorio.

Vocabulario

Parche transdérmico: apósito que se utiliza para administrar fármacos (estrógenos, fentanilo, nitroglicerina, etc.) a partir del contacto del adhesivo en el que se presentan con la piel sobre la que se deja pegado.

Procedimiento 3. Técnica de inhalación con nebulizador

Recursos materiales

Hoja de medicación, guantes, inhalador (provisto de un recipiente que contiene la medicación y una boquilla protegida por un cabezal o bien mascarilla), gasas y carro o batea.

Protocolo de actuación

1. Lavarse las manos, ponerse los guantes, comprobar la medicación y explicar el procedimiento al usuario, pidiéndole su colaboración.
2. Quitar el cabezal del sistema y ajustar la boquilla o la mascarilla.
3. Sostener el inhalador en posición invertida al tiempo que se agita e indicar al usuario que realice 1 o 2 respiraciones profundas, aspirando la mayor cantidad posible de aire.
4. Introducir la boquilla del recipiente en la boca del usuario, cerrando los labios a su alrededor, o colocar la mascarilla.
5. Indicarle que inspire lentamente, a la vez que se presiona el recipiente contra la boquilla (de arriba hacia abajo) y que contenga la respiración de 3 a 5 segundos, para permitir que el fármaco se deposite.
6. Retirar el recipiente e indicar al usuario que suelte el aire lentamente.
7. Limpiar al usuario y la boquilla, anotar las incidencias en las hojas de tratamiento y firmar la administración.

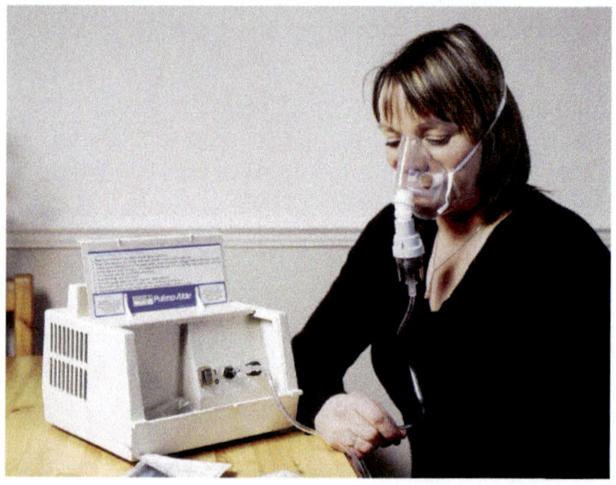

Fig. 8.7. *Usuaria utilizando un nebulizador.*

Procedimiento 4. Administración de medicamentos por vía cutánea o tópica

Los fármacos se aplican **sobre la piel o las mucosas,** en forma de crema, pomada, gel, espuma, linimentos, lociones, etc., para ejercer una acción local.

Recursos materiales

Hoja de medicación, guantes, gasas, aplicador, carro o batea, apósitos, esparadrapo, equipo de limpieza y el medicamento.

Protocolo de actuación

1. Lavarse las manos, ponerse los guantes y comprobar la medicación.
2. Explicar al usuario lo que se le va a hacer, colocarle en una posición cómoda y limpiar la piel (si procede) observando sus características.
3. Aplicar el medicamento extendiéndolo con suavidad, cubriendo la zona posteriormente con un apósito cuando sea necesario.
4. Recoger todo el equipo y dejar al usuario cómodamente instalado.
5. Lavarse las manos, anotar las incidencias en la hoja de tratamiento y firmar la administración.

Procedimiento 5. Administración de medicamentos por vía oftálmica

Los fármacos se aplican **sobre la conjuntiva o córnea,** en forma de colirios, pomadas y soluciones, para ejercer una **acción local.** Se utilizan en patologías oculares.

Recursos materiales

Hoja de medicación, guantes, gasas estériles, toalla, suero fisiológico, jeringa grande, batea y el medicamento (colirio, pomada o solución de lavado).

Protocolo de actuación

1. Lavarse las manos, ponerse los guantes y comprobar la medicación. Explicar al usuario lo que se le va a hacer, pidiéndole su colaboración.
2. Colocar al usuario con la cabeza echada hacia atrás y los ojos mirando hacia arriba (administración de colirios o pomadas) y con la cabeza ladeada (para irrigaciones), en este caso se coloca la batea para recoger el líquido.
3. Limpiar los párpados y pestañas con gasas humedecidas en suero fisiológico, desde la parte interna del ojo hacia la parte externa. Se utilizará una gasa distinta para cada ojo.
4. Atemperar el fármaco, cogiéndolo y moviéndolo ligeramente entre las manos.

   Tirar ligeramente de la piel hacia abajo con el dedo índice colocado sobre el pómulo y, con la otra mano, administrar el medicamento, evitando tocar la córnea:

   - En el ángulo interno del saco conjuntival, si se trata de colirios.
   - A lo largo del saco conjuntival, si son pomadas.
5. Si hay que administrar más de un colirio, dejar pasar unos 5 minutos entre ambos. La pomada siempre se aplicará al final.
6. Pedir al usuario que mantenga los ojos cerrados y retirar el exceso de medicamento con una gasa estéril diferente para cada ojo.

Procedimiento 6. Administración de medicamentos por vía ótica

Los fármacos se administran a través del **conducto auditivo,** en forma de gotas, para que ejerzan una acción local.

Recursos materiales

Hoja de medicación, guantes, batea, algodón o gasa y *el medicamento.*

Protocolo de actuación

1. Lavarse las manos, ponerse los guantes y comprobar la medicación.
2. Explicar al usuario lo que se le va a hacer.
3. Colocar al usuario sentado en decúbito lateral, con el oído que se va a instilar hacia arriba.
4. Atemperar el fármaco cogiéndolo entre las manos (mover suavemente).
5. Tirar suavemente del pabellón auricular hacia arriba y hacia atrás, para alinear el canal auditivo. Si el usuario es un niño (hasta 3 años), tirar hacia abajo y hacia atrás.
6. Depositar las gotas sobre las paredes del conducto auditivo, procurando no tocarlo con el recipiente.
7. Dejar al usuario recostado de 5 a 10 minutos, para mantener la medicación en el canal, y tapar con una gasa o algodón.
8. Retirar el equipo y dejar al usuario cómodamente instalado.
9. Lavarse las manos, anotar las incidencias en la hoja de tratamiento y firmar la administración.

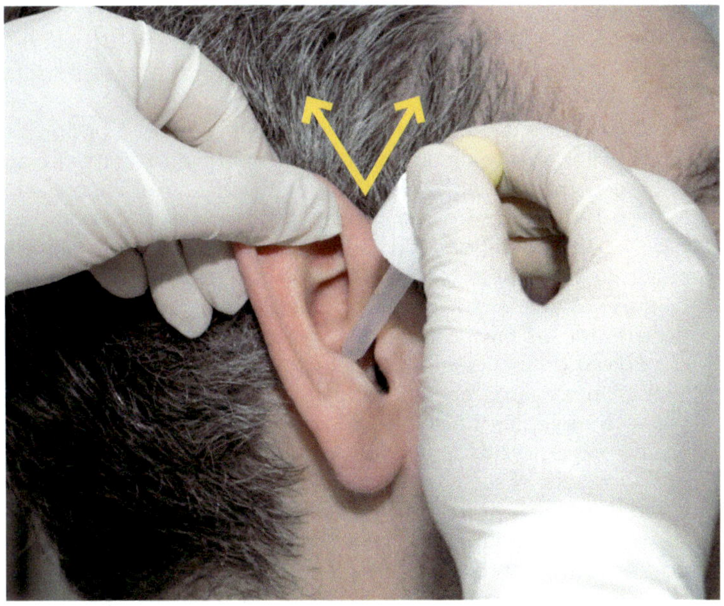

Fig. 8.8. *Aplicación de gotas óticas.*

Procedimiento 7. Administración de medicamentos por vía nasal

Los fármacos se administran a través de **los orificios nasales,** en forma de gotas, pomadas, etc., para que ejerzan una acción local o sistémica. Pueden aplicarse mediante instilación de gotas, pulverización, etc.

Recursos materiales

Hoja de medicación, guantes, gasas y pañuelos desechables, batea y *el medicamento.*

Protocolo de actuación

1. Lavarse las manos, ponerse los guantes y comprobar la medicación.
2. Explicar al usuario el procedimiento, pidiéndole que se limpie la nariz.
3. Colocarle con la cabeza hacia atrás para descongestión nasal; en posición de Proetz (con el cuello hiperextendido) en procesos sinusales; en posición de Parkinson (cabeza ladeada, en decúbito supino) para los senos maxilar y frontal.
4. Pedir al usuario que respire por la boca, mientras se introduce en la nariz el cuentagotas o el pulverizador para administrar el medicamento.
5. Deberá mantener la posición unos minutos después de la aplicación, para permitir que el medicamento se extienda por todas las cavidades.
6. Limpiar la nariz, recoger todo el equipo y reinstalar al usuario.
7. Lavarse las manos, registrar la tarea y firmar la administración.

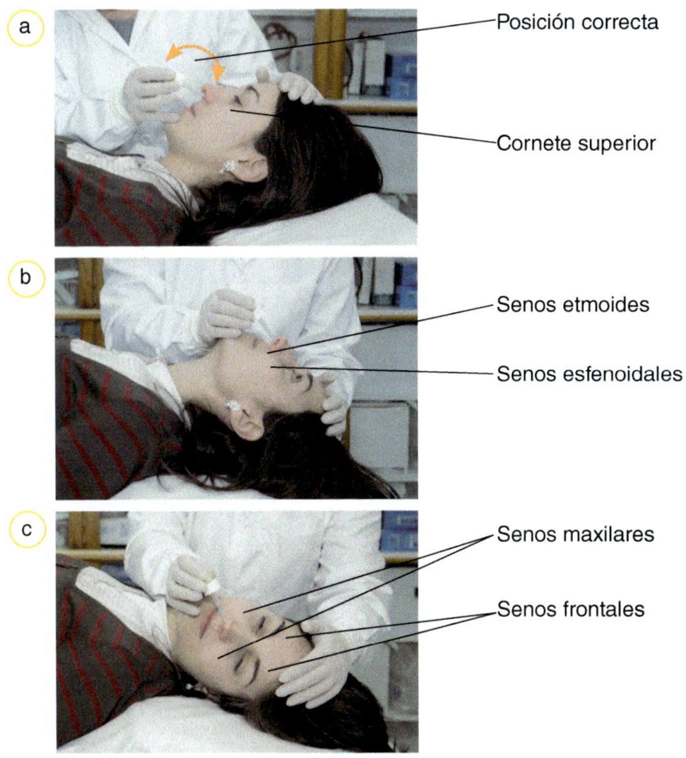

Fig. 8.9. a) *Instilación de gotas nasales;* b) *instilación sinusal en posición de Proetz;* c) *instilación sinusal en posición de Parkinson.*

Procedimiento 8. Administración de medicamentos por vía parenteral

Los procedimientos de punción para la vía parenteral los realizan los enfermeros; los TAPSD colaboran con ellos.

Recursos materiales

- *Jeringas:* pueden ser de cristal reutilizables o de plástico desechables (de uso más frecuente). Constan de un cuerpo cilíndrico o parte externa que termina en un cono, donde se adapta la aguja, y de un émbolo o parte interna.
- *Agujas:* son de metal y generalmente desechables. Constan de un pabellón que continúa con la aguja y termina en un extremo afilado o bisel. El pabellón debe coincidir con el cono de la jeringa (se identifican, según el tipo que sea, con los nombres Luer y Record). Su longitud y diámetro (calibre interno) varían según su indicación. Las más largas y gruesas son las intramusculares. Ya comienzan a implantarse sistemas de bioseguridad para evitar los pinchazos accidentales y con ellos los riesgos biológicos de inoculación, muy frecuentes en los sanitarios.
  Vienen protegidas por un capuchón plastificado. Deben permanecer estériles hasta su utilización y ser desechadas en recipientes específicos para evitar accidentes.
- *Fármacos:* se presentan en ampollas y viales. Las ampollas están diseñadas para utilizarlas una sola vez. Los viales están cerrados con un tapón de goma, que permite extraer la cantidad necesaria en cada extracción, por lo que pueden utilizarse más de una vez.
- *Guantes, batea, algodón* o *gasas, solución antiséptica, compresor* (cuando proceda) y *hoja de medicación.*

Protocolo de actuación

1. Lavarse las manos, ponerse los guantes y comprobar la medicación.
2. Explicar al usuario lo que se le va a hacer, pidiéndole su colaboración.
3. Colocar al usuario en posición correcta, desinfectar la zona. Realizar la punción. Solo en las punciones intravenosas debe fluir sangre.
4. Retirar la aguja con rapidez y de nuevo desinfectar la zona, ejerciendo una ligera presión (excepto en la intradérmica).
5. Lavarse las manos, recoger todo el material y dejar al usuario cómodamente instalado. Anotar las observaciones e incidencias en la hoja de tratamiento.

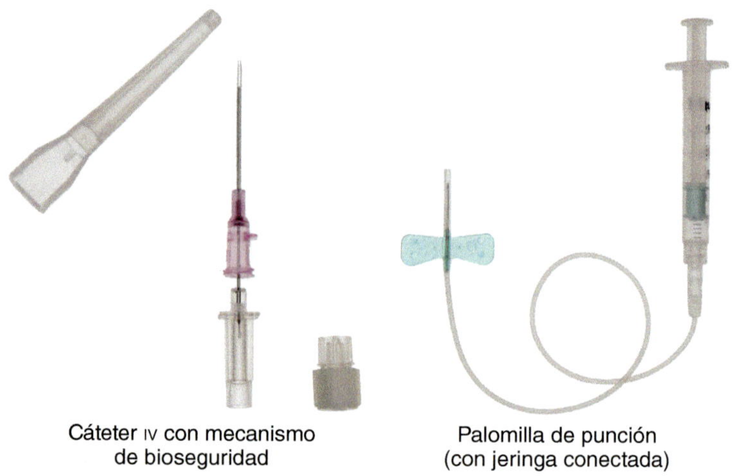

Fig. 8.10. *Distintos tipos de agujas IV.*

Administración

- **Vía intradérmica:** la punción se realiza en la dermis (estirando la piel con la aguja montada en la jeringa, se introduce unos 3 mm, formando un ángulo de unos 15° —casi paralelo a la piel—, y con el bisel hacia arriba —en las pruebas de alergia con el bisel hacia abajo—). Las zonas de elección son: cara interna del antebrazo, cara externa del brazo y del muslo y zona escapular. Se emplean agujas y jeringas de pequeño calibre. Se utiliza más con fines diagnósticos (pruebas de sensibilidad) que terapéuticos. La absorción por esta vía es baja.
- **Vía subcutánea:** la punción se realiza en el tejido celular subcutáneo. Para ello se presiona, se coge con los dedos índice y pulgar, un amplio pliegue de la piel del usuario (2,4 cm). Después se introduce la aguja montada en la jeringa, con el bisel hacia arriba y formando un ángulo de unos 45°. Se inyecta el medicamento empujando el émbolo de forma lenta y continua.

  Las zonas de elección son: la cara externa del muslo y del brazo (tercio medio) y cara anterior del abdomen. Es una vía de absorción lenta, por estar la zona poco irrigada. Se utiliza para la administración de vacunas, insulina, etc.

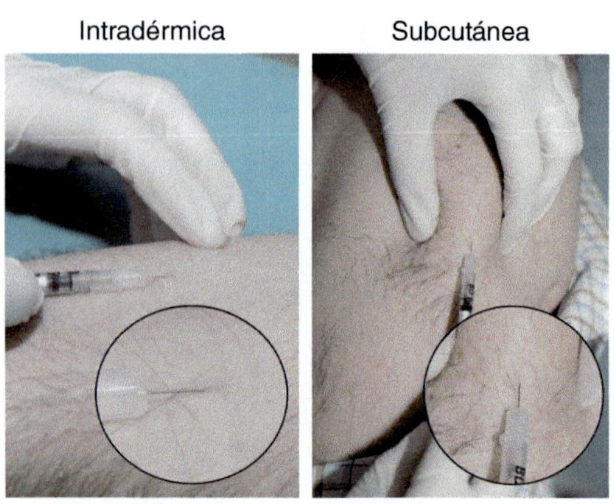

Fig. 8.11. *Técnicas para las punciones intradérmica y subcutánea.*

- **Vía intramuscular:** el medicamento se inyecta directamente en el tejido muscular. La punción se realiza colocando la aguja perpendicular a la piel, formando un ángulo de 90°; puede hacerse con la aguja desmontada o montada. Se utilizan agujas largas y de mayor calibre. Se inyecta el medicamento lentamente, para favorecer su distribución. Las zonas de elección son: la región glútea, es la más utilizada (cuadrante superior externo de la nalga); sobre los glúteos (para no lesionar el nervio ciático); el muslo (cara anterolateral) y el brazo (cara externa).

Es una vía de absorción muy rápida por estar muy vascularizada. Se utiliza para la administración de gran variedad de medicamentos.

- **Vía intraarterial:** se realiza puncionando directamente una arteria, como la radial, la cubital o la femoral. Se utiliza para la administración de medicamentos, determinación de gases o administración de sustancias radiopacas.
- **Vía intravenosa:** se utiliza para la administración directa de medicamentos, o para perfundir volúmenes de soluciones (de duración variable o continua); y además, para la extracción de muestras de sangre mediante la punción directa de una vena.

Los fármacos administrados por esta vía se introducen directamente en el interior de los vasos sanguíneos; por lo que no tienen que absorberse y ejercen su acción de manera casi inmediata.

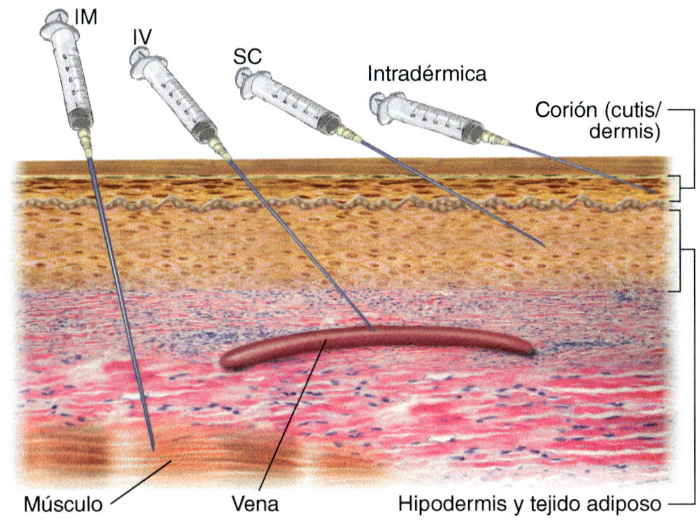

Fig. 8.12. *Punción intramuscular, intravenosa, subcutánea e intradérmica.*

Actividades

5. Repasa las normas generales que deben tenerse en cuenta en la preparación y administración de medicación. Identifica sus riesgos.
6. Dibuja una figura humana y sobre ella señala todas las vías de administración de fármacos descritas.
7. En parejas, nombra formas medicamentosas, y tu compañero, posibles vías para ellas.
8. Investiga a través de Internet sobre los parches transdérmicos (usados mucho para el dolor y para la patología cardiaca), los implantes subcutáneos y las bombas de insulina. Busca también el protocolo de aplicación de los parches.

Caso Práctico 2

En tu trabajo como TAPSD atiendes a un usuario en el domicilio cuyo tratamiento prescrito se administra a través de la vía bucal, la vía inhalatoria y la rectal. Los fármacos se presentan en comprimidos reabsorbibles, pomada y nebulizador.

Un día, debido a un problema con el tráfico, llegas más tarde que de costumbre y el usuario te cuenta que se ha aplicado él solo la pomada en el recto, ha utilizado el nebulizador y se ha tomado el comprimido con un vaso de agua.

a) ¿Qué valoración haces de la situación?

b) ¿Cómo deberías actuar?

Solución:

La pomada y el nebulizador probablemente han sido bien aplicados, pero hay un error en la administración del comprimido, ya que está prescrita la vía bucal y no la vía oral.

Debe comunicarse al profesional sanitario responsable, para que valore si se repite o no la aplicación; también debe explicarse al usuario la manera correcta de utilizar la vía bucal, que no es otra que dejar en la boca el comprimido el tiempo necesario para su absorción. La vía oral consiste en tragar los fármacos con líquido para que realicen el efecto a partir de la absorción en el tubo digestivo.

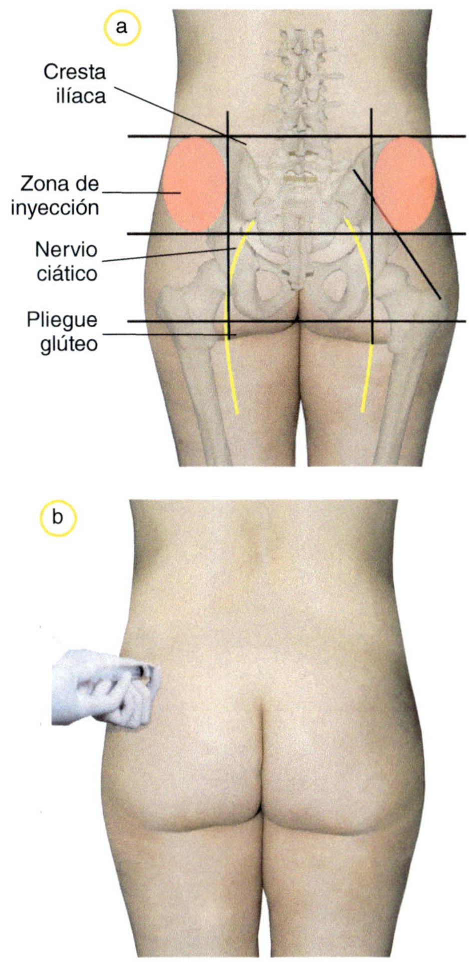

Fig. 8.13. a) *Zona dorsoglútea para inyección intramuscular;* b) *punción intramuscular.*

5. Terapia venosa mediante perfusión

Consiste en administrar, mediante **punción endovenosa,** una **solución líquida** con fines terapéuticos. El objetivo es asegurar el flujo del medicamento o del líquido intravenoso que se va a perfundir, para restaurar en el organismo las pérdidas de líquidos y electrólitos, aportar los nutrientes necesarios y mantener los niveles y necesidades energéticas, administrar medicamentos y controlar los niveles hemodinámicos del usuario.

La realiza la enfermera/o, y el TAPSD debe colaborar en todo el proceso, así como en la vigilancia del usuario. Se emplea el recipiente con la solución a perfundir en condiciones de esterilidad, etiqueta de identificación, material para la punción, sistema tubular de perfusión (que puede ser de microgoteo o de macrogoteo), equipos con dosificador del caudal o bombas de infusión (las hay peristálticas o volumétricas) y la hoja de medicación (para confirmar y revisar la orden de tratamiento).

Las **zonas de punción venosa** más utilizadas son:

- La flexura del **codo:** vena basílica y cubital.
- Antebrazo y dorso de la **mano:** venas cefálica, basílica y metacarpiana.
- Para tratamientos de **larga duración:** vena yugular externa y subclavia.

En la sueroterapia es necesario calcular la velocidad a la que debe administrarse el medicamento, para que se perfunda durante el tiempo prescrito. El ritmo de flujo puede expresarse en **gotas por minuto** cuando no se dispone de bomba de perfusión, o en ml/hora cuando sí se dispone de ella.

El **número de gotas por minuto se determina** teniendo en cuenta:

- El volumen total de solución para perfundir (en mililitros o centímetros cúbicos).
- La duración del tratamiento de la perfusión (en minutos).
- 1 mililitro equivale aproximadamente a 20 gotas del sistema de *normogoteo* y 60 del sistema de *microgoteo*. 1 ml = 1 cc = 1 cm^3 = 20 gotas *(normogoteo)* = 60 gotas *(microgoteo)*.

N.º de gotas/minuto = volumen para administrar en ml x 20 gtas/tiempo de perfusión en minutos.

N.º de microgotas/minuto = volumen para administrar en ml x 60 gotas/tiempo de perfusión en minutos.

El **número de ml/hora se determina** teniendo en cuenta:

- El volumen total de la solución a perfundir (en mililitros).
- La duración del tratamiento de la perfusión (en horas).

Volumen en mililitros/hora = Volumen en ml/tiempo total.

Entre los **cuidados del usuario perfundido** es muy importante observar y hacer el seguimiento del usuario (síntomas generales: escalofríos, disnea, vómitos, cianosis, fiebre, reacciones alérgicas, alteraciones de la tensión, etc.), de la punción (síntomas locales: dolor, inflamación, edema, etc.), del catéter (si se obstruye, si se extravasa, etc.) y de la solución perfundida durante todo el tiempo que dure la administración.

Toma nota

Son soluciones para **perfusión:**

- **Soluciones electrolíticas:** aportan agua y electrólitos, como los sueros fisiológicos, salinos, bicarbonatados, glucosados, etcétera.
- **Soluciones nutritivas y energéticas:** aportan glúcidos, lípidos o proteínas y aminoácidos.
- **Soluciones de carácter mixto** (electrolíticas y energéticas).
- **Soluciones medicamentosas:** suelen administrarse junto con sueros.
- **Soluciones o líquidos de sustitución:** plasma, sangre completa, etc.

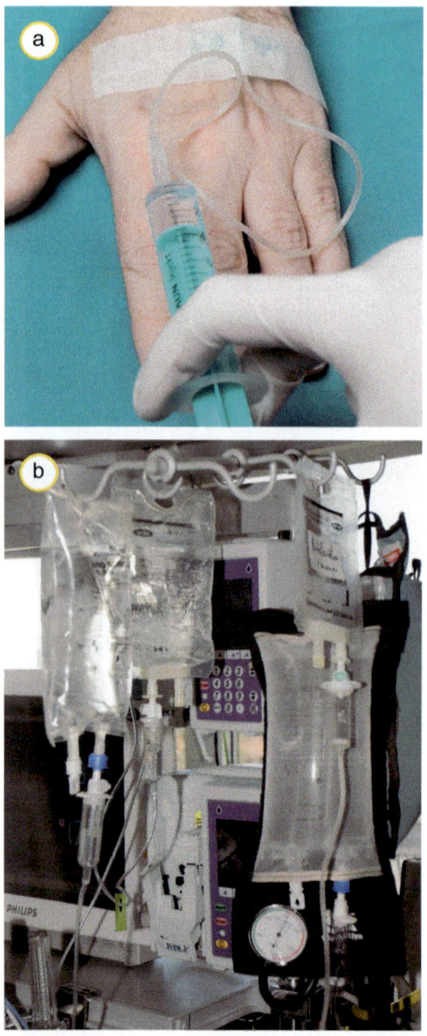

Fig. 8.14. a) *Punción intravenosa y b) soluciones para terapia mediante perfusión.*

Actividades

9. ¿Cuál es la vía parenteral? ¿Qué significa perfusión?
10. Reúne el material de infusión de suero fisiológico para aplicar a un usuario y obsérvalo para familiarizarte con él.
11. Realiza un esquema sobre cómo se realiza el control de la velocidad de perfusión del suero, con y sin bomba de perfusión.
12. Prepara el material para colaborar en la colocación de una perfusión.

Síntesis

Terapéutica farmacológica

- Medicamento
  - Principio activo / Excipientes

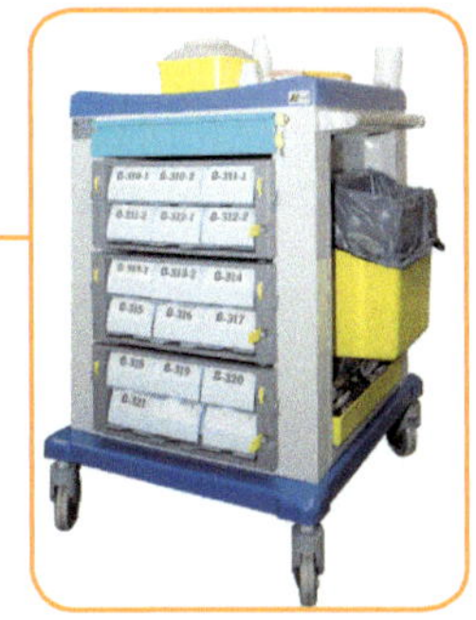

- Farmacocinética (LADME/R)
  - • Liberación
  - • Absorción
  - • Distribución
  - • Metabolización
  - • Excreción/Respuesta
    - Vías inmediatas o directas: intravascular, intramuscular, subcutánea, intradérmica, intraósea, intraarticular e intraneural
    - Vías mediatas o indirectas: oral, sublingual, rectal, respiratoria y tópica

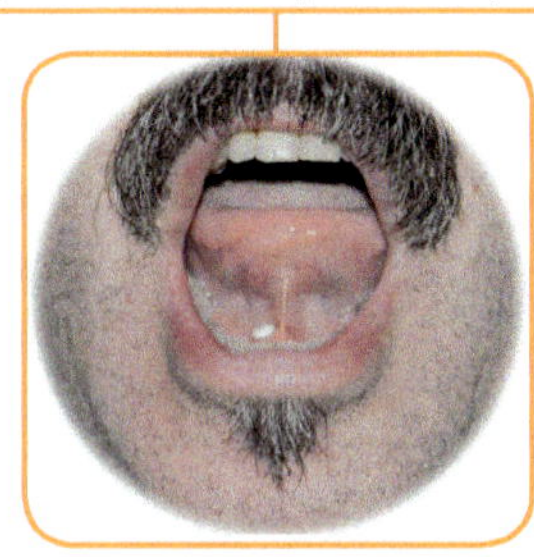

- Farmacodinámica
  - Clasificación según su acción
  - Factores que influyen
    - Genéticos, fisiológicos, psicológicos, patológicos y farmacológicos

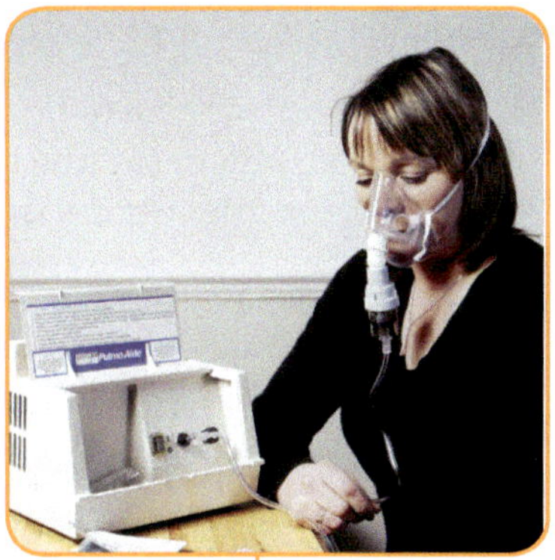

- Administración de medicamentos
  - • Orden de medicación (médico)
  - • Administración (enfermera)
  - • Colaboración en la administración (TAPSD)
  - Normas generales de preparación
  - Procedimientos específicos de administración
    - Vías: oral, sublingual, rectal, respiratoria, tópica y parenteral

- Terapia intravenosa mediante perfusión
  - • Soluciones
  - • Zonas
  - • Cuidados

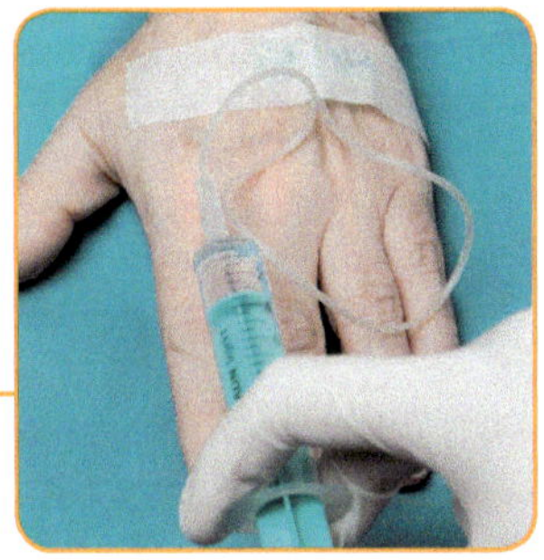

***NOTA:** Todas las actividades de esta página deben hacerse en un cuaderno aparte.*

Comprueba tu aprendizaje

Preparar y planificar la administración de los medicamentos cumpliendo las pautas establecidas en el plan de cuidados individualizado y las prescripciones específicas para cada vía y producto.

1. Busca más información sobre los símbolos de las especialidades farmacéuticas en la página web que te sugerimos: **www.tubotica.net**

2. Define el proceso LADME/LADMER.

3. Enumera las vías de administración de fármacos e indica cuáles son las más frecuentes.

4. Especifica la diferencia entre vías mediatas y vías inmediatas. ¿En cuáles es más rápida la absorción?

5. Nombra factores que puedan modificar la velocidad de absorción de los fármacos.

6. ¿A qué se llama biotransformación?

7. ¿Qué factores fisiológicos modifican la metabolización de los fármacos?

8. Define el efecto placebo.

9. Expresa verbalmente qué preparaciones farmacológicas puede administrar un TAPSD.

10. Busca en un prospecto de medicamentos la vía de administración y el mecanismo de acción.

11. Selecciona, consultando el vademécum en Internet, cinco medicamentos que actúen sobre cada uno de los aparatos y sistemas del organismo.

12. Elabora esquemas de cada vía de administración en los que señales el material necesario para cada una de ellas.

13. Reúne los fármacos que puedas conseguir y observa su presentación, las indicaciones de uso, las contraindicaciones, la vía de administración, etc.

14. Describe qué son un nebulizador o inhalador, un aerosol y un cartucho presurizado.

15. ¿Cuál es la diferencia entre las agujas intradérmicas, subcutáneas, intravenosas e intramusculares?

16. Explica las distintas posibilidades de aplicación que incluye la vía tópica y nombra las presentaciones habituales en cada una de ellas.

17. Selecciona los distintos dispositivos para la administración de soluciones intravenosas e identifica sus características peculiares.

18. A partir de las distintas presentaciones farmacológicas tratadas en la unidad, selecciona los materiales necesarios para la administración de fármacos.

19. Después de realizar la actividad anterior, prepara la medicación para administrarla a un grupo de usuarios imaginarios.

20. Sobre el maniquí de prácticas, realiza la aplicación de pomadas, colirio, gotas óticas, gotas nasales, supositorios, enemas, pastillas, cápsulas, jarabes, polvo para disolución, etc.

21. Busca un registro de enfermería en el que el TAPSD deba anotar la aplicación farmacológica realizada. Justifica su importancia.

Identificar los principales riesgos asociados a la administración de medicamentos.

22. Enumera las normas que deben tenerse en cuenta en los procedimientos de aplicación de medicamentos.

23. Especifica las comprobaciones que deberían realizarse como paso previo a la administración de fármacos.

24. Repasa y analiza los procedimientos de aplicación de fármacos y describe los riesgos que existen en función de ellos. Presta especial atención a los procedimientos por vía oral y subcutánea.

Identificar los signos de posibles alteraciones en el estado general de la persona durante la administración de medicamentos.

25. Busca en Internet signos de alteraciones del estado de la persona durante la administración de medicamentos.

26. Realiza un coloquio en clase en el que se expongan aquellas situaciones personales o familiares en las que se hubieran manifestado efectos indeseables o secundarios en la administración de fármacos.

Valorar la importancia de favorecer la participación de la persona usuaria y su entorno en las actividades sanitarias.

27. Imagina situaciones cotidianas en las que se ponga de manifiesto la importancia de que tanto la persona usuaria como su entorno participen en actividades sanitarias que se deben realizar a un usuario. Reflexiona también sobre si encuentras alguna dificultad en ellas, como TAPSD que tendrá que intervenir de forma profesional. Realiza un coloquio con tus compañeros.

NOTA: *Todas las actividades de esta página deben hacerse en un cuaderno aparte.*

Test de repaso

1. La sustancia responsable de la acción terapéutica se llama:

a) Coadyuvante.
b) Droga.
c) Excipiente.
d) Principio activo.

2. ¿Qué fase de la administración del fármaco no estudia la farmacocinética?

a) Liberación.
b) Sustracción.
c) Distribución.
d) Absorción.

3. Son vías inmediatas o directas, según la absorción:

a) Intraósea.
b) Intratecal.
c) Intraneural.
d) Todas las anteriores.

4. Dentro de las vías mediatas o indirectas no se encuentra:

a) Sublingual.
b) Intratecal.
c) Respiratoria.
d) Tópica.

5. No son factores que modifiquen el metabolismo del fármaco:

a) Psicológicos.
b) Genéticos.
c) Patológicos.
d) Fisiológicos.

6. La edad, el sexo, el peso y la temperatura son factores:

a) Genéticos.
b) Farmacológicos.
c) Fisiológicos.
d) Psicológicos.

7. La vía en la que el fármaco se deposita en la boca, para actuar en ella a nivel local, se llama:

a) Vía oral.
b) Vía sublingual.
c) Vía tópica.
d) Vía bucal.

8. Las normas de preparación de medicamentos incluyen:

a) Hacer las cinco comprobaciones iniciales.
b) Comprobar alergias en la gráfica.
c) Leer tres veces el nombre del fármaco.
d) Todas las anteriores son ciertas.

9. Es cierto que los errores más comunes en la administración de fármacos se deben a:

a) Negativa del usuario a tomarlo.
b) Dispensación inadecuada de la empresa farmacéutica.
c) Comprobación inadecuada del fármaco en su preparación.
d) No darle importancia a la terapéutica farmacológica.

10. La vía que incluye las aplicaciones cutánea, ótica, oftálmica, nasal y genitourinaria se llama de forma global:

a) Sistémica.
b) Tópica.
c) Superficial.
d) Ninguna de las anteriores.

11. No es cierto sobre la vía subcutánea que:

a) La punción se realiza en la dermis.
b) Requiere tomar «un pellizco» en los tejidos.
c) La aguja se introduce «montada» en la jeringa.
d) La punción se hace a 45°.

12. Pueden ser soluciones para perfusión endovenosa:

a) Medicamentosas.
b) Electrolíticas.
c) Nutritivas.
d) Todas lo son.

13. No es una zona de punción endovenosa:

a) Arteria carótida.
b) Flexura del codo.
c) Vena yugular externa.
d) Venas del dorso de la mano.

14. No es cierto, en cuanto al cuidado de la perfusión de sueros, que:

a) Requiere purgar el aire del sistema.
b) Lo realiza el TAPSD, de forma autónoma.
c) Las gotas se ajustarán a lo prescrito por el médico.
d) la inserción del catéter requiere una técnica estéril.

Solución: 1 *d)*; 2 *b)*; 3 *d)*; 4 *b)*; 5 *a)*; 6 *c)*; 7 *d)*; 8 *d)*; 9 *c)*; 10 *b)*; 11 *a)*; 12 *d)*; 13 *a)*; 14 *b)*.

Práctica final

Pascual es un usuario de 89 años, ingresado en una residencia desde hace unos años. Es independiente para realizar las tareas de la vida diaria (su vestido, su aseo, se desplaza de forma autónoma y con suficiente fuerza, come solo —tiene dentadura postiza que sí utiliza regularmente— y se asea con autonomía —solo requiere ayuda para cortar las uñas de los pies e hidratarlos con crema—). Padece diabetes insulino-dependiente.

Hace unos meses murió su hermana y, además de sentirse bastante triste, está en tratamiento por sufrir una ansiedad inespecífica; tiene también una conjuntivitis reciente y hemorroides que requieren la aplicación de una pomada ano-rectal. Presenta desde hace unos días neumonía, por lo que le han prescrito un antibiótico.

Según su historia clínica, sabemos que es alérgico a la penicilina. Se requiere planificar la administración de los fármacos pautados por el médico, teniendo en cuenta los posibles riesgos y precauciones de estas aplicaciones.

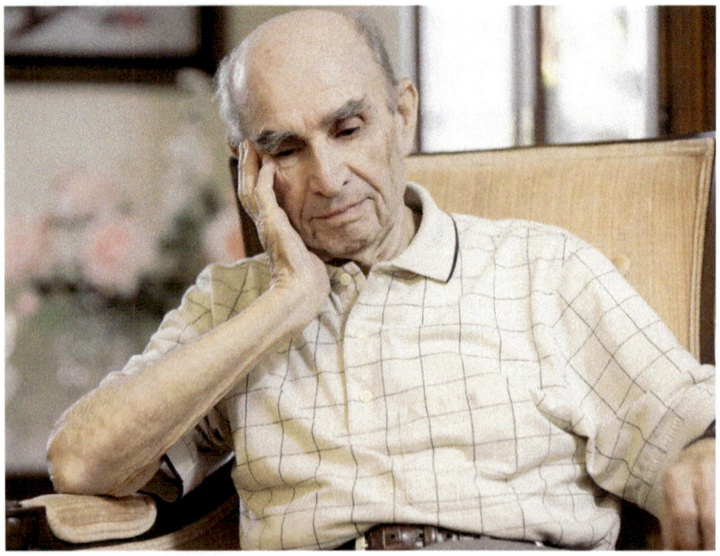

Lectura y tareas

1. Lee con detenimiento los contenidos de la unidad y elabora una presentación en Power Point donde describas con detalle la relación de pasos que realizarías para administrar —o colaborar en la administración de— los fármacos de Pascual. Nombra también los riesgos posibles de cada uno y las actuaciones preventivas.
2. Realiza de forma práctica, con un maniquí o un compañero, las administraciones descritas en la presentación que hayas elaborado. ¿Cuáles son las que puede realizar un TAPSD de forma autónoma?
3. Lee algún testimonio de algún usuario diabético (en revistas de enfermería, páginas web en Internet, periódicos, etc.) y presta especial atención a todo lo que tenga que ver con la farmacoterapia, la rutina que conlleva y las posibles molestias o complicaciones derivadas de su aplicación.

Investigación y observación

4. Amplía información, consultando en Internet y libros especializados, sobre las administraciones farmacológicas que se han de aplicar a Pascual. Ten en cuenta los posibles riesgos de las mismas y las precauciones que se deben tomar al llevarlas a cabo.
5. Busca también un ejemplo de un registro de administración de los medicamentos de tu usuario:
   - Insulina subcutánea.
   - Ansiolítico en comprimido.
   - Colirio oftálmico.
   - Pomada rectal.
   - Antibiótico.
6. Investiga, consultando libros especializados e Internet, sobre el material necesario y el procedimiento de aplicación de la insulina.
7. Observa la Figura 8.15, ¿cuáles son las zonas de punción subcutánea que se utilizan para la administración de insulina? ¿Cuáles te parecen más cómodas de emplear?

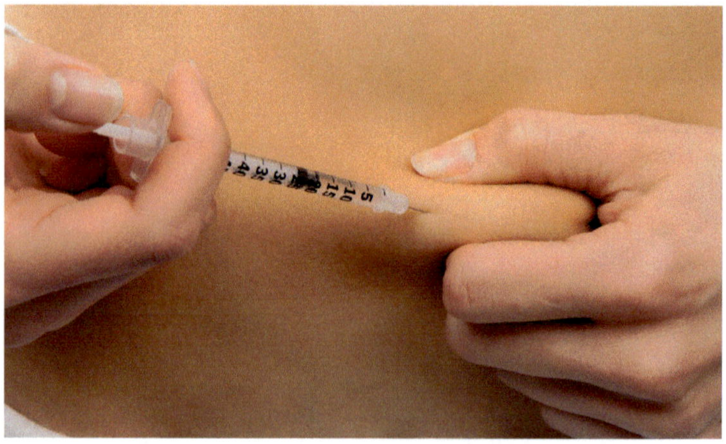

Fig. 8.15. *Administración de insulina por vía subcutánea en el abdomen.*

Debate

8. Discute con tus compañeros sobre si administrar insulina es una aplicación parenteral. Realiza también un coloquio sobre la administración de los ansiolíticos y el riesgo de posible adicción.

Unidad 9
Termoterapia e hidroterapia

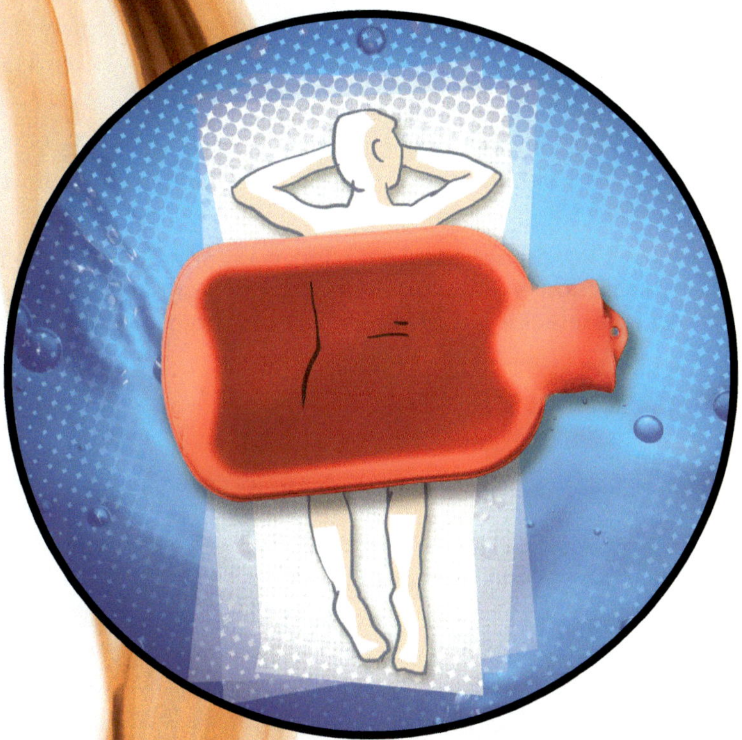

En esta unidad aprenderemos a:

- Describir las características y acciones que el frío y el calor ejercen sobre el organismo y explicar sus indicaciones terapéuticas.
- Explicar los procedimientos de aplicación de calor y frío.
- Describir las características, mecanismos de acción y efectos de la hidroterapia.
- Explicar los procedimientos de aplicación de las técnicas hidroterápicas más importantes.
- Conocer las diferencias entre la balneoterapia y el SPA.
- Explicar la técnica de aplicación de masajes.

Y estudiaremos:

- Termoterapia e indicaciones de las aplicaciones de calor y frío.
- Procedimientos de aplicación de calor y frío.
- Hidroterapia y sus efectos fisiológicos.
- Técnicas hidroterápicas y sus indicaciones terapéuticas.
- Diferencias entre la balneoterapia y el SPA.
- Aplicación de masajes.

1. Termoterapia: indicaciones de las aplicaciones de calor y frío

Importante

Ejemplos de terapias que utilizan agentes físicos como medios terapéuticos son la **helioterapia** (sol), la **fototerapia** (luz), la **electroterapia** (electricidad), etc.

La **termoterapia** es el conjunto de técnicas terapéuticas basadas en los efectos del calor y del frío sobre el organismo. Sin embargo, es común utilizar este término para referirse solo a las aplicaciones de calor con fines terapéuticos.

La **crioterapia** es la utilización del frío como agente terapéutico.

Estas técnicas deben ser aplicadas por personal especializado para evitar que se produzcan **quemaduras** y/o **congelaciones**.

1.1. Efectos del calor y del frío. Indicaciones terapéuticas

Claves y consejos

En la aplicación de la **helioterapia** se debe:

- Evitar la exposición al sol en las horas centrales del día.
- Comenzar la exposición al sol de manera progresiva.
- Tener especial precaución con los niños y ancianos.
- Proteger la cabeza y los ojos.

Hay que tener en cuenta que la tolerancia a estos agentes físicos depende de factores como la **edad** (los ancianos y niños tienen menor tolerancia), la **extensión** y la **zona** corporal de tratamiento y el **tiempo** de aplicación.

Cuando se realiza un procedimiento de aplicación de frío o calor se deben tener en cuenta los efectos de **vasoconstricción** y de **vasodilatación** que estos agentes físicos producen sobre el organismo. Los efectos de la aplicación del calor y del frío están recogidos en la Figura 9.1.

	Calor	Frío
Local	• Hiperemia y vasodilatación (veáse la Figura 9.2) • Sudoración aumentada • Disminución de la sensibilidad táctil • Mejor actividad metabólica • Relajación muscular • Analgesia local	• Vasoconstricción local (véase la Figura 9.3) • Disminución de exudados • Anestésico local • Disminución de metabolismo • Escalofríos (contracción muscular) • Piloerección
General	• Aumento de la temperatura corporal • Sedación y relajación • Hipotensión • Aumento de la eliminación de productos de desecho (sudor)	• Disminución de la temperatura corporal • Estimulación

Fig. 9.1. Efectos que produce la aplicación de calor y de frío.

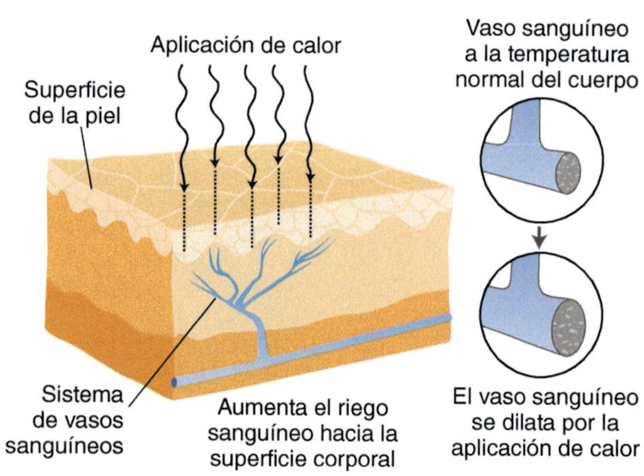

Fig. 9.2. Efectos de la aplicación de calor sobre los vasos sanguíneos.

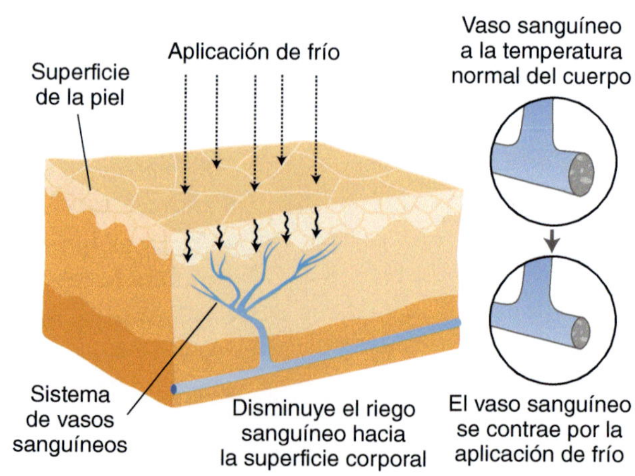

Fig. 9.3. Efectos de la aplicación de frío sobre los vasos sanguíneos.

A. Indicaciones terapéuticas

Aplicaciones de calor (termoterapia)
Acción antiinflamatoria: en procesos inflamatorios subagudos y crónicos (artrosis y artritis reumatoide, contracturas musculares, etc.).
Acción analgésica y sedante: tanto por aumentar el umbral del dolor sobre las terminaciones nerviosas como por su acción antiinflamatoria, está indicado en dolores osteoarticulares y neuríticos.
Acción antiespasmódica: está indicado en contracturas de la musculatura lisa.
Acción decontracturante: indicado en contracturas de la musculatura estriada (tortícolis).
Acción hiperemiante: aumenta la circulación sanguínea en esa zona, acelerando procesos infecciosos y supurativos, ablandando exudados endurecidos y mejorando la cicatrización.
Acción quirúrgica: la aplicación de intensidad superior a la tolerada por la piel en un territorio muy localizado sirve para **cauterizar,** es decir, para destruir tejidos quemándolos.
Aplicaciones de frío (crioterapia)
Acción antiinflamatoria: en procesos inflamatorios agudos intensos como puede ser un esguince o una contusión. Se recomienda su aplicación en las primeras 24-48 horas. Tiene efectos analgésicos y sedantes.
Acción vasoconstrictora: tiene una acción hemostática en pequeñas hemorragias.
Acción antiespasmódica: está indicado en contracturas de la musculatura lisa.
Acción hipotérmica: el frío disminuye la temperatura corporal y el metabolismo (con hipertermia o fiebre elevada se realizan baños fríos y aplicación de compresas frías).
Acción quirúrgica: al igual que con el calor, la aplicación intensa y persistente de frío tiene una acción destructiva local o **criocoagulación.** Se suele emplear también en cirugía.

Tabla 9.1. *Indicaciones terapéuticas del calor y del frío.*

B. Contraindicaciones de la aplicación de calor y frío

- Las **contraindicaciones** de la aplicación del **calor** son: inflamación aguda, cardiopatía descompensada, alteración de la tensión arterial, anestesia y alteración de la sensibilidad cutánea, proceso agudo musculoesquelético, usuario anticoagulado, hipotensión grave e insuficiencia hepática.
- Las **contraindicaciones** de la aplicación del **frío** son: cardiopatía, alteración de la tensión arterial, reumatismo óseo, alteración de la sensibilidad cutánea, enfermedad de Raynaud, urticaria y alergia.

Caso Práctico 1

Luisa, una usuaria de 69 años a la que atiendes en tu trabajo como TAPSD, presenta un proceso de artritis aguda en las dos rodillas que se manifiesta con dolor, inflamación e impotencia funcional.

a) Indica qué agentes terapéuticos físicos y locales pueden aplicarse como tratamiento.

b) Comenta cuál debe ser tu actitud a la hora de tratarla como TAPSD.

Solución:

a) Este tipo de sintomatología puede tratarse aplicando como agente terapéutico tanto el calor como el frío.

b) El TAPSD debe estimular al usuario para que participe en la aplicación de los protocolos sanitarios especificados en el plan de cuidados. Además, debe observar con atención el aspecto de la zona a tratar y valorar el estado del usuario, para anotar todos los cambios que se produzcan.

Actividades

1. Busca en Internet el significado de: hidroterapia, enfermedad de Raynaud, talasoterapia, piloerección, radiación, conducción y convección.
2. Especifica cuáles son los mecanismos que intervienen en la obtención y pérdida del calor.
3. Cita cinco indicaciones de la aplicación del calor y otras cinco de la aplicación del frío.
4. Busca en Internet algún vídeo relacionado con las indicaciones de las aplicaciones del frío y del calor.

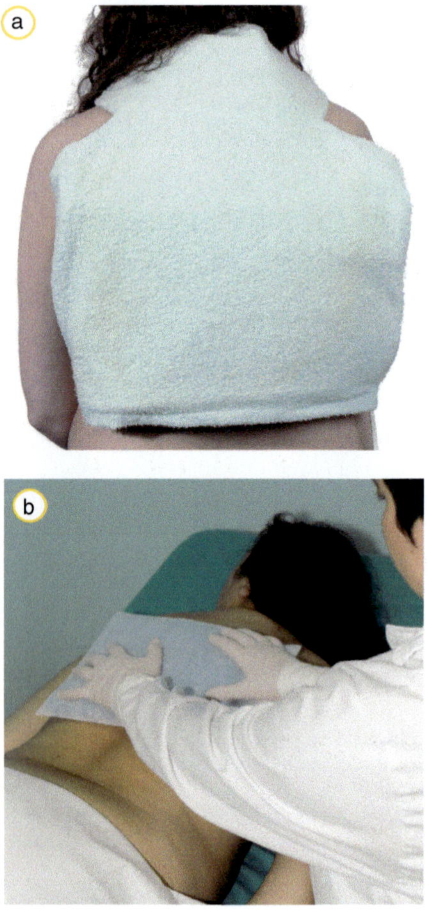

Fig. 9.4. a) *aplicación de calor con almohadilla térmica* y b) *con* hot-pack.

Toma nota

Existen modelos especiales de *hot-packs* que aportan calor sin previo calentamiento. Son de forma cuadrada y se componen de dos reactivos, uno aislado en el centro, y otro que ocupa el resto del paquete. Cuando se va a utilizar el *hot-pack* se da un golpe seco en el centro y, al romperse el aislamiento, se ponen en contacto los dos reactivos produciendo una reacción química que genera calor. La imagen siguiente muestra ejemplos de *hot-packs*.

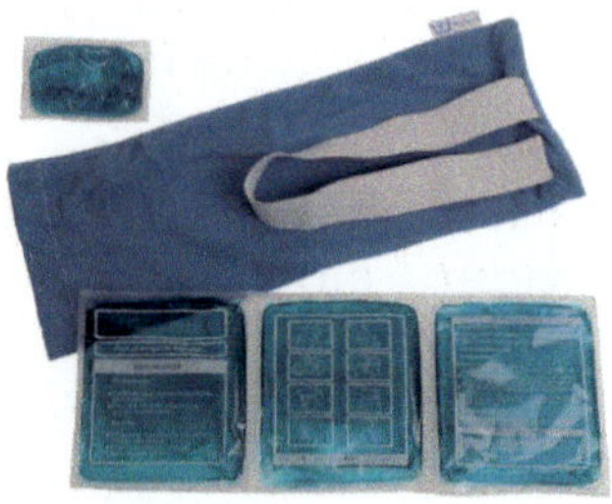

2. Procedimientos de aplicación de calor y frío

2.1. Normas generales

- Preparar los **recursos materiales** necesarios y lavarse las manos.
- Explicar el procedimiento al usuario y pedirle su **colaboración.**
- Observar su **piel** para detectar posibles **alteraciones** que podrían modificar o contraindicar el tratamiento, también durante la aplicación y a su finalización.
- Colocar al usuario en una **posición** lo más **cómoda** posible.
- Antes, durante y después del procedimiento, es necesario **controlar** y **medir** las **constantes vitales** para valorar la reacción del organismo.
- No poner **nunca** el dispositivo en **contacto directo** con la piel, para evitar la aparición de lesiones en los tejidos, excepto en las aplicaciones húmedas.
- Cuando se utilicen dispositivos eléctricos hay que evitar posibles accidentes, manteniéndolos **alejados** del **agua** y manipulándolos con las **manos secas.**
- Comprobar frecuentemente la **temperatura** para que se mantenga durante todo el tratamiento en el nivel prescrito.
- Extremar las precauciones con **niños** y **ancianos** (que suelen tener menor tolerancia al frío y al calor) y con cualquier usuario que presente alteraciones de conciencia o de sensibilidad.
- Al terminar el procedimiento, retirar el equipo, **reinstalar** cómodamente al **usuario** y comunicar las observaciones a la persona responsable para su registro.
- Dejar el instrumental y el equipo **preparados** para el **siguiente** tratamiento.

2.2. Procedimientos de aplicación de calor

A. Agentes sólidos y semisólidos (calor seco)

Manta, almohadilla o cojín eléctrico: transforman la electricidad en calor. Suelen tener reguladores de temperatura. Poseen una cubierta impermeable para facilitar su limpieza (véase la Figura 9.4a).
Calentadores eléctricos: son aparatos que llevan en su interior una resistencia eléctrica. Se utilizan en aplicaciones locales envueltos en un paño, aplicándolos cuando la resistencia está caliente y el aparato apagado.
Envolturas secas: se calientan sábanas, mantas o toallas y se envuelve al usuario en ellas. Después se le cubre con una manta para evitar la pérdida de calor. Pueden utilizarse en aplicaciones locales o generales.
Baños de parafina: un aparato eléctrico funde la parafina y la mantiene a una temperatura de unos 52 °C. Es una aplicación local por inmersión. Ha de mantenerse la zona a temperatura ambiente para que se solidifique y repetir varias veces. La primera capa actúa como protectora evitando las quemaduras. No debe lavarse la zona anatómica tratada hasta dos horas después de la aplicación.
Bolsa de agua caliente: se utiliza agua caliente, a una temperatura dada, dentro de una bolsa de goma provista de tapón. La bolsa se llena aproximadamente unas dos terceras partes, se extrae el aire y se coloca el tapón. Debe envolverse en una toalla o lienzo para su aplicación. El efecto que produce es local.
Hot-packs: son envoltorios especiales rellenos de una sustancia gelatinosa que acumula muy bien tanto el frío como el calor. Se pueden calentar o enfriar según la necesidad. Se aplican como la bolsa de agua caliente (véase la Figura 9.4b).

Tabla 9.2. *Diferentes formas de aplicación de calor seco como agente terapéutico.*

B. Agentes hidroterápicos (calor húmedo)

En el apartado de hidroterapia (3) se explican las técnicas termoterápicas relacionadas con el agua.

C. Radiación

Los rayos **infrarrojos** se utilizan para tratamientos locales y se aplican con una lámpara que se coloca a una distancia de 40 cm de la zona que se va a tratar (que debe estar desnuda y limpia). La duración del tratamiento es de 20 minutos.

D. Por conversión de otro tipo de energía en calor (electroterapia)

Se aplican mediante dispositivos que emiten energía eléctrica que se transforma en calor a nivel profundo. Dentro de este grupo se incluyen **corrientes** de alta frecuencia o diatermia y **ultrasonidos.**

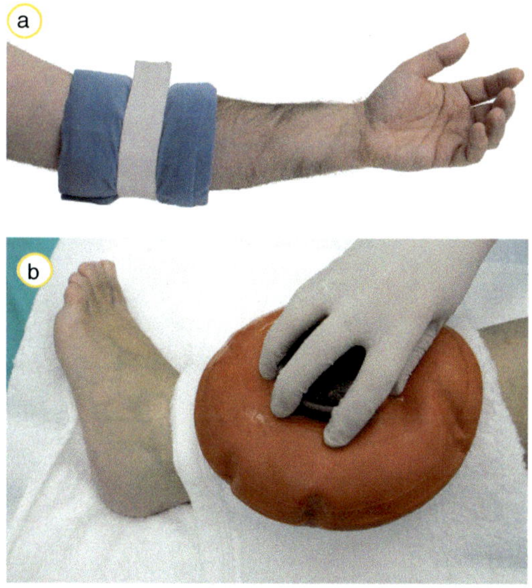

Fig. 9.5. a) *aplicación de un* cold-pack y b) *de una de bolsa de hielo.*

2.3. Aplicaciones de frío o crioterapia

Aplicaciones de frío seco
Bolsa de hielo: es de goma, redondeada, con un orificio de entrada lo suficientemente grande para introducir los cubitos de hielo y está provista de un tapón. Se llena las dos terceras partes para poder adaptarla a la zona a tratar y se tapa. Se aplica envuelta en una toalla para que absorba la humedad exterior y se mantiene el tiempo necesario. Debe guardarse destapada para evitar que se pegue.
Cold-packs: similares a las utilizadas en las aplicaciones de calor. Generalmente son desechables y se usan siguiendo las instrucciones del fabricante.
Collar de hielo: es un recipiente de goma o de plástico, con forma alargada y estrecha, que se adapta fácilmente a la zona que se va a tratar. En su interior lleva un líquido con bajo punto de congelación o aire helado enfriado mediante un aparato.
Mantas de hipotermia: tienen diferentes tamaños. Se conectan a un aparato que hace circular un líquido frío por su interior.

Tabla 9.3. *Diferentes formas de aplicación de frío seco como agente terapéutico.*

Las técnicas hidroterápicas relacionadas con la aplicación del **frío húmedo** se explican en el apartado de hidroterapia (3).

Caso Práctico 2

En su trabajo diario, el TAPSD tiene que aplicar a un grupo de usuarios diferentes técnicas de termoterapia.

a) Indica en qué tipo de procedimientos específicos de aplicación de calor o frío se incluyen los que se citan a continuación: envolturas secas, baño de parafina, *cold-pack*, infrarrojos, manta hipotérmica, calentadores eléctricos y collar de hielo.

b) Explica cómo debe prepararse la bolsa de agua caliente para después aplicarla al usuario.

Solución:

a) Aplicaciones de calor: envoltura seca, baño de parafina, infrarrojos y alentadores eléctricos. Aplicaciones de frío: *cold-pack,* manta hipotérmica y collar de hielo.

b) Se llena aproximadamente unas dos terceras partes, se extrae el aire y se coloca el tapón, asegurándose de que queda bien cerrada. Después debe envolverse en una toalla o lienzo para aplicarla sobre la zona anatómica a tratar.

Practica

5. Utilizando un muñeco clástico realiza cada uno de los procedimientos de aplicación de calor.

6. Ten en cuenta los datos anteriores y practica en un compañero cada uno de los procedimientos de aplicación de frío.

3. Hidroterapia: efectos fisiológicos

Toma nota

Todas las técnicas de hidroterapia están incluidas en la **balneoterapia,** pero no ocurre a la inversa. Las técnicas húmedas de aplicación de frío y calor se incluyen dentro de la hidroterapia. La hidroterapia no se puede separar de la termoterapia.

Etimológicamente, **hidroterapia** significa «utilización del agua como agente terapéutico en cualquier forma, estado o temperatura». Sin embargo, en realidad la hidroterapia utiliza agua potable de uso ordinario en aplicaciones externas a diferentes temperaturas y presiones.

En ocasiones se confunde la **hidroterapia** con la **balneoterapia** (crenoterapia o hidrología médica), ya que tienen en común la utilización del agua, pero las diferencias son claras y quedan expuestas en la siguiente tabla:

	Hidroterapia	Balneoterapia
Agente terapéutico	• Agua potable de uso ordinario	• Aguas mineromedicinales
Vía de administración	• Tópica	• Todas las vías (tópica, oral, inhalatoria, etc.)
Efectos	• Físicos, por la temperatura y acción mecánica	• Físicos, por la temperatura y acción mecánica
Acción terapéutica	• Efectos mecánicos, térmicos y psíquicos	• Efectos mecánicos, térmicos, psíquicos, químicos y ambientales
Lugar de realización	• Centro de hidroterapia	• Balnearios

Tabla 9.4. *Diferencias entre la hidroterapia y la balneoterapia.*

3.1. Mecanismos de acción y efectos fisiológicos derivados de la aplicación de agua

El agua en aplicaciones tópicas produce en el organismo una serie de efectos que dependen de una serie de factores **mecánicos** y **térmicos.** Los térmicos son los que aparecen en la Figura 9.1. A continuación definimos los factores mecánicos:

Factores mecánicos
Empuje o flotación: basado en el principio de Arquímedes, que dice que «todo cuerpo al introducirse en el agua pierde de su peso tanto como el peso del volumen de agua que desplaza» (cuando nos sumergimos hasta el ombligo el peso se reduce al 50 %; si nos sumergimos hasta el cuello, al 10 %). Por ello, se utiliza en programas de rehabilitación de intervenciones de cadera y rodilla, parálisis musculares, traumatismos, etc. Se consigue la recuperación funcional de una forma menos agresiva.
Presión hidrostática o compresión: el agua sobre el cuerpo produce una cierta presión que es igual en todas las direcciones del plano horizontal, pero que aumenta con la profundidad (un individuo de pie dentro de un baño tiene un aumento de presión en las extremidades y una disminución en la cavidad abdominal y en la torácica). La presión hidrostática junto con el principio de flotación ayuda a mantener el equilibrio y a mejorar la coordinación.
Estímulo percutorio: se produce cuando añadimos presión a las aplicaciones de agua (duchas y chorros) o cuando movilizamos el agua de un baño con chorros de agua y/o aire (hidromasaje). Produce efectos a nivel general y local. • **General:** favorece la sedación y relajación muscular. • **Local:** activa la circulación sanguínea y linfática. Aumenta el umbral del dolor de las terminaciones nerviosas. Mejora el tono muscular. Favorece la absorción de exudados de articulaciones. Facilita el peristaltismo intestinal, útil en el estreñimiento.

Tabla 9.5. *Acción y efectos fisiológicos del tratamiento con agua.*

Actividades

7. Busca en Internet este vídeo, para verlo en el aula con tus compañeros y después elaborar un esquema del procedimiento de aplicación:

www.youtube.com/watch?v=TyM999Pr4gl

8. Indica cuáles son las normas que hay que tener en cuenta en la aplicación del frío/calor.

9. Enumera qué factores intervienen en los efectos que produce la aplicación del agua sobre el organismo.

4. Técnicas hidroterápicas y sus indicaciones terapéuticas

Las técnicas hidroterápicas se pueden clasificar teniendo en cuenta varios aspectos:

Técnicas hidroterápicas	Tipos
El lugar de aplicación	• Generales y locales
El tipo de técnica (con o sin percusión)	• Con presión y sin presión
La temperatura de aplicación	• Muy frías: 5-11 °C • Frías: 11-34 °C • Indiferentes: 34-36 °C • Calientes: 36-38 °C • Muy calientes: más de 38 °C

Tabla 9.6. *Clasificación de técnicas hidroterápicas.*

Importante

La **hidroterapia** está indicada sobre todo en el tratamiento de problemas que afectan al aparato **locomotor** (lesiones óseas, fracturas, esguinces; lesiones musculares y articulares; algunas afecciones que afectan al **sistema nervioso,** etc.).

Web

www4.ujaen.es/~jggascon/Temario/Hidroterapia1.pdf

www.balnearios.org

En estas páginas puedes ampliar la información sobre las diferentes técnicas de hidroterapia.

4.1. Técnicas hidroterápicas sin presión

La **balneación** o aplicación tópica en **baños** consiste en sumergir todo el cuerpo dentro del agua, excepto la cabeza.

Se realiza en: **bañeras, tanques de tratamiento** que facilitan la movilización del cuerpo dentro del agua y en **piscinas terapéuticas,** que son útiles para la **hidrocinesiterapia** (ejercicios dentro del agua) (véase la Figura 9.6).

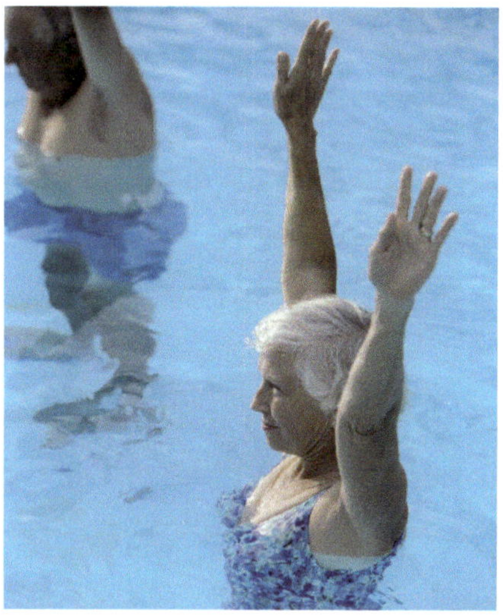

Fig. 9.6. *Usuarios realizando ejercicios en una piscina terapéutica.*

A. Baños

Los describimos agrupados en tres tipos principales: **baños generales** (Tabla 9.7), **baños locales** (Tabla 9.8) y **baños complejos** (Tabla 9.9).

Baños generales
Calientes: T = 38 °C y una duración de 15-20 minutos. Debido a sus efectos relajantes y analgésicos, están indicados en procesos osteoarticulares (artrosis, contracturas musculares, gota, etc.) y en procesos que cursan con dolor.
Fríos: T < 34 °C, son baños de corta duración. Tienen un efecto estimulante general, activador de la circulación y tonificador de la musculatura. Indicados cuando se busca una respuesta general del organismo.
Con estimulación mecánica: T = 36-40 °C y duración de 15-45 minutos (hidromasaje y baños de burbujas). Están indicados en procesos dolorosos que cursen con espasmos musculares, y en trastornos vasculares porque mejoran el retorno venoso.
Indiferentes: T= 35-36 °C y larga duración (de 30 minutos a varias horas). Están indicados en estados febriles; también tienen un efecto relajante, siendo útiles en situaciones de estrés.

Tabla 9.7. *Baños generales.*

Baños locales
De asiento: requieren el uso de accesorios apropiados para que el usuario pueda sentarse y sumergir la zona perineal. • **Calientes:** indicados en afecciones ginecológicas (dismenorrea o amenorrea) y renales (cólicos). • **Fríos:** indicados en hemorroides y en el estreñimiento crónico.
De contraste: se caracterizan porque utilizan contrastes de temperatura caliente (37-42 °C) y fría (20-25 °C), a intervalos de 1 a 4, o de 1 a 6, a favor del agua caliente. Finalizan con agua fría. Mejoran las alteraciones circulatorias en las extremidades. • De brazos y manos, o **maniluvios.** • De piernas y pies, o **pediluvios.** Los maniluvios y pediluvios se llevan a cabo por inmersión de las manos y/o los pies, respectivamente, en una infusión o decocción de determinadas plantas para terminar con agua fría. Indicados en alteraciones de tipo reumático, neurálgico, circulatorio y renal.

Tabla 9.8. *Baños locales.*

Trato con el usuario

El TAPSD debe **estimular** en todo momento al usuario para que participe de forma activa en todos aquellos procedimientos que haya prescrito el médico, de tal forma que se sienta útil.

Es una excelente forma de aumentar su **autoestima.**

Baños complejos
Están indicados en procesos reumáticos crónicos, enfermedades metabólicas (gota), alteraciones bronquiales, procesos alérgicos, etc.
Baños de vapor: aplicación de calor a través de la generación de vapor de agua (calor húmedo). A una temperatura entre los 25-45 °C y con una humedad del 80-90 %. Se lleva a cabo con el usuario sentado o tumbado y desnudo (conviene ducharse antes). Al terminar debe darse una ducha fresca, para que se evapore el sudor, y realizar un pequeño reposo.
Saunas o baño finlandés: son baños mixtos de aire caliente y seco (temperatura de 90-100 °C y humedad del 20 %) que duran entre 10-15 minutos, seguidos de una aplicación de baño frío o ducha fría de corta duración. Se realizan en cabinas de madera que tienen en su interior bancos a diferentes alturas (mayor temperatura a mayor altura). Debe iniciarse desde los bancos más bajos. El usuario puede estar sentado o tumbado, desnudo o con una toalla. Puede repetirse el proceso según el grado de tolerancia del individuo.

Tabla 9.9. *Baños complejos.*

Otras aplicaciones que también emplean calor húmedo y seco, y que se pueden encontrar en centros de hidroterapia, son los **baños secos** de aire caliente, **baño ruso** y **baño turco.**

Actividades

10. ¿Qué diferencia existe entre la hidroterapia y la balneoterapia?

11. Analiza el siguiente viíeo sobre pediluvios y haz un esquema de cómo debe aplicarse y cuáles son sus indicaciones:
www.youtube.com/watch?v=z5TpHU5r-Qk

Procedimiento 1. Aplicación del baño en bañera

Recursos materiales

Toallas, gel, esponja, peine, crema hidratante y ropa limpia para el usuario.

Protocolo de actuación

1. Preparar el baño a la temperatura indicada siguiendo el plan de cuidados.
2. Introducir al usuario colocándolo en posición relajada, apoyando su cabeza en un soporte o toalla.
3. Mantener la temperatura prescrita durante la duración del baño.
4. La duración del baño es variable, dependiendo de la temperatura del agua y de la tolerancia del usuario (34 °C hasta más de 38 °C).
5. Durante el baño, se debe observar la aparición de posibles alteraciones en el estado general del usuario.
6. Fomentar la participación del usuario o su entorno en las actividades sanitarias del baño.

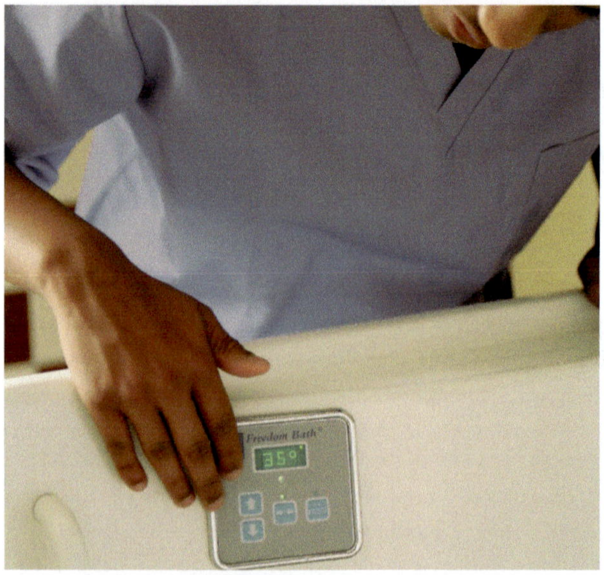

Fig. 9.7. *La temperatura del baño debe oscilar entre 34 °C y 38 °C.*

B. Otras técnicas sin presión

Dentro de este grupo de aplicación de técnicas de hidroterapia se incluyen las siguientes:

Otras técnicas sin presión
Envolturas: consiste en envolver, total o parcialmente, el cuerpo del usuario con un lienzo mojado y cubrirlo con una manta para mantener la temperatura. • **Aplicaciones calientes:** indicadas en procesos reumatológicos, contracturas musculares, neuralgias e hiperexcitabilidad. • **Aplicaciones frías:** indicadas en estados febriles.
Fomentos: procedimiento muy similar a la aplicación de compresas, pero se realiza siempre con agua caliente. Las indicaciones son las mismas que en las aplicaciones de compresas calientes.
Abluciones: aplicación directa del agua sobre la piel con la mano o con un cepillo. • **Agua fría** (20-25 °C): en estados febriles y como estimulante orgánico. • **Agua caliente** (36-38 °C): en estados de hipotermia y como antiinflamatorio.
Afusiones: aplicación del agua por vertido mediante una regadera. Generalmente de agua fría (<20 °C). Reposar durante 3-5 minutos. Después realizar una fricción energética y, posteriormente, reposo en cama. Tiene un efecto estimulante general.
Remojos: inmersión de una parte del cuerpo en un baño frío o caliente durante un tiempo determinado. Puede utilizarse para brazos, manos, piernas, pies, etc. Al finalizar la técnica, secar la zona tratada con suavidad (véase la Figura 9.8).
Compresas: aplicación local de agua fría o caliente mediante el uso de compresas o paños húmedos. Las compresas húmedas y calientes están indicadas en contracturas musculares y, como antiinflamatorio en procesos subagudos y crónicos. La aplicación de compresas frías está indicada en traumatismos o procesos inflamatorios agudos y para contener pequeñas hemorragias.

Tabla 9.10. *Otras técnicas de hidroterapia sin presión.*

Claves y consejos

En todos los procedimientos de termoterapia e hidroterapia que se aplican al usuario, el TAPSD debe observar las **posibles alteraciones** que aparezcan en la zona de aplicación o en su estado general para comunicárselo a la persona responsable del plan de cuidados.

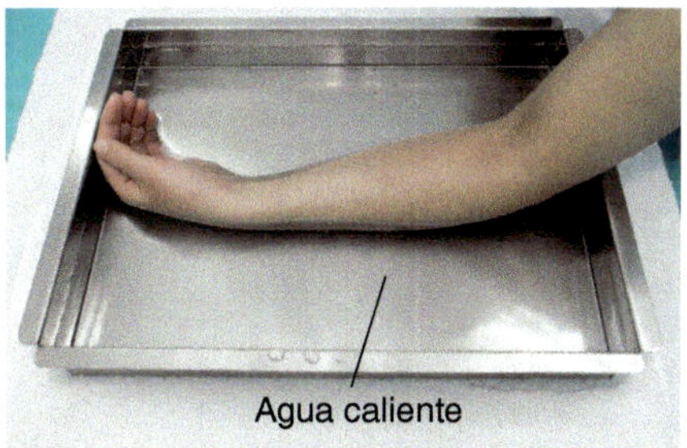

Fig. 9.8. *Remojo húmedo y caliente.*

Procedimiento 2. Aplicación de compresas húmedas

Recursos materiales

Recipiente para el agua caliente o fría (hielo picado), protector, toallas y compresas.

Protocolo de actuación

• **Compresas húmedas y calientes:**

1. Sumergir la compresa en el recipiente con el agua caliente a la temperatura indicada en el protocolo del plan de cuidados (véase la Figura 9.9).
2. Escurrir y aplicar rápidamente sobre la zona que se va a tratar. Cubrir con un protector impermeable y envolver con una toalla (para evitar pérdidas de calor, aislándolo del exterior).
3. Aplicar durante 15 o 20 minutos cambiando las compresas con frecuencia para mantener el calor. Mantener al usuario con el resto del cuerpo cubierto.

• **Compresas húmedas y frías:**

1. Sumergir la compresa en un recipiente con agua fría o con hielo picado (véase la Figura 9.10).
2. Escurrir y aplicar rápidamente sobre la zona que se va a tratar.
3. Cubrir con un protector impermeable.
4. Aplicar durante 15 a 20 minutos. Durante el proceso, las compresas se cambian frecuentemente para mantener el frío.
5. Mantener al usuario con el resto del cuerpo cubierto.

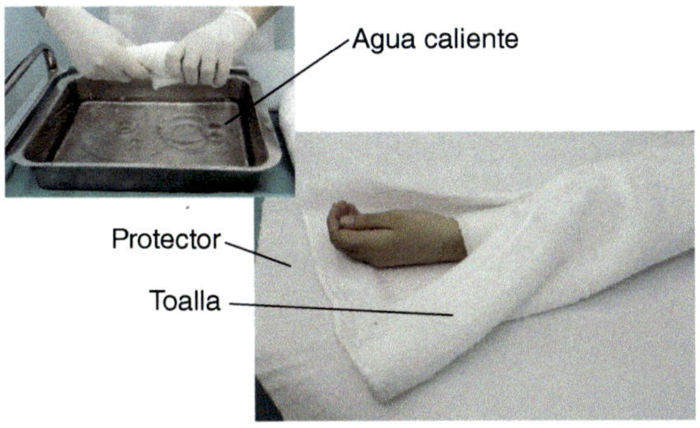

Fig. 9.9. *Aplicación de compresa húmeda y caliente.*

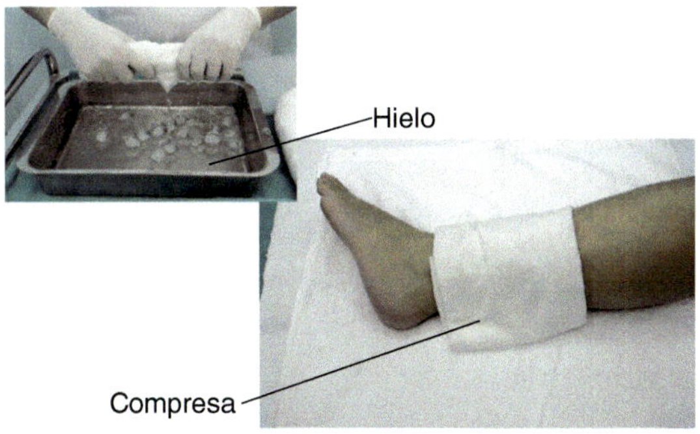

Fig. 9.10. *Aplicación de compresa húmeda y fría.*

4.2. Técnicas con presión

Incluyen las duchas y chorros y también los baños de remolino y el masaje subacuático.

Semejanzas	Diferencias
• Aplicaciones de agua a presión • Necesitan un proyector de agua • Surgen de un dispositivo o contenedor • Circula el agua por conductos • Percute sobre la piel del usuario • Indicadas en alteraciones circulatorias, contracturas y tensión muscular, y para mejorar el estado general del organismo	• Según el **orificio de salida:** – Ducha: varios orificios de diferentes diámetros – Chorro: solo un orificio de diferentes diámetros • Según la **presión de aplicación:** – Ducha: 1-3 atmósferas – Chorro: 3-12 atmósferas

Tabla 9.11. *Semejanzas y diferencias entre las duchas y los chorros a presión.*

Importante

La hidroterapia está **contraindicada** en:

- **Insuficiencias** graves (cardiaca, renal, hepática, etc.).
- Problemas **respiratorios.**
- **Hipertensión** arterial grave.
- Procesos **tumorales** malignos.
- Estados de **caquexia.**
- Procesos **infecciosos** agudos y graves (piel, aparato urinario, circulatorio, etc.).
- Accidentes **cerebrovasculares.**

4.3. Peloides y parapeloides

Los **peloides** son agentes terapéuticos (termoterapéuticos) formados por un componente sólido (mineral u orgánico) y un componente líquido (agua mineromedicinal, agua de mar o de lago salado). Se aplican a una temperatura de 45-50 °C.

Se caracterizan por ser malos conductores del calor, prolongando la duración de su acción térmica. Sus indicaciones son las de las aplicaciones de calor y frío.

- **Formas de aplicación** (véase la Figura 9.11):
  - **Baños:** se llena la bañera con el peloide y se introduce al usuario. Al terminar la sesión debe darse una ducha (de limpieza) con agua caliente y reposar un tiempo. El inconveniente es que se necesita gran cantidad de peloide.
  - **Envoltura:** se aplica una capa fina de peloide por todo el cuerpo, se cubre con un tejido impermeable y se tapa con una manta.
  - **Cataplasma:** se aplica localmente y su empleo requiere también cubrir la zona tratada.
  - **Compresas:** se aplica localmente con un paño impregnado de peloide y se cubre la zona tratada.

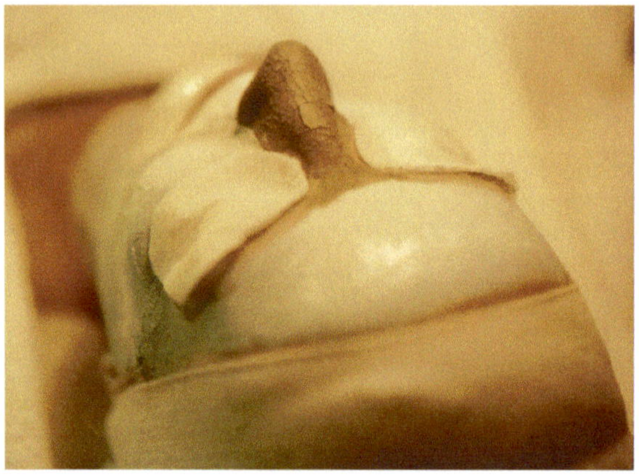

Fig. 9.11. *Aplicación de peloides.*

Toma nota

Los **parapeloides** son una mezcla de peloide y parafina. Tienen los mismos efectos que un peloide pero son **más fáciles** de manejar y de elaborar. Además no manchan.

Se aplican de **forma local** y debe cubrirse la zona tratada.

Actividades

12. Busca información en Internet sobre los beneficios de los baños rusos y turcos. Realiza un coloquio en el aula con tus compañeros.
13. Cita cinco ejemplos de baños diferentes en los que se añada al agua algún aditivo.
14. ¿Hay alguna diferencia entre las abluciones y las afusiones?
15. Divididos en pequeños grupos, realizad un trabajo sobre la aplicación y usos de los peloides y parapeloides buscando información en Internet.

Practica

16. Realiza de forma práctica la aplicación de compresas húmedas y frías, y de todos los procedimientos que puedas llevar a cabo en el aula, utilizando el maniquí clástico.

4.4. Balnearios urbanos o SPA

Son establecimientos donde el **agente terapéutico** utilizado es el **agua.** También conocidos como **SPA:** *Sanitas per Aquam* **(salud por agua).**

La Sociedad Española de Hidrología Médica (SEHM) y la Asociación Nacional de Estaciones Termales (ANET) **no** están de acuerdo con la utilización del término **balneario** para denominar a los **SPA.**

A. Diferencias entre el SPA y el balneario

- El **agua empleada** en el SPA es potable, a la que añaden sales o aditivos, mientras que en el balneario se emplean aguas mineromedicinales.
- En el SPA el **fin** es aliviar el estrés y tonificar el organismo, mientras que el balneario tiene una finalidad fundamentalmente terapéutica; en todos existe un médico hidrólogo que, después de realizar la historia clínica, prescribe el tratamiento más adecuado.

Las técnicas que se ofrecen en los SPA son técnicas hidroterápicas, tales como: piscinas, baños de hidromasaje, pediluvios, chorros, saunas, baños de vapor, duchas de masaje Vichy, etc. Se realizan siguiendo un circuito que dura entre 1-2 horas, donde se aplican un mínimo de cuatro técnicas, combinadas con otros tratamientos como el masaje, etc.

Actividades

17. ¿Existe alguna diferencia entre los objetivos del SPA y los de los balnearios?

18. Realiza una búsqueda de información en Internet sobre los SPA. ¿Todas las técnicas que se llevan a cabo en los SPA tienen efectos terapéuticos?

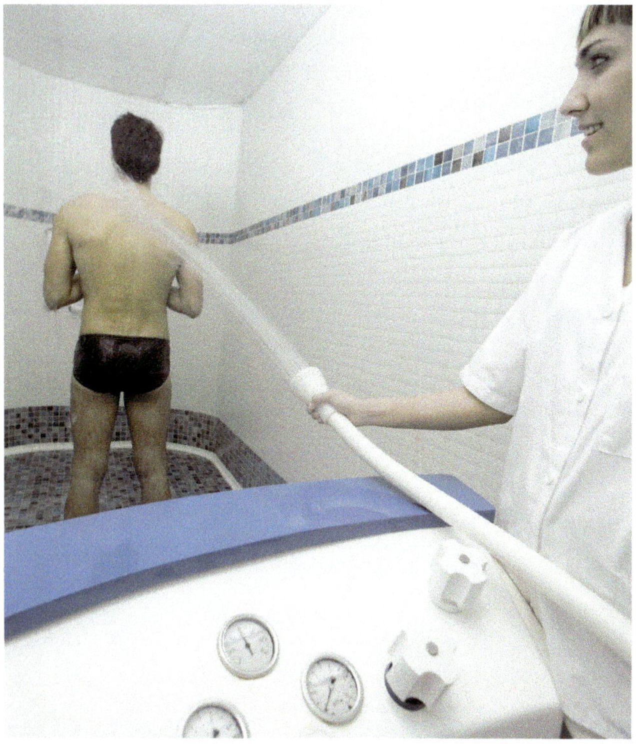

Fig. 9.12. *En los balnearios urbanos se combinan diversas técnicas de hidroterapia como los chorros de agua, baños de hidromasaje, etc.*

Caso Práctico 3

A un usuario de una residencia con una contractura muscular en la zona cervical, el médico le prescribe la aplicación de calor local.

a) ¿Qué procedimientos de termoterapia podría aplicarle su TAPSD?

b) Explica brevemente sus características más significativas.

c) ¿Qué procedimiento de hidroterapia está indicado? Explica sus características.

d) ¿Cómo se aplican las envolturas?

Solución:

a) El cojín eléctrico, envoltura seca, bolsa de agua caliente o un *hot-pack.*

b) Todos ellos son agentes sólidos o semisólidos, de aplicación muy sencilla, que no conllevan grandes riesgos para el usuario si se aplican con precaución para evitar posibles quemaduras. Además, ejercen su acción como antiespasmódico y descontracturante, por lo que están indicados en contracturas musculares.

c) La aplicación de envolturas calientes, compresas húmedas y calientes, fomentos, remojos, etc. Todos estos procedimientos son aplicaciones de hidroterapia (sin presión) que tienen también un efecto relajante y descontracturante sobre la zona a tratar.

Se recomienda revisar los contenidos desarrollados en la unidad para poder describir, de forma detallada, cada uno de los procedimientos de termoterapia e hidroterapia que pueden aplicarse a este tipo de usuarios.

d) Consiste en envolver, parcial o totalmente, una parte o todo el cuerpo del usuario con un paño o lienzo mojado y cubrirlo después con una manta para mantener la temperatura.

5. Aplicación de técnicas de masaje

Actividades

19. En parejas, pon en práctica con tus compañeros las maniobras de acariciamiento, fricción, amasamiento y percusión de un masaje. ¿A qué tipo de maniobra pertenece esta imagen?

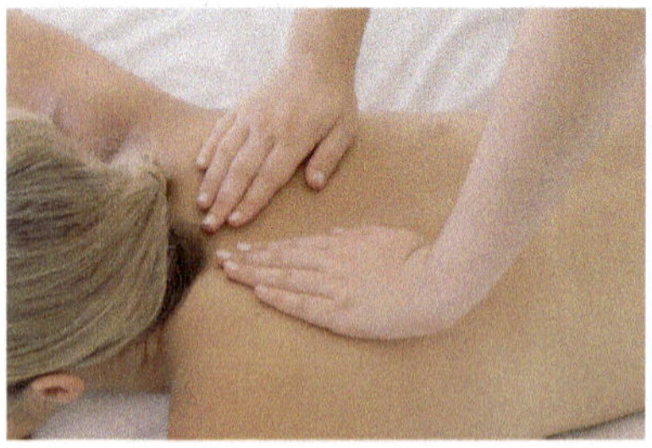

El **masaje** es el conjunto de maniobras, manuales o mecánicas, que se aplican sobre la totalidad o una parte del cuerpo.

Según su finalidad, se pueden clasificar los masajes en:

- **Terapéutico** o **curativo:** se aplica para mejorar lesiones concretas.
- **Higiénico-preventivo:** se aplica para mejorar el estado de la piel.

5.1. Normas básicas de aplicación de masajes

- Tanto el usuario como el técnico deben estar colocados en **posición cómoda.**
- El masaje **no** debe producir **dolor.**
- Se aplica siguiendo un **ritmo constante** y con una serie de maniobras enlazadas.
- Se empieza con **maniobras suaves,** que van aumentando la presión, para terminar, de nuevo, con maniobras suaves.
- El tiempo de aplicación varía entre los **5/15 minutos** para cada segmento a tratar.
- Para su aplicación se emplean **lociones** o **cremas** que se extienden en las palmas de las manos del técnico, frotándoselas varias veces para producir calor y evitar la sensación de frío al usuario.
- Se aplican cuando **no** exista ninguna **contraindicación.** Si aparece cualquier **alteración** en la **piel,** se debe comunicar a la persona responsable del plan de cuidados.

5.2. Tipos de maniobras para la aplicación de masajes

Tipos de maniobras para la aplicación de masajes
Acariciamiento *(effleurage):* se emplean movimientos acariciantes que abarcan una gran superficie. Manteniendo el contacto de las palmas de las manos (extendidas) con la piel del usuario, se asciende con firmeza y se desciende suavemente (rebasando la zona a tratar). Es la técnica de inicio y finalización del masaje.
Fricción: se emplean movimientos similares a los anteriores, con las manos pegadas a la piel del usuario (sin deslizarlas), intentando desplazarlas hacia la hipodermis. Se aplica en sentido longitudinal o circular sobre regiones planas como la espalda.
Amasamiento *(petrissage):* se aplican pequeños pellizcos sobre la piel y los músculos de la zona a tratar (efecto estimulante).
Percusión o golpeteo: consiste en la aplicación de una serie de golpes breves con una o con ambas manos (con las palmas, el borde cubital o el puño cerrado).

Tabla 9.12. *Descripción de las maniobras más utilizadas en la aplicación de masajes.*

Procedimiento 3. Aplicación de un masaje de espalda

Recursos materiales

Loción o aceite de masaje, papel de celulosa y toallas.

Protocolo de actuación

1. Explicar al usuario lo que se le va a hacer y colocarle en decúbito prono y con la espalda al descubierto.
2. Lavarse las manos, aplicarse la loción y extenderla en las palmas de las manos.
3. Colocar las manos extendidas sobre la base de la espalda, a los lados de la columna vertebral, y ascender hasta los hombros, ejerciendo una presión suave. Descender y repetir varias veces aumentando la presión al ascender.
4. Continuar con movimientos de fricción, ascendiendo hasta los hombros y descendiendo con movimientos circulares, ejerciendo una presión firme. Repetir varias veces.
5. Realizar después un amasamiento (colocando las dos manos en la misma zona), ascendiendo y descendiendo por toda la espalda.
6. Finalizar con movimientos de acariciamiento aplicados en toda la espalda.

Síntesis

- **Termoterapia**
  - Aplicación de calor
    - Agentes sólidos y semisólidos (calor seco, *hot-packs*, calentadores eléctricos, bolsas de agua caliente, etc.)
    - Agentes hidroterápicos (calor húmedo)
    - Radiación
  - Local
  - General
  - Aplicación de frío
    - Húmedo (véase *3. Hidroterapia*)
    - Seco: bolsa de hielo, *cold-pack*, collar de hielo y mantas hipotérmicas

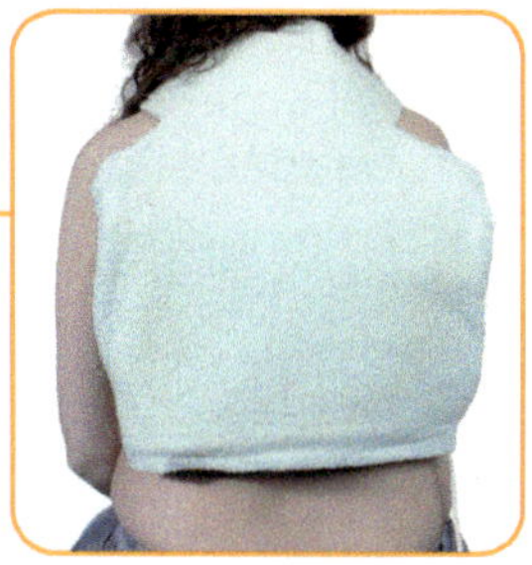

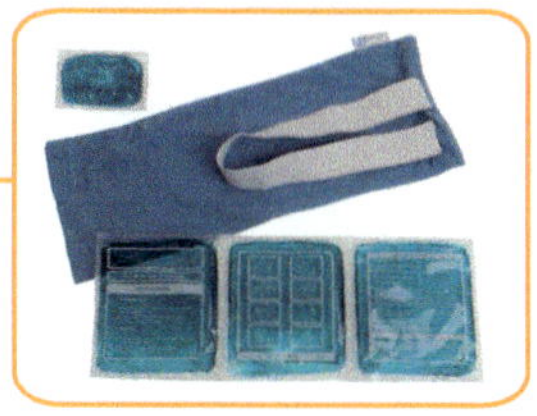

- **Hidroterapia**
  - Sin presión
    - Baños
      - **Generales:** calientes, fríos e indiferentes
      - **Locales:** tres cuartos, medio cuerpo y de asiento
      - **Complejos:** de vapor, sauna, baños secos...
    - Otras técnicas sin presión
      - **Envolturas,** compresas, fomentos, afusiones, remojos...
  - Con presión
    - Duchas y chorros; baños de remolino; masaje subacuático
  - Peloides/parapeloides
    - Parapeloides: mezcla de peloide + parafina
  - SPA/balnearios urbanos

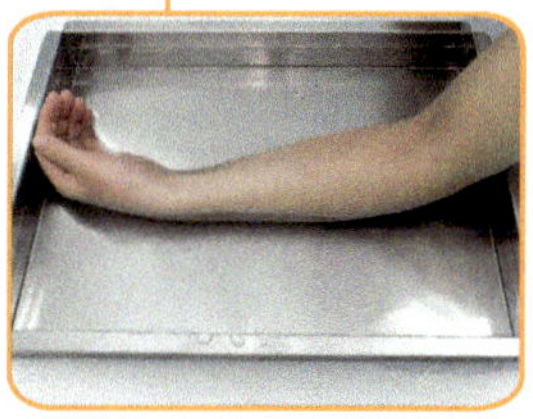

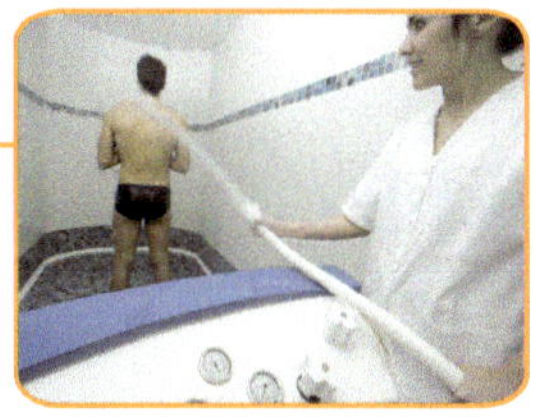

- **Masajes**
  - Tipos de maniobras
    - Acariciamiento *(effleurage)*
    - Fricción
    - Amasamiento *(petrissage)*
    - Percusión (golpeteo)

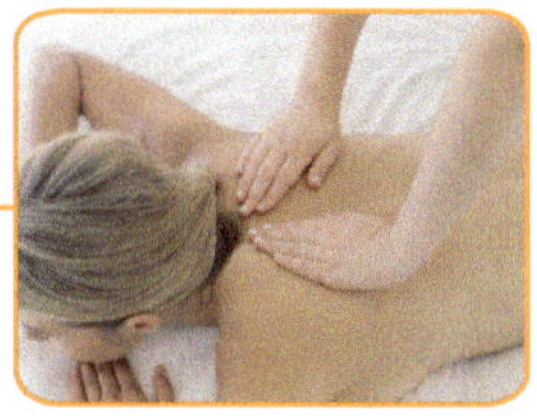

NOTA: *Todas las actividades de esta página deben hacerse en un cuaderno aparte.*

Comprueba tu aprendizaje

Describir las características y acciones que el frío y el calor ejercen sobre el organismo de las personas, explicando sus indicaciones terapéuticas.

1. Cita alguna indicación terapéutica de la aplicación de calor y del frío.

2. Específica cuáles son las acciones más importantes derivadas de la aplicación de frío.

3. Señala al menos dos contraindicaciones derivadas de la aplicación del frío y otras dos de la aplicación de calor.

4. ¿Qué factores fisiológicos pueden influir en el grado de tolerancia al calor y/o al frío?

Explicar los procedimientos de aplicación de calor y frío.

5. Explica cómo deben aplicarse los calentadores eléctricos y qué aspectos de la piel deben observarse durante su aplicación.

6. ¿Qué son los *hot-packs*?

7. Indica cuál es la forma correcta de aplicación de los infrarrojos.

8. Explica cómo debe prepararse la bolsa de agua caliente para su aplicación.

9. ¿Sabes en qué tipo de procesos patológicos se puede aplicar electroterapia?

10. ¿Hay alguna diferencia entre los *hot-packs* y los *cold-packs*?

11. Describe cuál es el procedimiento de aplicación de la almohadilla eléctrica.

12. ¿A qué temperatura suelen aplicarse los baños de parafina?

13. ¿Cómo debe aplicarse la bolsa de hielo en un proceso inflamatorio?

14. Describe qué es el collar de hielo y cómo se aplica.

Describir las características, mecanismos de acción y efectos de la hidroterapia.

15. ¿Sabes en qué se basa el principio de Arquímedes? Razona tu respuesta.

16. ¿Por qué se dice que las técnicas de hidroterapia están incluidas en la balneoterapia?

17. ¿Cómo influye el factor de compresión sobre el organismo?

18. Específica en qué tratamientos está indicada la hidroterapia.

19. ¿Cómo actúa en el organismo, a nivel local, el estímulo percutorio?

20. ¿Tienen alguna relación la hidroterapia y la termoterapia?

Explicar los procedimientos de aplicación de las técnicas hidroterápicas más importantes.

21. Realiza un esquema con la clasificación de las técnicas hidroterápicas y sus tipos.

22. Indica en qué consiste la balneación.

23. Explica cuál es la diferencia entre los baños fríos, los calientes y los indiferentes.

24. Describe cómo se aplican los maniluvios y pediluvios.

25. ¿En qué tipo de alteraciones pueden aplicarse los ultrasonidos?

26. Describe en qué consisten los baños con extractos de plantas.

27. Especifica cómo deben aplicarse las compresas húmedas y calientes.

28. ¿Es cierto que los fomentos se aplican como las envolturas? Razona la respuesta.

29. ¿Qué contraindicaciones conoces de la hidroterapia?

30. Indica cuáles son las formas de aplicación de los peloides.

31. Realiza un esquema con la clasificación de las técnicas de hidroterapia a presión.

Conocer las diferencias entre la balneoterapia y el SPA.

32. Describe las diferencias más importantes entre un balneario y un SPA.

33. Indica cuál de estos procedimientos se pueden aplicar en un SPA: masaje bajo el agua, aplicación de paños calientes, ducha de chorros, baños de burbuja, cojín eléctrico y peloides.

Explicar la técnica de aplicación de masajes.

34. Indica cuál es la diferencia entre el masaje terapéutico o curativo y el masaje higiénico-preventivo.

35. Cita cuatro normas básicas a tener en cuenta en la aplicación de los masajes.

NOTA: *Todas las actividades de esta página deben hacerse en un cuaderno aparte.*

Test de repaso

1. ¿En qué proceso no está indicada la aplicación del frío?
a) Anestesia local.
b) Antiespasmódico.
c) Proceso que curse con vasoconstricción.

2. La talasoterapia se conoce también con el nombre de:
a) Baño de parafina.
b) Crioterapia.
c) Terapia con agua de mar.

3. ¿Qué tipo de baños locales son los maniluvios?
a) De contraste.
b) De hidromasaje.
c) Con estimulación mecánica.

4. En relación con la hidroterapia, es cierto que:
a) Se administra por cualquier vía.
b) Se administra por vía tópica.
c) Se aplica en balneoterapia exclusivamente.

5. El tiempo de aplicación local de compresas húmedas suele ser:
a) 6-10 minutos.
b) 20-35 minutos.
c) 15-20 minutos.

6. ¿En qué tipo de terapia el agente terapéutico es el sol?
a) Helioterapia.
b) Fototerapia.
c) Solterapia.

7. Los *cold-packs* se utilizan para la aplicación de:
a) Baños de parafina.
b) Frío.
c) Calor y frío.

8. ¿A qué temperatura se aplican, generalmente, los baños de vapor?
a) 30-35 °C.
b) 20-22 °C.
c) 25-45 °C.

9. El calor, por su acción, está indicado en:
a) Dolores osteoarticulares y neuríticos.
b) Dolores de cabeza.
c) Parálisis musculares.

10. ¿Cuál de estos procedimientos no es una aplicación hidroterápica sin presión?
a) Ducha con masaje.
b) Compresas húmedas.
c) Abluciones.

11. ¿A qué distancia de la zona a tratar debe colocarse la lámpara de infrarrojos?
a) 30 centímetros.
b) 50 centímetros.
c) 40 centímetros.

12. Dentro de los baños generales en balneación, no se incluyen:
a) De contraste.
b) Indiferentes.
c) Con estimulación mecánica.

13. ¿En cuál de estas situaciones está contraindicada la aplicación de frío como medida terapéutica?
a) Lesiones hemorrágicas.
b) Antecedentes de congelación.
c) Procesos inflamatorios agudos.

14. En relación con la aplicación de los fomentos, es cierto que:
a) Se realizan siempre con agua caliente.
b) El agua se aplica sobre la piel con un cepillo.
c) No hay que envolver siempre la zona a tratar.

15. Es un efecto derivado de la aplicación del frío al organismo:
a) Dilatación de los vasos sanguíneos.
b) Disminución del riego sanguíneo hacia la superficie corporal.
c) Aumento de la temperatura corporal.

16. El tiempo de aplicación del masaje para cada segmento a tratar está entre:
a) 1-10 minutos.
b) 5 -15 minutos.
c) 15-25 minutos.

17. La aplicación de pequeños pellizcos sobre la piel y los músculos de la zona a tratar se conoce como:
a) Percusión.
b) Fricción.
c) Amasamiento.

Solución: *1 a); 2 c); 3 a); 4 b); 5 c); 6 a); 7 b); 8 c); 9 a); 10 a); 11 c); 12 a); 13 b); 14 a); 15 b); 16 b); 17 c).*

Práctica final

En la tarea rutinaria de trabajo, un TAPSD, durante una semana, tiene que realizar a un grupo de usuarios los siguientes procedimientos de aplicación de calor/frío:

- **Calor seco: almohadilla eléctrica, baño de parafina, bolsa de agua caliente y *hot-pack*.**
- **Frío seco: bolsa de hielo y collar de hielo.**

A otro grupo diferente, le administra los siguientes procedimientos de hidroterapia:

- **Maniluvios, compresas húmedas (calientes y frías) y baño caliente.**

Lectura y tareas

1. Lee con detenimiento los contenidos de la unidad y elabora cuatro presentaciones donde se reflejen, respectivamente, los datos siguientes:
   - Efectos del calor y del frío sobre el organismo y sus indicaciones terapéuticas.
   - Normas generales de la aplicación del frío y del calor y procedimientos más utilizados.
   - Mecanismos de acción y efectos fisiológicos del agua sobre el organismo y procedimientos de aplicación de la hidroterapia.
   - Normas básicas de aplicación de masajes y tipos de maniobras más utilizadas.
2. ¿Conoces otros procedimientos de aplicación de calor y frío seco?
3. ¿Hay alguna diferencia en los procedimientos de aplicación entre las compresas húmedas calientes y frías?
4. Indica cuál es el objetivo de la aplicación de los maniluvios.
5. Cuando se aplica un baño de parafina, ¿hay que lavarse las manos para eliminar la parafina sobrante al terminar el baño?

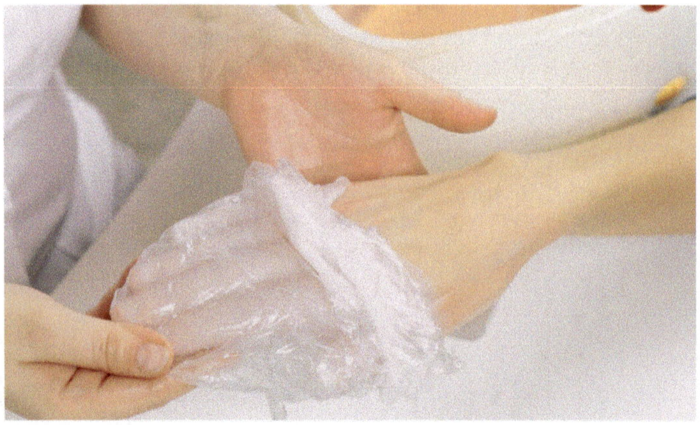

Investigación y observación

6. Divididos en pequeños grupos, realiza una visita a un SPA (balneario de ciudad) para observar y recoger la siguiente información sobre el mismo:
   - Técnicas de hidroterapia que se aplican en el SPA.
   - Protocolo y características de cada una de las técnicas (es importante especificar el tiempo que se emplea en cada una).
   - ¿Cómo se plantean la secuencia del circuito?
   - ¿Es necesaria una preparación previa del usuario para la aplicación de alguna de las técnicas que ofrece?

Debate

7. Después de leer y revisar todos los datos que se han obtenido del trabajo de investigación en el SPA, realiza una exposición y un debate en clase. Ten en cuenta los siguientes puntos:
   - Las similitudes y diferencias en el diseño de los «circuitos» de cada uno de los SPA.
   - Preparación previa del usuario antes de iniciar el circuito en el SPA.
   - Actitud del personal en relación con el usuario, tanto desde el punto de vista personal como profesional, en el SPA.
   - ¿Hay alguna técnica incluida en el circuito del SPA que pueda aplicarse al usuario en su domicilio?

Juego de roles

8. En parejas, adopta el rol de TAPSD y tu compañero el de un usuario domiciliario. Aplica los procedimientos especificados en la práctica planteada. Ten en cuenta:
   - Pautas técnicas en la aplicación de estos procedimientos.
   - Actitud que debe adoptar el TAPSD en la relación con el usuario al aplicar estos procedimientos.
   - ¿Qué debe observar en el usuario cuando aplique alguno de estos procedimientos?
   - Pautas que debe transmitir el TAPSD al usuario y/o familia, para fomentar la promoción de su salud y el autocuidado.

Después de realizar el «juego de roles», dedica un tiempo de reflexión (supervisado por el profesor/a) para debatir sobre cada una de las preguntas planteadas.

Unidad 10

Sistema endocrino y aparato digestivo

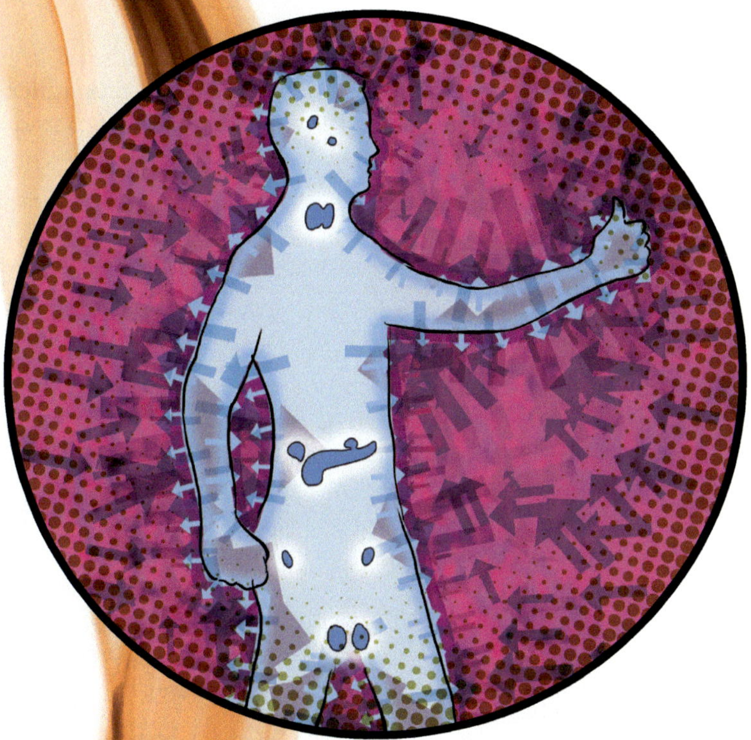

En esta unidad aprenderemos a:

- Describir e identificar cada uno de los órganos que componen el sistema endocrino y las hormonas que estos producen.
- Describir e identificar cada uno de los órganos que componen el aparato digestivo.
- Conocer los procesos fisiológicos en los que intervienen el sistema endocrino y el aparato digestivo.
- Analizar las características clínicas de la patología que con más frecuencia afecta al sistema endocrino y al aparato digestivo.
- Explicar al usuario las principales normas de promoción de la salud.

Y estudiaremos:

- Anatomía del sistema endocrino.
- Anatomía del aparato digestivo.
- Fisiología del sistema endocrino y del aparato digestivo.
- Patología más frecuente del sistema endocrino y del aparato digestivo.
- Consejos de promoción de la salud y autocuidados.

1. Anatomía del sistema endocrino

> **Importante**
>
> Las **hormonas** son sutancias secretadas por una célula o un grupo de células que controlan diferentes funciones del organimo, como las actividades de órganos completos, el crecimiento y desarrollo, la reproducción, las características sexuales, el uso y almacenamiento de energía, y los niveles en la sangre de líquidos, sal y azúcar.

Las principales glándulas que constituyen el sistema endocrino son: **hipófisis, tiroides, paratiroides, suprarrenales, páncreas, glándulas sexuales** (véase la Unidad 3) y **epífisis.**

Estas glándulas vierten los productos de secreción, las **hormonas,** directamente a la sangre para ser transportadas a las diferentes partes del organismo donde ejercen su acción.

1.1. Hipófisis

También llamada **glándula pituitaria,** es un pequeño órgano (1 cm) situado en la base del cráneo por debajo del hipotálamo. Está constituida por dos partes: la **adenohipófisis** (parte anterior) y la **neurohipófisis** (parte posterior), que se une al **hipotálamo** por el tallo pituitario.

Las funciones fisiológicas de las hormonas sintetizadas en la hipófisis se recogen en la Tabla 10.1 y en la Figura 10.1.

> **Importante**
>
> En el **hipotálamo** se coordinan el sistema nervioso y el sistema endocrino; este último se considera como el sistema de regulación interna de todo el organismo.
>
> Los **factores** segregados por las neuronas del hipotálamo pueden ser de carácter liberador o inhibidor, en función de la acción que vayan a ejercer sobre el organismo.

Hormonas adenohipofisarias	Funciones fisiológicas
TSH (tirotropina)	Estimulación del tiroides
ACTH (corticotropina)	Estimulación de la corteza suprarrenal
FSH (foliculoestimulina)	Estimulación del folículo ovárico y de la espermatogénesis
LH (luteína)	Crecimiento del folículo ovárico. Ovulación
STH (somatotropina)	Metabolismo de proteínas, hidratos de carbono y grasas. Estimulación del crecimiento y acción sobre todos los tejidos corporales
MSH (melanotropina)	Estimulación de melanocitos y producción de melanina
Prolactina	Desarrollo de la mama y secreción láctea
Hormonas neurohipofisarias	**Funciones fisiológicas**
ADH (antidiurética)	Ayuda en la reabsorción del sodio y del agua en la nefrona y producción vasoconstricción que da lugar a una elevación de la presión arterial
Oxitocina	Estimulación de la contracción del miometrio (parto) y también de la liberación de leche durante la lactancia

Tabla 10.1. *Funciones fisiológicas de las hormonas sintetizadas en la hipófisis.*

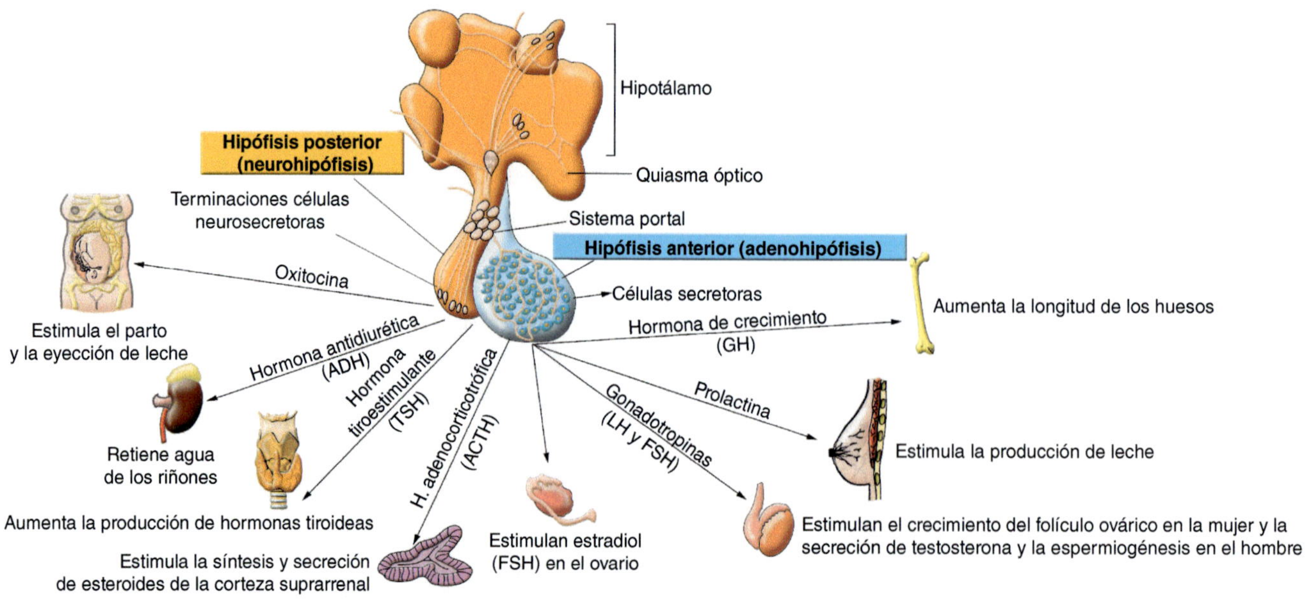

Fig. 10.1. *Localización de la hipófisis: estructura y hormonas que produce y sus acciones.*

1.2. Tiroides y paratiroides

Tiroides

Se localiza en la cara anterior de cuello, por debajo de la laringe y por delante y a ambos lados de la tráquea. Está formada por dos lóbulos unidos centralmente por el istmo (véase la Figura 10.2). La glándula capta el yodo para producir sus hormonas.

Secreta tres hormonas: la **tiroxina** (T4), la **triyodotironina** (T3) y la **tirocalcitonina.**

Las hormonas tiroideas producen los siguientes efectos:

- Aumento generalizado del metabolismo.
- Estimulación del crecimiento en los niños.
- Aumento de la frecuencia respiratoria y cardiaca.

Paratiroides

Son cuatro pequeñas glándulas situadas en la cara posterior de la glándula tiroidea. Sintetizan la **parathormona** (véase la Figura 10.2).

Su función está relacionada con el metabolismo del calcio y del fósforo, y actúa:

- Aumentando el nivel de calcio en la sangre (calcemia).
- Favoreciendo la absorción de calcio por el intestino.
- Aumentando la excreción por el riñón.
- Incrementando la liberación de calcio desde los huesos (véase la Unidad 4).

Tabla 10.2. *Anatomía y funciones de las glándulas tiroides y paratiroides.*

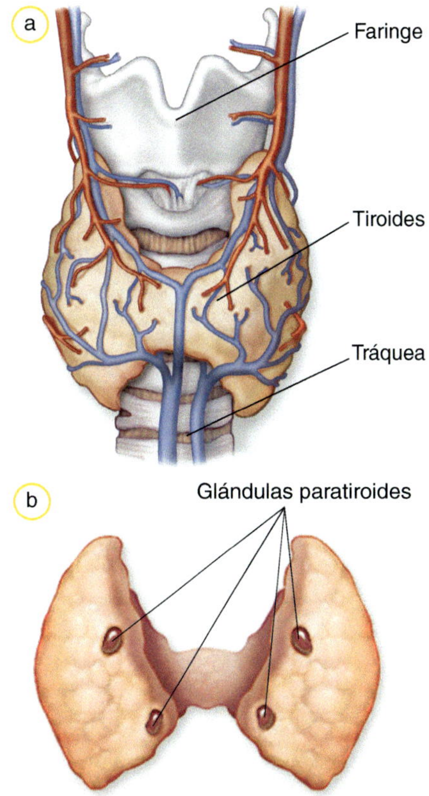

Fig. 10.2. a) *Glándulas tiroides; b) las glándulas paratiroides se encuentran en la parte posterior de la glándula tiroidea.*

1.3. Suprarrenales y páncreas

Suprarrenales

Son dos pequeñas glándulas situadas en la parte superior de los riñones. Desde el punto de vista microscópico, están formadas por dos partes (interna y externa) que producen diferentes tipos de hormonas:

- **Interna o médula suprarrenal:** segrega la adrenalina y la noradrenalina, que están relacionadas con el SN simpático y parasimpático, respectivamente. Actúan ante situaciones de estrés, favoreciendo el estado de alerta.
- **Externa o corteza suprarrenal:** formada a su vez por tres capas o zonas que, desde el exterior al interior, son: la zona glomerular, la zona fascicular y la zona reticular. Secreta un grupo de hormonas llamadas corticosteroides:
  - **Glucocorticoides** (cortisol): intervienen en el metabolismo de los hidratos de carbono, grasas y proteínas.
  - **Mineralocorticoides** (aldosterona): favorecen la reabsorción de sodio y la excreción de potasio en los túbulos renales.
  - **Andrógenos** (testosterona): tiene un efecto masculinizante.

Páncreas

Es una glándula situada en la parte superior del abdomen, por detrás y por debajo del estómago. Está constituida por dos tipos de tejido glandular, uno de carácter exocrino y otro de carácter endocrino, formado por células alfa (a) y beta (b) de los islotes de Langerhans, que segregan **glucagón** e **insulina** (respectivamente):

- **Insulina:** interviene en la captación, el almacenamiento y el uso de la glucosa por casi todos los tejidos del organismo. Almacena la glucosa en el hígado en forma de glucógeno y tiene un efecto hipoglucemiante. Además, favorece el almacenamiento de las proteínas. La regulación de su secreción depende de los niveles de glucosa en sangre.
- **Glucagón:** sus funciones son opuestas a las de la insulina (antagonista), dando lugar a un aumento de la concentración de la glucosa en sangre (hiperglucemiante).

Tabla 10.3. *Anatomía y funciones hormonales de las suprarrenales y del páncreas.*

Importante

La **adrenalina** estimula los movimientos o procesos involuntarios del organismo (la respiración, actividad cardiaca, la digestión, etcétera).

La **noradrenalina** actúa como reguladora de la adrenalina y tiene un efecto antagonista.

Actividades

1. ¿Cuáles son las funciones de las hormonas sintetizadas en la adenohipófisis?
2. Indica qué funciones ejercen los factores hormonales hipotalámicos.
3. Especifica cuál es el proceso de actuación de la ADH.

2. Anatomía

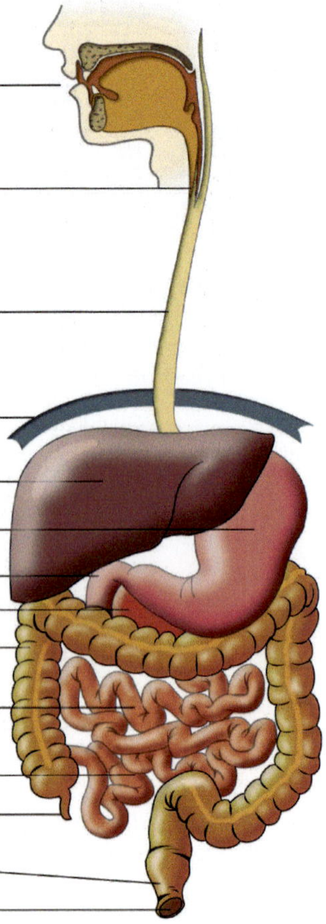

Fig. 10.3. Órganos que componen el aparato digestivo.

Los órganos principales del **aparato digestivo** conforman un tubo que se extiende a lo largo de las cavidades ventrales del cuerpo. Está abierto en ambos extremos (boca y ano) y se denomina tubo digestivo o tubo gastrointestinal.

El aparato digestivo se compone de **boca, faringe, esófago, estómago, intestino, recto** y **ano,** además de otros órganos accesorios situados en el tracto digestivo o que desembocan directamente en él, tales como las glándulas salivales, el hígado, la vesícula biliar, el páncreas y el aparato cecal. En general, las paredes de los órganos que conforman el tubo digestivo están constituidas, de fuera adentro, por **cuatro capas de tejido:**

Mucosa: constituida por epitelio, con funciones de secreción, y tejido conjuntivo.

Serosa: es la capa más externa y está formada por tejido conjuntivo y peritoneo.

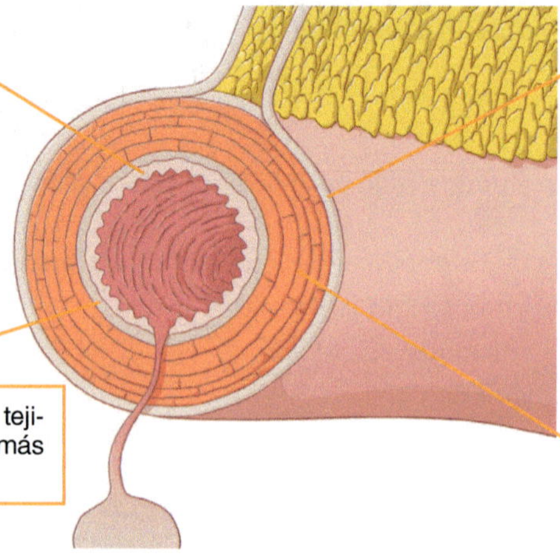

Submucosa: formada por tejido conjuntivo. Es la zona más vascularizada e inervada.

Muscular: formada por dos capas de músculo liso, una de fibras circulares y otra de fibras longitudinales, responsables de los movimientos peristálticos.

Fig. 10.4. Capas de la pared de los órganos del tubo digestivo.

Presenta, además, dos plexos nerviosos, el de **Auerbach,** situado entre las dos capas musculares, y el de **Meissner,** situado entre la submucosa y la mucosa.

2.1. Boca o cavidad bucal

Es la parte del aparato digestivo encargada de **recibir el alimento.** Se abre al exterior a través de los **labios** y se comunica en su parte posterior con la **faringe** a través del orificio bucofaríngeo o istmo de las fauces. La parte lateral está limitada por los **carrillos.**

Está formada por una serie de estructuras que le sirven de límite y revestida por una membrana mucosa.

Techo

- **Paladar duro (bóveda palatina):** constituido por partes de los huesos palatinos y maxilares.
- **Paladar blando (velo del paladar):** separa la boca de la nasofaringe. En su borde inferior (línea media) se encuentra la úvula o campanilla.

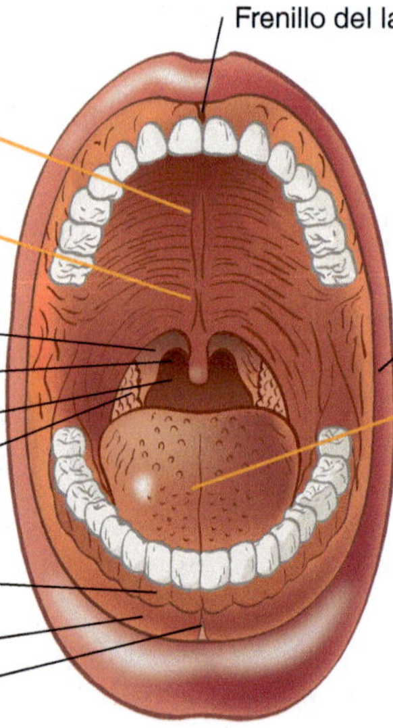

Lengua

Es una estructura muscular recubierta de mucosa que constituye el suelo de la boca. Presenta una punta o vértice, una raíz, una cara inferior y una cara superior o dorso. En el dorso se sitúan las papilas gustativas (en las que reside el sentido del gusto), que pueden ser de varios tipos:

- **Filiformes:** tienen forma cónica y son delgadas y numerosas; se localizan en la porción anterior.
- **Fungiformes:** tienen una cabeza grande con una base estrecha, contienen los botones gustativos y se localizan en la punta y el borde de la lengua.
- **Circunvaladas:** son las de mayor tamaño y se disponen en forma de V por delante del surco terminal.
- **Foliadas:** son unos surcos y elevaciones que aparecen cercanos a la parte posterior del borde de la lengua.

En la cara inferior presenta un pliegue medio de la mucosa, llamado frenillo, que se une a la parte inferior de la boca, donde está fijado.

Fig. 10.5. Estructura de la boca con sus diferentes partes.

A. Glándulas salivales

Son las encargadas de **secretar saliva** a la cavidad bucal a través de un conducto.

Hay seis glágulas salivales:

Parótidas (dos): se sitúan debajo y delante del conducto auditivo externo, desembocan en la cavidad bucal a través del conducto de Stenon.

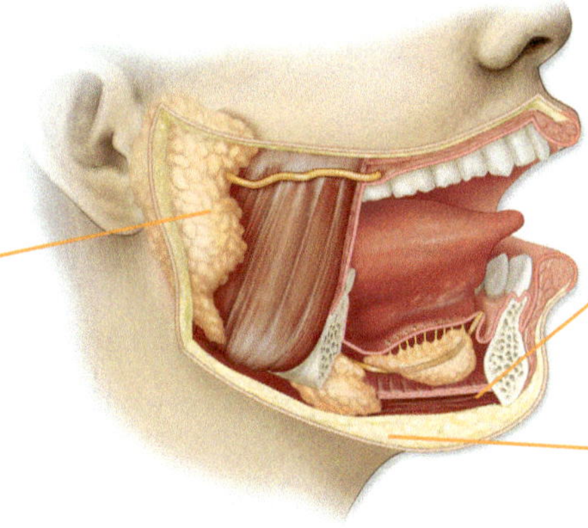

Sublinguales (dos): se sitúan debajo de los lados de la lengua, desembocan en el suelo de la boca a través de los conductillos de Rivinus.

Submaxilares (dos): se sitúan en la parte posterior del suelo de la boca, desembocan en ella a través del conducto de Warton.

Fig. 10.6. *Glándulas salivales.*

B. Dientes

Están constituidos por un tejido conjuntivo especializado, denominado **pulpa dentaria,** donde se alojan una arteria nutricia, una vena y un nervio. Están cubiertos por una serie de tejidos calcificados: **esmalte** (recubre la corona), **dentina** (recubre todo el diente) y **cemento** (recubre la raíz). A continuación se muestra su estructura:

Corona: es la parte superior y externa, está cubierta por el esmalte y la dentina.

Cuello: es la porción que separa la corona de la raíz.

Raíz: es la parte que queda dentro del hueso (alveolos), está cubierta por cemento y abierta en su parte inferior por el agujero apical, que da paso al paquete vasculonervioso.

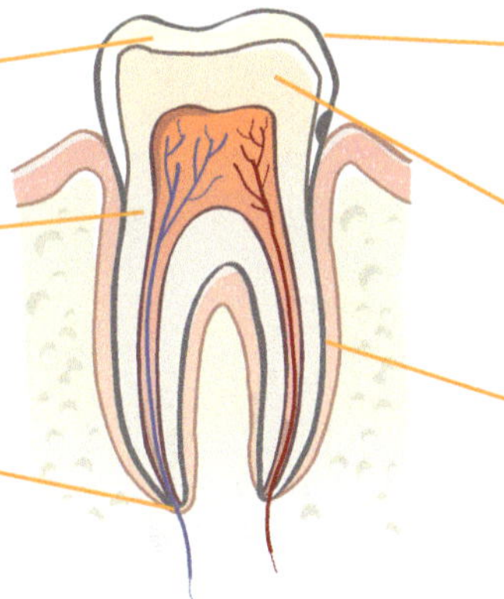

Esmalte: formado por hidroxiapatita de calcio, que recubre la corona.

Dentina: formada por hidroxiapatita (65 %), colágeno (25 %) y agua (10 %), que recubre todo el diente.

Cemento: formado por hidroxiapatita de calcio (55 %) y agua (45 %), recubre la raíz.

Fig. 10.7. *Estructura de un diente.*

Toma nota

Según su función, los dientes pueden ser:

- **Incisivos:** encargados de cortar los alimentos. Son un total de 8 en la dentadura definitiva.
- **Caninos** o **colmillos:** ayudan a cortar y desgarrar los alimentos, son un total de 4.
- **Premolares:** se sustituyen por los molares en la dentadura definitiva, ayudan a triturar los alimentos. Son 8.
- **Molares:** encargados de aplastar y triturar los alimentos, pueden existir hasta 20.

2.2. Faringe

Es un tubo, de unos 12 cm de longitud, situado en la parte posterior de la cavidad nasal, la boca y parte de la laringe. Sus paredes están recubiertas por **epitelio respiratorio** (parte superior) y **epitelio escamoso** (parte inferior). Sus músculos presentan fibras circulares que facilitan, al contraerse, el proceso de la **deglución.**

La **faringe** está dividida en tres partes:

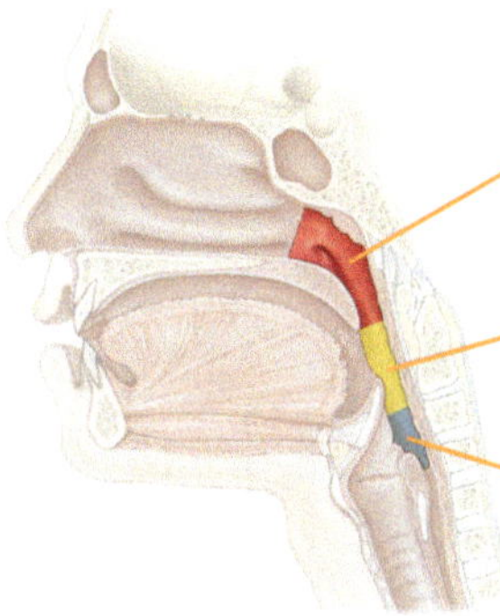

Nasofaringe (comunica con la bucofaringe): donde se localizan las amígdalas faríngeas (adenoides). En su parte lateral están los orificios de las trompas de Eustaquio, que comunican con el oído medio.

Bucofaringe (comunica con la cavidad bucal): es el inicio de la vía digestiva. Entre los pliegues de sus paredes se situán las amígdalas palatinas.

Laringofaringe (comunica con la laringe): se sitúa detrás de la laringe. En este punto se cruzan las vías respiratoria y digestiva. Se continúa con el esófago (parte posterior) y con la laringe (parte anterior). A este nivel se localiza la epiglotis, que cierra la laringe durante la deglución.

Fig. 10.8. *Estructura de la faringe.*

Actividades

4. Consulta las siguientes páginas web y realiza un trabajo sobre las características de los dientes y su correcta higiene:

www.youtube.com/watch?v=Bit-mvccVfM

www.juntadeandalucia.es/averroes/~29701428/salud/dientes.htm

2.3. Esófago

Es un **tubo (conducto)** de unos 25 cm de largo que une la faringe con el estómago, se extiende desde la 6.ª vértebra cervical (a nivel del cuello) hasta la 11.ª dorsal (a nivel del cardias). Atraviesa el músculo diafragma y se sitúa por detrás de la tráquea y del corazón y por delante de la columna vertebral (véase la Figura 10.1 de la página 180).

Su pared muscular está compuesta por dos capas, una externa de fibras longitudinales y otra interna de fibras circulares, encargadas de facilitar el movimiento y el avance del bolo alimenticio mediante movimientos peristálticos. Presenta dos esfínteres, uno superior **(hipofaríngeo)**, que permanece cerrado durante el reposo, y otro inferior **(gastroesofágico)**, que se cierra para evitar el reflujo del estómago. Desde un punto de vista topográfico se diferencian en él tres zonas: **esófago cervical, esófago torácico** y **esófago abdominal.**

Su función principal consiste en **conducir los alimentos** y los **líquidos** hacia el estómago.

Practica

5. Utiliza un modelo anatómico de torso humano para localizar y desmontar cada uno de los órganos que componen el aparato digestivo.

Actividades

6. Indica qué partes del diente recubren la dentina, el esmalte y el cemento.

7. Cita cada una de las partes en las que está dividida la faringe.

2.4. Estómago

Es un **órgano hueco** en forma de bolsa alargada, de unos 25 cm de longitud y de 10 a 15 cm de diámetro transverso.

Está situado en el epigastrio e hipocondrio izquierdo, por debajo del hígado y de parte del diafragma. Está fijo, tanto en su parte superior (unión gastroesofágica) como en la inferior (unión gastroduodenal). Desde el punto de vista anatómico se pueden diferenciar varias partes:

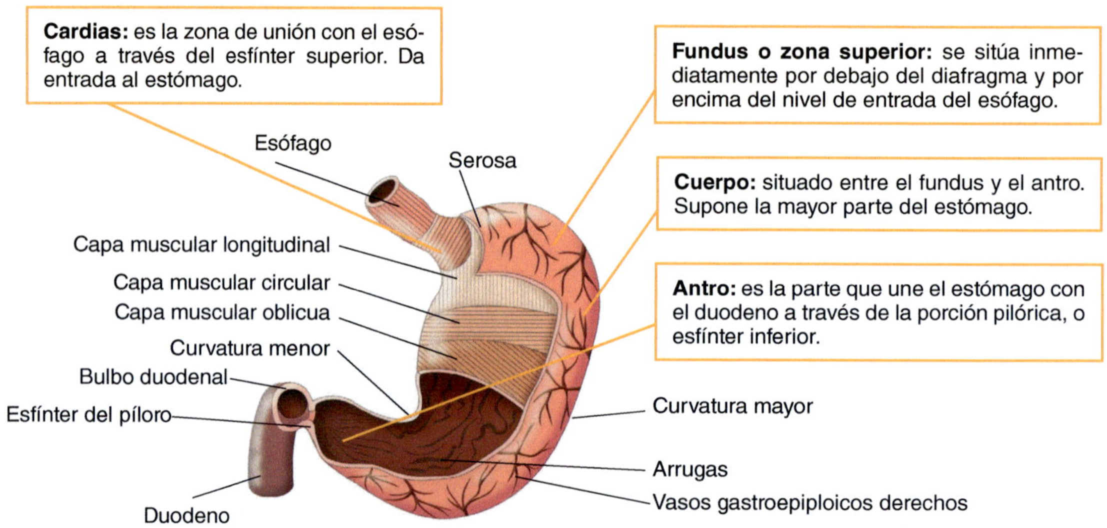

Fig. 10.9. *Partes del estómago y estructura de su pared.*

El estómago presenta **dos curvaturas,** una mayor (convexa) y otra menor (cóncava), que se extienden desde el cardias al píloro.

Importante

En la **pared del estómago,** las fibras de la capa muscular se disponen en sentido longitudinal, circular y oblicuo lo que le permite realizar la **mezcla** del alimento con el **jugo gástrico.**

La capa mucosa es de tipo glandular y segrega diferentes sustancias que facilitan la digestión.

Además, presenta gran número de pliegues para aumentar la superficie de contacto con el alimento.

Las **funciones** de la pared estomacal son las siguientes:

- Almacenamiento de los alimentos hasta su digestión.
- Secreción de HCl, H_2O, factor intrínseco y hormonas como la gastrina.
- Mezcla de los alimentos y su división en partículas más pequeñas.
- Absorción de sustancias como agua, alcoholes, etc.

Actividades

8. Cita el nombre de las glándulas salivares.

9. Explica cuáles son las partes que se señalan en este dibujo del estómago.

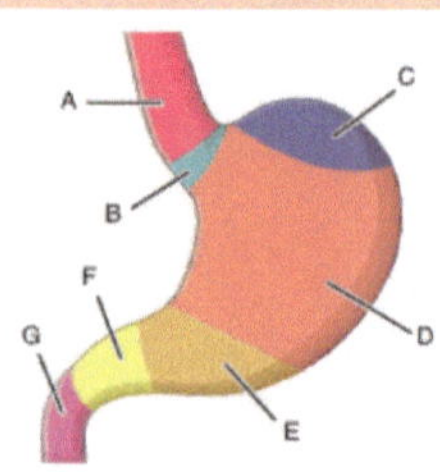

2.5. Intestino

Es un tubo que se extiende desde el píloro hasta el ano. Se subdivide en dos partes: **intestino delgado** e **intestino grueso.**

A. Intestino delgado

Se extiende desde el píloro hasta la unión ileocecal. Es la parte más larga del tubo digestivo y tiene una longitud de unos 6 metros y 2,5 cm de diámetro. Sus asas, que se enrollan de manera que ocupan la mayor parte de la cavidad abdominal, están cubiertas por el **peritoneo,** membrana que cubre casi todos los órganos del aparato digestivo y que tiene función protectora. Está formado por **duodeno, yeyuno** e **íleon.**

Duodeno: es la primera parte del intestino delgado; se localiza detrás del peritoneo. Tiene forma de C, al adaptarse a la cabeza del páncreas. En su parte media desembocan el conducto colédoco (del hígado) y el pancreático, a través de la ampolla de Vater, y por encima, el conducto de Santorini (pancreático accesorio) y las glándulas de Brunner.

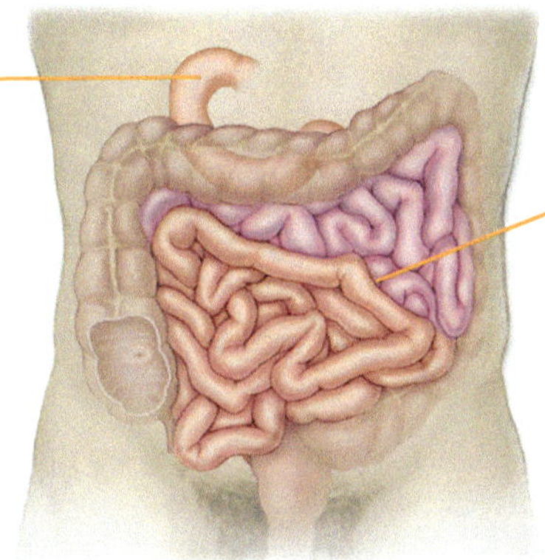

Yeyuno e íleon: es el resto del intestino delgado. Está suspendido de la pared abdominal gracias al mesenterio. Se dispone en asas que ocupan la cavidad abdominal, todas ellas dotadas de gran movilidad. En su parte inferior contiene la **válvula ileocecal,** que sirve de separación con el ciego.

Fig. 10.10. *Partes del intestino delgado.*

- **Estructura de las microvellosidades**

Las vellosidades son prolongaciones o pliegues de la capa mucosa del intestino delgado (válvulas conniventes). Sus células presentan pequeñas proyecciones denominadas **microvellosidades,** que aumentan considerablemente su superficie y la capacidad de absorción (véase la Figura 10.11).

B. Intestino grueso

Se extiende desde la válvula ileocecal (que cierra la abertura del intestino delgado) hasta el ano. Tiene una longitud de 1,5 a 2 metros. Está formado por el **ciego,** el **colon** y el **recto.** La capa muscular en su parte externa (longitudinal) se dispone en tres bandas o tenias.

Colon ascendente: asciende verticalmente desde el ciego hasta el borde inferior del hígado.

Ciego: forma un fondo de saco situado en la fosa ilíaca derecha, del que parte el apéndice, de unos 6 o 7 cm de longitud. Está recubierto por el peritoneo.

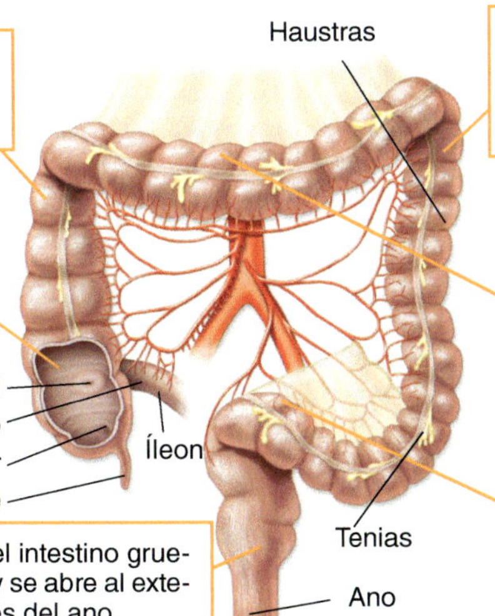

Recto: Constituye la última porción del intestino grueso. Tiene una longitud de unos 20 cm y se abre al exterior por medio del esfínter anal a través del ano.

Colon descendente: desciende verticalmente desde el ángulo esplénico hasta el cuadrante inferior izquierdo.

Colon transverso: cruza el abdomen desde el ángulo hepático, situado en el cuadrante superior derecho, hasta el ángulo esplénico, situado en el cuadrante superior izquierdo.

Sigmoides: tiene forma de S. Es la porción distal, se une con el recto y sale fuera de la cavidad peritoneal.

Fig. 10.12. *Partes del intestino grueso.*

Toma nota

Las **funciones** del **intestino delgado** son las siguientes:

- Absorción de los productos terminales de la digestión.
- Secreción de las hormonas que ayudan a regular la secreción de jugo intestinal, bilis y jugo pancreático.

Cada microvellosidad contiene una **arteriola,** una **vénula,** un **vaso linfático,** un **plexo capilar** y un **nervio.**

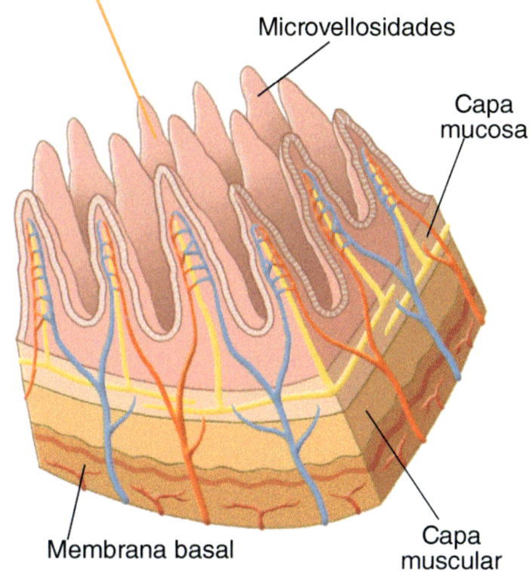

Fig. 10.11. *Microvellosidad intestinal.*

Toma nota

Las **funciones** del **intestino grueso** son las siguientes:

- Absorción de agua.
- Eliminación de los productos de desecho.

2.6. Hígado, vesícula biliar y páncreas

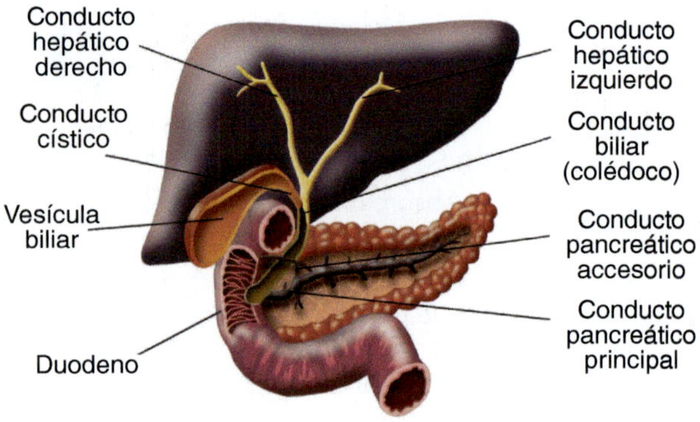

Fig. 10.13. *Hígado, vescícula biliar y páncreas con sus conductos.*

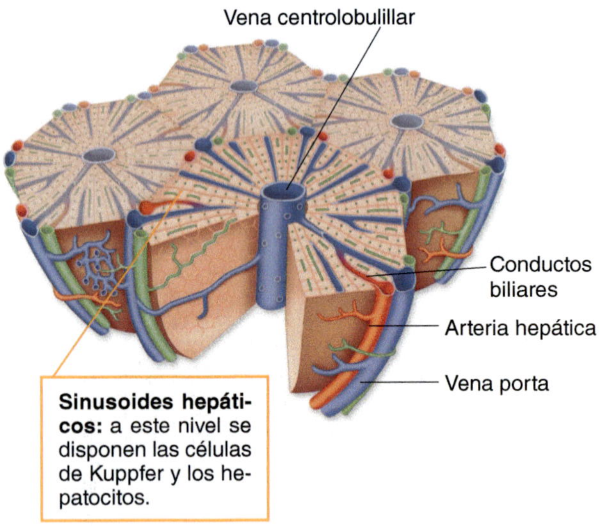

Fig. 10.14. *Estructura del lobulillo hepático.*

El **hígado,** la **vesícula biliar** y el **páncreas** se consideran los órganos accesorios o **glándulas anejas** del aparato digestivo.

Hígado
Órgano localizado en el hipocondrio derecho, es el encargado de secretar la bilis y conducirla hasta el intestino delgado. Se compone de cuatro lóbulos: derecho, dividido a su vez en otros tres, e izquierdo, separado del derecho por el ligamento falciforme. Cada lóbulo se divide a su vez en **lobulillos,** o sinusoides, que constituyen la unidad anatómica y funcional del hígado. Estos lobulillos tienen forma de cilindros hexagonales formados por células hepáticas que se disponen alrededor de una vena centro-lobulillar y que se irradian hacia la periferia. En este nivel se disponen ramas de la arteria hepática, del sistema porta y del conducto hepático. Los **conductos biliares** se unen formando dos conductos de mayor calibre (derecho e izquierdo). Estos se juntan para formar el conducto hepático, que se une al conducto cístico (de la vesícula biliar) para formar el conducto colédoco, que desemboca en el duodeno a través de la ampolla de Vater.
Vesícula biliar
Órgano de unos 5-10 cm de forma piriforme situado en la cara inferior del hígado, al que se une a través de tejido conectivo, peritoneo y vasos sanguíneos. Su función es **almacenar la bilis,** que se expulsa a través del conducto cístico.
Páncreas
Es una glándula blanda y lobulada que se sitúa entre el duodeno y el bazo (parte superior del abdomen). Presenta tres partes: una **cabeza** (siguiendo una curva en C sobre el duodeno), un **cuerpo** y una **cola,** que se dirigen hacia la izquierda, cruzando la columna vertebral. Está compuesto por dos tipos de tejido glandular: exocrino, que secreta jugo pancreático, y endocrino, formado por las células de Langherhans que secretan insulina y glucagón. Su interior está recorrido por un conducto principal (pancreático o de Wirsung), que se une al colédoco, y otro accesorio o conducto de Santorini.

Tabla 10.4. *Glándulas anejas del aparato digestivo.*

Practica

10. Sobre una lámina muda, identifica cada una de las glándulas descritas en la unidad.

Actividades

11. Sobre un muñeco clástico, identifica cada uno de los órganos del aparato digestivo.

12. Describe las características anatómicas del colon.

13. Describe las microvellosidades intestinales.

Caso Práctico 1

Atiendes a un usuario a domicilio que te cuenta que tiene reflujo esofágico.

a) ¿Qué estructura anatómica estará afectada?

b) ¿Cuál es la función de la pared esofágica?

c) ¿Cómo se llama la parte del estómago que comunica con el esófago?

Solución:

a) El esfínter gastroesofágico.

b) Su función es facilitar el movimiento y el paso del bolo alimenticio desde la faringe al estómago.

c) Esta parte se llama cardias.

3. Fisiología del sistema endocrino y del aparato digestivo

Web

www.juntadeandalucia.es/averroes/~29701428/salud/endocri.htm

En esta página encontrarás información útil y gráfica sobre el sistema endocrino.

3.1. Regulación de la secreción hormonal

Las **hormonas** son sustancias químicas, transportadas a través de la sangre, que actúan regulando diversas funciones metabólicas: de **crecimiento** y de **diferenciación sexual** del organismo.

La síntesis o **secreción hormonal** se regula mediante dos tipos de mecanismos (véase la Figura 10.15):

- **Nerviosos:** actúan sobre las glándulas endocrinas, excitándolas.
- ***Feedback*** o **retroalimentación:** la glándula endocrina segrega una hormona que actúa sobre el órgano efector o diana, que aumenta gradualmente su función. Cuando la secreción hormonal aumenta en exceso, se produce un mecanismo de retroalimentación que hace disminuir la secreción de dicha hormona. Como consecuencia, disminuye la función del órgano efector, hasta que se activa la glándula endocrina para, de nuevo, repetir el proceso (véase la Figura 10.16).

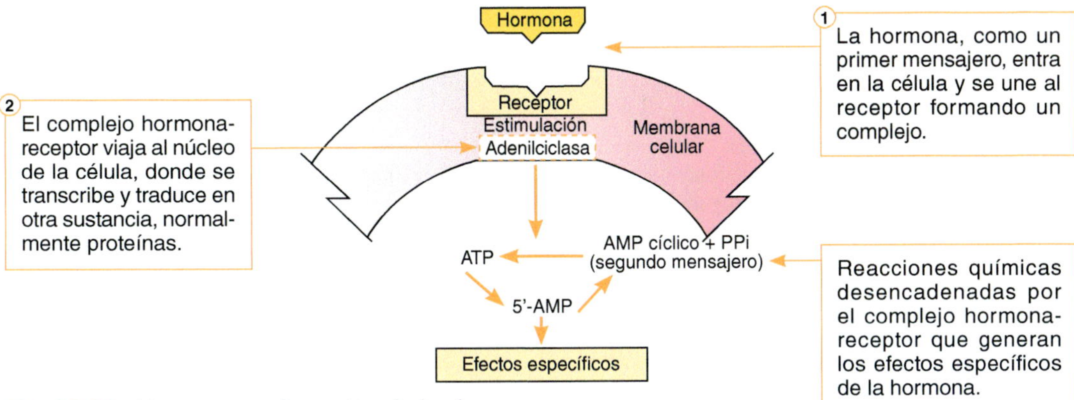

Fig. 10.15. *Mecanismos de acción de las hormonas.*

3.2. Acción fisiológica de las hormonas

Las **hormonas** interaccionan específicamente con su órgano efector, de tal forma que solo responden a estímulos especializados relacionados con dicho órgano, en donde existen unos receptores específicos para cada hormona.

Las hormonas actúan como primer mensajero y se adaptan al receptor específico situado en la membrana celular. Estimulan el sistema adenilciclasa, que favorece la formación del **AMP cíclico** (adenosín monofosfato), que actúa como segundo mensajero, a partir del **ATP** (adenosín trifosfato), provocando los efectos específicos de la hormona. Por este mecanismo actúan sobre todo las hormonas proteicas. Después de ejercer su acción específica, son eliminadas del organismo.

Las hormonas pueden tener una gran variedad de acciones:

- Control del **crecimiento.**
- **Morforreguladoras:** regulan el desarrollo armónico del cuerpo.
- Regulación de **procesos bioquímicos:** ejercen una acción que favorece los procesos metabólicos (anabolismo y catabolismo).
- **Neurorreguladoras:** actúan equilibrando el estado de excitabilidad del sistema nervioso vegetativo.
- **Regulación** del **equilibrio psíquico.**
- **Regulación** de los distintos **procesos vitales** como, por ejemplo, la actividad cardiaca, el control del apetito, etc.

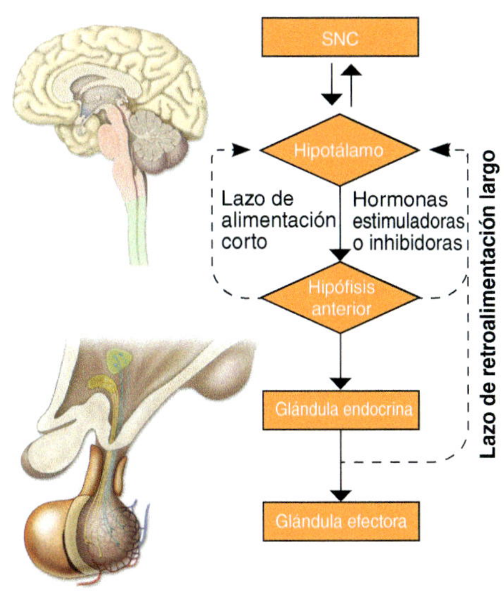

Fig. 10.16. *Conexiones entre hipófisis anterior e hipotálamo. Sistema de retroalimentación de secreción hormonal.*

A Vocabulario

Peristaltismo: proceso por el cual se producen una serie de contracciones musculares organizadas que tienen lugar a lo largo de todo el tubo digestivo (también se producen en las paredes de los uréteres y en el conducto biliar).

3.3. Proceso fisiológico de la digestión

La **digestión** es un proceso automático e involuntario que facilita el movimiento de los alimentos a través del tubo digestivo. Su objetivo es transformar los alimentos en nutrientes, para que se absorban en el intestino y lleguen a la sangre para que puedan ser utilizados por todos los tejidos del organismo. En este proceso colaboran las glándulas salivales, el hígado, la vesícula biliar y el páncreas, y se lleva a cabo en las fases que veremos a continuación.

A. Ingestión, masticación, insalivación y deglución

El proceso de preparación de los alimentos para su absorción se inicia en la boca **(ingestión).** Durante la **masticación,** los dientes desgarran, cortan y trituran los alimentos, reduciendo el tamaño de las partículas alimenticias que se mezclan con la saliva **(insalivación),** que los disuelve y los lubrica, para formar el bolo alimenticio; y mediante la deglución, pasa a la faringe y luego al esófago. El proceso de **deglución** se lleva a cabo en varias fases:

Fase I (voluntaria)	La lengua impulsa el bolo alimenticio hacia el esófago, se bloquea el orificio de la boca y, por la acción muscular, la epiglotis cierra la nasofaringe (elevando la laringe) y, así, el bolo alimenticio se desliza por detrás de la epiglotis entrando en la faringe. Este proceso dura unos segundos.
Fases II y III (involuntarias)	El bolo alimenticio es impulsado por las contracciones reflejas de la faringe y los **movimientos peristálticos** del esófago hasta llegar al estómago, en el que desemboca gracias a la apertura del cardias.

Tabla 10.5. *Etapas de la deglución.*

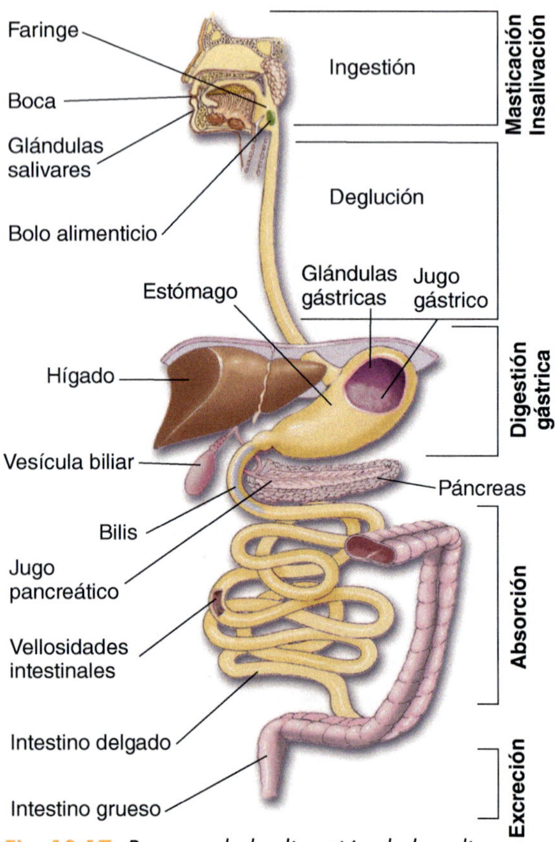

Fig. 10.17. *Proceso de la digestión de los alimentos.*

B. Digestión gástrica

Cuando el alimento ha llegado al estómago, el cardias se cierra para evitar el reflujo del contenido gástrico hacia el esófago. En el proceso de la digestión, el estómago desempeña tres funciones fundamentales: **almacenamiento, mezcla** y **vaciamiento.**

Almacenamiento	Las paredes musculares del estómago están dotadas de una gran capacidad de dilatación para adaptarse y poder recibir todo el volumen de alimentos ingeridos.
Mezcla	La mezcla de los alimentos se produce como consecuencia de los movimientos estomacales (ondas mezcladoras u ondas tónicas), la secreción de moco y de los jugos gástricos: HCl, enzimas (pepsina y lipasa gástrica) y factor intrínseco. Esto da lugar a que se forme el quimo que presenta un aspecto lechoso y semilíquido. En el estómago, además de las ondas de mezcla, se producen unas ondas peristálticas que progresan desde el cuerpo hacia el píloro, y que hacen que el quimo se acumule en la zona prepilórica y ejerza una presión que va en aumento hasta provocar la apertura del esfínter pilórico, lo que permite su paso al duodeno.
Vaciamiento	Está en función del grado de fluidez del quimo y de la receptividad del intestino delgado (en especial, del duodeno).

Tabla 10.6. *Proceso de la digestión y función gástrica.*

C. Absorción intestinal

Antes de que el **quimo** pase al duodeno, en este se liberan las hormonas **secretina,** que estimulan en el páncreas la liberación de los jugos pancreáticos, y **pancreocinina,** que produce el vaciamiento gástrico cuando el contenido duodenal ha sido alcalinizado.

- **Intestino delgado:** cuando el alimento llega al intestino delgado se producen una serie de movimientos mezcladores y peristálticos, debidos a la contracción refleja de su pared muscular, que permiten la mezcla y el avance del quimo, ayudado por las secreciones pancreáticas, biliares y de las propias glándulas intestinales de Brunner y Lieberkühn. De este modo, el quimo que está en contacto con la mucosa es renovado constantemente, facilitando así la **absorción** de todos los nutrientes: glúcidos, aminoácidos (proteínas) y ácidos grasos. A este nivel se reabsorben el 85-90 % del agua, de los iones (sodio, potasio, cloruro, bicarbonato, hierro y calcio) y de las vitaminas.
- **Intestino grueso:** cuando el quimo llega a la válvula ileocecal, los movimientos del intestino delgado hacen que se abra el esfínter (mediante un mecanismo reflejo), dejando que pase al colon.

La superficie de absorción de la pared intestinal aumenta gracias a los pliegues de sus **vellosidades.** Para facilitar el proceso, los principios inmediatos deben desdoblarse en elementos más sencillos que puedan atravesar la pared intestinal hacia la circulación sanguínea. Los movimientos del colon favorecen el almacenamiento y la deshidratación de su contenido. Aquí no se secretan enzimas, solamente grandes cantidades de moco (glándulas de Lieberkühn) que lubrican la pared intestinal y protegen su mucosa. En este nivel se reabsorbe lo que queda del agua, los electrolitos (sodio, potasio, cloruro y bicarbonato), algunos ácidos grasos y las vitaminas (K y B). En la segunda mitad se produce el almacenamiento de materias fecales debido a los movimientos de propulsión generados en esta zona.

D. Excreción

Tiene como finalidad la **expulsión de los residuos** de la digestión (material fecal) después de la absorción de los nutrientes a través del ano. Se produce por la relajación de los esfínteres anales (externo e interno), como consecuencia de un acto (mecanismo) reflejo, la compresión de las paredes abdominales y las contracciones del colon y del recto.

¿Sabías que...?

La **saliva** contiene: agua (96 %), moco, iones y enzimas (ptialina, lisozima) que intervienen en la digestión de los hidratos de carbono y de otros principios inmediatos.

Practica

14. Busca información en Internet sobre los procesos fisiológicos del aparato digestivo y realiza una presentación sobre el proceso fisiológico de la digestión.

Puedes visualizar el siguiente vídeo:

www.youtube.com/watch?v=H86hH11W9i0

Caso Práctico 2

Como TAPSD, tienes que atender a un usuario al que le faltan varias piezas dentarias y que sufre problemas de deglución que han derivado en una alteración en el proceso de la digestión de los alimentos.

a) Qué repercusión tiene la falta de estas piezas en la primera fase del proceso de la digestión?

b) ¿Cómo se define la deglución?

c) ¿Cómo pasa el bolo alimenticio al estómago?

d) ¿Qué recomendaciones le debes dar en relación con la higiene de la boca?

Solución:

a) La ausencia de las piezas dentarias lleva asociada una mala trituración de los alimentos en la boca, lo que dificultará la formación del bolo alimenticio y de la deglución.

b) La deglución se define como el paso del bolo alimenticio desde la faringe hacia el esófago y consta de las siguientes fases:

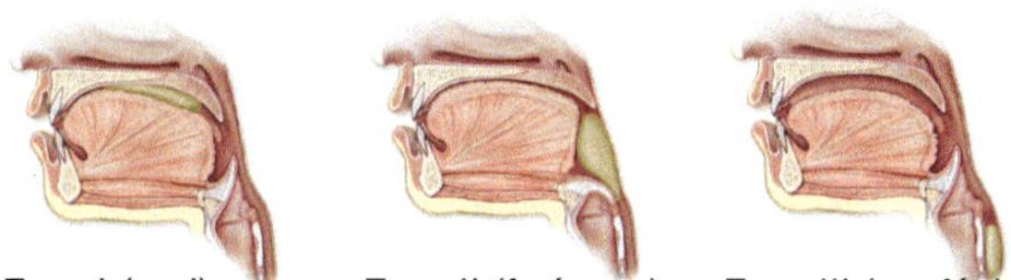

Fase I (oral) Fase II (faríngea) Fase III (esofágica)

c) El bolo pasa impulsado por los movimientos peristálticos de la pared esofágica, que hace llegar el bolo hasta el cardias, que se abre para permitir su paso hacia el estómago.

d) Es importante recomendarle la utilización del cepillo dental después de las comidas, enjuagarse bien la boca con algún antiséptico, limpiarse también la superficie de la lengua y las partes blandas (carrillos, encías), y aconsejarle que vaya al odontólogo regularmente.

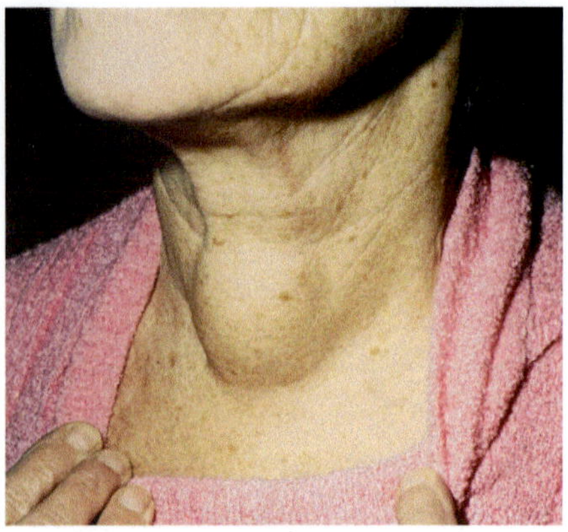

Fig. 10.18. *Aspecto del cuello de un usuario con hipotiroidismo.*

4. Patología más frecuente

4.1. Sistema endocrino

Las enfermedades que con más frecuencia afectan a este sistema se resumen en la siguiente tabla:

Síndrome de Cushing
Es una alteración de la **secreción del cortisol** debido a hipersecreción de la ACTH. Cursa con aumento de peso, acumulación de grasa en la cara (de luna llena) entre los hombros, pérdida de masa ósea (osteoporosis) y muscular, piel fina y frágil que cura mal en caso de heridas, e intolerancia a los hidratos de carbono.
Hipertiroidismo o tirotoxicosis
Enfermedad producida por el **aumento de la actividad del tiroides** y por lo tanto de la hormona tiroidea. Normalmente se produce por un trastorno autoinmune como en la enfermedad de Graves Basedow. Cursa con nerviosismo, intolerancia al calor, agrandamiento del tiroides, piel lisa, brillante, sedosa y caliente, cabello fino e inestabilidad emocional.
Hipotiroidismo
Enfermedad producida por la disminución de la hormona tiroidea. Puede ser de tipo **congénito (cretinismo):** produce alteraciones del desarrollo del sistema nervioso y esquelético, generalmente por una falta de yodo en la ingesta, o **adquirido,** que cursa con cansancio, letargia, intolerancia al frío, mialgias y artralgias, aumento de peso, piel seca y escamosa, alteraciones de la memoria y estreñimiento.
Diabetes mellitus
Es una **enfermedad metabólica,** de carácter **crónico** y **hereditario,** producida por una disminución, total o parcial, de la secreción de la insulina. Cursa con poliuria, polidipsia, polifagia, cetonuria y pérdida de peso. Se acompaña de un aumento de la glucemia. Puede ser de: • **Tipo I** (dependientes de la insulina): se da en personas jóvenes. Los enfermos tienen un peso normal o están delgados. Responden al tratamiento con insulina exógena. • **Tipo II** (no dependientes de la insulina): es la más frecuente, suele aparecer a partir de los 40 años y cursa con aumento de peso. No responden a la insulina. Puede complicarse dando lugar a alteraciones microvasculares (retinopatías o nefropatías), alteraciones macrovasculares (enfermedades cerebrovasculares y coronariopatías) y neuropatías.

Tabla 10.7. *Patología que afecta con más frecuencia al sistema endocrino.*

4.2. Aparato digestivo

En las siguientes tablas veremos las enfermedades que con más frecuencia afectan al aparato digestivo. En la primera, la Tabla 10.8, veremos la patología que afecta con más frecuencia al **esófago,** y en la Tabla 10.9 la que afecta al **estómago,** al **hígado** y al **intestino.**

Hernia de hiato
Se produce cuando la **porción superior del estómago asciende,** a través del hiato diafragmático (abertura del diafragma), hacia el tórax, favoreciendo el paso del contenido gástrico. Cursa con pirosis (ardor o quemazón) que empeora con el decúbito, dolor, palpitaciones, dificultad para tragar y respiratoria.
Síndrome esofágico
Cuadro clínico que se caracteriza por la aparición de **disfagia** (sensación de detención retroesternal del bolo alimenticio), odinofagia (deglución dolorosa), regurgitación (retorno a la boca de los alimentos procedentes del esófago), sialorrea (emisión de gran cantidad de saliva), pirosis (sensación de ardor por reflujo del contenido gástrico), aerofagia (evacuación súbita de aire deglutido) y esofagorragia (expulsión de vómito con sangre).

Tabla 10.8. *Patología que afecta con más frecuencia al esófago.*

A Vocabulario

Nódulo tiroideo: crecimiento anormal de las células tiroideas, que da lugar a la formación de un tumor.

Acromegalia: crecimiento anormal por el aumento de la hormona de crecimiento.

Exoftalmos: protrusión anormal de uno o de los dos globos oculares (ojos).

Bocio: aumento del tamaño de la glándula tiroides.

Enfermedad de Addison: trastorno metabólico debido a un déficit de las hormonas de la corteza suprarrenal.

Gastritis	Es la **inflamación** de la **mucosa** de la pared del estómago. Puede ser: • **Aguda,** se produce por causas exógenas (ingestión de alcohol, medicamentos, toxinfecciones, estrés), que destruyen la barrera mucosa produciendo acidosis que daña los tejidos. Cursa con dolores epigástricos, náuseas, vómitos, anorexia, halitosis y alteraciones del estado general. • **Crónica,** es más inespecífica, difusa. Se produce por causas exógenas (café, nicotina, alcohol, alimentos) o endógenas (enfermedades metabólicas, anemia, diabetes y déficit proteínicos). Suele ser asintomática.
Úlcera péptica	Es una **solución** de **continuidad** de la **mucosa gástrica** o duodenal, debida a un proceso **necrótico,** como consecuencia de la incapacidad de ciertas zonas de la mucosa para resistir la acción del jugo gástrico. Se desencadena por: ingestión de medicamentos, estrés, lesiones, quemaduras, cirugías y, sobre todo, por infección por Helicobacter Pylori. Cursa con dolores de intensidad constante (de 15 minutos a varias horas) y sensación de hambre, que se alivian con la ingestión de alimentos o antiácidos. Se manifiesta en brotes de duración variable, sobre todo en primavera y en otoño. Puede cursar con hematemesis (vómitos con «posos» de café) y melenas. En la úlcera gástrica el dolor es difuso (hipocondrio izquierdo); en la duodenal es en «punta de dedo» (hipocondrio derecho).
Carcinoma de estómago	**Tumoración** de **carácter maligno** que afecta, sobre todo, a **varones** (60-80 años). No existe una etiología clara. Aparece sobre todo en enfermos con gastritis crónica. En su inicio suele ser asintomático; presentando tan solo pequeñas molestias intermitentes. En fases avanzadas cursa con sensación de plenitud o presión, dolores vivos en el epigastrio relacionados o no con las comidas, anorexia, repugnancia a los alimentos, alteraciones de la evacuación y cambios del carácter.
Malabsorción intestinal	Es un conjunto de afecciones de distinta etiología caracterizadas por una **alteración** en la **absorción** de los principios inmediatos, vitaminas, minerales y agua. Los síntomas más característicos son diarreas (heces mezcladas con sangre y moco), fiebre, anorexia, disminución de peso e intolerancia a distintos alimentos.
Colon irritable	**Trastorno funcional** del **colon** causado por alteraciones del sistema nervioso central o del neuromuscular. Cursa con molestias abdominales: ardores, pinchazos, dolores y heces duras, pastosas o líquidas (falsa diarrea).
Carcinoma intestinal	Aparece sobre todo en el **intestino grueso** (colon y recto). Se inicia con pequeñas molestias y alteraciones de la motilidad que desencadenan cuadros de diarrea o estreñimiento. Cursa con presencia de sangre en las heces, sensación de plenitud y dolor en las fosas ilíacas, izquierda o derecha, según su localización. Puede producir obstrucciones, perforaciones y hemorragias.
Enfermedad celíaca	Alteración estructural del intestino delgado que está causada por la **intolerancia al gluten** y otras proteínas del trigo, la cebada y el centeno, de carácter hereditario y autoinmune.
Cirrosis hepática	Enfermedad **crónica** del **hígado** que se caracteriza por la aparición de necrosis que destruye el parénquima. Su aparición está ligada, generalmente, a la ingesta elevada de alcohol. Cursa con astenia, anorexia, dispepsia, meteorismo, dolor abdominal, fiebre y signos como ictericia, ascitis y hepatoesplenomegalia.
Hepatitis	Enfermedad general de **carácter agudo** producida por **virus específicos,** que afecta fundamentalmente al **hígado,** aunque también puede afectar a otros órganos de forma secundaria. En función del tipo de virus, la hepatitis puede ser de tres tipos: A, B y C.

Tabla 10.9. *Patología que con más frecuencia afecta al estómago y al intestino.*

Caso Práctico 3

Pedro, de 64 años, a partir de un problema familiar, presenta molestias abdominales que se manifiestan con sensación de plenitud, dolor en las fosas ilíacas, que se acompaña de estreñimiento o diarreas. Le diagnostican un cáncer de colon, por lo que le realizan una colostomía. ¿Cómo debe cuidar el estoma el TAPSD en el domicilio?

Solución:

Tiene que despegar el adhesivo sin tirones, sujetando la piel, tras lo cual ha de retirar los restos de heces y limpiar la zona con agua y jabón neutro, utilizando una esponja suave. Después, ha de secar sin frotar y colocar el dispositivo. Si es de una sola pieza se hace de abajo arriba, ajustando el borde inferior del orificio con la base de la colostomía, y se presiona suavemente con el dedo desde dentro hacia fuera.

Actividades

15. Busca en estas páginas web información para hacer un trabajo sobre la diabetes:
www.dmedicina.com/enfermedades/digestivas/diabetes
www.nlm.nih.gov/medlineplus/spanish/ency/article/001214.htm

16. Busca en Internet, o en un diccionario especializado, los siguientes términos: estomatitis, esofagitis, apendicitis, peritonitis, diverticulosis y pancreatitis.

17. ¿En qué consiste la malabsorción intestinal?

18. Busca información en Internet sobre la hepatitis y realiza un trabajo en grupo para exponer en el aula.

5. Promoción de la salud y autocuidados

Todas las actividades que el TAPSD realice con el usuario deben tener, como uno de sus objetivos prioritarios, **mantener** su **autonomía** y su participación en su **autocuidado.**

5.1. Consejos de promoción de la salud

- Realizar **actividad física.** Esto debe incluirse en el plan de cuidados, pues será necesario para prevenir o mejorar alteraciones que afectan al sistema endocrino (diabetes) y al aparato digestivo (estreñimiento).
- Llevar una **dieta variada** y **equilibrada,** que incluya todos los nutrientes, adaptándola a las características fisiológicas y patológicas de cada usuario para evitar alteraciones digestivas y del tránsito intestinal (especialmente el estreñimiento), y para prevenir y/o mejorar la diabetes.
- **Ingerir** suficientes **líquidos** (agua) para evitar un cuadro de deshidratación.
- Realizar una **correcta higiene bucal,** para evitar alteraciones o infecciones en la boca.
- **Observar** las **heces** en caso de padecer un problema digestivo; y tener en cuenta su color, consistencia, cantidad, olor, y presencia de pus y moco.
- Acudir al **odontólogo, endocrino** o **especialista digestivo** con frecuencia como medida de prevención.

5.2. Autocuidados

- **Lavarse** los **dientes** después de las comidas utilizando cepillos suaves, limpiarse también la lengua, las mucosas y las prótesis dentales.
- Consumir **alimentos variados,** ricos en fibras (frutas, legumbres, verduras), pobres en grasas (pescados), con poca sal y poco azúcar (diabéticos), y cocinarlos asados, a la plancha o al vapor. Evitar las frituras. Es importante también masticar bien los alimentos.
- **Controlar** el **peso** en caso de padecer diabetes o hipotiroidismo.
- Adquirir un **hábito** para la **eliminación fecal,** estableciendo un horario, evitando las urgencias. Controlar el uso de laxantes.
- En caso de ser **diabético,** debe aprender a **controlar** sus niveles de **glucosa** en sangre y también a administrarse la **insulina.**

Importante

Si el usuario sufre de **estreñimiento,** el TAPSD debe aconsejarle que:

- Ingiera alimentos ricos en fibra (frutas, verduras, hortalizas).
- Beba al menos 2 litros de agua al día.
- Mastique bien los alimentos, comer despacio y a las mismas horas.
- Eduque su intestino, yendo al servicio a las mismas horas.
- Haga ejercicio físico moderado.
- Evite el uso de laxantes fuertes.

Web

www.bd.com/resource.aspx?IDX=10249

En esta página tienes información sobre diferentes dispositivos para la administración de insulina y los cuidados necesarios.

www.protesisdentaljc.com/protesisremovibles.htm

En esta página encontrarás información sobre el cuidado y mantenimiento de prótesis removibles.

Caso Práctico 4

Busca información en Internet sobre la diabetes, e indica:

a) ¿Qué recomendaciones hay que hacerle a un usuario diabético para el control de su glucemia (glucosa en sangre) de forma autónoma?

b) ¿Cuáles son los síntomas de la hipoglucemia? ¿Qué debe hacer el TAPSD en estos casos?

Solución:

a) Lavarse las manos y secarlas antes de pincharse. Realizar la punción en un dedo con el pinchador y depositar la gota de sangre en la tira reactiva. Introducir la tira en el glucómetro y esperar unos segundos para visualizar los valores.

b) Síntomas: sensación de malestar y mareo, sudoración fría, temblores, visión borrosa, convulsiones, etc. Si los niveles de glucosa en sangre son bajos, el TAPSD debe proporcionarle alimentos que lleven glucosa (caramelos, galletas, etc.). Si hay disminución o pérdida de conciencia, llevarle de urgencia a un centro sanitario.

Síntesis

- Hipófisis
  - Adenohipófisis → TSH, ACTH, FSH, LH, STH, MSH y Prolactina
  - Neurohipófisis → ADH y oxitocina
- Tiroides → Tiroxina (T4), triyodotironina (T3) y tirocalcitonina
- Paratiroides → Parathormona
- Hipófisis
  - Médula → Adrenalina y noradrenalina
  - Corteza → Glucocorticoides, mineralcorticoides
- Páncreas → Insulina y glucagón

Fisiología → Mecanismos nerviosos; Feedback

- Boca → • Glándulas salivares • Lengua • Piezas dentarias ← Ingestión, masticación y salivación
- Faringe → • Nasofaringe • Bucofaringe • Laringofaringe ← Deglución
- Esófago → • Faringe • Estómago ← Tránsito
- Estómago → Órgano hueco de unos 25 cm de longitud ← Digestión gástrica
- Intestino → Delgado: duodeno, yeyuno e íleon; Grueso: ciego, colon y recto ← Absorción intestinal
- Órganos accesorios → Hígado, vesícula biliar, páncreas ← Excreción

Fisiología

Patología

- Endocrino → • Síndrome de Cushing • Hiper/hipo-paratiroidismo • Diabetes Mellitus
- Digestivo → • Hernia • Síndrome esofágico • Gastritis • Úlcera péptica • Mala absorción • Colon irritable • Cirrosis • Hepatitis • Carcinoma gastro-intestinal…

Promoción de la salud y autocuidados → Educación sanitaria y prevención

NOTA: *Todas las actividades de esta página deben hacerse en un cuaderno aparte.*

Comprueba tu aprendizaje

Describir e identificar cada uno de los órganos que componen el sistema endocrino y las hormonas que producen.

1. Indica cuáles son las hormonas que se producen en la adenohipófisis.
2. Especifica qué hormonas son las que secreta la glándula tiroides y sus funciones.
3. Explica cómo actúa la parathormona, en relación con el metabolismo del calcio y del fósforo, y cuál es su repercusión sobre el organismo.
4. Indica cuáles son las funciones de la glándula paratiroides.
5. Indica cuáles son las hormonas que se sintetizan en la médula suprarrenal.
6. Explica de forma razonada cuál es el mecanismo de actuación de la insulina.
7. ¿Qué hormonas se producen en la neurohipófisis? Indica cuáles son sus efectos.
8. ¿Sabrías decir en qué procesos fisiológicos interviene el cortisol?

Describir e identificar cada uno de los órganos que componen el aparato digestivo.

9. ¿Qué tipo de tejidos constituyen la estructura anatómica del páncreas?
10. Indica en qué órganos se localizan estas estructuras: islotes de Langerhans, ciego, conducto colédoco, cardias, dentina y glándulas parótidas.
11. Describe las glándulas salivares indicando dónde se sitúan en el interior de la cavidad bucal.
12. Realiza una presentación en Power Point sobre las partes del diente que recubren el cemento, la dentina y el esmalte.
13. Cita el nombre de los esfínteres esofágicos (superior e inferior).
14. ¿Cómo se disponen las fibras en la capa muscular de la pared del estómago?
15. ¿Qué conductos desembocan en el duodeno y de dónde proceden?
16. ¿Es el peritoneo un órgano que forma parte del aparato digestivo? Indica cuál es su función.
17. Indica cuáles son las partes de la faringe y con qué estructuras anatómicas comunican cada una de ellas.

Conocer los procesos fisiológicos en los que intervienen el sistema endocrino y el aparato digestivo.

18. Define el concepto de hormona.
19. ¿Qué otros mecanismos regulan la secreción de las hormonas, además del *feedback*?
20. Cita al menos cuatro funciones de las hormonas.
21. ¿En qué consiste el mecanismo de regulación hormonal de *feedback*?
22. Describe qué ocurre con los alimentos en la cavidad bucal.
23. ¿Qué líquidos o sustancias participan del proceso de la digestión? ¿Dónde se producen?
24. Indica qué sustancias y elementos se absorben en el intestino delgado y en el intestino grueso.

Analizar las características clínicas de la patología que con más frecuencia afecta al sistema endocrino y al aparato digestivo.

25. ¿Qué se entiende por exoftalmos? ¿En qué patología aparece como signo característico?
26. ¿Es cierto que en la acromegalia pueden estar afectados los órganos genitales?
27. ¿En qué enfermedad el factor desencadenante es la alteración del cortisol?
28. Indica cuáles son los síntomas de la úlcera péptica.
29. ¿Por qué se produce la hernia de hiato?
30. Explica las características del carcinoma intestinal.
31. Define el concepto de cirrosis hepática. Cita algunos de sus síntomas.

Explicar al usuario las principales normas de promoción de la salud.

32. ¿Qué consejos darías a un usuario con estreñimiento?
33. ¿La pérdida de piezas dentales puede influir en la nutrición?
34. ¿Cómo actuarías con un usuario que se administra insulina y que presenta una hipoglucemia?
35. Indica qué aspectos se deben observar en las heces de un usuario con problemas digestivos.

NOTA: *Todas las actividades de esta página deben hacerse en un cuaderno aparte.*

Test de repaso

1. Señala la hormona que no se produce en la hipófisis:
a) Oxitocina.
b) Corticotropina.
c) Foliculoestimulina.

2. ¿Cuál de estos órganos no forman parte del aparato digestivo?
a) Esófago.
b) Laringe.
c) Yeyuno.

3. Señala la respuesta correcta:
a) La adrenalina se segrega en la corteza suprarrenal.
b) La insulina se forma en las células alfa del páncreas.
c) La hormona antidiurética actúa sobre la nefrona.

4. ¿En qué órgano se produce la tiroxina?
a) El páncreas.
b) El tiroides.
c) Las paratiroides.

5. Es cierto que la enfermedad celíaca se produce por:
a) Inflamación del colon.
b) Intolerancia al gluten.
c) Colitis ulcerosa.

6. ¿Qué hormona se segrega en la médula suprarrenal?
a) Adrenalina.
b) Insulina.
c) Somatotropina.

7. La llamada «cara de luna llena», aparece en:
a) La acromegalia.
b) El hipertiroidismo.
c) La enfermedad de Cushing.

8. ¿Cuál de estas afirmaciones es correcta?
a) El yeyuno-íleon es la primera parte del intestino delgado.
b) El ciego se localiza en el colon descendente.
c) El conducto colédoco desemboca en el duodeno.

9. Un usuario hipoglucémico debe:
a) Ingerir al menos 2 litros de agua al día.
b) Ignorar sus niveles de glucemia.
c) Ingerir alimentos que contengan glucosa.

10. ¿Cuáles de estas glándulas desembocan en la cavidad bucal a través del conducto de Stenon?
a) Submaxilares.
b) Parótidas.
c) Sublinguales.

11. Señala la respuesta no correcta.
a) La pirosis es la expulsión de vómito con sangre.
b) La úlcera gástrica produce dolor en el hipocondrio izquierdo.
c) La hepatitis es una enfermedad vírica.

12. ¿Cuál de estos factores influye en el control del estreñimiento?
a) La ingesta de alimentos ricos en fibra.
b) Mantener un horario regular para ir al baño.
c) Las dos respuestas anteriores son ciertas.

13. La zona de unión del estómago con el intestino se llama:
a) Píloro.
b) Antro.
c) Fundus.

14. ¿Qué enfermedad produce el *Helicobacter Pylori*?
a) Úlcera péptica.
b) Síndrome de malabsorción intestinal.
c) Enfermedad celíaca.

15. ¿Qué aspecto no es importante valorar a la hora de observar las heces?
a) La consistencia.
b) La hora de evacuación o excreción.
c) El color.

16. La determinación de la glucosa en sangre es importante en los usuarios:
a) Con adenoma de suprarrenales.
b) Hipertiroideos.
c) Diabéticos.

Solución: *1 a); 2 b); 3 c); 4 b); 5 b); 6 a); 7 c); 8 c); 9 c); 10 b); 11 b); 12 c); 13 a); 14 a); 15 b); 16 c).*

Práctica final

Fabián, de 60 años de edad, presenta desde hace varios meses un cuadro de nerviosismo e inestabilidad emocional que se acompaña de dolores epigástricos, náuseas, vómitos, anorexia, halitosis y alteraciones del estado general, además de tener un exoftalmos muy llamativo.

Lo remiten a la consulta del psiquiatra, para descartar posible depresión, y este lo deriva al endocrino y al especialista digestivo para confirmar o descartar un posible hipertiroidismo asociado a una gastritis.

Lectura y tareas

1. Lee con detenimiento los contenidos de la unidad sobre el sistema endocrino y el aparato digestivo y contesta a estas preguntas:

- ¿Qué otros síntomas puede presentar un enfermo con hipertiroidismo?
- ¿Puede modificarse o alterarse el aspecto y estado de la piel en estos usuariso?
- Recuerda dónde se localiza el tiroides y explica sus características anatómicas.
- Indica cuáles son las hormonas que secreta el tiroides. ¿Qué otra glándula puede controlar su funcionamiento?
- Define el concepto de exoftalmos.
- ¿En qué consiste la gastritis y cuáles pueden ser factores desencadenantes?
- ¿Tienen algún síntoma en común la gastritis y la úlcera péptica? ¿Cuál?
- Indica cuáles son las funciones del estómago en el proceso de la digestión.

Investigación y debate

2. Divididos en pequeños grupos, busca información en Internet sobre la úlcera péptica y la diabetes, para realizar un trabajo y después exponerlo y debatirlo en el aula.
El trabajo ha de tratar los siguientes puntos:

- Definición de úlcera péptica y factores desencadenantes.
- Consecuencias que pueden derivarse de una úlcera mal tratada.
- Definición de diabetes y sintomatología más significativa.
- Diferencia entre la diabetes de tipo I y de tipo II.
- Consejos de promoción de la salud y autocuidados que debe transmitir y fomentar el TAPSD en un usuario con diabetes.

Observación e identificación

3. Observa detenidamente un modelo anatómico del torso y de la cabeza y desmonta cada uno de los órganos que componen el sistema endocrino y el aparato digestivo, con el objetivo de:

- Identificar cada uno de los órganos que forman parte del sistema endocrino, observando dónde están localizados y con qué otros órganos se relacionan.
- Identificar y describir las características morfológicas de los órganos que conforman el aparato digestivo.

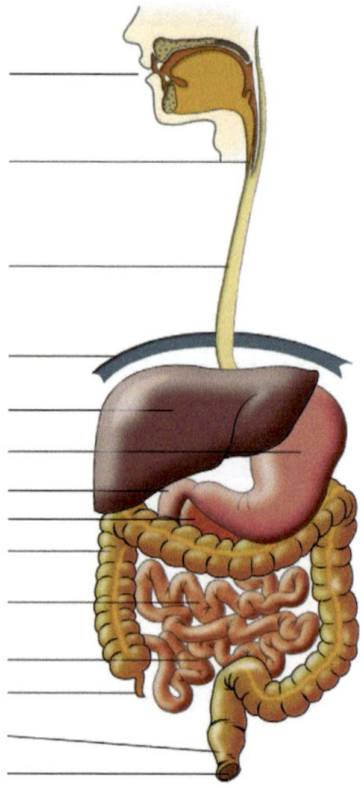

- Indicar con que órganos comunican el esófago, el intestino, el estómago, el hígado, la vesícula biliar y el páncreas.

Juego de roles

4. En parejas, realiza un juego de roles sobre el comportamiento del TAPSD con un usuario que presenta una diabetes y tiene una prótesis dental. Debe simularse la administración de la insulina y el asesoramiento en relación con los alimentos que debe incluir en su dieta. También debe explicar cómo realizar una correcta limpieza de la prótesis dental. Puedes consultar las siguientes páginas:

www.protesisdentaljc.com/protesisremovibles.htm
www.youtube.com/watch?v=L6Zm_wuqfH0

En estas situaciones el técnico debe mostrar empatía con el usuario, asesorarlo, fomentar la seguridad durante la técnica y su autonomía.

Unidad **11**

Administración de alimentos y apoyo a la ingesta

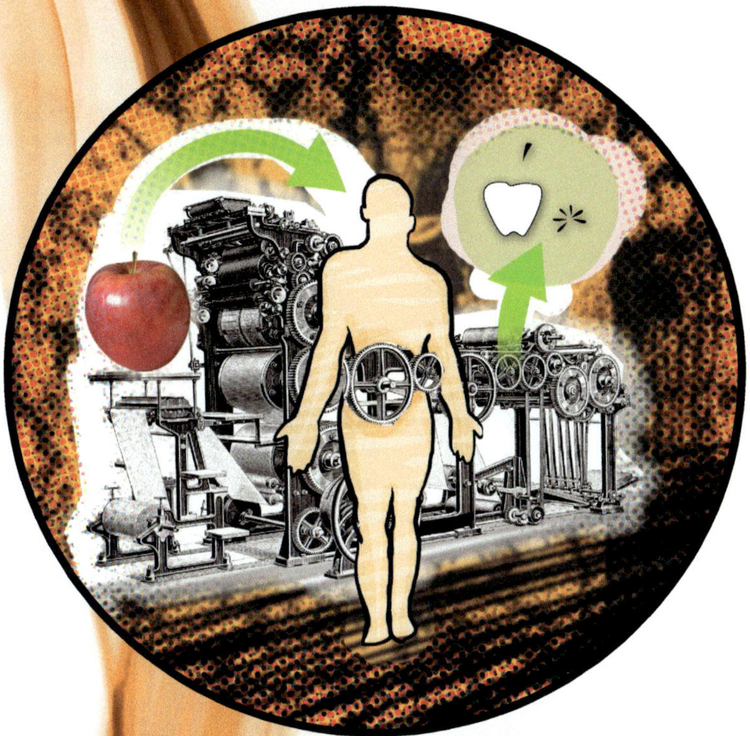

En esta unidad aprenderemos a:

- Organizar la distribución y el servicio de las comidas.
- Aplicar diferentes técnicas de apoyo a la ingesta.
- Comprobar que la ingesta de las personas se ajusta al plan de cuidados.
- Informar a la persona en situación de dependencia y a las familias acerca de la correcta administración de alimentos.
- Identificar los posibles riesgos asociados a las situaciones de ingesta.
- Adoptar medidas de seguridad y prevención de riesgos.

Y estudiaremos:

- Alimentación y nutrición: conceptos básicos.
- Los cuidados del paciente en su alimentación y nutrición.
- La alimentación por vía oral, enteral y parenteral.
- Las ayudas técnicas para la ingesta: descripción, tipos y aplicaciones.
- El servicio de comidas en instituciones.
- La prevención en situaciones de riesgo asociadas a la alimentación.
- La orientación a la persona usuaria y a sus cuidadores.

1. Conceptos básicos sobre alimentación

Energéticos

Son sustancias que al oxidarse **liberan** la **energía** necesaria para que se lleven a cabo todos los procesos vitales del organismo. Sus nutrientes más importantes son los **lípidos** y los **glúcidos.**

Plásticos

Este tipo de alimentos interviene en:

- El **crecimiento** o construcción del organismo.
- La **renovación** y reparación de los tejidos desgastados y dañados.

Los nutrientes que lo componen son, principalmente, las **proteínas** y el **calcio.**

Reguladores

Estos alimentos organizan y facilitan los **procesos metabólicos** del organismo. Esta función la realizan las vitaminas y los **elementos minerales** (Fe, I, Mg, Cl, Na, K, etcétera).

Tabla 11.1. *Clasificación de los alimentos según su función.*

La alimentación ha sido y es una constante preocupación del ser humano y ha estado íntimamente relacionada con el desarrollo de las civilizaciones y con sus manifestaciones culturales. Hoy día es indiscutible su influencia en la salud personal.

1.1. Alimentación y nutrición

La **alimentación** es el modo «voluntario y consciente» en que se proporcionan al organismo las sustancias necesarias para su mantenimiento y desarrollo. Por ser un proceso voluntario y consciente, es susceptible de educación, con el fin de adquirir hábitos alimentarios saludables.

En la alimentación influyen factores socioeconómicos, culturales, geográficos, religiosos, psicológicos, etc., que determinan el aprendizaje de las distintas conductas alimenticias.

La **nutrición** es el conjunto de procesos mediante los cuales el organismo utiliza, transforma e incorpora en sus estructuras una serie de sustancias recibidas del exterior a través de los alimentos, para obtener energía, construir y reparar las estructuras orgánicas, y regular los procesos metabólicos

Comprende una serie de procedimientos **«involuntarios e inconscientes»,** que comienzan cuando acaba la alimentación, por lo que ambos términos son complementarios. Sin embargo, la nutrición depende fundamentalmente de la alimentación, pues el organismo utiliza aquellos alimentos que recibe; por tanto, puede decirse que existen diversas formas de alimentarse, pero solo una de nutrirse. En general, y en ausencia de patología, podría afirmarse que una persona bien alimentada estará **bien nutrida** y viceversa.

1.2. Alimentos y nutrientes

Los **alimentos** son sustancias naturales o transformadas que, al ser ingeridos, aportan al organismo materias asimilables con una función nutritiva, mientras que **nutriente** es toda sustancia contenida en los alimentos y asimilable por el organismo humano, que cumple en él determinadas funciones.

Los alimentos se pueden clasificar en varios grupos, según los nutrientes más significativos que contienen (y teniendo en cuenta su función en el organismo). En la actualidad, hay una «nueva rueda de los alimentos» que los divide en seis grupos, quedando la distribución de la siguiente manera (véanse las Tablas 11.1 y 11.2):

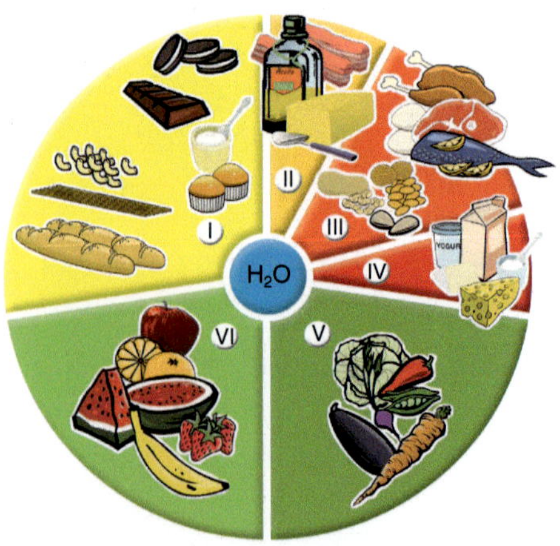

Fig. 11.1. *La nueva rueda de los alimentos.* Esta rueda también incluye el ejercicio físico y la necesidad de ingerir agua en cantidades suficientes.

Grupo alimentos	Nutrientes más significativos	Tipo de alimentos
I. Energéticos	Hidratos de carbono	Derivados de cereales, patatas, azúcar
II. Energéticos	Lípidos	Mantequilla, aceites y grasas en general
III. Plásticos	Proteínas	Carnes, huevos, pescados, legumbres y frutos secos
IV. Plásticos	Proteínas	Lácteos y derivados
V. Reguladores	Vitaminas y sales minerales	Hortalizas y verduras
VI. Reguladores	Vitaminas	Frutas

Tabla 11.2. *Clasificación de los alimentos según el tipo de nutrientes.*

1.3. Equilibrio y metabolismo energético

El organismo humano necesita un continuo aporte de energía para sobrevivir. La energía que contienen los alimentos es energía química que, mediante la digestión, la absorción y los procesos metabólicos, se transforma en energía disponible para la célula.

El **valor energético de los nutrientes** contenidos en los alimentos se expresa en medidas de energía térmica, es decir, en kilocalorías **(kcal)** o calorías **(cal).**

Una **caloría** es la cantidad de calor necesario para elevar 1 °C la temperatura de 1 litro (kilogramo) de agua destilada a presión constante, por ejemplo de 14,5 °C a 15,5 °C. Indica la energía (obtenida por oxidación) que el organismo necesita para realizar cualquier actividad voluntaria o involuntaria.

1 kilocaloría = 1000 calorías = 10^3 calorías

Actualmente se tiende a emplear unidades de trabajo, ya que es lo que posibilita la energía. Se utiliza el **kilojulio:**

1 kilocaloría = 4,18 kilojulios

1 kilojulio= 0,239 kilocalorías o **24 calorías**

El valor energético de los nutrientes que se utiliza en los cálculos dietéticos es el propuesto por Atwater.

- El **metabolismo basal** es la mínima cantidad de energía que necesita el organismo para mantener la vida en condiciones de ayuno, relajación, reposo y temperatura externa apropiada. Para un varón sano de 25 años y 70 kg de peso se considera que la energía de mantenimiento necesario es 1 kilocaloría por kilogramo y por hora. Una mujer de 25 años y 55 kg de peso necesitará 0,95 kilocalorías por kilogramo y por hora.
- El **balance energético** es la relación que existe entre el ingreso y el gasto de energía en una persona durante un periodo determinado de tiempo (24 horas). Este balance en condiciones normales debe ser equilibrado.

Si el ingreso es menor que el gasto, se perderá peso y se dificultará la realización de las funciones vitales. El organismo supliría el déficit energético, primero mediante el catabolismo de los glúcidos, después con el de los lípidos y, posteriormente, con el de las proteínas. Si el ingreso es mayor que el gasto, el excedente se almacena en forma de grasa, se incrementa la reserva energética y se produce un sobrepeso. La regulación de este balance se realiza por factores neurovegetativos y neuroendocrinos (centros hipotalámicos para el hambre y la saciedad).

1.4. Alimentación equilibrada y requerimientos nutricionales

La **dietética** se define como la técnica y el arte de utilizar los alimentos de forma adecuada. Propone formas de alimentarse equilibradas, variadas y suficientes.

La **alimentación equilibrada** es aquella que permite cubrir los requerimientos nutricionales en situación de salud y de enfermedad, respetando los gustos, las costumbres y las posibilidades individuales. Se define como la ingesta diaria de alimentos que aporta los nutrientes necesarios para garantizar el desarrollo y mantenimiento adecuados del organismo.

La distribución del aporte energético, para cada uno de los macronutrientes, se debe ajustar a unos valores porcentuales de aporte de energía total/día.

Importante

Valor energético según **Atwater**:

- 1 g de glúcidos = 4 kcal
- 1 g de proteínas = 4 kcal
- 1 g de lípidos = 9 kcal
- 1 g de alcohol etílico = 7 kcal

Importante

En el **metabolismo basal** influyen:

- La tasa del metabolismo basal.
- Las correcciones de la tasa metabólica basal según el peso, la talla y el sexo.
- Las necesidades de crecimiento (para la infancia y la adolescencia).
- La producción de calor y consumo de oxígeno, que aumenta después de las comidas como consecuencia de los procesos metabólicos.
- La actividad física, que es el factor que más puede modificar las necesidades energéticas.
- Otros factores, como el clima, la termorregulación, etc.

Claves y consejos

La distribución del **aporte energético** diario de los nutrientes que se aconseja es la siguiente:

Hidratos de carbono: 55-60 %

Proteínas: 10-15 %

Lípidos: 30-35 %

La alimentación del ser humano, y especialmente la de la mujer, debe **adecuarse** a los **cambios** que soporta su **organismo:** hormonales, metabólicos y fisiológicos, que ocurren durante la adolescencia, la menopausia, el embarazo, la lactancia y el envejecimiento.

Web

www.naos.aesan.msc.es/csym/piramide/

En esta página puedes realizar un juego didáctico sugerido por la Agencia española para la seguridad alimentaria; es el juego de la pirámide NAOS.

Las necesidades energéticas diarias de una persona, que se conocen con el nombre de gasto energético total **(GET),** están compuestas por los siguientes factores: gasto energético basal **(GB),** gasto energético según la actividad física **(GAF)** y acción dinámica de los alimentos **(ADE).**

GET = GB + GAF + ADE

La **acción dinámico específica (ADE)** representa las calorías adicionales requeridas para metabolizar y utilizar los alimentos aportados. Representa aproximadamente el 10 % de la GB + GAF.

Se aceptan como **requerimientos energéticos medios diarios:** 46 kilocalorías por kilogramo de peso para un varón sano de entre 20 y 39 años y unos 65 kilos de peso; y de 40 kilocalorías por kilogramo de peso para una mujer sana, de la misma edad, de unos 55 kilos.

En situaciones fisiológicas, de ausencia de enfermedad o malformación, se recomienda la elaboración de menús equilibrados «cualitativamente», que garanticen el aporte suficiente de alimentos de todos y cada uno de los grupos y que satisfagan las necesidades de nutrientes de los individuos. Es decir, que cubran la cantidad diaria recomendada (CDR o RDA) de nutrientes. Se propone como método para su elaboración, hacer menús usando el método de las raciones.

Para ello, el **Ministerio de Sanidad y Consumo** ha propuesto como «ayuda» el **rombo de la alimentación** para facilitar la realización de los menús (véase la Figura 11.2).

El grupo central de alimentos, que debe proporcionar la mayor cantidad de energía, es el de los cereales, derivados y legumbres, siendo necesario consumir de 6 a 10 raciones/día. El grupo de los alimentos proteicos/plásticos leche y productos lácteos, carnes, pescados y huevos, en cantidades de 2 a 3 raciones/día. Los alimentos reguladores (frutas), de 2 a 4 raciones/día, y verduras y hortalizas de 3 a 5 raciones/día. En los extremos, las grasas y aceites y las golosinas y azúcares, han de consumirse en cantidades mínimas y usarse siempre con moderación.

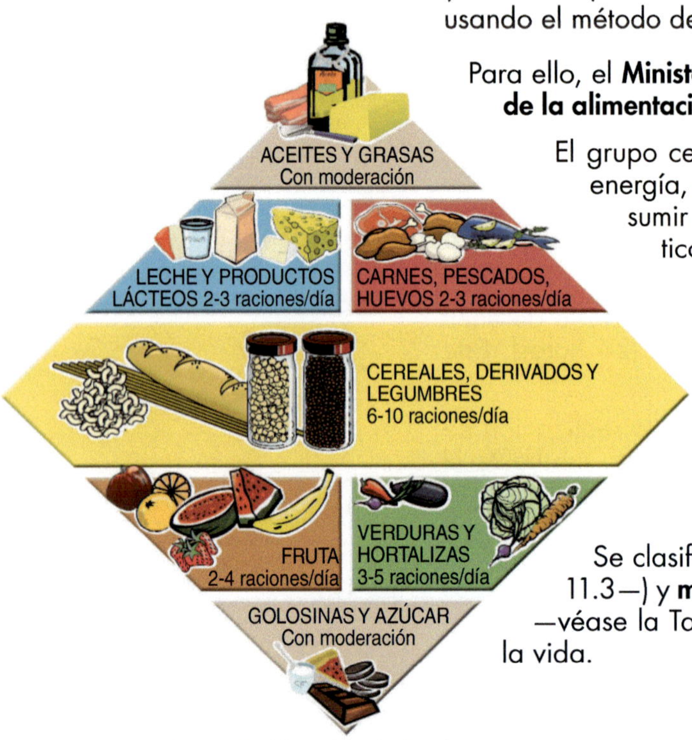

ACEITES Y GRASAS
Con moderación
LECHE Y PRODUCTOS LÁCTEOS 2-3 raciones/día
CARNES, PESCADOS, HUEVOS 2-3 raciones/día
CEREALES, DERIVADOS Y LEGUMBRES
6-10 raciones/día
FRUTA
2-4 raciones/día
VERDURAS Y HORTALIZAS
3-5 raciones/día
GOLOSINAS Y AZÚCAR
Con moderación

Fig. 11.2. *El rombo de la alimentación.*

1.5. Nutrientes del organismo humano

Se clasifican como **micronutrientes** (vitaminas y minerales —véase la Tabla 11.3—) y **macronutrientes** o **principios inmediatos** (glúcidos, lípidos y proteínas —véase la Tabla 11.4—). El agua, aunque no es un nutriente, es esencial para la vida.

Nutriente	Función principal	Tipos	Contenido en...
Vitaminas	Son reguladores (no energéticos) de procesos metabólicos.	**Liposolubles** (solubles en grasas e insolubles en agua): A, D, E, K. **Hidrosolubles** (solubles en agua e insolubles en grasas): son el complejo B (B1, B2, B3, B5, B6, B8, B9, B12) y la C.	**Liposolubles:** leche, huevos, hígado de bacalao, aceites vegetales, vegetales verdes, etc. **Hidrosolubles:** cereales completos, carnes, leche, huevos, y frutas y hortalizas.
Minerales	Son reguladores.	Algunos son: calcio, fósforo, sodio, potasio, cloro, magnesio, hierro, flúor, yodo, cobre y cromo.	Leche y derivados, las carnes, verduras, cereales, huevo, etc.

Tabla 11.3. *Principales características de los micronutrientes.*

Nutriente	Función principal	Tipos	Contenido en...
Glúcidos o Hidratos de carbono	Proporcionan energía; principal fuente de energía celular; forman parte de la constitución de los tejidos de sostén del organismo; forman parte de los ácidos nucleicos; son ahorradores de proteínas.	• **Monosacáridos:** riosas, pentosas, hexosas, etc; son dulces y solubles). • **Disacáridos:** dos moléculas de monosacáridos; algunos son sacarosa, maltosa, lactosa, etc. • **Polisacáridos:** unión de muchos monosacáridos, como almidón vegetal, glucógeno, celulosa...	Azúcar, verduras, frutas, miel, cereales, patatas...
Lípidos o grasas	Son muy energéticos; constituyen las reservas alimenticias del tejido adiposo; proporcionan protección a los órganos; aíslan el organismo frente a los cambios exteriores de temperatura; permiten transportar y absorber las vitaminas liposolubles (A, D, E, K).	**Derivados de ácidos grasos:** – **Lípidos simples:** dentro de este grupo están los glicéridos, en los que un componente son los ácidos grasos, que pueden ser saturados (grasa de origen animal), insaturados (grasa de origen vegetal), poliinsaturados (aceites de semillas). – **Lípidos complejos:** son estructurales (los fosfolípidos y los glucolípidos). – **Sustancias lipoideas:** *isoprenoides* (son los pigmentos de las plantas); *esteroides* (el más importante es el colesterol, que se encuentra en los tejidos de origen animal, precursor de las hormonas esteroideas, de la vitamina D y de los ácidos biliares).	**Grasas vegetales:** aceites, frutos secos...; **grasas animales:** tocino, carnes, leche...
Proteínas	Forman el esqueleto de las células; responsables del control genético; constituyen las enzimas y hormonas; son transportadoras (hemoglobina al oxígeno, las lipoproteínas a los lípidos); tienen función energética (cuando el organismo no puede utilizar ni los glúcidos ni los lípidos).	• **Simples u holoproteínas:** formadas por aminoácidos-albúminas, gobulinas , fibrilares o fibrosas, escleroproteínas, fibrinógeno. • **Complejas o heteroproteínas:** formadas por una parte proteica y otra no proteica o grupo prostético (lipoproteínas, nucleoproteínas, fosfoproteínas y glicoproteínas).	Leche, carne, pescado, huevos, legumbres...

Tabla 11.4. *Principales características de los principios inmediatos.*

1.6. Introducción al concepto de metabolismo

El **metabolismo** es el conjunto de **procesos fisicoquímicos** que sufren los alimentos en el interior del organismo, dando lugar a un intercambio de materia y energía.

Desde el punto de vista energético, se puede entender el metabolismo como un equilibrio entre el catabolismo, que proporciona energía en forma de ATP, y el anabolismo, que consume esa energía.

Caso Práctico 1

A partir de un menú dado por el profesor/ra, utiliza las tablas de composición de los alimentos para:

a) Valorar su aporte energético total.

b) Determinar la cantidad de hidratos de carbono, lípidos y proteínas que aporta.

Solución:

a) Hay que determinar previamente la cantidad en gramos del alimento y, si este fuera una mezcla de varios, especificarlo.

Debe determinarse el contenido en cada nutriente, para lo que hace falta consultar una tabla de composición de alimentos preferiblemente española.

b) Después se hará el cálculo calórico, bien por alimento completo o bien sumando las calorías de cada nutriente.

Vocabulario

Catabolismo: degradación oxidativa de las moléculas complejas con eliminación de productos de desecho (CO_2, H_2O y urea) y liberación de energía en forma de ATP y calor.

Anabolismo: proceso de biosíntesis de nuevo material celular a partir de moléculas sencillas (monómeros) para almacenar o reponer moléculas destruidas de mayor complejidad; lleva asociado un consumo de energía (ATP).

Actividades

1. Calcula cuántas kilocalorías suponen 100 gramos de lípidos, 48 gramos de proteínas y 76 de hidratos de carbono.

2. Cambios nutricionales a lo largo de la vida

¿Sabías que...?

La **impedanciometría** permite determinar el **IMC (índice de masa corporal)** por la diferente resistencia de los tejidos al paso de una corriente alterna.

IMC = Peso/Altura (en kg/m^2)

Pero no discrimina entre masa grasa y masa magra, ni concreta la distribución de la grasa.

Sigue siendo una medida básica en la valoración del sobrepeso en los adultos, pero hoy en día el **«perímetro de cintura»** es un signo mejor en la relación entre grasa visceral y riesgo cardiovascular.

El crecimiento, el desarrollo corporal, los cambios de actividad física y de relación y el envejecimiento condicionan las necesidades nutricionales de las personas. Así, son diferentes los requerimientos de un recién nacido, un lactante, un niño de pocos años, un adolescente, un adulto, una mujer embarazada o lactante, una mujer menopáusica, o un anciano; y también es diferente la situación de las necesidades nutricionales en una persona con un alto nivel de actividad física que en otra sedentaria. Y todos estos supuestos, en situación de equilibrio de salud, pues la enfermedad puede exigir ajustes terapéuticos específicos.

Desde que nacemos hasta el final de la adolescencia, las personas aumentamos la **masa corporal** con rapidez; a partir de los 20-30 años comienza un lento proceso de pérdida de **masa magra** (músculo principalmente) y un aumento de la **masa grasa;** al llegar a la vejez extrema, disminuyen en paralelo tanto la masa grasa como la masa magra (libre de grasa).

Este proceso se ve acompañado, en la edad adulta, de una reducción progresiva del **gasto energético,** debido a tres factores: la pérdida de músculo esquelético, la utilización más eficiente de la energía que aportan los alimentos y la disminución de la actividad física. En los recién nacidos sanos, la lactancia materna cubre sus necesidades nutricionales. Progresivamente se añadirán otros alimentos para responder a sus requerimientos y para adaptar a los niños a la alimentación sólida. En la adolescencia continúa el crecimiento rápido, y son mayores las necesidades de algunos minerales, como hierro y calcio.

En la **etapa adulta** comienzan **cambios biológicos** a ritmo más lento que en etapas anteriores, que implicarán la disminución de las necesidades energéticas. Por tanto, si no se reducen las calorías ingeridas, o no aumenta el gasto por la actividad física, crecerá la masa grasa.

Habitualmente esta grasa se localiza sobre todo en el interior del **abdomen (grasa visceral).** Además es un periodo en el que una buena alimentación puede prevenir o generar la aparición de enfermedades crónicas (hipertensión, cáncer, enfermedades cardiovasculares, diabetes, etc.). En los ancianos lo más destacado es la menopausia en la mujer (que origina mayor necesidad calcio y vitamina D), la disminución del metabolismo basal en ambos sexos (a partir de los 40 años desciende aproximadamente un 5 % en cada década), la alta incidencia de desnutrición (sobre todo en residencias de mayores), como consecuencia del desequilibrio entre la ingestión de nutrientes y las necesidades.

Favorecen esta situación: la pérdida de autonomía para las actividades de la vida diaria, el mal estado de la boca, los problemas de deglución, el deterioro cognitivo, las enfermedades gastrointestinales, la depresión, etc.

Web

www.perseo.aesan.msps.es

En esta página encontrarás información sobre el interesante y útil programa PERSEO del Ministerio de Sanidad.

Actividades

2. Teniendo en cuenta la nueva rueda de los alimentos, especifica, después de revisar la Figura 11.2, cuál es el nutriente más importante en cada grupo.

3. ¿Tienen alguna similitud el balance energético y el balance de líquidos (estudiado en la Unidad 7)?

4. Busca en Internet una tabla de composición de alimentos.

5. Si en el centro escolar se dispone de sistema de medida del IMC, utilízalo, siguiendo las instrucciones, para determinar tu valor. Relaciónalo con los valores normales estandarizados.

6. Consulta en Internet los trabajos publicados en el portal del IMSERSO (especializado en gerontología y geriatría), sobre nutrición en los ancianos españoles: **www.dependencia.imserso.es/dependencia_01/index.htm**

7. Reflexiona sobre los contenidos de este epígrafe y responde:

a) ¿Crees que al tener que ir disminuyendo las raciones alimenticias con la edad se pasará hambre?

b) ¿Crees que el aspecto emocional influye en la alimentación?

3. Alimentación y dietoterapia

El alimento como fuente de nutrición tiene gran importancia en cualquier persona, pero especialmente en las personas enfermas, porque, además de contribuir al mantenimiento de su equilibrio energético, se convierte en un medio terapéutico que facilita la conservación y restablecimiento de la salud.

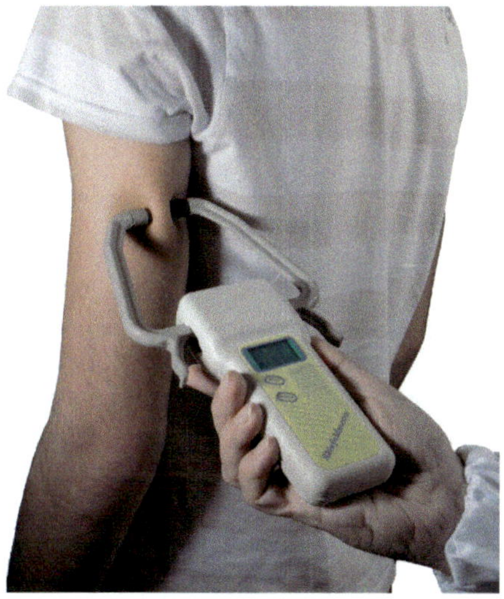

Fig. 11.3. *Medida del pliegue tricipital con un plicómetro.* Se utiliza para medir la grasa corporal.

La **dieta** es la planificación de alimentos y líquidos que debe ingerir cada persona, realizada en función de sus características individuales. Su objetivo es preventivo y curativo. La **dietoterapia** organiza el tratamiento de la enfermedad mediante la regulación de la dieta.

Un estado nutricional adecuado mantiene la salud, promueve el desarrollo y crecimiento en una situación de normalidad, reduce el riesgo de complicaciones y acelera el tiempo de recuperación en una situación de enfermedad.

La **valoración** del estado nutricional puede incluir:

Tipos de datos	Incluyen
Datos de la dieta	Todo lo que coma o beba, tamaño de las raciones, patrones de comida o aperitivos, duración y lugar donde come.
Datos médicos y sociales	Enfermedades pasadas o presentes, datos sociales (características personales y familiares, ejercicio físico, características culturales y religiosas, que puedan ser relevantes en la alimentación, consumo de alcohol y tabaco, etc.) y datos económicos.
Datos antropométricos	• El peso y la talla. • Medida de los pliegues (para valorar el depósito subcutáneo de grasa corporal): Bicipital, Tricipital, Subescapular, y Suprailíaco o abdominal. • Perímetros o circunferencias: del brazo, cintura y cadera.
Datos clínicos	Observación general y específica del cuerpo del usuario.
Datos bioquímicos	Análisis de los niveles sanguíneos y urinarios de ciertos nutrientes o de sus funciones bioquímicas.

Tabla 11.5. *Tipos de datos que puede incluir la valoración del estado nutricional.*

3.1. Servicio de comidas en instituciones asistenciales

La **dieta prescrita** debe ser suficiente en calorías, completa en el aporte de nutrientes básicos, armónica en la proporción de principios inmediatos y adecuada a las necesidades terapéuticas, e incluso adaptada en lo posible a las preferencias o hábitos del usuario o usuaria.

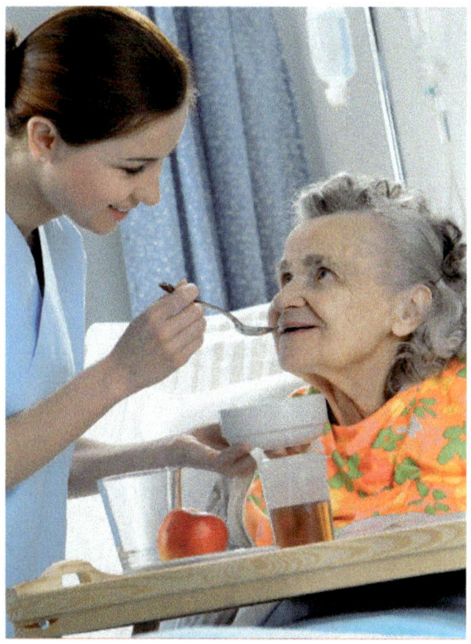

Fig. 11.4. *TAPSD que atiende a una usuaria dependiente en su alimentación.*

El **servicio de dietética** colabora con el equipo asistencial en la valoración de las necesidades de nutrición y en la planificación de la dieta apropiada para cada usuario. Puede colaborar también en la selección de los menús y en la supervisión de los procedimientos de preparación que se realizan en la cocina.

La enfermera, o en su caso el TAPSD, administra los alimentos estimulando siempre la autonomía del usuario. Diariamente ha de cumplimentarse la **planilla de dietas,** que incluye las prescritas para todos los usuarios.

El servicio de cocina se encarga de recibir y conservar los alimentos, preparar y distribuir las comidas en el centro asistencial, y recoger y limpiar los servicios de comida. Los nutrientes llegan al usuario a través de los alimentos de su dieta cuando los puede ingerir (dieta normal o terapéutica), o a través de la nutrición **entera**l o **parenteral.**

3.2. Dietas terapéuticas

Trato con el usuario

El TAPSD o cualquier profesional que intervenga en los cuidados de la alimentación del usuario, debe ayudarle a comprender lo importante que es **respetar la dieta que le corresponda,** como una medida más que forma parte de su tratamiento.

Son aquellas que incluyen tipos y cantidades concretos de alimentos. Se utilizan para **tratar** un **proceso patológico,** para fomentar la salud y prevenir complicaciones, o como preparación para la cirugía o diversas exploraciones. Pueden ser temporales o permanentes, en cuyo caso se debe procurar que el usuario comprenda que esta medida es parte de su tratamiento.

A. Tipos de dietas terapéuticas

La dieta prescrita al usuario puede ser normal o modificada en alguno de los factores, y puede ser transitoria o permanente.

La **dieta normal,** llamada también **basal** o **corriente,** proporciona todos los componentes esenciales de la nutrición, sin ninguna variación importante. Se utiliza con usuarios que no tienen necesidades especiales.

Para facilitar la digestión, suelen suprimirse de ella los fritos, los picantes y los alimentos muy condimentados.

La **planilla de dietas** es un documento de comunicación interna del centro asistencial, que se envía a diario a la cocina donde hacen las previsiones oportunas para la elaboración de todos los menús.

El nombre de cada dieta suele corresponder con un número y un color, preestablecidos en cada centro mediante un código determinado, que facilita el reconocimiento con más rapidez.

En la página siguiente puedes ver una tabla con los tipos de dietas terapéuticas, según distintos criterios.

Actividades

8. ¿En qué consiste la valoración del estado nutricional del usuario? ¿Qué procedimientos de medida objetiva emplea? ¿Quién lo realiza?

9. Busca en Internet algunas de las dietas de uso frecuente en los ancianos:

- Dieta laxante o de abundante residuo.
- Dieta hipoglucémica.
- Dieta blanda.

¿Qué circunstancias de salud determinan su empleo?

10. Amplía información en Internet sobre la preparación dietética de un usuario que va a someterse a una colonoscopia.

11. Consulta las siguientes páginas, para obtener más información sobre la glucemia —su control, los problemas habituales— y la diabetes, etc.:

www.feaed.org/orgmaterialeducativo/folletos/autocontrol/autocontrol.htm

http://diabetes.niddk.nih.gov/spanish/pubs/type1and2/daily.htm#4

Caso Práctico 2

Tras estudiar la Tabla 11.6 de la página siguiente, ¿qué tipos de dietas o tipo de nutrición serían apropiadas en las siguientes situaciones?

1. Usuario con diarrea; **2.** anciano encamado con úlceras por presión en estadio avanzado; **3.** mujer con estenosis esofágica; **4.** usuario sin dentadura; **5.** anciano desnutrido y con úlceras por presión; **6.** persona diabética; **7.** mujer anoréxica (también en el supuesto de que se negase a comer); **8.** usuaria en el postoperatorio de cirugía intestinal; **9.** usuario con patología renal; **10.** usuario hipertenso, con patología cardiaca y obesidad mórbida.

Solución:

1. Dieta astringente; **2.** dieta hiperprotéica; **3.** dieta líquida, y después dieta de transición hasta la normal, si va tolerando bien; **4.** dieta blanda; **5.** dieta hiperprotéica; **6.** dieta hipoglucémica; **7.** dieta hipercalórica (si se negase a comer pueden prescribirle alimentación por sonda: alimentación enteral; **8.** dieta especial (NPB), pero administrando alimentación enteral (a determinado tramo del intestino en el que fuera posible) o alimentación parenteral (a través de un catéter venoso); **9.** dieta hipoprotéica; **10.** dieta hiposódica e hipocalórica.

Según su consistencia (para facilitar la masticación, la deglución y la digestión)	
Dieta líquida	Formada por líquidos, como agua, infusiones, caldos, zumos, etc. Se suele utilizar como *dieta de inicio* hasta que el usuario tolera otra más consistente (como en el postoperatorio) o en procesos gastrointestinales (estenosis esofágica, etc.).
Dieta semiblanda o de transición	Formada por líquidos y alimentos semisólidos (sopas, purés, yogures, papillas, fruta en almíbar, etc.), que permiten la transición a otras dietas más consistentes cuando el usuario las tolera bien.
Dieta blanda	Contiene alimentos fáciles de masticar y digerir, sin contenido fibroso, como purés y cremas, tortilla francesa, pescado, etc. Los alimentos que incluyen no se condimentan ni se aderezan.
Dieta ligera	Alimentos más consistentes. Parecida a la dieta normal. La diferencia es que los alimentos se cocinan de forma sencilla, evitando las grasas, los fritos y los alimentos que forman gas (como coliflor, repollo, cebolla o pepino).
Según su contenido calórico (conseguir el peso ideal del usuario —situaciones de obesidad y caquexia—, para equilibrar su gasto energético y como medida preventiva)	
Dieta hipocalórica	Dieta baja en calorías, en la que se reduce el aporte energético total. Se aumenta el número de comidas al día. Facilita la pérdida de peso. Suelen restringirse las grasas, dulces, cereales, bebidas alcohólicas y azucaradas, fritos, embutidos, salsas, guisos, etc.
Dieta hipercalórica	Aumento del aporte calórico. Está indicada en usuarios con peso insuficiente o desnutridos. Suele incrementarse el aporte de hidratos de carbono y grasas.
Según los tipos y cantidades de nutrientes (cualitativa y cuantitativamente)	
Dieta hipoproteica	Se disminuye o elimina el porcentaje relativo de proteínas. Está indicada en afecciones renales. Se reducen alimentos como la leche, la carne, el pescado y los huevos.
Dieta hiperproteica	Se aumenta el porcentaje de proteínas. Suele utilizarse en situaciones de desnutrición y ante la necesidad de reparar tejidos (quemaduras, úlceras por presión, etc.). Se aconsejan alimentos ricos en proteínas: carne, huevos, leche, pescado y queso.
Dieta hipoglucémica	Se reducen los hidratos de carbono. Está indicada para disminuir la glucemia. Se suelen eliminar (azúcar, chocolate, dulces) o disminuir algunos alimentos (cereales, legumbres, frutas). No se suprimen totalmente los hidratos de carbono (riesgo de cetosis). Si el usuario se administra insulina, el control es más importante.
Dieta hiposódica	Se disminuye parcial o totalmente el contenido en sal. Se emplea en usuarios renales, cardiacos e hipertensos. Para reforzar el sabor de los alimentos puede utilizarse comino, pimienta, limón o hierbas aromáticas. Se suprimen también los alimentos que contienen sodio: embutidos, conservas, precocinados, pan, etc.
Dieta pobre en colesterol	Se reduce el aporte de alimentos que contienen colesterol. Está indicada para usuarios con hipercolesterolemia. Se eliminan o reducen los huevos, las carnes grasas, la leche entera, los embutidos, que contienen grasas saturadas, y se recomiendan alimentos que contengan grasas polisaturadas o insaturadas.
Dieta astringente	Es pobre en residuos. Se eliminan o reducen los alimentos ricos en fibra. Está indicada en alteraciones gastrointestinales que cursan con diarrea. No se incluyen verduras, hortalizas, frutas (excepto el plátano) ni leche, y se toman postres elaborados (compota de manzana, dulce de membrillo, natillas, arroz).
Dieta laxante	De abundante residuo. Se incluyen alimentos ricos en fibra. Está indicada en el estreñimiento. Se aumentan los líquidos y se incluyen verduras cocinadas, ensaladas, frutas frescas, pan integral, etc.
Dietas especiales (tratan alguna enfermedad o situación específica)	
Dietas con objetivo quirúrgico o exploratorio	Tienen en cuenta la frecuencia y el horario de ingestión de los alimentos. Para preparar al usuario o usuario para la investigación de hemorragias ocultas, la urografía, la colecistografía, las exploraciones radiológicas del aparato digestivo, el control de alergia alimentaria, etc. Incluimos aquí la *dieta absoluta* (NPB). Se denomina así a la supresión total de alimentos y líquidos que se suele aplicar en la preparación preoperatoria del usuario quirúrgico, en el parto, en el coma y ante algunas exploraciones médicas.

Tabla 11.6. *Tipos de dietas terapéuticas, según distintos criterios.*

Claves y consejos

Existen **alergias alimentarias** frecuentes (interviene el sistema inmunológico con reacciones, que podrían ser muy graves —shock anafiláctico—), como la producida por la proteína de la leche, los huevos, los frutos secos, algunas frutas, etc.

También son frecuentes las intolerancias a algunos componentes de los alimentos (como el gluten, la lactosa...). Las primeras son más frecuentes en niños, y las segundas en adultos y ancianos.

4. Cuidados del usuario en su alimentación y nutrición. Alimentación por vía oral, enteral y parenteral

Los alimentos y nutrientes son preparados en el **servicio de cocina** y en el de **farmacia o dietética** (si existe en el centro), por profesionales especializados.

El **equipo asistencial** (enfermeros, TAPSD) intervienen en la evaluación de las necesidades nutricionales del usuario, ocasionalmente en la elaboración de los preparados (como en la nutrición enteral), en la administración de los alimentos (tanto por vía oral como por vía enteral), en la observación y registro de los datos relacionados (peso, equilibrio hidroeléctrico, tolerancia), en los cuidados de higiene bucal y en la enseñanza y asesoramiento del usuario y su familia cuando el tratamiento dietético sea permanente.

El TAPSD participa colaborando con la enfermera/o en la prestación de estos cuidados, y de manera habitual interviene en la alimentación del usuario por vía oral, a través de una sonda nasogástrica.

Es importantísimo saber si un usuario es alérgico o intolerante a algún alimento para extremar la precaución y no cometer errores que podrían resultar muy graves. Es importante también consultar una tabla con la relación de los alérgenos más frecuentes.

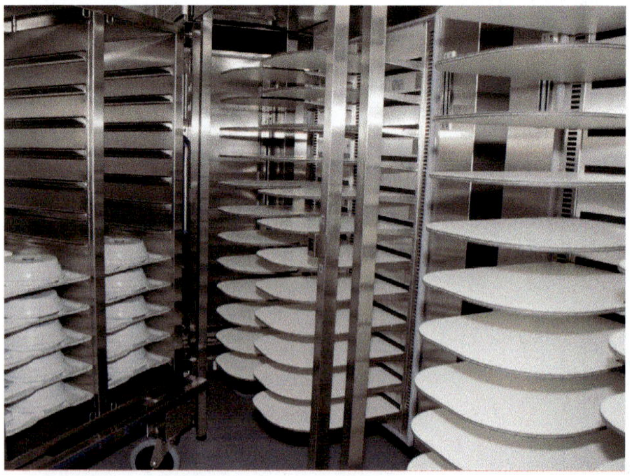

Fig. 11.5. *Horno y carro isotérmico para la distribución adecuada de alimentos fríos y calientes.*

4.1. Alimentación del usuario por vía oral

Después de preparar las dietas en la cocina del centro asistencial, a partir de la planilla diaria, se distribuyen por el comedor por las plantas en carros, que pueden ser **isotérmicos** (véase la Figura 11.5). Estos carros incluyen recipientes con la comida (como soperas, bandejas grandes, etc., que servirá el TASPD) o las bandejas individuales (véase la Figura 11.6). Después de la comida, los servicios se recogen en el carro, y en la cocina se procede a su limpieza y desinfección.

La alimentación suele comprender el desayuno, la comida, la merienda y la cena.

Una vez recibido el carro, los TAPSD, junto con un enfermero/a (que supervisa y colabora) distribuyen los alimentos, bien desde el recipiente común (sopera, bandeja), o ya servidos para cada usuario en una bandeja cerrada, con el código identificador del tipo de dieta (número, color).

Es necesario asegurarse de comprobar en la planilla de dietas cuál es la prescripción para cada persona y verificar que los alimentos incluidos en su menú son los permitidos en su dieta. Tanto si el usuario puede comer solo como si necesita ayuda, deben cuidarse varios aspectos o normas generales.

Web

www.hospital-infantaelena.com/images/Enfermeria/Publicaciones/presentacion%20disfagia.pps

www.nestlenutrition.es/archivos/ponencias/11-curso_nut_inf_onc.pdf

En estas páginas encontrarás información sobre los cuidados a usuarios que sufren disfagia y vómitos.

Practica

12. Realiza una visita a un centro asistencial en el que se explique cómo se organiza el servicio de comidas (observa los circuitos de distribución y recogida de los alimentos, las zonas de elaboración, la zona de limpieza de vajillas, las tareas de cada profesional implicado, el lugar en el que se sirven, las técnicas de ayuda, etc.).

Procedimiento 1. Alimentación del usuario que puede comer solo

Recursos materiales

Planilla de dietas, carro de comidas, bandeja con la comida, con su código de color y/o numérico estandarizado, cubiertos, vaso, agua y servilletas y mesa de comidas.

Protocolo de actuación

1. Lavarse las manos, comprobar que la prescripción del usuario no es la de ayunas o de NPB, y que no tiene alergias alimentarias.
2. Repartir las bandejas, dejando para el final las de los usuarios que precisen ayuda.
3. Preparar al usuario: antes de comer, si lo desea, el TAPSD le ayudará a asearse. Si debe permanecer encamado, se colocará la cama en posición de Fowler.
4. Preparar la habitación: se ordena y se prepara la mesa auxiliar (si el usuario puede andar) o la mesa de comida (para el usuario encamado); se retira la cuña o botella, si se han utilizado, y, si es preciso, se ventila la habitación para evitar olores desagradables.
5. Cada bandeja debe ser identificada con un código estandarizado (color, número) que corresponda a la dieta que contiene.
6. Comprobar que la bandeja corresponde al usuario adecuado.
7. Verificar que el servicio de comida incluye todo lo necesario: cubiertos, vaso, servilleta, etc.
8. Comprobar la temperatura de los alimentos.
9. Entregar la bandeja al usuario, procurando que tenga a su alcance todo lo necesario.
10. Observar la cantidad de alimento que ha comido, así como sus dificultades u otros datos de interés, para notificarlo e intervenir y resolverlos si fuese posible.
11. Después de la comida, realizar la higiene bucal.
12. Recoger los servicios de comida y enviarlos de nuevo a la cocina para su limpieza.

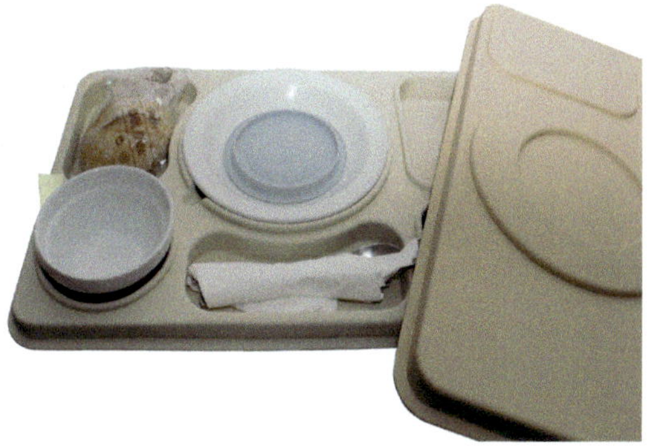

Fig. 11.6. *Bandeja isotérmica.*

Procedimiento 2. Alimentación del paciente que no puede comer solo

Recursos materiales

Impreso o planilla de dietas, carro térmico, bandeja individual con la alimentación adecuada para el usario, cubiertos, vaso, servilleta, mantel desechable y agua o zumo.

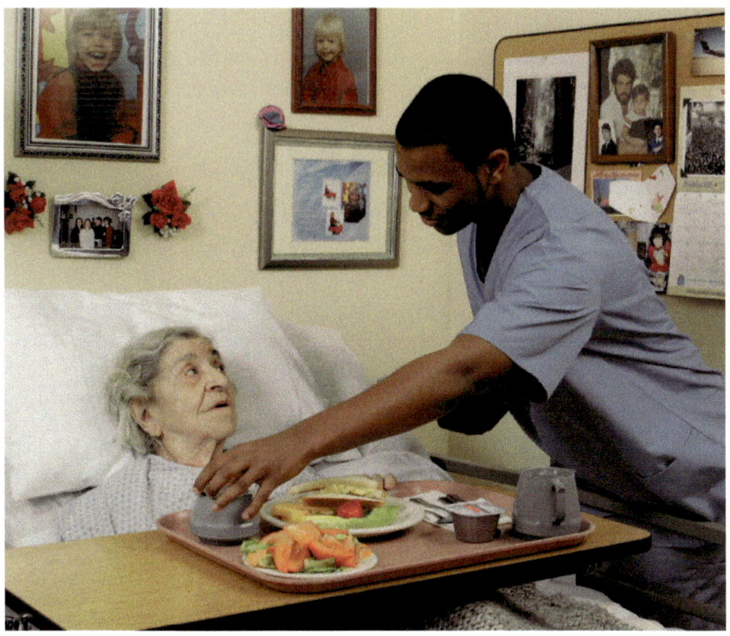

Fig. 11.7. *TAPSD dando de comer a una usuaria encamada.*

Protocolo de actuación

Se describe el protocolo para usuarios que permanezcan en su habitación; si se desplazasen al comedor, el procedimiento se adaptaría a esa situación.

1. Lavarse las manos, comprobar que los alimentos corresponden a los de la dieta del usuario.
2. Incorporarle (posición de Fowler, véase la Unidad 6), si no está contraindicado, y acercar la mesa de comidas, colocando los alimentos de forma que pueda verlos.
3. Colocar la servilleta alrededor de su cuello y ofrecerle la comida en el orden que prefiera. No deben administrarse trozos de comida demasiado grandes ni llenar demasiado la cuchara (así evitaremos que se atragante o se le caiga lo que toma). Avisarle de la temperatura que tiene la comida que se le ofrece.
4. Respetar su ritmo de masticación y deglución, sin apresurarle.
5. Ofrecerle líquidos cuando lo solicite, o durante la administración de alimentos.
6. Animarle para que ingiera todos los alimentos, pero sin forzarle.
7. Limpiarle los labios con la servilleta y, al finalizar, facilitarle el equipo y la ayuda necesaria para realizar su higiene bucal.
8. Reordenar su cama, retirando las migas y estirando las sábanas.
9. Acomodar al usuario, recoger el servicio de comida y depositarlo en el carro.

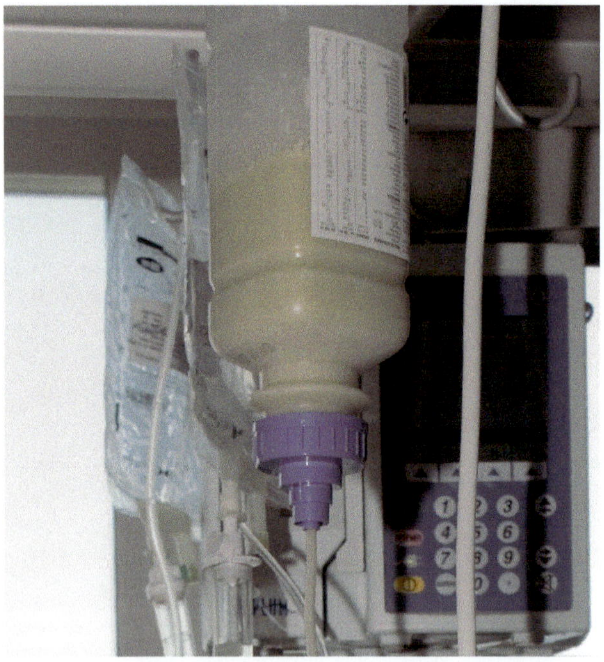

Fig. 11.8. *En la imagen vemos una bolsa con un preparado de nutrición enteral. Este tipo de nutrición se realiza para mantener el equilibrio nutricional hasta que el paciente recupera la capacidad de alimentarse por vía oral.*

4.2. Alimentación enteral

Su objetivo es proporcionar los nutrientes necesarios para mantener el equilibrio nutricional hasta que el usuario recupere la capacidad de alimentarse por vía oral.

Es el **aporte alimenticio** realizado a través de una **sonda** que va directamente hasta el estómago o hasta un tramo determinado del intestino delgado.

Se realiza en **usuarios que no pueden tomar alimentos por la boca,** que no pueden utilizar algún tramo de su tubo digestivo (esófago, estómago) o cuya ingestión es inadecuada. No obstante, es un requisito necesario que el intestino conserve parcial o totalmente su capacidad de absorción.

Se emplea en situaciones en las que existen lesiones en la cabeza o el cuello, en politraumatizados, en usuarios con intubación endotraqueal, grandes quemados, trastornos de la conciencia, ancianos, debilitados o anoréxicos. Está **contraindicado** en obstrucción intestinal, vómitos, pancreatitis necrohemorrágica y otras afecciones.

A. Vías de administración

La administración puede realizarse a través de **sonda nasogástrica, sonda nasoentérica,** y **sondajes de implantación quirúrgica.**

Las **sondas** son tubos largos y huecos, de diferentes diámetros; pueden ser rígidas, semirrígidas y flexibles. En su interior presentan una o más «luces». El extremo distal, tiene uno o más orificios, y es el que queda dentro del aparato digestivo del usuario; el extremo proximal puede ser de diferentes colores, es el que queda en el exterior y el que manipulamos al prestar los cuidados que el usuario requiere.

Cada tipo de sonda tiene distinto calibre, lo que se identifica de manera general por un número que equivale a unas unidades *French* o unidades francesas.

B. Procedimientos de intubación o sondaje digestivo

En ocasiones se les considera como **cateterismos** o **drenajes** en general, por la utilización de diferentes tipos de catéteres o sondas, o por la comunicación que establecen entre el exterior y el interior del organismo.

Estos procedimientos permiten la comunicación de las cavidades del aparato digestivo con el exterior, y se pueden llevar a cabo mediante técnicas **quirúrgicas** (mediante un procedimiento de gastrotomía endoscópica percutánea —GEP— se sitúa la sonda en el tramo indicado del aparato digestivo, colocando un anillo de fijación) y **no quirúrgicas** (consisten en la introducción de una sonda, a través de las fosas nasales o de la cavidad bucal, hasta el estómago, el duodeno o yeyuno).

Sus objetivos generales son **permitir la evacuación** o drenaje del contenido normal o patológico e introducir nutrientes y agua (debidamente preparados) y fármacos por vía enteral. En general su empleo es terapéutico, pero pueden utilizarse también para llegar a un diagnóstico (mediante aspiración del contenido gástrico). La elección de la sonda se hace en función del objetivo asistencial, alimentación, lavados, administración de fármacos, aspiración, drenaje, etcétera, que se pretenda lograr y de las características fisiopatológicas del usuario o usuario.

En la Tabla 11.7 se muestran los tipos de sondas más importantes.

¿Sabías que...?

Los **sondajes de implantación quirúrgica** permiten insertar la sonda en el tramo del tubo digestivo que se precise, comunicando con el exterior (enterostomías: esofagostomía, gastrotomía, duodenostomía o yeyunostomía). Suelen hacerse ante obstrucciones, tumores, etc., de forma transitoria (hasta que la persona pueda volver a comer) o definitiva (usuarios terminales). Hoy en día, la más frecuente es la GEP (gastrotomía endoscópica percutánea) por vía endoscópica.

Tipos de sondas	Nombre	Algunas características	
Sondas nasogástricas (desde la nariz o la boca hasta el estómago; suelen medir de 76 a 125 cm)	Levin	Tubo flexible, de goma o plástico, de una sola luz interior. Cuenta con un único orificio proximal o exterior, que suele estar reforzado con una conexión de diferentes colores (naranja, verde), específica del calibre; orificio central en la zona distal, o de inserción de la sonda, y varios orificios laterales. Se suele emplear en nutrición enteral, en lavados, en drenaje y en la recogida de muestras del contenido gástrico. En nutrición enteral se está sustituyendo su uso por sondas más finas y flexibles, por resultar menos traumáticas.	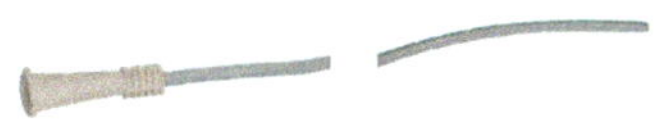
Sondas nasoentéricas (de nariz a intestino delgado-yeyuno, ileon-; suelen medir de 91 a 300 cm; son más finas que las SNG y menos irritantes)	Nutrisoft	Sonda de una luz, provista de un lastre en el extremo distal (para facilitar su introducción) y varios orificios, y de un fiador metálico que facilita su inserción. Es radioopaca, flexible y de pequeño calibre. Suele emplearse en nutrición enteral.	
Sondas rectales (a través del ano al intestino grueso —recto, colon—; miden unos 30 cm; son de látex o plástico)	Sonda rectal	Tubo más corto que las sondas anteriores, hueco y flexible o semirrígido, con un orificio distal grande y un único orificio proximal. Se emplea para la administración de enemas y para facilitar la evacuación de gases y de heces.	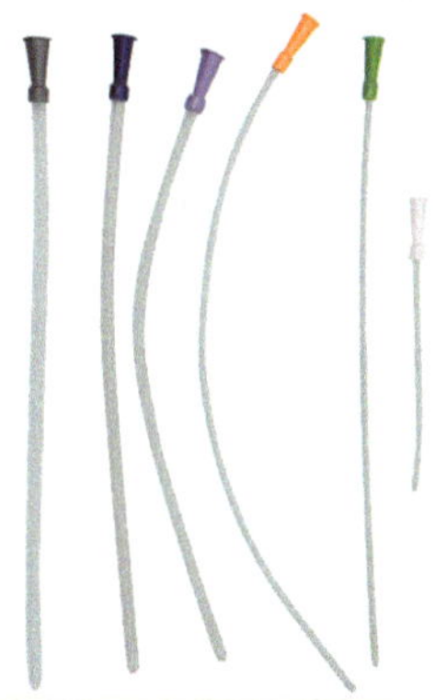

Tabla 11.7. *Algunos tipos de sondas digestivas y sus principales características.*

Otras sondas digestivas que se emplean para drenar, para comprimir y en tratamientos específicos son las sondas Salem, las Sengstaken-Blakemore, las Miller-Abbott, etc.

C. Procedimiento de sondaje nasogástrico

Consiste en la introducción de una **sonda** a través de las fosas nasales o de la cavidad bucal hasta el estómago con los siguientes fines:

- **Alimentación:** consiste en la introducción a través de la sonda, de líquidos hasta el estómago mediante una jeringa u otro sistema de infusión. Este procedimiento se alterna con lavados intermitentes.
- **Administración de medicación.**
- **Aspiración gástrica:** el objetivo es vaciar el contenido del estómago u obtener muestras, conectando la sonda a un aparato de aspiración intermitente o continua. Suele hacerse en situaciones de postoperatorio.
- **Irrigación:** consiste en introducir lentamente una solución salina en la sonda (30 ml), mediante una jeringa, lo que permite comprobar su permeabilidad. En caso de lavado, se inyectan aproximadamente 500 ml de solución de lavado o antídoto prescrito a través de la sonda, para limpiar o neutralizar el contenido gástrico. Puede hacerse tanto para situaciones de sangrado como de ingestión de sobredosis de fármacos.

Este procedimiento lo realiza la enfermera/o con la ayuda del TAPSD.

Toma nota

Si el usuario presenta algún **problema** en las **vías respiratorias** altas (fosas nasales), por enfermedad u operación, puede introducirse la sonda a través de la **boca,** siguiendo el mismo procedimiento.

Trato con el paciente

Algunos usuarios con discapacidad psíquica o enfermedades mentales degenerativas (como alzhéimer o demencia senil), tienden a retirarse la sonda nasogástrica deliberadamente, por lo que el TAPSD debe reforzar en él la necesidad de mantener la sonda para su alimentación y tratamiento, así como vigilar que no se desinserte la sonda de su ubicación correcta.

Procedimiento 3. Sondaje nasogástrico

Recursos materiales

Guantes, sonda digestiva del calibre adecuado (nasogástrica o nasoentérica) —si se trata de una sonda lastrada y radioopaca (nasoentérica), requerirá control radiológico—, lubricante hidrosoluble, vaso de agua, jeringa de 50 a 100 ml, batea, bolsa colectora terminal o sistema de aspiración, esparadrapo hipoalérgico, fonendoscopio, depresor lingual y tapón de sellado.

Protocolo de actuación

1. Lavarse las manos y explicar al usuario lo que se va a hacer, pidiéndole su colaboración. Es importante conseguir su colaboración para que sea menos traumático el procedimiento.
2. Colocar al usuario en posición de Fowler alta si no hay contraindicación y retirar las prótesis dentales si las tuviera.
3. Ponerse los guantes y calcular aproximadamente la longitud de sonda necesaria para llegar al estómago. Se realiza midiendo desde la punta de la nariz al lóbulo de la oreja, y desde aquí hasta el apéndice xifoides del esternón (NOX).
5. Lubricar el extremo distal de la sonda y colocar al usuario con la cabeza en hiperextensión para facilitar la introducción hacia la nasofaringe.
6. Sujetar la sonda a unos 7,5 cm del extremo e introducirla en la fosa nasal con ayuda de la otra mano, empujando el tubo suavemente hacia adelante y hacia abajo, procurando evitar la lesión de los cornetes, por ser zonas muy vascularizadas.
7. Coordinar la maniobra de introducción de la sonda con los movimientos de deglución del usuario; si este colabora, animarle a dar pequeños sorbos de agua (ayudándose de una pajita), lo que facilitará la progresión de la sonda.
8. Si el usuario estuviera inconsciente, se ayuda la progresión con el laringoscopio y las pinzas de Magill. También puede ayudar flexionarle la cabeza hacia el pecho.
9. Hacer avanzar la sonda al mismo tiempo que el usuario traga (son muy útiles los movimientos giratorios).
10. Comprobar la colocación de la sonda (aspiración de contenido gástrico; evidencia de ruidos con el fonendoscopio en el epigastrio, al introducir 20 cc de aire) siguiendo las indicaciones de la enfermera. Fijar la sonda con esparadrapo hipoalérgico para evitar lesiones (úlceras por presión en el ala de la nariz).
11. Según la finalidad del sondaje, dejar la sonda tapada o conectada a una bolsa colectora, o de aspiración, o al sistema de nutrición.
12. Acomodar al usuario, recoger todo el material, ordenar la habitación y lavarse las manos.

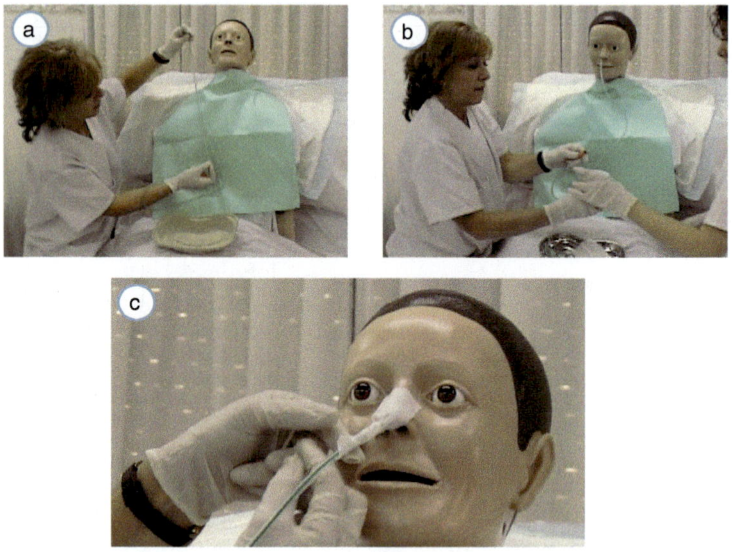

Fig. 11.9. *Sondaje nasogástrico: a) medida del trayecto de sonda que se debe introducir (NOX); b) comprobación de la colocación y c) fijación.* ***NOX: N-nariz, O-oreja, X-apéndice xifoides.***

Actividades

13. Busca en un diccionario especializado o en Internet los términos: obstrucción intestinal, pancreatitis necrohemorrágica, anorexia y unidades French.

14. Reúne los distintos tipos de sondas digestivas que puedas, obsérvalos y especifica sus diferencias. También recuerda cuál es la principal indicación de cada una, las zonas de introducción (desde dónde hasta dónde), y el/los profesional/es responsable/s de su inserción.

D. Preparación y administración de los nutrientes

Para la **nutrición enteral** pueden emplearse alimentos triturados en forma de puré o papillas, preparados comerciales o mezclas que se preparan a partir de polvo liofilizado que se disuelve en agua, o a partir de líquidos. Suelen prepararse industrialmente, mediante procesos de hidrólisis de alimentos naturales, con adición de minerales, oligoelementos y vitaminas.

El médico prescribe el tipo de preparado que debe administrarse, así como la cantidad y la frecuencia. Si se trata de triturados de una dieta normal, suelen prepararse en el **servicio de cocina.** Si se trata de un preparado enteral específico, puede prepararse en el **servicio de dietética** si está organizado como tal (o por el **personal de enfermería**). El esquema de nutrición enteral se planificará teniendo en cuenta la frecuencia, el volumen y la densidad energética de los nutrientes.

El equipo de asistencia realiza la administración de los nutrientes (a temperatura ambiente o templada) y se ocupa de los cuidados de la inserción y permeabilidad de la sonda, de la piel, del equilibrio entre aportes y pérdidas, y de la prevención de las complicaciones.

E. Métodos de administración

Jeringa de alimentación	Método tradicional de **administración intermitente**; suele utilizarse una jeringa de 50 ml y 100 ml y se realiza mediante emboladas de 200-400 ml, generalmente cada 4-6 horas, durando el proceso aproximadamente 15 minutos. Se emplea con una sonda nasogástrica. Necesita que el usuario tenga el tracto digestivo sano, y un vaciamiento gástrico normal. Este sistema se está abandonando en favor de otras técnicas que permiten un mejor control sobre la administración de la solución y que disminuyen la intolerancia gástrica o la diarrea.	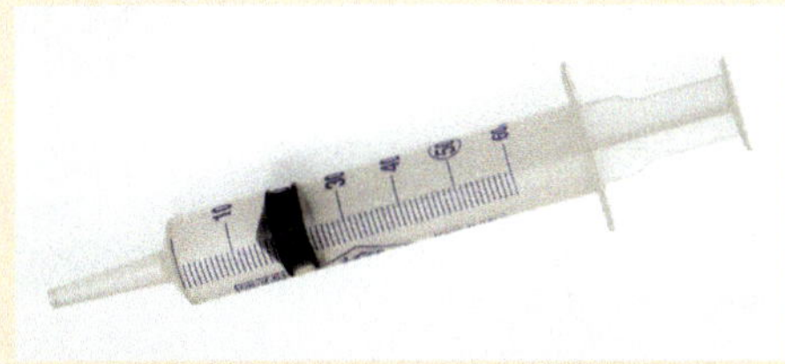
Sistema de goteo	La solución nutritiva se presenta en una bolsa apropiada o se introduce en ella, conectándola a un sistema de goteo con cámara cuentagotas. La cantidad a infundir en 24 horas se fracciona en **«tomas».** La bolsa se cuelga en un soporte de sueros y se administra la solución a la frecuencia de flujo apropiada (número de gotas por minuto). Este método facilita la **administración intermitente.** La duración puede ser fraccionada con una frecuencia similar a la de la jeringa de alimentación, o en goteo lento de varias horas. Es muy frecuente (se le llama también administración continua intermitente, por ser un método intermedio) y mejor tolerada que con jeringa. Suele emplearse con sonda nasogástrica. También requiere que el usuario tenga el tracto digestivo sano, y un vaciamiento gástrico normal.	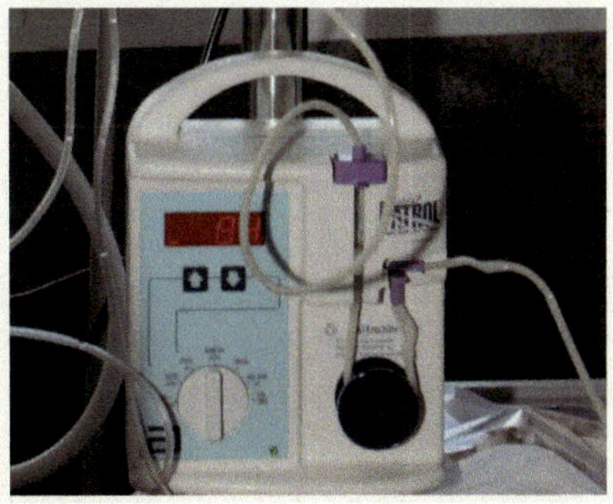
Con bomba de infusión enteral o nutribomba	Se utiliza una bomba de infusión en la que se ajusta la velocidad de entrada (mililitros/hora) de la solución nutritiva al interior del tubo digestivo. Es un método de **administración continuo.** Suele emplearse con sonda nasoentérica o de gastrotomía. Suele ser de fácil manejo y consta de alarmas ópticas y acústicas ante fallos en la infusión, acodamiento, burbujas, fallo de la batería o finalización. Es el método mejor tolerado por el usuario. Dura de 12 a 24 horas. Está indicada cuando están alterados los procesos de digestión y absorción, y en la alimentación a través de sondas colocadas en duodeno o yeyuno.	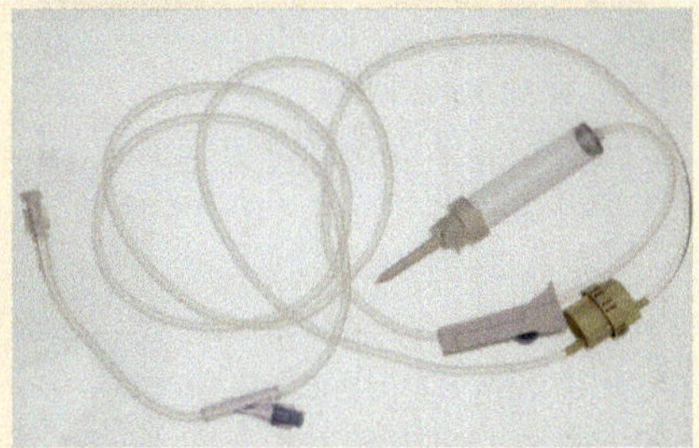

Tabla 11.8. *Métodos de administración de alimentación enteral.*

Procedimiento 4. Alimentación por sonda nasogástrica

Recursos materiales

- Alimentación con jeringa: *fórmula enteral (templada), vaso con agua templada, jeringa de alimentación, batea, servilleta, guantes (no es necesario que sean estériles) pinza o* clamp *atraumático.*
- Alimentación con bolsa: *bolsa con la fórmula enteral, línea de administración, pinza atraumática, pie de suero.*

(Material para higiene bucal, opcional, para ambos procedimientos.)

Protocolo de actuación

Se describe para la administración intermitente, con jeringa de alimentación, y con bolsa de alimento y sistema de goteo. La administración continua suele hacerse con bomba de nutrición.

1. Lavarse las manos y ponerse los guantes, explicar el procedimiento al usuario y pedirle su colaboración. Ponerle en una posición cómoda (Fowler, y si no pudiera incorporarse, en decúbito lateral) y colocarle la servilleta.
2. Comprobar que la sonda está en su posición correcta (buscando una marca previa exterior, insuflando aire y auscultando, o aspirando contenido gástrico): que no se haya desplazado hacia afuera (antes de perfundir ningún líquido, porque podría existir riesgo de broncoaspiración).
3. Destapar la sonda (tendrá un tapón colocado), e irrigar con 30 ml de agua aproximadamente (para comprobar la permeabilidad). En algunas ocasiones, previamente se comprueba el contenido gástrico residual, que no debe exceder de 100-150 ml (sería indicativo de mala absorción, lo que podría retrasar o anular esa administración). Pinzar la sonda con la pinza o *clamp* (para evitar la entrada de aire y la distensión abdominal).
4. Administración con jeringa: aspirar el preparado (ya sea comercial o elaborado en el centro asistencial) con la jeringa de alimentación. Como debe estar templado, se habrá calentado previamente al baño María.
   - Conectar la sonda con el cono de la jeringa e introducir el alimento de forma lenta y continua, por gravedad o ejerciendo una ligera presión (bolo); despinzar la sonda, y dejar que fluya despacio el alimento.
   - Después de introducir el volumen indicado (recargando la jeringa las veces que se precise), irrigar de nuevo la sonda con 30 ml de agua templada. Con ello se evita la formación de costras, la obstrucción de la sonda y la reproducción bacteriana.
5. Administración con bolsa y sistema de goteo: colocar la bolsa con la fórmula enteral (y la línea de administración) en el pie de suero, a unos 30 cm sobre el punto de inserción de la sonda.

(Continúa)

Procedimiento 4. Alimentación por sonda nasogástrica *(cont.)*

- Purgar el tubo del sistema del aire, al que arrastrará el alimento al descender por él.
- Conectar el tubo a la sonda, que estará pinzada. Despinzar la sonda, y dejar que fluya despacio la fórmula enteral, ajustando la velocidad.
- Agitar la bolsa, para evitar agregados que pudieran obstruir la sonda.

6. En ambos casos, tapar o pinzar la sonda al finalizar, retirar el equipo, y acomodar al usuario, recomendándole que esté un tiempo (unos 30 minutos) en la posición que estaba, para evitar reflujo gastroesofágico (por el riesgo de broncoaspiración).
7. En ambos procedimientos, observar la tolerancia del usuario a la dieta (sensación de plenitud, náuseas, vómitos, diarrea). Si el paciente tiene sed, se le puede dar agua entre tomas (en caso de no existir contraindicaciones).
8. Al finalizar, comprobar el estado del esparadrapo que fija la sonda. Este debe cambiarse con frecuencia para evitar complicaciones en la piel (se retira el esparadrapo, se limpia la zona, se valora el estado de la piel —para proteger en caso necesario—) y se vuelve a colocar el esparadrapo de nuevo (conviene cambiar la zona de apoyo en la nariz para prevenir la aparición de úlceras por presión).
9. Es opcional, pero recomendable (por posibles reflujos, halitosis, etc.), realizar la higiene bucal, al menos dos veces al día, aunque el usuario no utilice la vía oral para su alimentación. También es conveniente mantener limpias sus fosas nasales.
10. Comunicar las incidencias y datos observados a la enfermera para su registro.

Procedimiento 5. Alimentación enteral a través de cánula de gastrostomía

Recursos materiales

Dieta enteral (templada), vaso con agua (templada), jeringa de alimentación, batea y *guantes.*

Protocolo de actuación

Puede administrarse la fórmula enteral por gravedad, en bolo, o de forma continua con bomba de nutrición.

1. Lavarse las manos y ponerse los guantes, explicar el procedimiento al usuario y pedirle su colaboración.
2. Ponerle en una posición cómoda (Fowler), y mantenerlo en esta posición al menos hora y media o dos horas después de la administración.
3. Retirar la ropa del usuario y descubrir la sonda. Destapar la sonda e irrigar con 30 ml de agua aproximadamente (para comprobar la permeabilidad).
4. Aspirar el preparado con la jeringa de alimentación. Debe estar templado, o al menos a temperatura ambiente.
5. El tiempo de administración de cada toma debe ser superior a los 15 minutos (cada jeringa de 50 ml debe administrarse en, al menos, 2 minutos).
6. Después de introducir el volumen indicado, irrigar de nuevo la sonda con 30 ml de agua.
7. Tapar la sonda, colocando de nuevo su tapón, y retirar el equipo, acomodando al usuario.

Seguir a partir de aquí los puntos 6 en adelante del procedimiento anterior, ya que son comunes.

Procedimiento 6. Cuidados y mantenimiento de la GEP (gastrotomía endoscópica percutánea)

Recursos materiales

Bastoncillos de algodón, gasas estériles, antiséptico cutáneo, agua templada y jabón, suero fisiológico y *guantes.*

Protocolo de actuación

Incluimos aquí los cuidados del soporte externo de la sonda, y los del estoma o abertura cutánea para la sonda (se realizan a diario durante las 2 primeras semanas posteriores a la implantación de la sonda, y a partir de ahí, 1-2 veces por semana).

1. El TASPD se lavará las manos, se colocará los guantes y explicará el procedimiento al usuario.
2. Cuidados del **soporte externo y de la sonda:** comprobar que el soporte externo (fijado a la sonda con abrazaderas) esté apoyado sobre la piel, sin presión (no se suele colocar apósito sobre él, a no ser que haya riesgo de tirar de ella o extraerla); girarlo de vez en cuando, para airear la piel; limpiar y secar a diario (con agua y jabón) la parte externa de la sonda, del conector y el soporte externo; rotar suavemente cada día un poco la sonda; mantenerla tapada; colocar esparadrapo hipoalérgico sobre la sonda, para sujetarla a la piel sin tirar de ella; la sonda se cambia cada 6-12 meses generalmente.
3. Cuidados del **estoma:** durante las 2 semanas iniciales posteriores a su implantación se limpiará la piel del estoma con gasas y suero fisiológico (también podría hacerse con agua y jabón), con un movimiento circular desde dentro hacia fuera; después se secará con otra gasa estéril, se aplicará antiséptico, y se dejará una gasa bajo el soporte externo (con cuidado). Acomodar al usuario. Comunicar las características del estoma a la enfermera para su registro.

F. Complicaciones de la alimentación enteral

- Desplazamiento o desinserción involuntaria de la sonda.
- Lesiones nasales.
- Obstrucción de la sonda, acodamiento.
- Irritación del tubo digestivo o irritación local (en gastrostomías), que puede acompañarse de sangrado del estoma (por movimientos bruscos de la sonda —generalmente con las movilizaciones del usuario—, por ulceración de la pared abdominal, etc.).
- Sensación de plenitud: relacionada con la administración inadecuada o con la intolerancia del preparado.
- Náuseas y vómitos: pueden indicar que la velocidad de perfusión es demasiado rápida, que la solución está contaminada o que el usuario padece una obstrucción intestinal.
- Broncoaspiración (por vómitos, regurgitación).
- Diarrea: puede producirse por una temperatura inadecuada del preparado, la rapidez de la perfusión, la administración de soluciones hiperosmolares, la contaminación bacteriana o la técnica de administración incorrecta.
- Cólicos abdominales.
- Desequilibrio hidroeléctrico,con deshidratación y alteraciones bioquímicas en sangre.

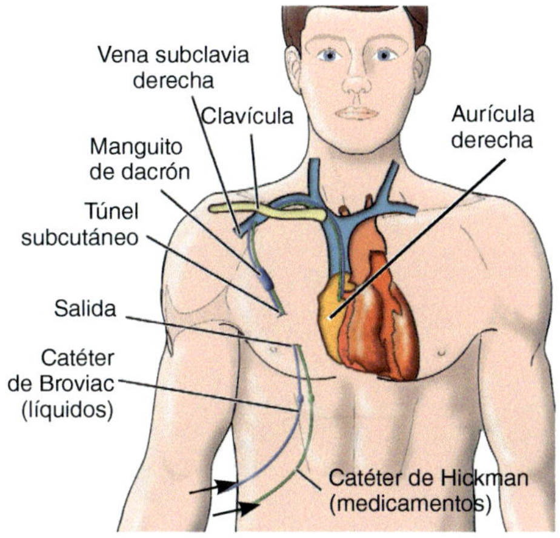

Fig. 11.11. *Catéter de Hickman/Broviac de doble luz empleado para alimentación endovenosa permanente.*

4.3. Alimentación parenteral

La **alimentación parenteral,** también llamada **hiperalimentación endovenosa,** es el aporte al organismo, por vía parenteral, de los nutrientes necesarios para mantener el equilibrio nutricional de los usuarios en los que no se puede utilizar la vía enteral o que requieren un mayor aporte calórico y proteico. Puede ser complementaria de otro tipo de alimentación, o sustitutiva.

Se utiliza en usuarios en los que la **administración gastrointestinal está contraindicada** (fístulas digestivas, íleo paralítico, síndrome de malabsorción, después de cirugía entérica, riesgo de broncoaspiración con nutrición enteral), cuando es necesario un **ingreso o aporte nutricional calórico mayor** que el conseguido por la vía digestiva (grandes quemados, politraumatizados) o cuando los usuarios **se niegan a alimentarse** *por otro sistema* (anorexia nerviosa). Se requiere un control analítico del usuario antes y durante la administración.

El **objetivo** es nutrir adecuadamente al usuario en cuanto al aporte energético, al de vitaminas y oligoelementos, y al equilibrio hidroelectrolítico. La administración del preparado se realiza con **bomba de infusión volumétrica,** con dosificación digital del flujo a infundir.

Importante

En la alimentación parenteral se utilizan los catéteres.

Para su inserción se puede utilizar una **vía periférica** (NPP o nutrición parenteral periférica —el catéter se coloca en una vena periférica—); **vía central directa** (NCP o nutrición parenteral central —el catéter se introduce en una vena de grueso calibre, como la subclavia, para facilitar la dilución de la solución en el flujo sanguíneo—); **vía central a través de una vía periférica** (NCP —el catéter de gran longitud, flexible y radiopaco se introduce desde una vena periférica hasta una vena central. Suele utilizarse para la nutrición parenteral total—).

Caso Práctico 3

Como TAPSD, ayudas en la alimentación de varios usarios: Paloma, con SNG insertada; Roberto, con dentadura postiza (en buen estado); y Alicia, con varias úlceras por presión y encamada. Junto a la planilla tienes una bandeja con dieta normal, otra con dieta hiperproteica y una papilla. ¿A qué usuarios corresponde cada una?

Solución:

Se comprobaría en la planilla de dietas que Roberto sigue dieta normal, Alicia una dieta hiperproteica y necesita ayuda para comer, y Paloma recibe alimentación por sonda.

Actividades

15. Reúne el material necesario para realizar un sondaje digestivo (nasogástrico) y un sondaje rectal. Identifica cada elemento según su función en el procedimiento.

16. Busca información en textos especializados o en Internet sobre la preparación de los nutrientes para alimentación enteral, los preparados comerciales y sobre los sistemas y aplicaciones de la parenteral.

5. Ayudas técnicas para la ingesta

Los productos de apoyo, antes llamados *ayudas técnicas,* deberían recomendarlos profesionales especializados, como terapeutas ocupacionales o enfermeros.

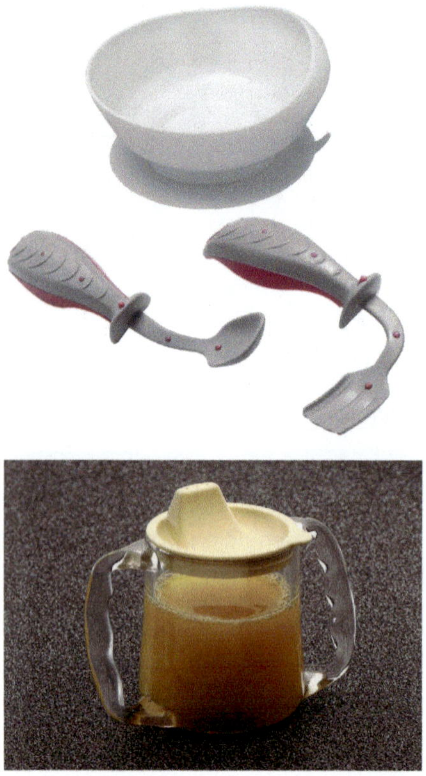

Fig. 11.12. a) *Plato con borde elevado para evitar que se derrame la comida;* b) *Cubiertos ergonómicos fabricados en material de plástico que limita el desarrollo de las bacterias;* c) *Vaso con boquilla y dos asas, útil para personas con temblor o encamados.*

Su **finalidad** es complementar la función o funciones que la persona tiene disminuidas y promover la autonomía personal para el mayor número de actividades personales. En este caso se trata de facilitar la ingesta, o los procedimientos previos y posteriores a la elaboración de alimentos.

Dentro de los apoyos para las actividades domésticas se dispone de:

- Apoyos para **preparar comida y bebida:** se pueden clasificar según el uso principal, como productos para pesar y medir; para cortar, picar y dividir; para limpiar y pelar; para preparar comida; para cocinar y freír; y aparatos de cocina. Entre ellos hay: cuchillos angulados, cuchillos basculantes, plancha para cortar y que el alimento no se desplace, utensilio circular que combina rallador y fijador de alimentos, tabla para cortar provista de clavos para fijar el alimento, dispositivo para levantar tapas, dispositivo para facilitar la apertura de tapas de botes, pieza que sujeta jarras para su ayuda en el vertido, etc.
- Apoyos para **lavar la vajilla:** entre ellos hay fregaderos adaptados, cepillos para fregar, cepillos con dispensador de jabón, cepillo para limpiar vegetales, etc.
- Apoyos para **comer y beber:** entre ellos hay cubiertos, palillos y pajitas (los hay adaptados para servir cubiertos con mango anatómico y ligeros y anchos, cubiertos angulados, cubiertos con mango angulable, cuchara con alargador, cuchara con contrapeso, cubiertos curvos de mano derecha o izquierda), tazas y vasos (tazas y vasos altos, con rebaje, con asas, con pico para beber, antiderrame, recortado); platos y boles (platos con un lateral cóncavo y otro alargado, con ventosa, ovalados, de cerámica...); bordes elevados y tapas para platos (bordes de plato, calzaplatos y posacubiertos...); aparatos para dar de comer (vaso con boquilla, dispensador de alimentos eléctrico para autoalimentación, soporte de antebrazo, etc.).

Actividades

17. Repasa la Unidad 6, en la que se describe la norma que regula las ayudas técnicas (ISO 9999). Puedes consultar la página web del CEAPAT (Centro Estatal Para las Ayudas Técnicas). En esa página encontrarás otros enlaces específicos sobre atención a personas en situación de dependencia o que puedan requerir alguna ayuda personal.

18. Elabora una presentación en power point en la que incluyas fotos de ayudas y apoyos técnicos para la ingesta que encuentres en Internet y que te parezcan interesantes.

Caso Práctico 4

En el domicilio de Modesta viven ella y su marido, que tiene 87 años y poca fuerza para hacer las tareas de la vida diaria (se le cae el peine en su aseo, se le cae el cubierto en la comida…). Modesta ayuda en las labores de la casa, es muy activa, y quiere mantener su independencia el mayor tiempo posible. Se queja de que no tiene fuerza para abrir las tapas de los botes, de no poder cortar o rallar bien los alimentos en su preparación, de que se le caen los recipientes, de que el fregadero le resulta incómodo, de que a su marido se le caen los líquidos que bebe, etc. Ella le pide al TAPSD que tiene asignada su casa que le sugiera algo que le sirva de ayuda. ¿Qué puede responder el TAPSD?

Solución:

En este caso le puede sugerir ayudas para cocinar (como el dispositivo para abrir las tapas de los botes, el rallador con fijador para el alimento, plancha para cortar sin desplazamiento del alimento, boles con ventosa, etc.) y para la alimentación de su marido (manopla ajustable a los cubiertos y al peine, vaso antiderrame y con asas, etc.).

Con respecto al fregadero, debería valorarse una adaptación, igual que en el cuarto de baño u otros lugares de la casa. El CEAPAT ofrece asesoría gratuita sobre estos temas.

6. Cuidados del usuario en su necesidad de eliminación: sondaje rectal y aplicación de enema

Las necesidades de eliminación de los usuarios (véase la Unidad 1) comprenden tanto las relacionadas con la **orina** y el **aparato excretor** (véase la Unidad 3) como con el **aparato digestivo** (colocación de la cuña, sondaje rectal, administración de enemas, diarrea, estreñimiento, extracción de fecalomas, colostomías y sus cuidados, etc.). A continuación veremos los procedimientos más usuales de eliminación en usuarios con dependencia: el sondaje rectal y la aplicación de un enema.

6.1. Procedimiento de sondaje rectal

Consiste en la introducción de una **sonda** a través del **recto,** para eliminar gases acumulados, drenar el contenido líquido o semilíquido y posteriormente administrar enemas con fines terapéuticos o diagnósticos. Se puede realizar también antes de la inserción de un enema.

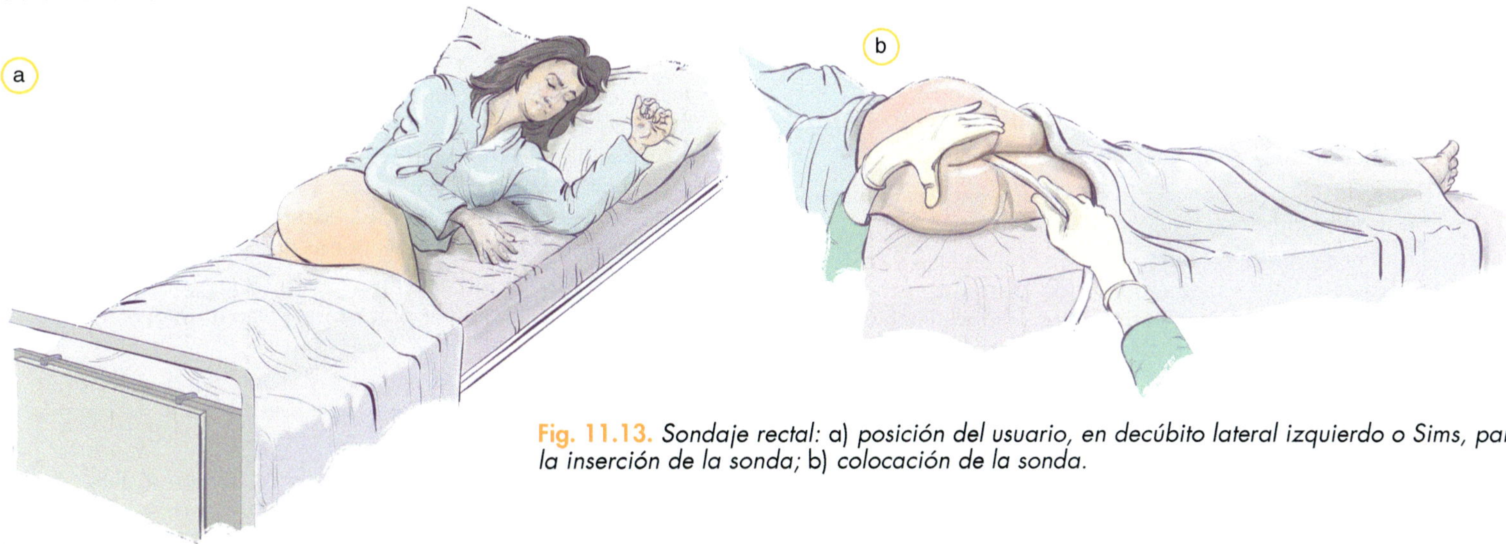

Fig. 11.13. *Sondaje rectal: a) posición del usuario, en decúbito lateral izquierdo o Sims, para la inserción de la sonda; b) colocación de la sonda.*

6.2. Procedimientos de administración de enemas

El **enema** es una disolución que se introduce en el recto o en la parte inferior del colon. El contenido es extraído o drenado por medios naturales o artificiales mediante el estímulo del peristaltismo intestinal. Pueden utilizarse para limpiar, extraer sólidos o gases de la parte inferior del intestino y administrar soluciones que deban ser retenidas.

Según la **finalidad** con que se apliquen, los enemas pueden ser:

- **De retención:** son aquellos en los que la solución introducida no debe evacuarse; por lo tanto el usuario debe intentar retenerla, al menos durante 30 minutos.
- **Evacuadores o de limpieza:** son los enemas habituales. Consisten en administrar una solución que después de unos minutos se expulsa al exterior. Favorece el peristaltismo y la evacuación rápida del intestino. Se utilizan para usuarios con estreñimiento. Se emplea después de la extracción de un fecaloma, antes de una intervención quirúrgica, antes de un enema medicamentoso o baritado (opaco), antes de una endoscopia, etc. La solución puede ser jabonosa (desde 500-1 500 ml con jabón neutro), o preparada comercialmente.

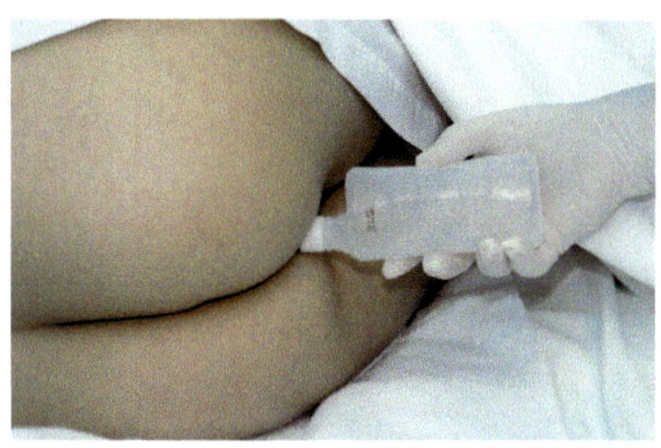

Fig. 11.14. *Enema evacuador de limpieza.*

A. Enemas de limpieza

Son **enemas evacuadores,** sin retención, con los que se pretende favorecer el peristaltismo intestinal, provocando una evacuación rápida de las heces, los gases y otras sustancias. Las situaciones en las que con mayor frecuencia se utilizan estos enemas son:

- Usuarios con estreñimiento.
- Después de la extracción de un fecaloma.
- Antes de un parto o de una intervención quirúrgica.
- Antes de un enema medicamentoso o baritado (opaco).
- Antes de una endoscopia, etc.

Procedimiento 7. Administración de enema de limpieza

Recursos materiales

Sonda rectal; solución de limpieza, según la prescripción médica (puede variar tanto la composición como el volumen —desde 500 hasta 1 500 ml—); sistema irrigador (recipiente y tubo con llave y cánula); guantes; cuña; hule o protector; gasas y papel higiénico; material de aseo; pie de goteo o soporte del irrigador; lubricante hidrosoluble y *termómetro de agua.*

Protocolo de actuación

1. Lavarse las manos, ponerse los guantes y explicar al usuario lo que se va a hacer, solicitándole su colaboración.
2. Si está encamado, proteger la cama con un hule y colocarle en decúbito lateral izquierdo con la pierna derecha flexionada (posición de Sims), para favorecer la eliminación. También podría aplicarse de pie, con el usuario inclinado sobre la cama.
3. Tener dispuesta la solución, preparada a unos 36 °C, y el irrigador colocado en el soporte a unos 40-50 cm sobre el usuario.
4. Lubricar la cánula del sistema (enema comercial) o realizar el sondaje rectal para la administración con irrigador.
5. Extraer el aire del tubo antes de introducirlo en el recto, hasta que fluya líquido, abriendo la llave de paso.
6. Introducir la cánula por el ano (15 cm) con suavidad, dirigiéndola primero en dirección al ombligo y después horizontalmente.

   Para ello, se separan los glúteos del usuario con una mano y se introduce el tubo con la otra; mientras, se le pide al usuario que inspire profundamente y espire con lentitud.
7. Administrar la solución, regulando su entrada mediante la pinza o llave incorporada al propio sistema. El flujo se regula subiendo o bajando el recipiente. Si el usuario siente molestias o dolor cólico, cerrar la entrada de la solución hasta que cesen las molestias y pedirle que respire con tranquilidad para después continuar el proceso con lentitud.
8. Cuando se haya administrado toda la solución, cerrar el sistema para evitar que entre aire y retirar suavemente la cánula.
9. Pedir al usuario que se esfuerce por retener la solución al menos durante 5-10 minutos, ponerle la cuña y ofrecerle papel higiénico.
10. Después de la evacuación, recoger el material utilizado, asear al usuario y dejarle instalado cómodamente.
11. Lavarse las manos, comunicar las observaciones a la enfermera y anotar en la historia de enfermería tanto la aplicación del enema como las características de la evacuación.

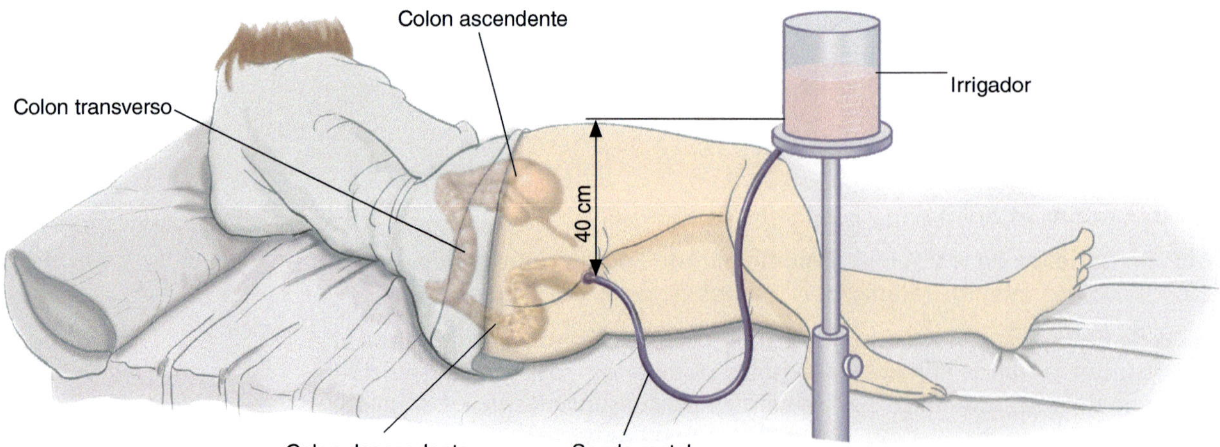

Fig. 11.15. *Usuaria a la que se le ha aplicado un enema de limpieza con irrigador.*

Síntesis

Metabolismo y procedimientos relacionados con la alimentación y nutrición

- **Conceptos básicos**
  - Alimentación y nutrición
    - **Alimentación:** proceso consciente de elección e ingestión de alimentos
    - **Nutrición:** proceso inconsciente de aprovechamiento de los nutrientes
  - Equilibrio y metabolismo energético
    - **Balance energético:** relación que debe ser equilibrada entre los ingresos calóricos (ingesta) y el gasto (actividad física).
    - **1 Cal** = 1 kc = 4,18 kilojulios.
    - **Metabolismo basal:** energía mínima necesaria para mantener la vida; gasto fisiológico en reposo.
    - **Valor energético,** según Atwater.
  - Alimentación equilibrada Requerimientos nutricionales
    - Distribución del aporte calórico
      - Hidratos de carbono: 55 % - 60 %
      - Proteínas 10 % - 15 %
      - Lípidos 30 % - 35 %
    - GET = GB +GAF + ADE
  - Nutrientes
    - Macronutrientes: lípidos, glúcidos, proteínas.
    - Micronutrientes: vitaminas, minerales.
    - Agua: esencial para la vida
  - Concepto de metabolismo
    - Catabolismo: degradación bioquímica para obtener energía.
    - Anabolismo: biosíntesis que repone células; consume energía
- **Modificaciones nutricionales a lo largo de la vida**
  - Cambios en la masa corporal, masa magra, masa grasa y en las necesidades nutricionales
- **Alimentación y dietoterapia**
  - Valoración del estado nutricional
  - Servicio de comidas en instituciones asistenciales instituciones
    - Dietas terapéuticas: clasificadas según su consistencia, su contenido calórico, tipos y cantidades de nutrientes.
    - Dietas especiales.
- **Cuidados del usuario en su alimentación**
  - Alimentación por boca
    - Usuario que come solo.
    - Usuario que no puede comer solo.
  - Alimentación enteral
    - Sondaje digestivo
      - Jeringa de alimentación
      - Sistema de goteo
      - Nutribomba
  - Alimentación parenteral
    - Vías endovenosas
- **Ayudas técnicas para la ingesta**
  - Apoyos para preparar comida y bebida
  - Apoyos para lavar la vajilla
  - Apoyos para comer y beber
    - Bomba de infusión volumétrica

NOTA: *Todas las actividades de esta página deben hacerse en un cuaderno aparte.*

Comprueba tu aprendizaje

Organizar la distribución y servicio de las comidas.

1. Responde: ¿en qué consiste la alimentación por vía oral, enteral y parenteral? ¿Se requiere una vía o conducto natural en ellas, o un procedimiento de punción o quirúrgico? ¿Los alimentos que se emplean en cada una son los habituales en una dieta basal o corriente, o necesitan preparación específica? ¿Qué preparación? ¿Quién realiza la preparación de los nutrientes? ¿En qué lugar? ¿Quién los administra? ¿Qué ventajas e inconvenientes tiene cada una de ellas?

2. Relaciona los términos de las dos columnas:

Dieta blanda	*Solo líquidos, zumos, infusiones*
Dieta hipocalórica	*Mayor aporte de proteínas*
Dieta hiperproteica	*Alimentos fáciles de digerir*
Dieta líquida	*Menos ingreso calórico*
Dieta hipoglucémica	*Eliminación de la sal*
Dieta laxante	*Disminución de los glúcidos*
Dieta hiposódica	*Alimentos ricos en fibra*

3. Realiza un esquema en tu cuaderno sobre el proceso de organización de las comidas en instituciones. Señala en él los servicios y profesionales que intervienen y la tarea de cada uno de ellos.

Aplicar diferentes técnicas de apoyo a la ingesta.

4. Dibuja una figura humana y señala en ella las vías posibles de administración descritas.

5. Realiza un esquema en tu cuaderno del material necesario para el apoyo a la ingesta en un usuario que puede comer solo, que no puede comer solo, con sonda nasogástrica, y con alimentación parenteral. Después, reúne los materiales.

6. Respecto al esquema anterior, responde: ¿cualquier profesional asistencial puede realizar cualquiera de los tres apoyos anteriores?

7. Busca en Internet imágenes de los preparados comerciales enterales y de los preparados parenterales que se preparan en la farmacia hospitalaria.

8. Empleando el maniquí de prácticas, realiza la inserción de una sonda nasogástrica y su fijación. Simula después la administración del preparado enteral con la jeringa de alimentación (cuida la velocidad de infusión, la temperatura, la limpieza final de la sonda, la colocación del tapón al terminar, etc). Complétala con la retirada de la sonda nasogátrica.

9. Localiza catálogos de ayudas técnicas y revísalos para familiarizarte con los productos.

Comprobar que la ingesta de las personas se ajusta al plan de cuidados.

10. Coloquio grupal: ¿cuál es la importancia de ajustarse al plan de cuidados en cuanto a la ingesta de los usuarios atendidos, tanto en el centro asistencial como en el domicilio del usuario?

11. Reúne diferentes planillas de dietas para comprobar la información que deben contener y cumplimentarlas.

12. En grupos, reflexiona sobre la importancia de que la hora de comer sea un momento agradable y después elabora un cartel que recoja los argumentos elaborados en cada grupo.

Informar a la persona en situación de dependencia y a las familias acerca de la correcta administración de alimentos.

13. Recrea situaciones imaginarias en las que el TAPSD informa a la persona dependiente y a su familia sobre la correcta administración de alimentos.

Identificar los posibles riesgos asociados a las situaciones de ingesta.

14. Repasa los procedimientos y señala los riesgos posibles en los procedimientos de apoyo a la ingesta descritos, así como su prevención.

Adoptar medidas de seguridad y prevención de riesgos.

15. Después de hacer la actividad anterior, aplica los procedimientos con las medidas de seguridad y la prevención de riesgos específicos para cada supuesto.

16. Señala si son verdaderas o falsas las afirmaciones siguientes:
    - La alimentación parenteral no supone ningún riesgo para el usuario.
    - La broncoaspiración es una posible complicación de la alimentación enteral.
    - La gastrotomía endoscópica percutánea (GEP) es un tipo de alimentación enteral.
    - El TASPD sí puede administrar la alimentación enteral por GEP a los usuarios que lo tengan implantado.
    - La bomba de infusión volumétrica solo se usa con sonda nasogástrica.

NOTA: *Todas las actividades de esta página deben hacerse en un cuaderno aparte.*

Test de repaso

1. Las sustancias contenidas en los alimentos y que son asimiladas por el organismo son:

a) Alimentos.

b) Nutrientes.

c) Elementos físicos saturados.

d) Ninguna de las respuestas es correcta.

2. Señala cuál de estas respuestas no es correcta:

a) 1 g de glúcidos aportan al organismo 9 kilocalorías.

b) Los hidratos de carbono son nutrientes energéticos.

c) El arte de utilizar correctamente los alimentos es propio de la dietética.

d) Las frutas deben ingerirse en cantidades de 2 a 4 raciones al día en un adulto sano.

3. ¿Los ácidos grasos se incluyen dentro de qué grupo de nutrientes?

a) Proteínas.

b) Lípidos.

c) Vitaminas.

d) Glúcidos.

4. ¿Cuál de estas vitaminas es hidrosoluble?

a) K.

b) E.

c) B12

d) Retinol.

5. Señala cuál de estas afirmaciones es cierta:

a) Los aminoácidos forman parte de las vitaminas.

b) La diabetes mellitus se caracteriza por que hay un aumento de la concentración de glucosa en sangre.

c) El agua es un elemento prescindible en el ser humano.

d) El catabolismo gasta energía.

6. El balance energético es la relación entre:

a) El ingreso y pérdida de líquidos.

b) El ingreso y gasto de energía de una persona durante un determinado tiempo.

c) Los nutrientes ingeridos.

d) El ingreso de oligoelementos y la pérdida de principios inmediatos.

7. En la dieta hiposódica es cierto que:

a) Está disminuido el porcentaje de las proteínas.

b) Es una dieta baja en calorías.

c) Contiene alimentos fáciles de digerir y es rica en glúcidos.

d) Se disminuye parcial o totalmente el contenido en sal.

8. Es cierto, respecto de las modificaciones del metabolismo a lo largo de la vida, que:

a) La masa corporal se mantiene constante.

b) La masa grasa va aumentando con la edad.

c) El gasto energético siempre es el mismo.

d) La masa grasa no cambia.

9. ¿Cuál de estas estas vías no se utiliza en la alimentación parenteral?

a) Periférica.

b) Nasoentérica.

c) Central a través de una vía periférica.

d) Central directa.

10. Señala la afirmación correcta:

a) En la alimentación enteral se administra el alimento a través de un catéter intravenoso.

b) La dieta absoluta está contraindicada en la preparación para el preoperatorio del usuario.

c) La grasa visceral predomina en la etapa infantil.

d) La nutrición parenteral se administra al usuario a través de una vía venosa.

11. Una de estas afirmaciones es falsa:

a) La sonda nasogástrica se introduce a través de la nariz o de la boca.

b) Cuando un usuario no puede comer solo se le debe sondar.

c) En el sondaje rectal el usuario debe colocarse en decúbito lateral.

d) Siempre debe promoverse que el usuario sea autónomo en su alimentación.

12. El enema se administra en posición:

a) Sims.

b) Decúbito prono.

c) Decúbito lateral izquierdo.

d) Fowler.

Solución: *1 a); 2 a); 3 d); 4 c); 5 b); 6 b); 7 d); 8 b); 9 b); 10 d); 11 b); 12 c).*

Práctica final

Héctor es un usuario de 88 años, residente de un centro asistencial, diabético desde la adolescencia, que engordó los últimos meses como consecuencia de una depresión reactiva a la muerte de su esposa (con la que convivía en la residencia). Además, le van a operar de un tumor gástrico en los próximos días en el hospital clínico de la ciudad.

En el equipo asistencial, se habla de su situación de salud para adecuar su plan de cuidados a sus necesidades y organizar las intervenciones adecuadas, especificando después de quién es responsabilidad aplicarlas. Tú estás en periodo de FCT y participas en la reunión.

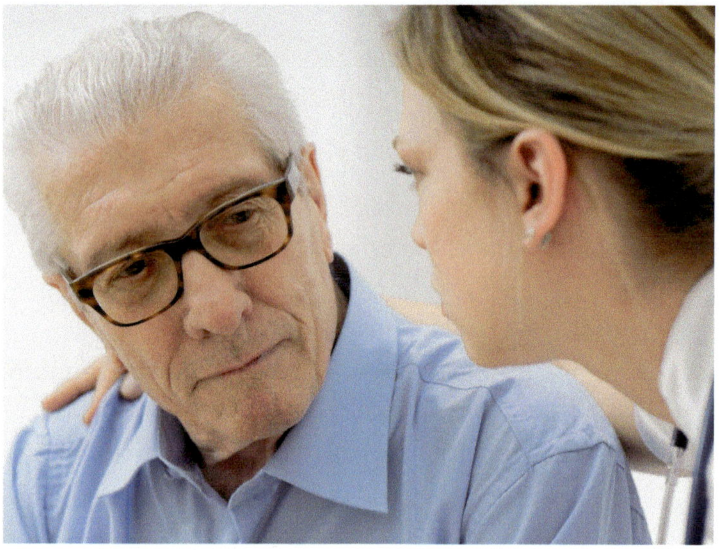

Lectura y tareas

Contesta a las siguientes preguntas iniciales:

1. ¿Qué tipo de dieta requeriría en su situación actual?
2. ¿Qué tipo de ingesta debería realizar como consecuencia?
3. ¿Debería seguir controlando su glucemia durante su ingreso hospitalario?
4. ¿Cómo realizarías la ayuda en su ingesta? Simula su realización en cada etapa del proceso de salud de Héctor al que se refiere esta práctica global.

Ten en cuenta para contestar:

- Su patología crónica, pues además de dietoterapia requiere control de glucemia regular.
- Haber engordado supone una complicación general y en especial para la diabetes, por lo que debería perder peso.
- Su estado emocional requerirá ayuda profesional, para evitar nuevas complicaciones por el exceso de ingesta (el «comer emocional»).
- La intervención quirúrgica implicará ayuno (NPB) previo a la intervención, así como, seguramente, alimentación parenteral los primeros días, y quizá después sondaje nasoentérico con alimentación enteral, hasta la recuperación de su tipo de ingesta anterior.

5. Realiza una presentación con una dieta o cuidado específico en la alimentación de este usuario (diabetes, obesidad, influencia de su depresión en su alimentación y cirugía gástrica).

Descarga de Internet la *Guía de la Federación de Asociaciones de diabetes: Tengo Diabetes tipo 2. ¿Qué puedo hacer?:* **www.fedesp.es/bddocumentos/1guia_tipo2.pdf**

Después de leer el módulo 2, sobre el control de la diabetes, responde:

6. ¿Cómo se puede controlar el tratamiento del usuario?
7. ¿El usuario puede mentir sobre el cumplimiento del tratamiento? ¿Mienten muchos usuarios?
8. ¿Cómo se puede comprobar? ¿Es importante la tensión arterial en los diabéticos?

Después de leer el módulo 3, responde:

9. ¿Puede un diabético comer pan? ¿Y fruta?
10. ¿Qué alimentos contienen hidratos de carbono?

Investigación y debate

11. Después de haber realizado un esquema por grupos sobre los cuidados que requeriría Héctor, exponedlo en el grupo-clase para su comprensión global y para especificar cuáles serían las tareas a realizar por los TAPSD.

Investigación

12. Busca en Internet información sobre la cirugía gástrica y los cuidados posteriores que requiere el usuario sometido a ella hasta el restablecimiento de la alimentación normal.

Juego de roles

13. A partir de la descripción de una escena que recoja la situación de Héctor descrita, especialmente su negativa a comer a causa de su depresión, y a partir de la comprensión de su situación, explora distintas conductas profesionales hasta verificar la más adecuada (ten en cuenta que se trata del aprendizaje del rol profesional de TAPSD).

Unidad 12

Procedimientos de planificación y registro de las actividades asistenciales. La calidad en la atención sociosanitaria

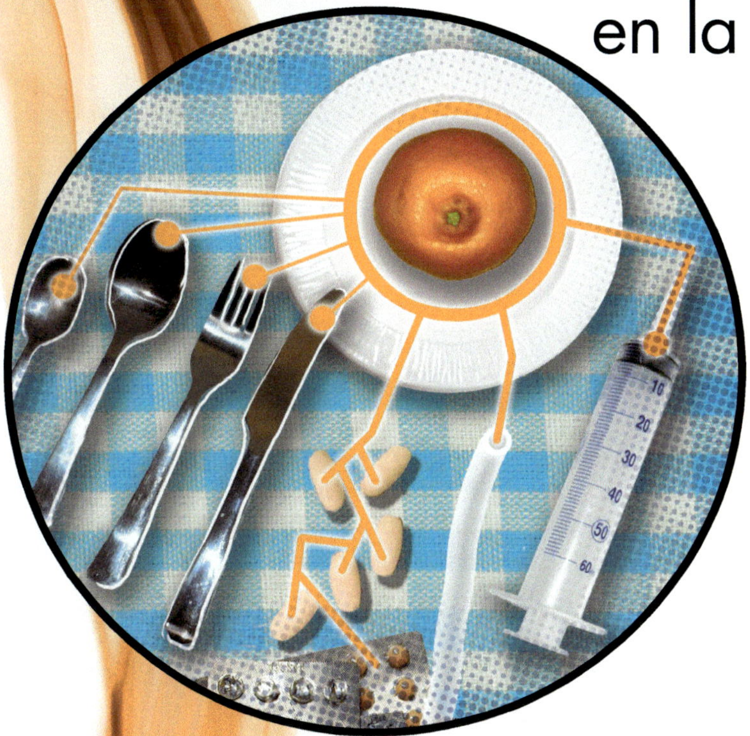

En esta unidad aprenderemos a:

- Definir el PAE (proceso de atención de enfermería), sus etapas y sus principales características.
- Analizar las responsabilidades y tareas habituales del TAPSD en la aplicación de un plan de cuidados individualizado.
- Aplicar técnicas e instrumentos de obtención de información sobre el usuario.
- Aplicar técnicas e instrumentos para el seguimiento de las actividades de atención sanitaria.
- Registrar de forma correcta los datos obtenidos durante las actividades.
- Reconocer la importancia de formar parte de un equipo interdisciplinar.

Y estudiaremos:

- Proceso de atención de enfermería (PAE), sus etapas y características.
- Responsabilidades y tareas del TAPSD en la aplicación de un plan de cuidados individualizado.
- Técnicas de obtención de información sobre el usuario.
- Técnicas de seguimiento de las actividades de atención sanitaria.
- El registro de las actividades.
- El trabajo en equipo.

1. El proceso de atención en enfermería (PAE)

Claves y consejos

La atención sanitaria es un **proceso evolutivo** y como tal cambia a medida que lo hace la situación y las necesidades del usuario. Por ejemplo, un usuario puede mejorar de su enfermedad, o empeorar, y por ello podrían cambiar los cuidados que necesita.

El **PAE** es el método empleado por los profesionales sanitarios para planificar y llevar a cabo los cuidados asistenciales.

El PAE permite seleccionar y planificar los cuidados de enfermería necesarios para el cuidado de los usuarios. Además, permitirá evaluar si lo que estamos haciendo está dando resultado. El PAE consta de varias **etapas:**

1. Valoración.
2. Diagnóstico de enfermería.
3. Planificación.
4. Ejecución.
5. Evaluación.

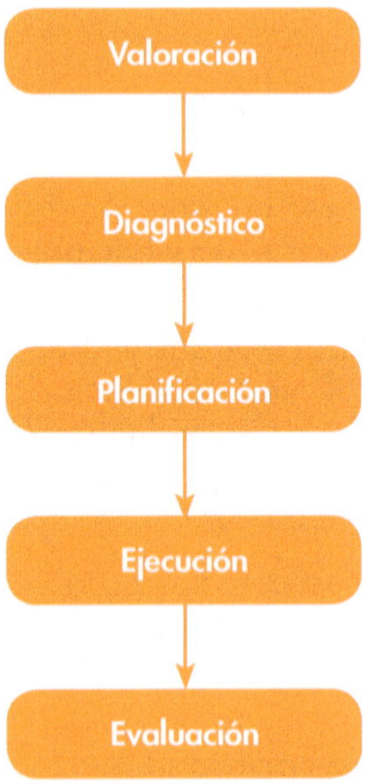

Fig. 12.1. *Las cinco etapas del PAE.*

1.1. Valoración

La **valoración** es la primera etapa del PAE. La realiza el personal sanitario en la consulta o domicilio. Implica la obtención de información acerca del usuario, que se recogerá por escrito. También hay que repasar la información médica **(historia clínica),** las analíticas y cualquier otro tipo de pruebas disponibles sobre la salud del usuario.

El TAPSD ha de estar familiarizado con esta etapa. Dado que estará mucho tiempo en contacto con el usuario, podrá recabar información detallada sobre él. Esta información será muy útil para el desarrollo y evaluación del plan de cuidados.

La recogida de información tiene una serie de **ventajas,** como son:

- Tener constancia por **escrito** de la situación del usuario.
- Poder ser **utilizada** por **todos** los miembros del equipo de salud.
- **Evitar** la **repetición** de pruebas.

La valoración consta a su vez de las siguientes fases:

- Obtención de la **información.**
- **Validación** de los datos.
- **Organización** de los datos.

A. Obtención de la información

Todos los datos tienen que recogerse por escrito en el **registro de enfermería,** que tiene carácter legal. Estos datos pueden ser:

- **Objetivos:** son datos reales, medibles y observables. Ejemplos: palidez del usuario, temperatura, etc.
- **Subjetivos:** son los datos no visibles, como sentimientos, opiniones, valores, creencias, actitudes, percepciones o emociones del usuario (ejemplo: dolor de cabeza del usuario).

Los datos se pueden recoger a partir de las **fuentes de información.** Estas fuentes se pueden clasificar en primarias y secundarias, como muestra la tabla siguiente:

Importante

El **PAI** (Plan de Atención Individualizada) o **PIAI** (Plan Individualizado de Atención Integral) es un documento en el que figura el conjunto de estrategias destinadas a la atención integral y personalizada de cada una de las personas usuarias. Es similar al PAE.

Primarias	**Usuario:** es la principal fuente de información, incluso en aquellas situaciones en las que no pueda hablar. Datos objetivos como las constantes vitales o la coloración de la piel solamente se pueden obtener del usuario, así como la mayoría de la información subjetiva.
Secundarias	**Familia:** los amigos o las personas cercanas al usuario proporcionan información muy valiosa. Es un complemento a los datos obtenidos del usuario. Es muy importante en los casos en los que no existe la posibilidad de una correcta comunicación, como en los niños y en personas que sufren inconsciencia, demencia o desorientación.
	Equipo asistencial: el equipo de salud informa sobre la situación del usuario.
	Historia clínica facilita informaciones complementarias: registros médicos, tratamientos, datos socioeconómicos: edad, estado civil, profesión, situación laboral...
	Test, libros y **revistas profesionales:** contienen información muy útil.

Tabla 12.1. *Clasificación de las fuentes de información para la recogida de datos en el PAE.*

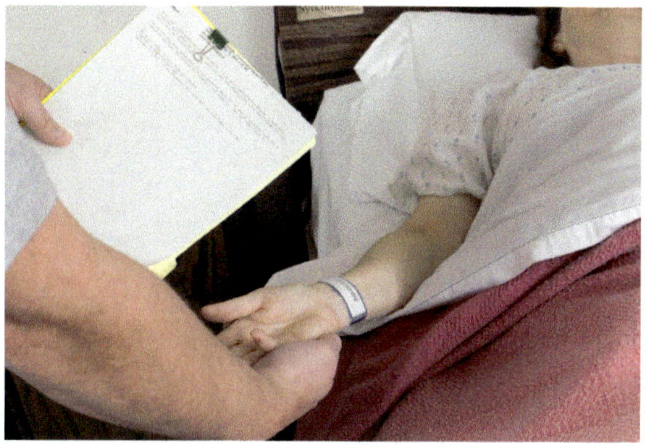

Fig. 12.2. *El usuario, tanto por los datos objetivos como subjetivos, es la principal fuente de información, incluso en aquellas situaciones en las que no pueda hablar.*

Un apartado importante, debido a su utilidad, es el uso de **test** y **escalas.** Existen en gran cantidad y están dirigidos a obtener información sobre distintos aspectos concretos del usuario: capacidad motora, cognitiva, afectiva, social...

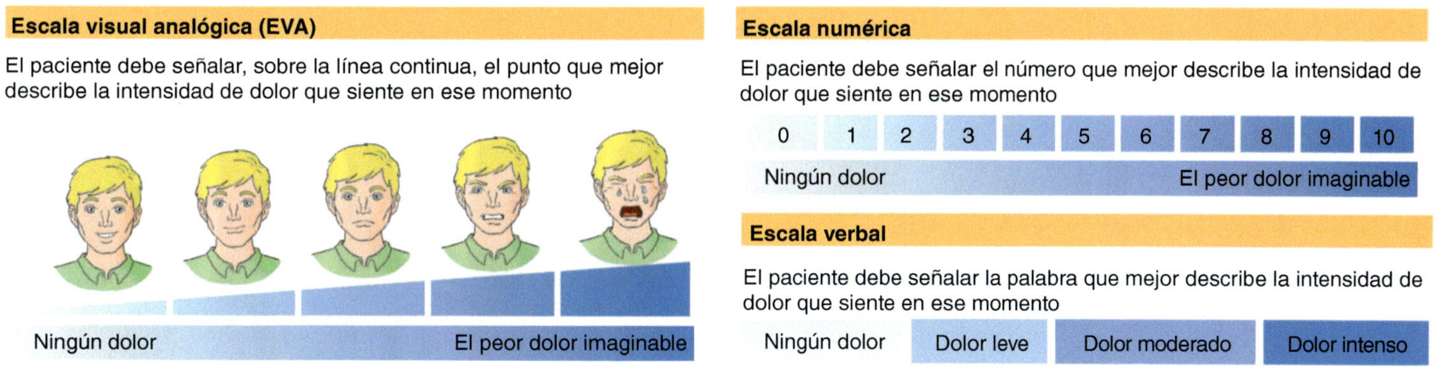

Fig. 12.3. *Distintas escalas para la valoración del dolor.*

Los datos los podemos obtener a través de las siguientes maneras:

- **Entrevista clínica.** Consiste en mantener una conversación con el usuario para obtener información. Para que sea lo más efectiva posible se tendrá en cuenta:
  - **El ambiente:** debe ser tranquilo y relajado. Hay que procurar que el usuario se exprese de forma libre. Puede haber personas en la sala que inhiban al usuario, por lo que hay que asegurar la privacidad.
  - **La actitud del personal sanitario:** el personal sanitario debe mostrar interés por todo lo que le está narrando el usuario. Debe tener un contacto visual con él, crear un clima de confianza, respetar sus silencios, mostrar empatía…
  - **El lenguaje:** debe adaptarse a la persona a la que se realiza la entrevista, utilizando términos que sean comprensibles para el usuario, procurando no usar palabras excesivamente técnicas que puedan dificultar su entendimiento.
- **Observación.** Puede ser:
  - **Directa:** cuando se emplean únicamente los sentidos. Ejemplo: eritema en la piel.
  - **Indirecta:** cuando se emplean objetos en la observación. Ejemplo: un termómetro para medir la temperatura.

Importante

El **éxito de la entrevista** al usuario depende, en gran medida, del **tipo de preguntas** utilizadas:

- Las preguntas **abiertas** permiten respuestas largas, de varias palabras, que aportan mayor información.
- Las preguntas **cerradas,** por el contrario, se responden brevemente, con una o dos palabras. Se utilizan para obtener datos específicos.
- Las preguntas **dirigidas** sugieren la preferencia del entrevistador por una respuesta. No deben ser utilizadas nunca.

Practica

1. Propón tres preguntas abiertas, tres cerradas y tres dirigidas.
2. En parejas, realiza el siguiente ejercicio (intercambia los papeles una vez hecho):
    - Realiza una entrevista a tu compañero para recoger los datos que te permitan conocer tus hábitos de alimentación (frecuencia, tipo, preferencias y gustos), utilizando para ello las preguntas que consideres necesarias.
    - Al finalizar la entrevistas, pídele a tu compañero entrevistado que te diga qué preguntas le han facilitado o limitado proporcionar la información.

- **Exploración física.** Se utilizan cuatro técnicas específicas:
    - **Inspección:** es un examen visual detallado y general del usuario. Se observan las características físicas del individuo como el tamaño, color, movimiento, colocación, forma, posición...
    - **Palpación:** uso del sentido del tacto para identificar determinadas características de la superficie corporal de la piel y de otras estructuras que se encuentran por debajo de ella.
    - **Percusión:** consiste en golpear suavemente con uno o varios dedos sobre la superficie del cuerpo, con el fin de obtener e interpretar sonidos de los órganos próximos a la zona percutida.
    - **Auscultación:** se realiza a través del oído y utilizando el instrumental adecuado (estetoscopio).

B. Validación de los datos

Validar es verificar la información para determinar si responde a los hechos estudiados. Consiste en analizar los datos con el fin de identificar posibles vacíos de información o incongruencias.

Es necesaria para estar seguros de que los datos obtenidos son **reales** o **completos.** Así, se debe:

- **Revisar** los propios datos pasado un tiempo, cuando no estemos seguros de la validez de los mismos. Por ejemplo, tomando nuevamente la temperatura (dato **objetivo**) o volviendo a preguntar al usuario que le describa el tipo de dolor (dato **subjetivo**).
- **Pedir** a otra persona que recoja los mismos datos cuando no estemos seguros de su medición. Comprobar que no existen factores transitorios que alteren la precisión de los datos. Por ejemplo, cuando el usuario ha realizado algún tipo de ejercicio puede estar aumentada la frecuencia cardiaca, la frecuencia respiratoria, la temperatura corporal o la tensión arterial.
- **Comprobar** la congruencia entre los datos objetivos y subjetivos.

C. Organización y registro de los datos

Durante la entrevista se recoge gran cantidad de datos que pueden ser olvidados si no se anotan. Por ello, es importante **registrar** todo por escrito de una manera adecuada.

1.2. Diagnóstico de enfermería

Los datos obtenidos durante la valoración son estudiados y analizados para emitir un juicio sobre el estado de salud.

De esta manera, se identifican los **problemas reales** o **potenciales** que pueden aparecer y son susceptibles de ser tratados.

Al realizar el diagnóstico hay que utilizar la **taxonomía NANDA.** Consiste en describir:

- **Nombre** o **etiqueta** del problema real: se identifica el problema y se le pone un nombre, por ejemplo incontinencia urinaria.
- **Definición:** significado de la etiqueta.
- **Etiología:** causas del problema.
- **Signos** y **síntomas** obtenidos.

Es importante distinguir entre:

- **Diagnóstico de enfermería:** hace referencia a un estado de salud y los problemas reales o potenciales asociados.
- **Diagnóstico médico:** se refiere a un proceso patológico concreto.

¿Sabías que...?

NANDA (North American Nursing Diagnosis Association) es una sociedad científica de enfermería cuyo objetivo es estandarizar el diagnóstico de enfermería.

1.3. El plan de cuidados

Una vez recogidos y analizados los datos, se deciden los cuidados que se prestarán al usuario. Para ello, se elabora un **plan de cuidados:** conjunto detallado de cuidados y servicios que se van a aplicar a un usuario para solucionar el problema encontrado.

La elaboración del plan de cuidados consta de **cuatro etapas:**

- **Establecer prioridades:** si el usuario tiene varios problemas hay que ordenarlos por orden de importancia.
- **Fijar objetivos:** es decir, se contesta a la pregunta *¿qué conseguir?*
- Elaborar las **actividades de enfermería,** es decir, contestamos a *¿cómo conseguirlo?* Planificar las acciones de cuidados dirigidas a conseguir dichos objetivos.
- Al cómo conseguirlo también se le denomina, de forma anglosajona, **NIC** *(Nursing Interventions Classification).*
- **Documentar** y **registrar** toda la planificación.

Existen distintos tipos de planes de cuidados:

Individualizados	Son planes para un usuario determinado. Son únicos para cada usuario.
Estandarizados subjetivos	Son protocolos de actuación sanitarios que se realizan ante situaciones comunes o algunas patologías similares de distintos sujetos.
Computerizados o informatizados	Son bases de datos digitales de planes de cuidados.

Tabla 12.2. *Clasificación de los planes de cuidados.*

A pesar de que existan varios tipos de planes de cuidados, a la hora de realizar un plan, siempre es necesario **individualizar** las necesidades.

1.4. Ejecución

Es la etapa donde se pone en **práctica** el **plan de cuidados.** En esta etapa se sigue valorando al usuario por si hay que comunicar algún cambio.

La enfermera es la responsable de la ejecución del plan de cuidados aunque deleguen las actividades en otras personas: TAPSD, auxiliar de enfermería, familiares... La ejecución de los cuidados debe quedar reflejada **por escrito,** indicando quién los realizó, qué se realizó y dónde, incidencias surgidas, logros conseguidos, etc.

Esto es importante porque son distintos equipos de enfermería los que se ocupan de un usuario (por los diferentes turnos) y tienen que estar informados de lo que han hecho sus compañeros.

1.5. Evaluación

Es un proceso **continuo** que sirve para valorar si se han logrado los objetivos y resultados propuestos de forma completa o parcial o bien no se han logrado.

La clasificación de resultados se llama **NOC** *(Nursing Outcomes Classification).* Consiste en la realización de una comparación entre el estado de salud del usuario y los resultados esperados. Se recogen y analizan los datos que se van a evaluar y se emite un juicio.

Web

http://todoenfermeria.wordpress.com/descarga-planes-de-cuidados-de-enfermeria

www.terra.es/personal/duenas/home5.htm

En estas páginas encontrarás más información sobre el PAE, así como algunos ejemplos.

Importante

Existen diferentes tipos de **registro,** algunos de ellos son hojas de control (control de constantes, de evolución de tratamiento...), las hojas adicionales (hojas de alta de educación sanitaria...).

Actividades

3. Entra en las páginas web que se recomiendan en la página anterior. Busca y analiza los componentes de algún ejemplo de PAE.

4. Explica la actitud que debe tener el TAPSD frente al usuario a la hora de dirigirse a él.

5. Realiza un esquema resumen en el que se reflejen cada una de las fases del PAE. Explica cuál crees que es la función del TAPSD dentro del esquema anterior.

Practica

6. Realiza una aproximación al PAE en los casos siguientes:

a) Persona que llega a un centro residencial y tiene riesgo de padecer úlceras por presión.

b) Caso de una persona con diabetes tipo II.

c) Caso de una persona con EPOC.

7. ¿Qué es el NIC? ¿Y el NOC?

Se deben valorar los siguientes elementos:

- El **aspecto físico** de la persona, a través de la observación. Ejemplo: cambio en la coloración de la piel.
- El **funcionamiento del organismo:** mejoría o solución del problema a través de la observación y registros. Ejemplo: mejoría en la cicatrización de una úlcera por presión.
- El **aspecto psicológico:** cambios de humor, de pensamientos...
- El **grado de satisfacción del usuario** por la atención y los cuidados recibidos.
- La **educación para la salud recibida:** se evalúa el aprendizaje, si el enfermo es capaz de realizar autocuidados.
- El **medio ambiente familiar y social:** mejora de las condiciones medioambientales.

En la tabla siguiente vemos representadas las diferentes fases del PAE en el caso de un usuario con incontinencia urinaria.

Diagnóstico (NANDA)				Planificación de cuidados		Ejecución	Evaluación
Nombre	**Definición**	**Etiología**	**Signos y síntomas**	**¿Qué conseguir?**	**¿Cómo conseguirlo?**	**NIC**	**NOC**
Incontinencia urinaria.	Estado en el que el individuo experimenta una pérdida de orina.	Disminución del tono muscular.	El individuo informa de pérdida de orina. Observación de signos indicadores de incontinencia urinaria: olor.	La persona experimentará una disminución de la pérdida de orina. Demostrará habilidad en la práctica de las técnicas de refuerzo de la musculatura pélvica.	Se enseñará a la persona a reforzar los músculos pélvicos.	El usuario se compromete a ejecutar los ejercicios prescritos y explicados por el personal sanitario, los ejercicios necesarios.	Estado de la reducción de la pérdida de orina.

Tabla 12.3. *Ejemplo de desarrollo resumido de un PAE.*

Caso Práctico 1

Busca información en Internet y revistas o libros especializados y, en grupos, realiza una aproximación al PAE en el caso de una persona con obesidad.

Solución:

En la fase de **valoración** se realizarán:

- Un estudio de los factores personales y socioambientales del usuario que influyen en la alimentación (preguntas sobre sus gustos, hábitos, etc.).
- Una valoración de la ingesta (por ejemplo a través de un recuerdo de 24 horas). Una valoración de las necesidades nutricionales y, por último, un balance que compare las necesidades del usuario con la ingesta.
- Un estudio de los principales indicadores antropométricos (IMC, talla, peso, etc.).
- Una inspección física del usuario para detectar posibles problemas asociados a la obesidad.

La fase de **diagnóstico** podría ser que el usuario padezca una alteración de la nutrición por exceso, es decir, una dieta inadecuada, que además le ha producido un deterioro en la movilidad (se cansa mucho más). Aunque no padece síntoma depresivo, sí se encuentra a disgusto con su cuerpo.

Planificación de cuidados:

- Concienciarle de la importancia de realizar actividad física y su relación con el peso.
- Dar a conocer al usuario los patrones de alimentación, los alimentos que más engordan y los que menos (dieta).
- Indicarle la velocidad de pérdida de peso para motivarle a iniciar el proceso.

Después de la ejecución se realizará una **evaluación** en la que veremos si el plan de cuidados da resultado o, por el contrario, es necesario realizar alguna modificación.

2. Responsabilidades del TAPSD en el plan de cuidados individualizado

La aplicación de un plan de cuidados individualizado está **dirigida** por el **equipo de enfermería,** con la colaboración del personal sanitario. Es importante conocer el **papel que desempeña el TAPSD** en este plan de cuidados. Algunos de los procedimientos en los que intervendrá el técnico son los siguientes:

Claves y consejos

El TAPSD tendrá que participar en la valoración del usuario. Como ya se explicó, el proceso de valoración es la etapa inicial del PAE, y dicha valoración debe mantenerse **durante todo el plan de cuidados.**

1. Necesidad de respirar

- Oxigenoterapia
- Educación respiratoria
- Valoración de constantes vitales
- Fisioterapia respiratoria

2. Necesidad de eliminación

- Colocación de cuña y botella
- Administración de enemas
- Enseñanza de autocuidados
- Fisioterapia del suelo pélvico
- Higiene
- Colocación de pañales
- Medición de diuresis

3. Necesidades de vivir según creencias y valores

- Asistencia ante la muerte

4. Necesidad de comer y beber

- Alimentación del usuario por vía oral
- Alimentación del usuario por vía enterar
- Alimentación del usuario por vía parenteral
- Recogida de peso
- Enseñanza de autocuidados
- Educación alimentaria

5. Necesidad de aprender

- Enseñanza de autocuidados
- Educación sanitaria
- Talleres variados

6. Necesidad de moverse y mantener una buena postura:

- Movilizaciones activas, pasivas y asistidas
- Cambios posturales
- Ayuda en el traslado y deambulación

7. Necesidad de mantener una temperatura corporal

- Administración de frío y calor
- Administración de antitérmicos
- Toma de temperatura

8. Necesidad de descansar y dormir

- Medidas para el apoyo al dormir
- Arreglo de la cama
- Higiene de la cama
- Higiene de la ropa
- Masajes relajantes

9. Necesidad de vestir ropas adecuadas

- Selección de prendas adecuadas
- Higiene de la ropa
- Ayuda para vestir y desvestir

10. Necesidad de mantener la piel limpia y protegida

- Baño en cama
- Aseos parciales
- Ayuda en la ducha y en el baño

11. Necesidad para evitar peligros

- Aplicación de procedimientos de prevención de riesgos
- Infecciones nosocomiales
- Accidentes en la movilización, traslado y deambulación
- Educación sanitaria

Caso Práctico 2

Trabajas como TAPSD en una residencia. A tu cargo tienes a Luis, un hombre de 70 años, que tiene una escayola en la pierna izquierda debido a una caída. Explica de qué manera contribuirías en las distintas fases del PAE.

Solución:

Tu función será la ejecución del plan de cuidados (pautas de cuidados de la escayola) que previamente estará pautado.

Pero, además, debido a que pasas mucho tiempo con Luis, puedes obtener gran cantidad de información útil. Mediante la observación y las preguntas, tanto cerradas como, sobre todo, abiertas, podrás valorar si Luis presenta: dolor, hinchazón en la pierna, palidez de la piel, cianosis, olor, incapacidad para mover los dedos, entumecimiento, cambios de temperatura, escalofríos, fiebre, náuseas, vómitos...

Si dudas de la información, podrás validarla comentando la circunstancia, por ejemplo, con un familiar, toda esta información será registrada e informada al equipo de trabajo (enfermeros, trabajadores sociales...).

Esta información será parte de la evaluación del proceso de cuidados de Luis y permitirá decidir si es necesario el cambio en la pauta de actuación.

Trato con el usuario

En el trato diario con usuarios, como TAPSD has de estar atento no solo a las palabras de los mismos, sino a todo tipo de expresiones que puedan proporcionar indicios de cómo se sienten.

En el proceso de intercambiar información intervienen dos factores:

- Los **mensajes verbales:** comunicación verbal.
- Las **expresiones** faciales y corporales que las complementan: comunicación no verbal.

3. Aplicación de técnicas de obtención de información

En la medida en que el técnico es quien se relaciona día a día con el usuario a través de las distintas tareas cotidianas, es asimismo el profesional más indicado para **recoger la máxima información.**

La recogida debe proceder sobre todo de la **observación directa** y de **preguntas.** Las preguntas que se formulen no deber conllevar juicios de valor. A medida que el TAPSD adquiera conocimientos y comprensión de la situación, las preguntas pueden pasar a ser más directas y centradas en lo que lleva al técnico a prestar el servicio, a realizar el trabajo.

El **lenguaje** que se debe utilizar ha de ser sencillo y **comprensible** para el usuario. Se deberá llevar un registro sencillo de notas (en una libreta o cuaderno de campo) de las observaciones hechas. Este debe ser preciso y detallado. Dichas notas se tendrán que tomar después de cada atención a un determinado usuario.

Esta forma de tratar y trabajar del ténico le permite conocer todo aquello que deberá comunicar más tarde a los responsables, tanto de su contratación, como del servicio.

A continuación se muestra un ejemplo de tabla para anotar observaciones:

Nombre del usuario: ______________	No	Sí, pero precisa ayuda	Sí
Deambula solo			
Realiza la higiene de forma autónoma			
Come solo			

Tabla 12.4. *Ejemplo de tabla en la que se anotarían las observaciones realizadas.*

3.1. Escalas para la medición de las ABVD

El **uso de escalas estandarizadas** permite una medición normalizada y una evaluación más rápida y objetiva. Existen muchas escalas estandarizadas (véase la Tabla 12.5), que aprenderás a utilizar a lo largo del ciclo (tanto en este módulo como en otros).

Función valorada		Método o escala empleada
Capacidad funcional (AVD)	ABVD	Índice de Katz Índice de Barthel Escala de la Cruz Roja
	Movilidad (riesgo de caídas)	Escala de Tinnetti Cuestionario de la OMS
	AIVD	Índice de Lawton
Valoración mental	Esfera cognitiva	Miniexamen cognitivo de Folstein Cuestionario de examen cognitivo de Pfeiffer
	Esfera afectiva	Escala de depresión geriátrica de Yesavage
Valoración social		OARS Social Resource Scale

Tabla 12.5. *Escalas estandarizadas para la medición de las ABVD.*

Importante

Las actividades básicas de la vida diaria (ABVD) son el conjunto de actividades primarias de la persona, encaminadas a su autocuidado y movilidad y a la capacidad de entender y ejecutar órdenes y tareas sencillas, que le dotan de autonomía e independencia elementales y le permiten vivir sin precisar ayuda continua de otros.

Entre ellas se incluyen actividades como: comer, controlar esfínteres, usar el retrete, vestirse, bañarse, trasladarse, deambular, etc.

La **Ley de promoción de la autonomía personal y atención a las personas en situación de dependencia** establece que la concurrencia de la imposibilidad o dificultad grave para realizar estas actividades llevaría consigo el reconocimiento de la protección por dependencia.

Se utilizan para la medición de las funciones de autocuidado y la descripción del estado de la persona. Son un instrumento muy importante para la detección de problemas, además de **definir** el **grado de ayuda** que requiere la persona. Las más importantes son:

- **Índice de Katz:** es la escala más utilizada. Mide la capacidad de ejecución de seis actividades sin necesidad de ayuda: baño, vestido, uso del retrete, movilidad, continencia y alimentación. Se valora la dependencia o independencia para la ejecución de determinadas actividades. Los resultados se asocian a una categoría global de funcionamiento que se traslada a un orden alfabético (A, B, C...); este índice es eficaz para la predicción de la expectativa de vida: a mayor puntuación, menores expectativas.
- **Índice de Barthel:** esta escala valora más actividades, hasta un total de diez: comer, lavarse, bañarse, vestirse, arreglarse, deposición, micción, uso del retrete, traslado sillón-cama y deambulación. Puntúa de 0 a 100.

3.2. Escalas para la medición de las AIVD

La más utilizada es:

- **Índice de Lawton:** valora ocho actividades: uso de teléfono, ir de compras, preparación de la comida, cuidar la casa, lavar la ropa, utilización de medios de transporte, manejo de la medicación y uso del dinero. La puntuación máxima es de **8 para las mujeres** y **5 para los hombres.** Esta diferencia se debe a que estos últimos no se les evalúa la preparación de las comidas, el lavado de ropa y las tareas, debe tenerse en cuenta el hecho de que tiene un importante inconveniente: en ocasiones el mayor no realiza la actividad porque no puede hacerlo sin ayuda, sino por simple comodidad.

Escala de Lawton	
Aspecto a evaluar	**Puntuación**
Capacidad para usar el **teléfono:**	Asignar:
• Utiliza el teléfono por iniciativa propia	1
• Es capaz de marcar bien algunos números familiares	1
• Es capaz de contestar al teléfono, pero no de marcar	1
• No es capaz de usar el teléfono	0
Hacer **compras:**	Asignar:
• Realiza todas las compras necesarias independientemente	1
• Realiza independientemente pequeñas compras	0
• Necesita ir acompañado para hacer cualquier compra	0
• Totalmente incapaz de comprar	0
Preparación de la **comida:**	Asignar:
• Organiza, prepara y sirve las comidas por sí solo adecuadamente	1
• Prepara adecuadamente las comidas si se le proporcionan los ingredientes	0
• Prepara, calienta y sirve las comidas, pero no sigue una dieta adecuada	0
• Necesita que le preparen y sirvan las comidas	0
Cuidado de la **casa:**	Asignar:
• Mantiene la casa solo o con ayuda ocasional (para trabajos pesados)	1
• Realiza tareas ligeras, como lavar los platos o hacer las camas	1
• Realiza tareas ligeras, pero no puede mantener un adecuado nivel de limpieza	1
• Necesita ayuda en todas las labores de la casa	1
• No participa en ninguna labor de la casa	0

(continúa)

Importante

Actividades instrumentales de la vida diaria (AIVD)

Son actividades más complejas que las actividades básicas de la vida diaria, y su realización requiere de un mayor nivel de autonomía personal. En esta categoría se incluyen tareas domésticas, como poder utilizar el teléfono, acordarse de tomar la medicación, cortarse las uñas de los pies, coger un autobús, preparar la propia comida, comprar lo que se necesita para vivir, etc.

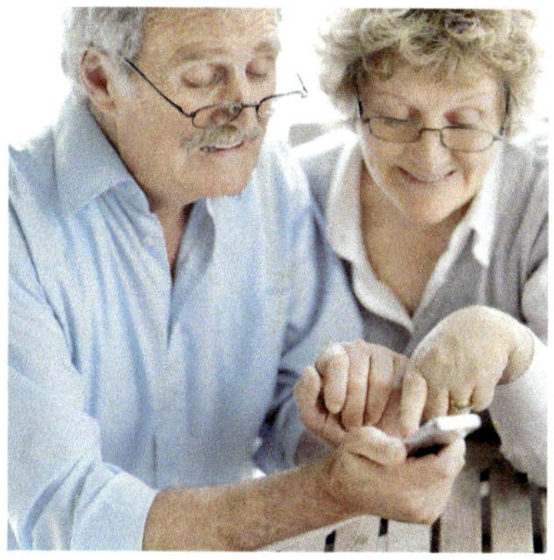

Importante

En la **escala de Lawton** se puntúa cada área conforme a la descripción que mejor se corresponda con el sujeto. Por tanto, cada área puntúa un máximo de 1 punto y un mínimo de 0 puntos.

La **máxima dependencia** estaría marcada por la obtención de **0 puntos,** mientras que una suma de **8 puntos** expresaría una **independencia total.**

Esta escala es más útil en mujeres, ya que muchos varones nunca han realizado algunas de las actividades que se evalúan.

Practica

8. Realiza a una persona allegada algunas de las escalas y test vistos. Analiza los resultados.

(Continuación)

Lavado de la **ropa:**	Asignar:
• Lava por sí solo toda su ropa	1
• Lava por sí solo pequeñas prendas	1
• Todo el lavado de ropa debe ser realizado por otro	0
Uso de medios de **transporte:**	Asignar:
• Viaja solo en transporte público o conduce su propio coche	1
• Es capaz de coger un taxi, pero no usa otro medio de transporte	1
• Viaja en transporte público cuando va acompañado por otra persona	1
• Solo utiliza el taxi o el automóvil con ayuda de otros	0
• No viaja	0
Responsabilidad respecto a su **medicación:**	Asignar:
• Es capaz de tomar su medicación a la hora y con la dosis correcta	1
• Toma su medicación si la dosis le es preparada previamente	0
• No es capaz de administrarse su medicación	0
Manejo de sus **asuntos económicos:**	Asignar:
• Se encarga de sus asuntos económicos por sí solo	1
• Realiza las compras de cada día, pero necesita ayuda en las grandes compras, bancos...	1
• Incapaz de manejar dinero	0
Puntuación total	

Tabla 12.6. *Escala de Lawton.*

Web

www.juntadeandalucia.es/servicioandaluzdesalud/principal/documentosAcc.asp?pagina=pr_desa_Innovacion5#PT1

En esta página encontrarás cuestionarios, test e índices de valoración enfermera en formato para uso clínico. Entre ellos, los índices tratados en esta unidad.

3.3. Movilidad (riesgo de caídas)

Las **caídas** representan el **90 % de los accidentes del anciano.** Aproximadamente solo el 50 % de los usuarios mayores de 70 años hospitalizados después de sufrir una caída sobreviven transcurrido un año.

En residencias el 75 % de los sujetos que se caen no pueden levantarse solos y el 2 % permanece en el suelo más de una hora, a pesar de la supervisión del personal. El lugar donde se producen más caídas es en la cama, durante el proceso de entrar y salir de ella. La evaluación se realiza mediante los cuestionarios como el de la **OMS** y la **escala de Tinnetti.**

3.4. Valoración mental

La presencia de **alteraciones mentales** en la persona mayor suele ser signo de enfermedad. En esta población la frecuencia de deterioro de la capacidad intelectual, así como la presencia de estados depresivos, es bastante alta. La valoración mental se realizará, pues, teniendo en cuenta las funciones **cognitiva** y **afectiva.**

A. Valoración de la función cognitiva

Por función cognitiva entendemos la capacidad de **realizar funciones intelectuales** (pensamiento, comunicación, entendimiento, cálculo y resolución de problemas, además del recuerdo de personas y la orientación espacio-temporal). Las alteraciones de esta función se conocen con los nombres de **demencia** y **estado confusional agudo.** Un ejemplo de test utilizado para evaluar esta esfera es el **Mini Examen Cognitivo (MEC) de Lobo.**

B. Evaluación de la función afectiva

Tiene por objeto detectar estados de **depresión** o **ansiedad.** Es importante valorar esta función, ya que puede ser motivo de alteraciones de carácter funcional en los usuarios de edad avanzada. Una escala usada es la **escala de depresión de Yesavage.**

Actividades

9. Explica la razón por la que al aplicar la escala de Lawton la puntuación máxima es 8 para las mujeres y 5 para los hombres. ¿Crees que dentro de unos años, con las nuevas generaciones, este hecho puede cambiar? Razona la respuesta.

10. Señala la diferencia entre las ABVD y las AIVD.

11. Explica los distintos aspectos que valoran las diferentes escalas vistas durante este apartado.

3.5. Función social

El **bienestar social** se relaciona estrechamente con el físico y mental. Un individuo puede tener una serie de limitaciones de carácter físico, pero un entorno social adecuado puede permitirle manejar sus problemas de salud y preservar su autonomía. Por ello, una valoración completa debe incluir la evaluación de esta función.

Los datos recogidos informan sobre la **necesidad de ayudas de carácter social** por mediación de diferentes entidades sociales (ayuntamientos, comunidades autónomas, etc.). Estos datos son: con quién vive, cuál es el tipo de vivienda en la que habita, cuál es la pensión que recibe, cuáles son las relaciones sociales que tiene, qué ayudas recibidas y qué soporte asistencial tiene (ayuda a domicilio y seguimiento de médicos y enfermeras de atención primaria). El instrumento de medida más empleado en población anciana es la **OARS Social** *(Older Americans Research and Service Center Instrument)*.

Actividades

12. Busca en Internet otras escalas que sirvan para valorar los mismos aspectos. Compáralas con las que se han visto en la unidad.

13. Señala qué pautas seguirías para evitar las caídas de una persona con problemas de movilidad. Realiza un Power Point con consejos prácticos.

4. El seguimiento de las actividades y su registro

Al finalizar las diferentes técnicas de atención sanitaria e higiene es necesario completar el **registro** de dichas actividades.

La finalidad de este registro es que quede constancia de la hora la manera en que se ha realizado la actuación y quién ha sido el responsable de su realización. Durante la ejecución del plan de cuidados es muy importante anotar los datos más relevantes, no su interpretación. Para ello:

- Se utilizará siempre tinta permanente, nunca lápiz.
- Se escribirá con letra clara y legible.
- Recurrir a las mayúsculas si es necesario.
- Se mantendrá la objetividad. No hay que emitir juicios de valor como «pesado», «desagradable»... Se especificarán claramente los datos que han sido aportados por los familiares.
- Si hay erratas se tachará con una línea entre paréntesis (–), no hay que ocultar las palabras hasta hacerlas ilegibles.

Existen diversos modelos de registros dependiendo del centro de trabajo: los servicios de ayuda a domicilio, residencias...

Estos registros pueden ser de las actividades de higiene personal, registro de incontinencias y ayudas a la eliminación, registro de medicación, registro de tratamiento de úlceras por presión, registro de caídas y riesgos de caídas o registro de contenciones.

Los centros asistenciales cada vez usan más **programas** informáticos de **gestión integral de centros.**

La información que se tiene sobre los usuarios generalmente se archiva en una base de datos, y a través de ella podemos acceder de manera inmediata a cualquier información que deseemos. Podemos saber desde qué profesional debe atender a un usuario en determinados cuidados hasta si dicho usuario tiene prevista una visita con su familia.

Un ejemplo de programa de este tipo es **GEROSALUS.**

Toma nota

El **registro** es el documento en que anotamos y dejamos constancia por escrito de nuestras actuaciones y las incidencias detectadas en la realización de un procedimiento o protocolo.

Todos los protocolos deben ir acompañados de su correspondiente registro, en el que debe indicarse siempre la **persona** que realiza el procedimiento, los aspectos que **deben anotarse,** el **método** de aplicación y las **incidencias** que se produzcan.

5. El trabajo en equipo

> **Claves y consejos**
>
> El trabajo en equipo tiene una serie de **ventajas:**
>
> - La **atención** prestada es **más eficaz** que si se actúa de forma individual.
> - Facilita la **pluralidad** de propuestas.
> - Se **reparten** las **responsabilidades.**
> - Se produce un mayor grado de **satisfacción personal** y social en sus componentes al potenciarse la autoestima y reducir la inseguridad.
> - Aumenta la participación y el **compromiso.**
> - Se aumenta la **motivación** y se reduce el aburrimiento, debido a que el trabajo es muy diversificado y menos rutinario.

Para atender de manera integral a un usuario es necesaria la participación de varias personas que formen un **equipo.** Si este equipo está integrado por profesionales procedentes de diferentes disciplinas, haremos referencia a un equipo de trabajo multidisciplinar. Los profesionales que componen el equipo interdisciplinario en intervención sociosanitaria son:

- **Personal sanitario:** médicos y personal de enfermería (diplomados o auxiliares). Su finalidad es la atención y el cuidado de la salud del usuario.
- **Trabajadores sociales:** aspectos como recibir demandas, realizar las valoraciones necesarias, diseñar proyectos de intervención...
- **Psicólogos:** realizan la atención psicológica al usuario y sus familiares.
- **Educadores:** se encargan de la formación y orientación del usuario, bien en la creación o modificación de hábitos, bien en otras actuaciones como apoyo a la integración y socialización.
- **Terapeutas ocupacionales:** planifican y ejecutan las actividades destinadas a ayudar a los usuarios a adquirir las destrezas necesarias para desarrollar las tareas cotidianas u ocupacionales, de modo que consigan el mayor grado de autonomía e integración.
- **Animadores socioculturales:** diseñan y ponen en práctica proyectos y actividades de animación que estimulen en los usuarios la iniciativa, la participación y el entretenimiento.
- **Logopeda:** se encarga del tratamiento, rehabilitación o corrección de los déficit en el habla y la comunicación de los usuarios.
- **TAPSD:** realizan tareas de atención y apoyo a la persona y su entorno, según las directrices marcadas por otros profesionales. Sus funciones fueron comentadas anteriormente.
- **Otros profesionales:** administrativos, personal de limpieza, personal de cocina, celadores... El TAPSD será un miembro más del equipo interdisciplinario, por ello debe trabajar de forma coordinada con los demás profesionales. Para que el trabajo en equipo sea operativo tiene que tener un mínimo de **organización** y cumplir unos **requisitos:**
  - **Planificación del trabajo en equipo:** debe existir una planificación que organice las diferentes tareas, a los profesionales implicados, los procedimientos a seguir y los objetivos previstos.
  - **Coordinación:** consiste en conjugar todos los medios y esfuerzos para llevar a cabo la acción en común a través de una gestión ordenada.
  - **Comunicación:** debe existir una comunicación continua entre los diferentes miembros del equipo.
  - **Toma de decisiones:** la aportación del TASPD en la toma de decisiones puede ser fundamental ya que atiende directamente al usuario durante muchas horas al día.
  - La forma más habitual de trabajo es la **reunión.** La reunión permite el debate, facilita la interacción y es el momento de puesta en común de las diferentes ideas.

> **Caso Práctico 3**
>
> Si como TAPSD quisieras observar si Luis, el usuario escayolado del Caso Práctico 2, tiene deterioradas las ABVD y/o las AIVD, ¿qué test utilizarías? Analiza una aproximación a los posibles resultados.
>
> **Solución:**
>
> Para la ABVD, a Luis se le podría aplicar una serie de escalas como son el índice de Katz o el índice de Barthel. Para analizar la AIVD se podría usar el Índice de Lawton.
>
> Dada la lesión de Luis (pierna escayolada), no tenemos más datos para suponer que estas situaciones les incapaciten de tal forma que tengan problemas a la hora de manejarse en la vida diaria.
>
> Por todo ello los datos esperados estarían dentro de la normalidad. (Es verdad que es de esperar cierto deterioro en la movilidad, en el caso de Luis.)

Síntesis

Procedimientos de planificación y registro de las actividades asistenciales. La calidad en la atención sociosanitaria

- **El proceso de atención en enfermería (PAE)**
  - Valoración
    - Obtención de la información
    - Validación de los datos
    - Organización y registro de los datos
  - Diagnóstico
  - Planificación. El plan de cuidados
    - Individualizado
    - Estandarizado
    - Computerizado
      1. Valoración
      2. Diagnóstico
      3. Planificación
      4. Ejecución
      5. Evaluación
  - Ejecución
  - Evaluación
- **Responsabilidades del TAPSD en el plan de cuidados individualizado**
- **Aplicación de técnicas de obtención de información**
  - Escalas para la medición de las ABVD
  - Escalas para la medición de las AIVD
  - Movilidad
  - Valoración mental
  - Función social

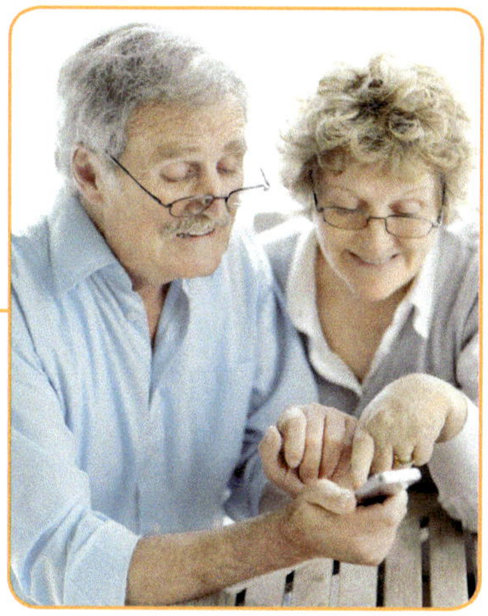

- **El seguimiento de las actividades y su registro**
- **El trabajo en equipo**

***NOTA:** Todas las actividades de esta página deben hacerse en un cuaderno aparte.*

Comprueba tu aprendizaje

Definir el PAE (proceso de atención de enfermería), sus etapas y sus principales características.

1. Explica qué es el PAE.

2. ¿De qué otras fases constaría la etapa de valoración del PAE? Explícalas.

3. Explica a qué hacen referencia las siglas NANDA, NIC y NOC.

Analizar las responsabilidades y tareas habituales del TAPSD en la aplicación de un plan de cuidados individualizado.

4. Explica con tus palabras cuál es la función de un TAPSD en la planificación y registro de las actividades asistenciales.

5. ¿Cuáles son las funciones de un TAPSD en cada uno de los casos siguientes?

- Persona con problemas respiratorios.
- Persona con incontinencia urinaria.
- Persona con algún problema de alimentación.
- Persona con necesidades en la higiene.

Aplicar técnicas e instrumentos de obtención de información sobre el usuario.

6. Aplica, con una persona mayor conocida, alguna escala:

- Para la medición de las ABVD.
- Para la medición de las AIVD.
- Para la valoración de la movilidad.
- Para la valoración mental.

Aplicar técnicas e instrumentos para el seguimiento de las actividades de atención sanitaria.

7. Indica cuáles de los siguientes datos son objetivos y cuáles subjetivos.

	Subjetivo	Objetivo
Posición fetal en la cama		
Temperatura 37, 5 °C		
Tengo miedo a la intervención		
Creo que podré caminar mañana		
Me siento solo		
Tensión arterial: 150/70		

8. Lee atentamente los informes transmitidos por dos TAPSD diferentes sobre una misma paciente y a continuación:

a) Identifica cuál de ellos indica mayor profesionalidad.

b) Cuál de ellos refleja una actitud empática y de ayuda.

c) Cuál de ellos refleja subjetividad y juicio de valores.

TAPSD 1

La Sra. López sigue igual de pesada. Desde que se ha ido su marido no ha parado de llamar. Dice que se siente sola. Le he explicado que yo no me puedo quedar con ella toda la mañana con la cantidad de trabajo que tengo.

Espero que vuelva pronto su marido porque si no verás la tarde que te va a dar.

TAPSP 2

La Sra. López dice que se siente sola cuando no está su marido con ella. Me gustaría poder acompañarla más tiempo.

Creo que tiene miedo a caerse de la cama cuando se siente mareada. Deberías considerar la posibilidad de ponerle las barandillas en la cama.

Registra de forma correcta los datos obtenidos durante las actividades.

9. Explica cómo registrar de forma correcta los datos obtenidos durante las actividades.

10. Busca distintos modelos de registros. Utiliza diferentes fuentes: Internet, revistas y libros especializados.

Reconocer la importancia de formar parte de un equipo interdisciplinar.

11. Analiza la importancia de formar parte de un equipo interdisciplinar.

12. Explica la diferencia entre un equipo de trabajo y un equipo de trabajo multidisciplinar.

13. Describe el equipo de trabajo que te podrías encontrar en un centro residencial. ¿Es un equipo de trabajo interdisciplinar? Razona la respuesta.

NOTA: *Todas las actividades de esta página deben hacerse en un cuaderno aparte.*

Test de repaso

1. Señala la respuesta falsa sobre el PAE:

a) Significa proceso de atención en enfermería.

b) Es el método empleado por los profesionales de enfermería para planificar y llevar a cabo la asistencia sanitaria.

c) Consta de varias etapas.

d) En su realización interviene únicamente el médico.

2. ¿Qué etapa de las siguientes no consideras que forme parte del PAE?

a) Baja del usuario.

b) Diagnóstico de enfermería.

c) Planificación.

d) Aplicación.

3. Sobre la palpación es falso que:

a) Consiste en golpear suavemente con uno o varios dedos sobre la superficie del cuerpo.

b) Es un método de exploración física.

c) Se puede realizar durante el proceso del PAE.

d) Es un método de valoración.

4. ¿Qué tipo de preguntas proporciona mayor cantidad de información?

a) Cerradas.

b) Abiertas.

c) Dirigidas.

d) Todas las anteriores proporcionan la misma cantidad de información.

5. Cuando tomamos la tensión arterial, estamos realizando una valoración:

a) De un dato objetivo.

b) De un dato subjetivo.

c) Estaremos planificando.

d) Ninguna de las anteriores respuesta es correcta.

6. El NIC hace referencia a una de las siguiente etapas:

a) Diagnóstico de enfermería.

b) Planificación.

c) Aplicación.

d) Evaluación.

7. El NOC hace referencia a una de las siguiente etapas:

a) Diagnóstico de enfermería.

b) Planificación.

c) Aplicación.

d) Evaluación.

8. A la hora de obtener información podemos usar:

a) La entrevista.

b) La recogida de datos mediante escalas.

c) La observación.

d) Todas las respuestas anteriores son correctas.

9. El OARS social es una escala que mide:

a) Las ABVD.

b) Las AIVD.

c) La función social.

d) La valoración mental.

10. Sobre seguimiento de las actividades y su registro, es falso que:

a) Se utilizará siempre tinta permanente, se podrá usar el lápiz.

b) Ha de ser completado con letra clara y legible.

c) Se debe recurrir a las mayúsculas si es necesario.

d) No se deben emitir juicios de valor como «pesado», «desagradable», etc.

11. Los partícipes de facilitar y mantener la autonomía de la persona a quien se atiende son:

a) La persona con discapacidad o dependencia.

b) La familia y otros allegados.

c) Los profesionales: enfermeras, trabajadores sociales, auxiliares...

d) Todos los anteriores.

12. El uso de teléfono lo valorarías como:

a) Una ABVD.

b) Una AIVB.

c) Una función social.

d) Un aspecto afectivo.

13. La higiene personal la valorarías como:

a) Una ABVD.

b) Una AIVB.

c) Una función social.

d) Un aspecto afectivo.

14. Como TAPSD es tu responsabilidad:

a) Aplicación de oxigenoterapia.

b) Recogida de peso.

c) Educación sanitaria.

d) Realmente todas son tu responsabilidad.

Solución: 1 *d)*; 2 *a)*; 3 *a)*; 4 *b)*; 5 *a)*; 6 *b)*; 7 *d)*; 8 *d)*; 9 *c)*; 10 *a)*; 11 *d)*; 12 *b)*; 13 *a)*; 14 *d)*.

Práctica final

Carlos trabaja en el SAD (servicio de ayuda a domicilio) y uno de sus cometidos es el cuidado de Juan.

Juan es diabético y, al encontrarse en las primeras fases de una demencia, tiene ciertas dificultades para realizar las actividades básicas de la vida diaria:

- **No es capaz de realizar gestiones que impliquen papeleo.**
- **Le cuesta mucho hacerse la comida.**
- **El resto de las tareas del hogar parece que es capaz de realizarlas por ahora, aunque cada vez con mayor dificultad.**

Además, Juan le comenta que se siente solo.

Tras aplicar el cuidado diario, Carlos registra los siguientes datos sobre las actividades realizadas:

ABVD				Periodicidad		Personal encargado
REA	COL	ADI	Tareas	Diario	Otro	
		x	Comer/ beber	x		Cuidador
		x	Levantarse	x		Cuidador
		x	Cambiar de postura	x		Cuidador
		x	Bañarse/ ducharse	x		Cuidador
		x	Vestirse	x		Cuidador

AIVD				Periodicidad		Personal encargado
REA	COL	ADI	Tareas	Diario	otro	
		x	Fregar	x		Cuidador
		x	Limpiar	x		Cuidador
		x	Hacer la cama	x		Cuidador
	x		Hacer la comida	x		Cuidador
x			Realizar gestiones		x	Cuidador

Atención psicosocial				Periodicidad		Personal encargado
REA	COL	ADI	Tareas	Diario	otro	
			Tener compañía	x		Cuidador
			Conversar	x		Cuidador
			Andar/ pasear	x		Cuidador

Leyendas: **REA:** Realizar, **COL:** Colaborar, **ADI:** Adiestrar.

Lectura y tareas

Con los datos descritos y después de leer con calma la unidad, responde las siguientes cuestiones:

1. Analiza los datos registrados.
2. Explica en qué actividades intervendrá Carlos como TAPSD.
3. Anota a qué fase del PAE correspondería cada una de las actividades propuestas.
4. Explica qué significan las siglas ABVD y AIVD.

Investigación

5. Imagina que Juan sufre una caída. En grupos y buscando información en Internet, crea una hoja para poder registrar este hecho. Ten en cuenta que el registro debe incluir:

   a) Nombre e identificación del usuario.
   b) Identificación del lugar, fecha y hora de la caída.
   c) Descripción de las circunstancias de la caída.
   d) Descripción de las consecuencias de la caída.
   e) Si se ha debido a causas evitables, establecimiento de medidas para evitar nuevas caídas.

   Recuerda las fracturas más frecuentes por caídas.

Debate

6. Realiza un debate con tus compañeros sobre los registros propuestos en el ejercicio. Discute si crees que los cuadros presentados reflejan un buen registro o propondrías cambios.

Glosario

A

Acromegalia: crecimiento anormal por el aumento de la hormona de crecimiento.

Afasia: trastorno de la capacidad para expresarse verbalmente, por escrito o por signos.

Agnosia: trastorno de la facultad de reconocer los objetos, debido a deficiencias de tipo sensorial y/o intelectual.

Agonista: fármaco con afinidad por un receptor y con capacidad de activarlo.

Anabolismo: proceso de biosíntesis de nuevo material celular a partir de moléculas sencillas (monómeros) para almacenar o reponer moléculas destruidas de mayor complejidad; lleva asociado un consumo de energía (ATP).

Antagonista: fármaco que se une al receptor sin activarlo e inhibe los efectos de los agonistas.

Apnea: ausencia o suspensión de la respiración durante al menos diez segundos.

Apraxia: trastorno de la capacidad para realizar movimientos.

Aréola: zona de la piel más pigmentada que rodea el pezón. Contiene numerosas glándulas sebáceas.

Ascitis: acúmulo de líquidos en la cavidad abdominal.

Azotemia o uremia: aumento de los desechos nitrogenados (urea) en sangre debido a una disminución del flujo glomerular.

B

Bocio: aumento del tamaño de la glándula tiroides.

C

Catabolismo: degradación oxidativa de las moléculas complejas con eliminación de productos de desecho (CO_2, H_2O y urea) y liberación de energía en forma de ATP y calor.

Cianosis: coloración azulada de la piel por falta de O_2.

Conductos eyaculadores: están formados por la unión del conducto deferente y del conducto de la vesícula seminal. Recorren un corto trayecto, a través de la próstata, para desembocar en la uretra.

D

Disnea: dificultad para respirar.

Disuria: micción difícil o dolorosa.

E

Enema: disolución que se introduce por el recto para limpiar la parte final del intestino grueso, extraer gases o sólidos, o administrar soluciones terapéuticas. Pueden ser de limpieza o de retención. Pueden ser comerciales.

Enfermedad de Addison: trastorno metabólico debido a un déficit de las hormonas de la corteza suprarrenal.

Ergonomía: aplicación de los conocimientos anatómicos, fisiológicos y psicológicos al puesto de trabajo para adecuarlo a las condiciones físicas y psíquicas de la persona que lo va a realizar. Su objetivo es evitar situaciones que impliquen riesgo.

Escoliosis: desviación lateral de la columna vertebral en el plano frontal, que se acompaña de la rotación de los cuerpos vertebrales.

Estasis: detención de la sangre o enlentecimiento.

Exoftalmos: protrusión anormal de uno o de los dos globos oculares (ojos).

H

Hemiplejia: parálisis que afecta a la parte lateral del cuerpo.

L

LADME: son las siglas de liberación, absorción, distribución, metabolización, excreción.

LADMER: son las siglas de liberación, absorción, distribución, metabolización, excreción y respuesta del fármaco.

M

Meteorismo: ruidos en el aparato digestivo producidos por la presencia de gases.

N

Nódulo tiroideo: crecimiento anormal de las células tiroideas, que da lugar a la formación de un tumor.

P

Paraplejia: parálisis que afecta a la mitad inferior del cuerpo.

Parche transdérmico: apósito que se utiliza para administrar fármacos (estrógenos, fentanilo, nitroglicerina, etc.), a partir del contacto del adhesivo en el que se presentan con la piel sobre la que se deja pegado.

Peristaltismo: proceso por el cual se producen una serie de contracciones musculares organizadas que tienen lugar a lo largo de todo el tubo digestivo (también se producen en las paredes de los uréteres y en el conducto biliar).

Piuria: presencia anormal de pus en la orina.

R

Ración: cantidad de alimento que forma parte de un plato normal de comida, en relación con la edad de los individuos.

T

Tenesmo: deseo continuo, doloroso e ineficaz de orinar y defecar.

Tetraplejia: parálisis total o parcial que afecta a brazos y piernas.

U

Uremia: aumento de la cantidad de urea en sangre.

V

Vesículas seminales: están situadas a ambos lados de la próstata y vierten su contenido en el conducto deferente.